权威·前沿·原创

皮书系列为
"十二五""十三五"国家重点图书出版规划项目

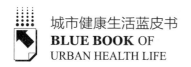

城市健康生活蓝皮书
BLUE BOOK OF
URBAN HEALTH LIFE

中国城市健康生活报告
（2017）

ANNUAL REPORT ON URBAN HEALTH IN CHINA
(2017)

主　编／黄　钢
副主编／钱芝网　俞立平

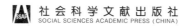

社会科学文献出版社
SOCIAL SCIENCES ACADEMIC PRESS (CHINA)

图书在版编目（CIP）数据

中国城市健康生活报告 . 2017/黄钢主编 . －－北京：
社会科学文献出版社，2018.10
　（城市健康生活蓝皮书）
　ISBN 978 - 7 - 5201 - 3416 - 3

　Ⅰ. ①中…　Ⅱ. ①黄…　Ⅲ. ①居民 - 健康调查 - 调查
报告 - 中国 - 2017　Ⅳ. ①R195

　　中国版本图书馆 CIP 数据核字（2018）第 209846 号

城市健康生活蓝皮书
中国城市健康生活报告（2017）

主　　编/黄　钢
副 主 编/钱芝网　俞立平

出 版 人/谢寿光
项目统筹/任文武
责任编辑/高振华　王玉霞　张丽丽　杨　雪

出　　版/社会科学文献出版社·区域发展出版中心（010）59367143
　　　　　地址：北京市北三环中路甲 29 号院华龙大厦　邮编：100029
　　　　　网址：www. ssap. com. cn
发　　行/市场营销中心（010）59367081　59367018
印　　装/三河市东方印刷有限公司

规　　格/开　本：787mm×1092mm　1/16
　　　　　印　张：33.75　字　数：561 千字
版　　次/2018 年 10 月第 1 版　2018 年 10 月第 1 次印刷
书　　号/ISBN 978 - 7 - 5201 - 3416 - 3
定　　价/120.00 元

皮书序列号/PSN B - 2018 - 747 - 1/1

编　委　会

主编简介

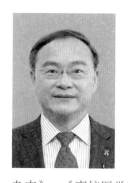

黄钢 医学博士，二级教授，博士生导师，上海健康医学院校长；兼任亚太地区核医学与生物学联盟候任主席，中华医学会核医学分会第九届主委，上海医师协会副会长，上海医学教育学会主委；《中华核医学与分子影像学杂志》主编，《中华生物医学工程杂志》、《高校医学教育》、*NUCL. SCI. & TECH.*（SCI收录杂志）等杂志副主编，*Plos One, Am J Nucl Med & Mol images* 等 20 余本专业杂志学术编委。影像医学国家临床重点专科及上海市重点学科带头人，分别获卫生部有突出贡献中青年专家、国务院特殊津贴、上海市领军人才、"宝钢优秀教师奖"等称号。承担国家自然基金和重点项目、国家新药创制重大项目和"973"项目等 30 余项课题，至今在国内外杂志上发表论文二百余篇，其中 SCI 或 EI 收录论文百余篇，主编 *Personalized Pathway-Activated Systems Imaging in Oncology*（由 Springer 出版），出版《PBL导论》《核医学》等教材与专著 30 余本；先后获国家科技进步二等奖、华夏医学科技一等奖、国家级教学成果奖及上海市医学科技一等奖等十余项奖励。

序

承蒙黄钢教授信任，有幸在出版之前拜读《中国城市健康生活报告（2016）》。研究报告中的医学专业问题是我学识所不能及的，但该研究报告作者对我国城市健康生活的倾心关切令我敬佩和感动——"城镇化"和"健康"这两个词，对当下中国人生活的影响和意义实在是太深切了。作为第一部聚焦城市居民健康生活的"蓝皮书"，这一研究报告无疑是具有里程碑式意义的。

没有全面健康，就没有全面小康。这是此研究报告最深切的关注点。研究报告以强烈的问题意识从国家发展的宏观视角直面城市生活的健康问题。改革开放以来，我国卫生与健康事业蓬勃发展，医疗卫生服务体系不断完善，基本公共卫生服务均等化水平稳步提高，公共卫生整体实力和疾病防控能力快速提升。毋庸置疑，改革开放不仅显著提高了人民的健康水平，而且开辟了一条符合我国国情的卫生与健康发展道路。但是，由于工业化、城镇化、人口老龄化日益发展，导致了疾病谱、生态环境及生活方式不断变化，使我国面临着多重健康影响因素交织的复杂挑战。今天的中国，不仅要面对发达国家现存的卫生与健康问题，也要面对发展中国家一系列难题，特别是面临占全国总人口16%以上的老龄人群、总数超过3亿的慢病人群以及不容乐观的生态环境这"三座大山"的巨大压力。有效地解决健康问题，营造有利于国民健康的经济、社会和生活环境，是推动社会健康发展、创造和谐环境的基础与关键。今天我们更加深切地认识到，健康是一项普遍的权利，是日常生活的基本资源，是经济社会发展的基础条件，是广大人民群众的共同追求，是民族昌盛和国家富强的重要标志。实现"两个一百年"奋斗目标、实现中华民族伟大复兴的中国梦，必须把人民的健康生活摆在战略地位。

城市是人类的主要居所，更是人类文明的家园。20世纪80年代，世界卫生组织提出了"健康城市"的理念，随后在全世界产生了广泛的影响。健康问题的治理，城市应该承担什么责任？城市的治理水平如何评价，各城市治理情况究竟如何？各城市有什么成功经验，如何学习借鉴相互促进？这些都是迫切需要深入研究、有效分享、不断解决的民生问题。上海健康医学院是全国第一所以"健康"命名的公办大学，作为一所地处特大城市的高等医学院校，建校伊始就确立了以培养特色鲜明、实用性强、服务于人类健康的专业人才为己任的崇高使命。作为校长，黄钢教授亲自担纲组织研究团队，致力于研究城市健康生活，而且注重从居民个体角度界定"健康生活"，围绕与居民生活密切相关的经济基础、公共服务、环境、文化、医疗服务等方面，以城市为单位，对居民健康生活进行评价，发现和梳理问题，既体现了医者的仁爱之心和学者的科学态度，也体现了教育家的人文精神和家国情怀。研究报告还特别关注国内外有关促进城市健康生活建设的政府经验与行业案例，这方面的分析与总结，不仅丰富了相关领域的研究与探索，而且必将对提高城市的健康公共服务水平发挥积极的推动作用。

衷心期盼上海健康医学院和黄钢教授领衔的研究团队以此为起点，持续关切城市健康生活问题，总结城市健康生活经验，引领城市健康生活理念。相信在这一领域的不断努力，他们的研究成果将有力推动上海健康医学院服务国家、服务社会、建设城市健康管理智库的步伐，也必将对弘扬办学理想、积淀大学文化、培育服务于人类健康的专业人才产生深远的影响。

上海市教育委员会副主任　郭为禄

2017 年 1 月 17 日

摘　要

本书以城市为比较对象，以城市居民的健康生活感受度为评判标准，从经济保障、公共服务、健康文化、健康环境、医疗卫生五个维度选取了近50个指标，建立评价指标体系，对我国289个地级及以上城市居民的健康生活状况进行评价，从而提供了一套客观的城市健康生活评价标准。在对城市居民健康生活指数综合测度的基础上，通过对评价指标和评价结果的深度分析，进一步挖掘我国城市健康生活存在的问题、地区差异及原因，为提升城市健康生活质量提供解决路径与思路，为缩小地区健康生活差距提供指引，并从政府层面和产业层面总结了城市健康生活建设的好的经验和典型案例，为各级政府优化城市健康生活、促进城市和谐发展、推进"健康中国"建设提供借鉴和决策参考。

前　言

当前，随着我国工业化、城镇化进程的不断加快，国民经济的飞速发展，加之疾病谱、生态环境、生活方式的不断变化，我国正面临着许多复杂的健康问题，这些问题如果不能得到有效解决，必然会严重影响人民健康，制约经济发展，影响社会和谐稳定。

首先，我国不但早已跑步进入了老龄化社会，而且已经迈入人口老龄化加速阶段，未富先老状况仍然没有改变。

早在 20 世纪末的 1999 年，我国 60 岁及以上的老年人口就已达 1 亿多，占全国总人口的 10%，按照国际通用标准，我国已经进入老龄化社会了。而 1999 年我国人均 GDP 只有 872.222 美元，未富先老。之后，我国老龄化人口急剧增长，截至 2017 年底，我国 60 岁及以上老年人口有 2.41 亿人，占总人口的 17.3%，与 1999 年相比，老年人口净增 1.1 亿，其中 2017 年新增老年人口首次超过 1000 万，而 2017 年我国全年人均 GDP 只有 8836 美元，我国仍然面临的是未富先老的社会现状，老年人口不但基数大、增速快、高龄化、失能化，而且空巢化趋势明显，再加上我国家庭小型化的结构叠加，养老问题异常严峻。

其次，我国慢性病人群数量十分庞大，医疗负担非常沉重，防治体系有待完善。

国家卫计委最新统计数据显示，2016 年我国慢性病患者总数已经超过 3 亿，其中高血压人口有 1.6 亿~1.7 亿人，高血脂的有近 1 亿多人，糖尿病患者达到 9240 万人，超重或者肥胖症有 7000 万~2 亿人，血脂异常的有 1.6 亿人，脂肪肝患者约 1.2 亿人。有研究数据显示：平均每 30 秒就有一个人罹患癌症，平均每 30 秒就有一个人罹患糖尿病，平均每 30 秒至少有一个人死于心脑血管疾病。我国慢性病人群发病率正以每年 8.7% 的速率上升，发病年龄日趋年轻化，由慢性病导致的疾病负担占到总疾病负担的近 70%，而造成的死亡占到了所有人口死亡的 85% 左右，慢性病已成为当今中国的头号杀手，正逐渐威胁着中国人的健康。慢性病不但给患者及其家庭带来痛苦，而且医药费上涨，给个人和社会造成难以承受的经济负担。据统计，我国每年慢性病患者耗费约 3 万亿元的治疗费。据世界银行预测，如果我国心脑血管病死亡率能降低 1%，在未来 30 年，总体净经济效益将相当于 2010 年实际国内生产总值的 68%，相当于 10.7 万亿美元。

我国慢性病的高发态势，已引起政府部门的关注。政府部门已出台了一系列的措施。例如，2009 年国务院通过了《全民健身条例》，批准了《烟草框架公约》在我国的正式生效，在"'十二五'规划"里更是提出了"人均预期寿命增长一岁"的目标。自 2010 年开始，卫生部开展了慢性病综合防治示范区工作，已在全国建成 39 个慢性病综合防控示范区。2012 年 5 月 8 日，卫生部等 15 个部门联合印发《中国慢性病防治工作规划（2012～2015）》，提出"十二五"时期是加强慢性病防治的关键时期，要把加强慢性病防治工作作为改善民生、推进医改的重要内容，采取有效措施，尽快遏制慢性病高发态势。这是中国政府首次针对慢性病制定的国家级综合防治规划。即便如此，我国慢性病防治工作依然面临着不小的挑战，目前全社会对慢性病严重危害普遍认识不足；政府主导、多部门合作、全社会共同参与的工作机制尚未建立；慢性病防治网络尚不健全，卫生资源配置不合理，基层卫生机构的人才队伍建设亟待加强。

再次，我国生态环境问题日益突出，生态环境破坏加剧，生态系统的结构和功能严重失调，严重威胁着人民的身体健康。

生态环境的可持续发展与社会经济发展息息相关，良好的生态环境系统既是人类赖以生存的环境，也是人类发展的源泉。随着我国经济的发展，人民生活水平日益提高的同时，由于认识的历史局限性、工业化和人口的巨大压力、粗放型的经济发展模式、政府与执法部门生态保护工作不足等，长期以来，我国未能正确处理社会、经济和环境三者的关系，可持续发展的思想未能贯彻实施。在处理发展与生态保护问题时，往往不能正确处理长期利益与短期利益、局部利益与全局利益的关系。在自然资源的开发利用上，一直采取的是"重用轻养"，只开发、不保护的态度。与此同时，"自然资源取之不尽、用之不竭"的错误观念助长了以牺牲环境为代价的发展思想和掠夺式地开发资源的盲目行为，导致我国空气污染，大面积出现雾霾情况；森林资源匮乏，林草覆盖率低；水土流失面广，土地荒漠化速度加快；水资源严重短缺，且地区分布不均，河流断流日趋严重，湖泊退化现象愈演愈烈；地下水超采，水位下降，出现了区域性大范围的漏斗；湿地变农田，湿地破坏力加剧；乡镇工业污染严重，农村耕地化肥使用量逐年增加，禽畜和水产养殖加剧了农村污染；等等。所有这些都给我国的生态环境带来了巨大的破坏，不仅严重影响了国民经济的发展，更是危害了人民的身体健康。

最后，重治疗轻预防，从"医疗保险"到"健康保障"任重而道远。

长期以来我国一直在用"医疗卫生事业"替代"健康保障事业"，在"治已病"方面投入了大量的资源。为了"治已病"的需要，很多医院跑马圈地，大肆扩张规模，有的医院床位数甚至超过6000张，成为世界罕见的"巨无霸"。与此同时，还大量引进"高精尖"设备。如此一来，大医院形成了"虹吸效应"，抽空了基层医院的优秀人才，导致患者过度集中难以分流，医院的扩张速度赶不上病人的增长速度。而许多中小型医院，特别是基层社区卫生服务机构，优秀人才不断流失，经费投入不足，医疗设备陈旧老化，医疗水平越来越低，病人越来越少。如此恶性循环，一方面是大医院"门庭若市""生意兴隆""财源滚滚"，"只治不防，越治越忙"；另一方面是基层医院"门可罗雀""生意惨淡"，医疗资源闲置。而老百姓"看病难""看病贵"的现象越来越严重。不少医生也错误地认为谁的病人越多，谁的本事就越大，都将全部精力放在治疗疾病上，根本没有心思和精力去"治未病"。这是医生的悲哀，也是医学的失败。美国心脏协会曾有一个生动的比喻：如今的医生都聚集在一条泛滥成灾的河流下游，拿着大量经费研究打捞落水者的先进工具，同时苦练打捞落水者的本领。结果，事与愿违，一大半落水者死了，被打捞上来的也是奄奄一息。更糟糕的是，落水者与日俱增，越来越多。事实上，与其在下游打捞落水者，不如到上游筑牢堤坝，让河水不再泛滥。作为医生，不能坐着等人得病，而应防患于未然，避免更多人"落水"。

预防为主，是我国倡导的卫生工作方针，但是，由于缺乏有力的制度保障，这一方针目前已经沦为一句口号。发达国家解决全民健康问题的经验告诉我们，要解决13亿中国人的健康问题，只能靠预防，而绝不能靠打针吃药。从"医疗保险"转变到"健康保障"，这才是我国医疗卫生改革的解决之道。

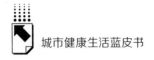

面对我国日益严重的健康问题，党和政府一直在高度关注和研究。

早在2007年9月，在中国科学技术协会年会上，卫生部部长陈竺即公布了"健康护小康，小康看健康"的"三步走"战略。随后卫生部组织了数百名专家进行专题讨论、研究。

2007年10月，党的十七大报告中明确提出"健康是人全面发展的基础，关系千家万户幸福"。

2012年8月17日开幕的"2012中国卫生论坛"上，卫生部部长陈竺代表"健康中国2020"战略研究报告编委会发布了《"健康中国2020"战略研究报告》。该报告明确提出把"人人健康"纳入经济社会发展规划目标，将"健康强国"作为一项基本国策，转变我国卫生事业的发展模式，从注重疾病诊疗向预防为主、防治结合转变，实现关口前移。并构建了一个体现科学发展观的卫生发展综合目标体系，将总体目标分解为可操作、可测量的10个具体目标和95个分目标。这些目标涵盖了保护和促进国民健康的服务体系及其支撑保障条件，是监测和评估国民健康状况、有效调控卫生事业运行的重要依据。报告还提出：到2020年，完善覆盖城乡居民的基本医疗卫生制度，实现人人享有基本医疗卫生服务，医疗保障水平不断提高，卫生服务利用明显改善，地区间人群健康差异进一步缩小，国民健康水平达到中等发达国家水平。

2012年11月，党的十八大报告指出"健康是促进人的全面发展的必然要求"。2015年10月，十八届五中全会发布的公报中也明确提出：推进健康中国建设，深化医药卫生体制改革，理顺药品价格，实行医疗、医保、医药联动，建立覆盖城乡的基本医疗卫生制度和现代医院管理制度，实施食品安全战略。由此，"健康中国"建设被正式列入国家"十三五"规划中。2016年3月16日，十二届全国人大四次会议批准了《中华人民共和国国民经济和社会发展第十三个五年规划纲要》（简称《纲要》）。《纲要》从全面深化医药卫生体制改革、健全全民医疗保障体系、加强重大疾病防治和基本公共卫生服务、加强妇幼卫生保健及生育服务、完善医疗服务体系、促进中医药传承与发展、广泛开展全民健身运动、保障食品药品安全等8个方面对推进健康中国建设提出了具体要求。

2016年8月19～20日，在北京召开的全国卫生与健康大会上，习近平总书记强调要把人民健康放在优先发展战略地位，努力全方位全周期保障人民健康。提出要坚持正确的卫生与健康工作方针，以基层为重点，以改革创新为动力，预防为主，中西医并重，将健康融入所有政策，人民共建共享。习近平总书记的讲话，吹响了以全民健康支撑全面小康的健康中国建设号角。

2016 年 10 月 25 日中共中央、国务院印发了《"健康中国 2030"规划纲要》，提出了今后 15 年我国推进"健康中国 2030"建设的行动纲领。《纲要》确立了"以促进健康为中心"的"大健康观""大卫生观"，提出将这一理念融入公共政策制定实施的全过程，将健康纳入经济社会发展全局，将"共建共享、全民健康"作为战略主题，坚持政府主导，动员全社会参与，推动社会共建共享，实现全民健康。《纲要》提出健康中国"三步走"的目标，即"2020 年，主要健康指标居于中高收入国家前列"，"2030 年，主要健康指标进入高收入国家行列"的战略目标，并展望 2050 年，提出"建成与社会主义现代化国家相适应的健康国家"的长远目标。《纲要》是建国以来首次在国家层面提出的健康领域中长期战略规划。

2017 年 10 月 18 日，在党的第十九次全国大表大会上，习近平总书记所做的报告中不仅再次明确了"大健康观"的核心要义，即"为人民群众提供全方位全周期健康服务"，更是上升到国家战略高度，并进一步提升了大健康观的地位与意义，即"人民健康是民族昌盛和国家富强的重要标志"。

当前，健康中国建设正在全国各地轰轰烈烈地开展。我们认为健康中国建设的成败，取决于城市健康生活的建设是否成功。因为城市是人类文明的摇篮，是文化进步的载体，是经济增长的发动机，是国家和制度的象征，是农村建设的引导者，更是人类追求美好生活的阶梯。国务院《关于深入推进新型城镇化建设的若干意见》中的数据显示：2015 年末，我国城镇常住人口已达 77116 万人（乡村常住人口 60346 万人），我国城镇化率达到 56.1%。2016 年 3 月 5 日，李克强总理在第十二届全国人民代表大会第四次会议上所作的《政府工作报告》中提出：到 2020 年，我国常住人口城镇化率要达到 60%。《2015 年中国城市化水平发展报告》中也提到：政府计划在未来十年内使城市人口在全国总人口中所占的比重达到 70%，在数量上达到 9 亿左右。由此可见，我国城镇化水平在快速推进，城市人口数量已超过了农村人口。早在两千多年前，亚里士多德就说过："人们来到城市是为了生活，人们居住在城市是为了生活得更好。"联合国人居组织 1996 年发布的《伊斯坦布尔宣言》指出：

"我们的城市必须成为人类能够过上有尊严的、身体健康、安全、幸福和充满希望的美好生活的地方"。城市的健康问题解决了，农村的健康问题也就迎刃而解了。

《中国城市健康生活报告（2017）》是由上海健康医学院主持撰写的全国首个聚焦城市居民健康生活的蓝皮书。本书在对"城市健康生活"界定和健康理论研究的基础上，借鉴国外发达国家健康城市建设的经验，以我国所有地级及以上城市为研究对象，从经济保障、公共服务、环境、文化、医疗卫生5个维度选取40多个指标对全国城市健康生活情况进行评价，并对所有城市进行排名，同时对大陆31个省份的健康生活也进行评价和排序，在此基础上进行深入分析，发现其中存在的问题。最后从政府与产业层面提供了大量的城市健康生活建设经验和案例。

希望通过本书的研究，能够对各城市政府提供决策参考，促进各城市政府在制定经济社会改革方案和发展政策时，能够将是否有利于国民健康作为一切工作的出发点和的根本目标，将"健康"融入各项政策和体制的设计与评价中，优化居民健康生活，提升城市发展质量，促进经济、社会、文化、生态及生命系统的和谐均衡发展，早日实现中华民族伟大复兴的中国梦。

本书在写作过程中得到了全国许多地方政府医疗卫生部门、民政部门、发改委、统计局等的大力支持，相关医疗健康管理机构也给予了很多协助，钱芝网、俞立平、万广圣、施毓凤、董恩宏、濮桂萍、陈泓、卜佳、张永庆、张俭琛、吴孟华、葛文进、胡林瑶、张兰军、马春梅、兰国凯、汪泉、林昀、刘家瑄、程珂娅等同志参与了数据采集、资料整理等相关工作，付出了很多辛勤劳动，同时，参考、引用了一些学者的研究成果，在此一并表示衷心的感谢！

由于作者水平有限，加之时间仓促，书中不足之处在所难免，欢迎专家学者批评、指正。

主编

2017 年 12 月于上海

目　录

Ⅰ　总报告

Ⅱ　分报告

Ⅲ　专题篇

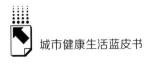

Ⅳ　案例篇：政府视角

Ⅴ　案例篇：产业视角

皮书数据库阅读**使用指南**

总 报 告

General Report

B.1

新时代背景下中国城市健康
生活指数评价报告

一 中国已经进入健康生活新时代

（一）背景与意义

1. 健康上升为国家发展战略

（1）党和政府高度关注健康

我国政府对健康问题的重视由来已久，早在党的十七大报告中就明确提出"健康是人全面发展的基础，关系千家万户幸福"。十八大报告指出"健康是促进人的全面发展的必然要求"。党的十八届五中全会提出"推进健康中国建设"的新目标，对更好地满足人民群众的健康新期盼做出制度性安排，其实质是将健康中国上升为党和国家的战略。在2016年全国卫生与健康大会上，习近平总书记提出"没有全民健康，就没有全面小康"，这样把人民健康放在优先发展的战略地位，深刻阐明了全民健康是全面小康的重要基石，既是全面建成小康社会的核心目标之一，也是全面建成小康社会的重要保障。2016 年 10 月 25 日，中共中央、国务院印发并实施《"健康中国 2030"规划纲要》（以下简称《纲要》），成为今后 15 年推进健康中国建设的行动纲领。2017 年 10 月召开的中国共产党第十九次全国代表大会进一步提出了"人民健康是民族昌盛和国家富强的重要标志"的论断，提出"实施健康中国战略，要完善国民健康政策，为人民群众提供全方位全周期健康服务"。它将人民健康提升到了前所未有的高度，勾勒出了健康中国的清晰蓝图，为广大人民群众带来了更多健康福音。

（2）从国家层面制定了健康领域的中长期战略规划

《"健康中国 2030"规划纲要》是新中国成立以来首次在国家层面提出的健康领域中长期战略规划。

《纲要》首先阐述维护人民健康和推进健康中国建设的重大意义，总结中国健康领域改革发展的成就，分析未来 15 年面临的机遇与挑战，明确《纲要》基本定位。《纲要》明确了今后 15 年健康中国建设的总体战略，要坚持以人民为中心的发展思想，牢固树立和贯彻落实创新、协调、绿色、开放、共享的发展理念，坚持以基层为重点，以改革创新为动力，预防为主，中西医并重，将健康融入所有政策中，人民共建共享的卫生与健康工作方针，以提高人民健康水平为核心，突出强调了三项重点内容：一是预防为主、关口前移，推行健康生活方式，减少疾病发生，促进资源下沉，实现可负担、可持续的发展；二是调整优化健康服务体系，强化早诊断、早治疗、早康复，在强基层基础上，促进健康产业发展，更好地满足群众健康需求；三是将"共建共享 全民健康"作为战略主题，坚持政府主导，动员全社会参与，推动社会共建共享，人人自主自律，实现全民健康。

《纲要》明确将"共建共享"作为"建设健康中国的基本路径"，是贯彻落实"共享是中国特色社会主义的本质要求"和"发展为了人民、发展依靠人民、发展成果由人民共享"的要求。要从供给侧和需求侧两端发力，统筹社会、行业和个人三个层面，实现政府牵头负责、社会积极参与、个人体现健康责任，不断完善制度安排，形成维护和促进健康的强大合力，推动人人参与、人人尽力、人人享有，在"共建共享"中实现"全民健康"，提升人民获得感。

按照习近平总书记"没有全民健康,就没有全面小康"的指示精神,《纲要》明确将"全民健康"作为"建设健康中国的根本目的"。强调"立足全人群和全生命周期两个着力点",分别解决提供"公平可及"和"系统连续"健康服务的问题,做好妇女儿童、老年人、残疾人、低收入人群等重点人群的健康工作,强化对生命不同阶段主要健康问题及主要影响因素的有效干预,惠及全人群、覆盖全生命周期,实现更高水平的全民健康。

《纲要》坚持以人民健康为中心,站在大健康、大卫生的高度,紧紧围绕健康影响因素(包括遗传和心理等生物学因素、自然与社会环境因素、医疗卫生服务因素、生活与行为方式因素)确定其主要任务,包括健康生活与行为、健康服务与保障、健康生产与生活环境等方面。《纲要》是以人的健康为中心,按照从内部到外部、从主体到环境的顺序,依次针对个人生活与行为方式、医疗卫生服务与保障、生产与生活环境等健康影响因素,提出普及健康生活、优化健康服务、完善健康保障、建设健康环境、发展健康产业等五个方面的战略任务。

一是普及健康生活。从健康促进的源头入手,强调个人健康责任,通过加强健康教育,提高全民健康素养,广泛开展全民健身运动,塑造自主自律的健康行为,引导群众形成合理膳食、适量运动、戒烟限酒、心理平衡的健康生活方式。

二是优化健康服务。以妇女儿童、老年人、贫困人口、残疾人等人群为重点,从疾病的预防和治疗两个层面采取措施,强化覆盖全民的公共卫生服务,加大慢性病和重大传染病防控力度,实施健康扶贫工程,创新医疗卫生服务供给模式,发挥中医"治未病"的独特优势,为群众提供更优质的健康服务。

三是完善健康保障。通过健全全民医疗保障体系,深化公立医院、药品、医疗器械流通体制改革,降低虚高价格,切实减轻群众看病负担,改善就医感受。加强各类医保制度整合衔接,改进医保管理服务体系,实现保障能力长期可持续。

四是建设健康环境。针对影响健康的环境问题,开展大气、水、土壤等污染防治,加强食品药品安全监管,强化安全生产和职业病防治,促进道路交通安全,深入开展爱国卫生运动,建设健康城市和健康村镇,提高突发事件应急能力,最大限度地减少外界因素对健康的影响。

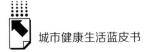

五是发展健康产业。区分基本和非基本，优化多元办医格局，推动非公立医疗机构向高水平、规模化方向发展。加强供给侧结构性改革，支持发展健康医疗旅游等健康服务新业态，积极发展健身休闲运动产业，提升医药产业发展水平，不断满足群众日益增长的多层次多样化健康需求。

为保障规划目标的实现，《纲要》从体制机制改革、人力资源建设、医学科技创新、信息化服务、法治建设和国际交流六个方面，提出保障战略任务实施的政策措施，强调加强组织领导，要求各地区党委政府、各部门将健康中国建设纳入重要议事日程，完善考核机制和问责制度，营造良好的社会氛围，做好实施监测，确保《纲要》落实。同时，在《纲要》指引下，研究编制"十三五"医改规划和"十三五"卫生与健康规划，通过五年规划实施，落实《纲要》提出的各项任务要求。

国家编制出台《纲要》，进一步凝聚了全社会对健康中国建设的共识，提振了建设健康中国的信心，保持了科学合理预期，为卫生健康领域改革发展创造了良好的氛围，全面提升全民健康水平，同时有利于履行联合国"2030可持续发展议程"国际承诺，展现出良好的国家形象。

《纲要》坚持目标导向和问题导向，突出了战略性、系统性、指导性、操作性，具有以下鲜明特点。

一是突出大健康的发展理念。当前我国居民主要健康指标总体上优于中高收入国家的平均水平，但随着工业化、城镇化、人口老龄化发展以及生态环境、生活方式变化，维护人民健康面临一系列新挑战。根据世界卫生组织研究结果，人的行为方式和环境因素对健康的影响越来越突出，"以疾病治疗为中心"难以解决人的健康问题，也不可持续。因此，《纲要》确立了"以促进健康为中心"的"大健康观""大卫生观"，提出将这一理念融入公共政策制定实施的全过程，统筹应对广泛的健康影响因素，全方位、全生命周期维护人民群众健康。

二是着眼长远与立足当前相结合。《纲要》围绕全面建成小康社会、实现"两个一百年"奋斗目标的国家战略，充分考虑与经济社会发展各阶段目标相衔接，与联合国"2030可持续发展议程"要求相衔接，同时针对当前突出问题，创新体制机制，从全局高度统筹卫生计生、体育健身、环境保护、食品药品、公共安全、健康教育等领域政策措施，形成促进健康的合力，走具有中国特色的健康发展道路。

三是目标明确可操作。《纲要》围绕总体健康水平、健康影响因素、健康服务与健康保障、健康产业、促进健康的制度体系等方面设置了若干主要量化指标，使目标任务具体化，工作过程可操作、可衡量、可考核。据此，《纲要》提出健康中国"三步走"的目标，即"2020年，主要健康指标居于中高收入国家前列"，"2030年，主要健康指标进入高收入国家行列"的战略目标，并展望2050年，提出"建成与社会主义现代化国家相适应的健康国家"的长远目标。

（3）明确提出了建设健康中国的路线图

十九大报告把人民对健康的需求作为奋斗目标，系统提出了实现全民健康的路线图。

第一，十九大报告提出大健康观，勾勒健康中国蓝图。大健康观是一种全局的理念，是围绕每一个人的衣食住行和生老病死进行全面呵护的理念，也是2016年习近平总书记在全国卫生与健康大会提出的新理念。

十九大报告不仅再次明确了大健康观的核心要义，即"为人民群众提供全方位全周期健康服务"，更是上升到国家战略高度。大健康观就是要加强预防，让人民群众不生病、少生病，有病能医、医病便捷乃至免费，以确保身体的健康长寿；同时要吃得放心、吃得有营养，以确保吃得健康；要老有所依、老有所养，以确保老年幸福健康；要有计划地生育、安全放心地生育，以确保生育健康；当然，还包括生活环境的安全健康。只有这样，才是真正的健康。十九大报告还进一步提升了大健康观的地位与意义，即"人民健康是民族昌盛和国家富强的重要标志"。

第二，十九大报告提出深化体制改革，确保健康中国发展。十八大以来，以习近平同志为核心的党中央始终把人民健康放在第一位，开启了医疗卫生体制的改革，提出了一系列具体改革建议，出台了许多行之有效的改革举措，取得了巨大而可喜的成就。2017年5月5日，国务院办公厅颁布了《深化医疗卫生体制改革2017年重点工作任务》，其具体改革任务共有70项。十九大报告则在此基础上提出要进一步"深化医药卫生体制改革"，其目的就是要"全面建立中国特色基本医疗卫生制度"，即构建并完善医药卫生的四大体系：公共卫生服务体系、医疗服务体系、医疗保障体系和药品供应保障体系。具体说来，十九大报告要求：要重点建立和健全我国的医疗保障制度、现代医院管理制度、药品供应保障制度，同时还要"加强基层医疗卫生服务体系和全科医生队伍建设"，以确保中国特色的医疗卫生系统能够提供"优质高效的医疗卫生服务"，确保全国人民的健康长寿。

第三，十九大报告要求发展健康产业，推动健康中国建设。健康产业是一个具有巨大市场潜力的新兴产业，同时具有"吸纳就业前景广阔、拉动消费需求大，促进公民健康长寿"的特点。为此，十九大报告高度重视发展健康产业。首先，提出要"坚持中西医并重，传承发展中医药事业"。我国长期以来高度重视中医药事业的发展，十九大再次提出，并把它放在"健康中国战略"的高度，也就再一次强调中医药事业的传承与发展，其实质就是要求我国中医药要"适应现代化的社会、对接产业化的需求、迎接国际化的挑战"。其次，提出"加快老龄事业和产业发展"。十九大报告高度重视养老问题，为了确保老年健康，提出了具体要求和应对措施，即"积极应对人口老龄化，构建养老、孝老、敬老政策体系和社会环境，推进医养结合，加快老龄事业和产业发展"。

第四，十九大报告强调完善健康政策，促进健康中国继续前行。健康政策是健康中国的指引，更是关乎着健康中国前行的速度和进程。在2016年全国卫生与健康大会上，以习近平同志为核心的党中央提出了一系列健康中国的方针和政策。在此基础上，十九大报告又重点强调了要进一步完善健康中国的具体健康政策。一是"疾控预防为主"的政策。"凡事预则立，不预则废"，同样，对于每一个人的健康而言，同样应该采取"预防为主，防治结合"的政策。为此十九大报告指出"坚持预防为主，深入开展爱国卫生运动，倡导健康文明生活方式，预防控制重大疾病"。二是生育政策。生育政策是我国的基本国策，直接影响着我国的人口战略和健康中国的战略实施。为此，十九大报告专门强调，要"促进生育政策和相关经济社会政策配套衔接，加强人口发展战略研究"。

第五，十九大报告强调加大食品安全执法力度，为健康中国保驾护航。"国以民为本，民以食为天，食以安为先，安以质为本，质以诚为根"。这说明食品安全关乎健康中国的发展。习近平总书记一直高度重视食品安全，在2015年就明确提出：要切实加强食品药品安全监管，用最严谨的标准、最严格的监管、最严厉的处罚、最严肃的问责,加快建立科学完善的食品药品安全治理体系。十九大报告则更是强调要"实施食品安全战略,让人民吃得放心"。虽然用词精练,但内涵丰富,尤其是"吃得放心"不仅需要加强执行新《食品安全法》的力度,更是包含了加大惩处力度、全民参与、社会共治的内容。

同时,十九大报告还特别提出要"着力解决突出环境问题,加大生态建设、环境执法力度"等重要内容,并要求"必须坚持厉行法治,推进科学立法、严格执法、公正司法、全民守法"。正是这些具体措施和法治的要求,才能为健康中国的大船保驾护航,并保证它乘风破浪、快速前行。

2. 我国居民健康面临复杂问题

(1) 我国健康问题的严峻性

随着我国人口老龄化水平的不断提高,老龄化和高龄化人口占总人口的比重越来越高。截至2016年底,全国60岁及以上老年人口23086万人,占总人口的16.7%,其中65岁及以上人口15003万人,占总人口的10.8%,预计2020年将超过12%,80岁以上高龄老人将达到3067万人。一方面,导致社会对老年健康服务需求快速增长,对医养结合、康复护理等提出更高要求;另一方面,高龄人口人数多也导致高血压、糖尿病等发病人数快速增长,疾病负担日益沉重,慢性病成为重大的公共卫生问题,我国现有慢性病确诊患者近3亿人,将近占总人口的20%,慢性病死亡占总死亡的比例由1991年的73.8%上升至2016年的86.6%,导致的疾病负担占总疾病负担的70%以上。根据世界银行的预测,今后20年内中国慢性病的发病人数会增长2~3倍。同时,新发传染病威胁不容忽视,特别是随着全球化进程加快,新发传染病防控难度加大,2017年2月23日,国家卫生计生委疾病预防控制局发布了2016年全国法定传染病疫情概况。2016年(2016年1月1日零时至12月31日24时),全国(不含港澳台地区,下同)共报告法定传染病发病6944240例(2015年为6408429例),死亡18237人(2015年为16744人),报告发病率为506.59/10万(2015年为470.35/10万),报告死亡率为1.33/10万(2015年为1.23/10万)。同2015年相比,全国报告法定传染病发病例数、死亡人数、报告发病率、报告死亡率均不同程度增加。重大传染病和重点寄生虫病防控形势依然严峻。此外,生态环境、生产生活方式变化及食品药品安全、职业伤害、饮用水安全和环境问题对人民群众健康的影响更加突出，不断发生的自然灾害、事故灾害及社会安全事件对医疗卫生保障也提出了更高的要求。面对上述问题，我国现有公共卫生基础设施比较薄弱，特别是医疗和公共卫生服务体系乏衔接协同，服务体系难以有效应对日益严重的慢性病高发等复杂健康问题的挑战。

（2）复杂健康危险因素亟待控制

我国经济发展、社会环境、自然环境等仍存在不利于健康的诸多因素，有利于健康的经济社会发展模式尚未建立，健康危险因素亟待控制。在经济发展方面，以 GDP 为导向的发展观仍然存在，人口膨胀、资源短缺、环境污染、生态恶化等"城市病"严重。同时，服务业发展滞后，高端、多元化健康服务供给短缺。在自然环境与生活行为方式方面，资料显示，我国人群死亡前十位疾病的病因和疾病危险因素中，人类生物学因素占 31.43%，行为生活方式因素占 37.73%，环境因素占 20.04%，医疗卫生保健因素占 10.08%。因此，自然环境和生活行为方式是影响人类健康的重要因素，特别是空气质量严重恶化，城市地区大气污染，农村地区水污染、土壤污染成为主要问题。在社会环境方面，人口老龄化、新型城镇化、贫困人口全面脱贫，要求医疗保障和医疗卫生服务更加公平可及。首先表现在流动人口增加，给基本公共卫生服务均等化带来挑战。随着工业化、城镇化的推进，我国流动人口不断增加，2013 年达到 2.45 亿人，占总人口的 18%，预计 2030 年达到 3.1 亿人。"十三五"期间，随着新型城镇化规划实施，将促进约 1 亿农业转移人口落户城镇，改造约 1 亿人口居住的城镇棚户区和城中村，引导约 1 亿人口在中西部地区就近城镇化。基础设施和公共服务是城镇化的支撑，对完善卫生设施布局、提高服务便利性提出更高要求。其次是贫困人口实现脱贫对健康精准扶贫提出更高要求。十八届五中全会提出，农村贫困人口脱贫是全面建成小康社会最艰巨的任务，要求实施脱贫攻坚工程，实现现行标准下农村贫困人口的脱贫，贫困县全部摘帽，解决区域性整体贫困。为实现上述目标任务，健康精准扶贫是重要支撑。推进贫困地区基本医疗卫生服务均等化、防止因病致贫和因病返贫的任务艰巨。经济、社会、自然环境和行为方式等突出问题是影响健康的重要因素，涉及多部门、多领域及复杂的公共政策。当前，非卫生部门政策制定中对健康问题关注不够，将健康融入所有政策的制度性安排和长效性机制尚未建立，难以应对复杂健康社会决定因素的挑战。

（3）医疗卫生服务体系难以满足需求

医疗卫生服务体系与群众健康需求之间存在较大差距，我国医疗卫生服务供需矛盾依然突出。根据最新数据统计，2004～2016 年，入院人数由 0.67 亿人增长到 2.27 亿人，增长了 237.8%；年诊疗人次由 39.91 亿人次增长到 79.30 亿人次，增长了 97.7%。随着医疗保障水平的继续提高、人口老龄化程度的不断加深，预计"十三五"时期医疗服务需求总量继续维持较高水平。但是与此同时，服务供给能力因体系结构不合理和优质人力资源匮乏等原因而严重滞后。2004～2016 年，卫生技术人员数只增加了 92.57%，执业（助理）医师数仅增长了 67.51%。随着全面建成小康社会目标的实现，"十三五"期间群众多层次、多样化健康服务需求将进一步释放，优质医疗卫生资源短缺、结构布局不合理的问题将进一步凸显。在供需矛盾日益突出的情况下，卫生发展方式和服务模式亟待转变。基层医疗卫生机构能力不足、高层级医疗服务机构功能定位不清、医疗卫生服务缺乏整合，是目前我国医疗卫生服务体系存在的突出问题。一方面，服务需求向大医院集中，医院规模持续扩张，基层能力有待提升。2004～2016 年，800 张床位以上医院数量年均增速达到 17.02%，大型医院规模扩张势头迅猛。从服务量分布看，2009～2016 年，医院入院人数占比从 64.03% 增长到 77.10%，而基层医疗卫生机构入院人数占比则从 31.01% 下降到 18.30%。另一方面，服务供给体系单一。2016 年，民营医院床位数占比不足 1/5，诊疗人次占比仅为 12.8%，入院人数占比仅为 15.8%，难以满足群众多元化、多层次健康服务需求。"十三五"时期，随着经济发展和消费结构加快升级，健康在国民经济和社会发展中的地位将进一步提升，群众健康意识将明显增强，对医疗卫生服务水平和多元化、多层次健康服务的需求将进一步提高。同时，随着经济发展进入新常态，卫生发展不能依赖于国家和社会的高投入，而要从体系和服务结构调整中提高卫生服务的效益；卫生发展不能走简单规模扩张的发展模式，而要集中力量提升健康促进和服务质量的水平，卫生发展方式和服务模式亟待转变。

（4）体制机制问题日益突出

目前，我国深化医药卫生体制改革已进入了攻坚阶段，深层次矛盾凸显叠加突出，市场机制尚未真正发挥作用，突出表现在"三医"联动改革任务艰巨。尤其是医疗保障的公平性和专业化水平迫切需要进一步提升，尚未发挥有效的费用控制作用和医疗服务行为引导作用；公立医院以药补医机制尚未有效破除，医疗服务价格形成机制亟待改革，现代管理制度尚未建立；药品生产流通秩序不规范的问题依然严重。同时，现有与维护和增进健康相关的行政管理体制呈现高度分散化，造成人民健康的主要责任主体缺位：医疗、医保、医药三医分管，人民健康主体责任缺位；医疗保障缺乏统一管理，难以有效发挥医疗服务购买者和费用控制者的角色；医疗机构管理职权分散，医疗卫生资源属地化管理难以实现；中央与地方医药卫生职权不清，卫生计生管理体制整合尚需深入。另外，健康投入在公共财政中的优先地位仍难以得到制度保障，导致财政健康投入政策的约束力较弱。

3. 研究现状

"健康城市"的理念是世界卫生组织（WHO）在20世纪80年代基于城市快速发展带来的一系列相关问题而提出的，是为了在"以人为本"和"可持续发展"的目标下，引导城市朝着健康的方向发展。健康城市这一理念的出现，让人们认识到城市不仅仅是经济高度集约化的产物，更应该为居住在城市里的人们提供舒适、便捷、安全、健康的环境，为了号召地方政府通过政治参与、制度变革、能力构建、协作规划以及创新计划等多种方式来推动城市的健康发展。WHO欧洲区域办公室于1986年正式启动了"健康城市项目"区域计划。发展至今，已逐渐成为国际性的运动，其预定目标从最初的健康城市模式的推广到创建支持性环境，推广健康生活方式和提高健康城市设计理念，工作重点也更为细化到健康、环境和经济等多个方面。而我国健康城市的建设自1994年世界卫生组织与我国合作启动健康城市项目计划后才开始进入正式的发展阶段。

《北京健康城市建设研究报告》作为国内第一部"健康城市蓝皮书"，则属于区域性的关于城市评价的蓝皮书。该蓝皮书对北京健康城市的发展进行了全面梳理和总结，从政府部门、城市管理、民间组织、国际传播等多个角度，分别以营造健康环境、构建健康社会、培育健康人群为重点进行了分析。健康城市蓝皮书系统阐释了从健康城市理念的历史沿革、理论阐释、工作实践到北京健康城市建设发展经验，并通过主报告与分报告相结合的方式，运用可靠的材料与数据，进一步对2011～2014年北京健康城市各方面的发展特点做了具体描述与说明。总报告对北京当前的健康城市实践进行了深入分析，从宏观层面展示了北京健康城市建设的现状、问题和挑战，并提出政策建议。分报告则遵循定量分析与定性描述相结合的方法，展开对北京健康城市多方面的实证研究，探讨北京健康城市的发展方向，并通过借鉴国外健康城市发展经验力求通过多元化的视角拓宽北京健康城市建设思路，提升城市治理理念，为观察北京健康城市发展提供辅助。

中国社会科学院最新发布了《城市蓝皮书：中国城市发展报告 No. 8》（以下简称"蓝皮书"），研究视角关注城市的健康发展，它以"'十二五'回顾与'十三五'展望"为主题，研究总结了中国城镇化和城市发展各个领域在"十二五"阶段取得的成就和存在的问题，深入分析了经济新常态下中国城镇化和城市发展面临的形势和发展趋势，并提出了"十三五"期间中国城镇化和城市发展的总体思路和对策建议。该书研究表明，"十二五"期间，中国的城镇化率在取得重要突破和实质性进展成绩的同时，还在规划管理、经济增长方式、空间布局、科技创新、社会矛盾、安全管理、环境污染等方面存在突出问题，亟待改善，并且针对当下城市发展的重点问题提出了具体翔实的调研结果。"蓝皮书"通过总报告、综合篇、经济篇、社会篇、生态环境篇、建设管理篇、案例篇、大事记等篇章，评价分析了中国 287 个城市的健康发展状况，分专题深入研究了中国城镇化、城市经济转型升级、社会保障和社会治理、城市生态环境和生态文明建设、城市管理、城市治理和城市建设等问题，总结了嘉峪关、杭州、三亚、北京、广州等城市在城镇化和城市发展方面的经验，梳理了"十二五"期间中国城镇化和城市发展的重要事件。这些都为编写本书提供了借鉴。

此外，国内相关的"蓝皮书"还有"人口与健康蓝皮书"、《中国健康产业发展蓝皮书》、《中国保健产业蓝皮书》、《中国医疗器械行业发展蓝皮书》、《医改蓝皮书：中国医药卫生体制改革报告（2014～2015）》、《互联网医疗蓝皮书：中国互联网健康医疗发展报告（2017）》和《城镇化蓝皮书：中国新型城镇化健康发展报告（2014）》等。

从目前有关城市健康发展的蓝皮书来看，有关的评价指标体系均侧重于宏观层面的评价，难以突出"以人为本"这一发展准则。而在现阶段，中国健康城市的建设首先要围绕人的生命全过程来展开，在城市规划、城市建设、城市管理等各个方面应以人的健康为中心，形成健康人群、健康环境和健康社会

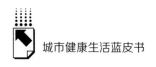

有机结合的健康城市。同时，政府对城市的管理与规划应从居民的切身利益出发，因此，对城市居民的健康生活进行客观的评价与分析存在现实的必要性，也是解决城市病的重要途径之一。

4. 研究意义

（1）为城市健康生活质量提供评价标准

从经济保障、公共服务、文化、环境、医疗卫生等方面选取若干指标，建立城市健康生活评价指标体系，通过科学合理的评价方法进行评价，对全国近300个地级以上城市进行排名，同时对大陆31个省份居民健康生活水平进行测度和排名，从而提供了一套客观的健康生活质量评价标准。

（2）深度挖掘城市健康生活存在的问题

在对城市和省际健康生活评价的基础上，通过对评价指标和评价结果的深度分析，进一步分析城市健康生活面临的问题、地区差距以及评价得分较低城市的原因，从而为提升城市健康生活质量提供解决路径与思路，并为缩小地区健康生活差距提供指引。

（3）优化城市健康生活，促进城市和谐发展

城市的发展应以人为本，应重视宏观的城市规划中微观的人的发展。目前我国正处于经济社会转型的关键时期，城市化进程中往往伴随着城市问题的出现。以全新的健康视角深入研究当下城市居民健康生活指数，对优化居民城市生活，提升城市发展质量，促进经济、社会、文化、生态及生命系统的和谐均衡发展有重要的现实意义。

（4）为政府决策提供重要参考

建立城市健康生活评价指标体系，客观准确地评价当前我国城市居民的健康生活水平，能够客观真实地反映不同城市的发展现状及问题，在此基础上，进一步借鉴发达国家健康城市的经验，并从政府层面和产业层面总结国内的成功做法，从而为各级相关政府部门提供重要的决策借鉴。

（二）相关概念的界定

1. "健康"概念的发展演进及相关概念比较

健康是人类的基本需求和权利，虽然一个人的一生是短暂的，但在生老病死的复杂过程中，每个环节都离不开健康的信息。健康亦是社会进步的重要标

志和潜在动力，全面地理解健康的概念亦是每个国家合理安排涉及健康政策的基石。然而，关于健康本身，目前仍存在许多概念上的模糊与交叉。明确健康概念的内涵和发展，区别健康相关概念，进而研究与健康相关内容成为学界亟待解决的问题。

（1）"健康"概念的发展演进

远古时代，人类由于受生产力和认识水平限制而将生命理解为神灵所赐，这种把人类的健康归之于无所不在的神灵，就是早期的健康观。由于生存环境恶劣，人们能够生存已非易事，此时人们所追求和渴望的首先是保全个体生命，健康只是一个笼统的、模糊的概念。18 世纪下半叶至 19 世纪初的生物医学模式认识到，诸多生物因素造成了人类疾病。虽然健康的概念有了丰富的发展，然而，它依然通过疾病定义健康，并形成了健康就是能正常工作或没有疾病的机械唯物论的健康观。科学技术的突飞猛进使进入 20 世纪的人们面对激烈的竞争，随之生活节奏加快，心理压力日益增加。人们逐渐试图以一种崭新、多元的视角全面看待健康。1947 年世界卫生组织（WHO）在成立宪章中指出健康乃是一种生理、心理和社会适应都完满的状态，而不只是没有疾病和虚弱的状态。1989 年，WHO 根据现代社会的发展，将"道德健康"纳入健康概念之中，提出了 21 世纪健康新概念，即健康不仅是没有疾病，而且包括躯体健康、心理健康、社会适应良好和道德健康。四维健康新概念是 WHO 对全球 21 世纪医学发展动向的展望和概括，要求当前的生物医学模式必须向"生物－心理－社会"新模式改革发展，要求由单纯治疗疾病的 cure medicine 变为预防、保健、养生、治疗、康复相结合的 care medicine，要求药物治疗与非药物、无药物治疗相结合，与环境自然和谐发展，与科学和社会协调协同可持续系统化发展。世界卫生组织关于健康的最新概念把道德修养纳入了健康的范畴。

健康不仅涉及人的体能方面也涉及人的精神方面。将道德修养作为精神健康的内涵，其内容包括：健康者不以损害他人的利益来满足自己的需要，具有辨别真与伪、善与恶、美与丑、荣与辱等是非观念，能按社会行为的规范准则来约束自己及支配自己的思想行为。把道德健康纳入健康的大范畴，是有其道理及科学根据的。巴西医学家马丁斯经过 10 年的研究发现，屡犯贪污受贿罪行的人，易患癌症、脑出血、心脏病、神经过敏等而折寿。善良的品格、坦然

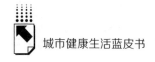

的心境是健康的保证，与人相处善良正直、心地坦荡，遇事出于公正，凡事为别人着想，这样便无烦恼，使心理保持平衡，有利健康。

继1990年提出健康新概念后，世界卫生组织还提出了"健康"应具备的标准。它们包括：①有足够充沛的精力，能从容不迫地应付日常生活和工作的压力，而不感到过分紧张；②处世乐观，态度积极，乐于承担责任，不挑剔事物的巨细；③善于休息，睡眠良好；④应变力强，能适应环境的变化；⑤能抵抗一般性感冒和传染病；⑥体重适当，身材匀称，站立时，头、肩、臀位置协调；⑦眼睛明亮，反应敏锐，眼睑不发炎；⑧牙齿清洁，无空洞，无痛感，齿龈颜色正常，无出血现象；⑨头发有光泽，无头屑；⑩肌肉、皮肤富有弹性，走路轻松。

健康不仅仅是指没有疾病或身体不虚弱的状态，而是包含心理、社会适应能力和道德的全面的状态。近年来，一些学者认为应将经济状况作为健康评价的一项基本内容，由于人是一种很复杂的综合性的整体，其健康也就涵盖了多维内容。

具体展开来讲，生理健康有明确的标准，比如生长发育、成熟衰老等，更量化一些，就是体温36℃～37℃，血压低压60～90毫米汞柱、高压90～130毫米汞柱，心率60～80次/分，这是人体生理运动的正常指标。而心理健康由于社会、文化背景等因素的影响，标准就比较模糊了。但心理健康对人的行为准则起着主导作用，面对五彩缤纷的人生，只有健康的心理才能适应各种各样的环境、处理形形色色的事情。心理健康是一种良好的心理状态，处于这种状态下，人们不仅有安全感、自我状态良好，而且与社会契合和谐，能以社会认可的形式适应外部环境。它一般可理解为情绪的稳定和心理方面的成熟两个方面，但这种稳定和成熟的状态是相对的。因为我们生活在一切都在变化的社会中，没有人会有一成不变的精神、情神和情绪状态。只有将制约人格的各种条件，比如文化程度、工作能力、职业、社会地位、生活演变等很好地协调起来，并能适应环境、利用环境、创作环境，才能称为心理健康。一些心理学家摆脱开标准的束缚，向人们描述一个心理健康人士的特征：这是一个朝气蓬勃的快乐的人，有所爱，也被人爱；满怀信心地面对人生的挑战，满腔热情地投入自己的工作，发挥自己的全部潜能；能够洞察外部世界，并对自己所遇到的挑战做出反应，制定出合理的人生策略；不会随意夸大也不会任意贬低自己的能力;对自己和他人的评价都建立在现实的基础上。如果你是上面描述的这种人,那么你的心理就是健康的。探索人类心智奥秘的拓荒者弗洛伊德将心理健康归结为爱与工作的能力。他在一部著作中列出了心理健康人士的一些共同特点:保持理智与平衡;具有自我价值感;具有爱的能力;具有建立和维持亲密关系的能力;能接受现实中的各种可能性和局限性;对工作的追求与自己的天资和教育背景相适应;能体验到某种内在的静与满足感,让自己觉得此生没有虚度。如果一定要将心理健康归结为某几个标准的话,目前,国内外学者普遍认为心理健康的标准有 11 项,基本符合这 11 项标准的人,就可以认定是心理健康的人了。这 11 项标准具体为:①具有适度的安全感,有自尊心,对自我和个人成就有"有价值"的感觉;②充分了解自己,不过分夸耀自己,也不过分苛责自己;③在日常生活中,具有适度的自发性和感应性,不为环境所奴役;④适当接受个人的需要,并且有满足此种需要的能力;⑤有自知之明,了解自己的动机和目的,并能对自己的能力做适当的估计;⑥与现实环境保持良好的接触,能容忍生活中的挫折和打击,无过度幻想;⑦能保持人格的完整与和谐,个人的价值观能视社会标准的不同而变化,对自己的工作能集中注意力;⑧有切合实际的生活目的,个人所从事的事业多为实际的、可能完成的工作;⑨具有从经验中学习的能力,能适应环境的需要而改变自己;⑩在集体中能与他人建立和谐的关系,重视集体的需要;⑪在不违背集体的原则下,能保持自己的个性,有个人独立的观点,有判断是非、善恶的能力,对人不做过分的谄媚,也不过分寻求社会的赞许。

影响健康的主要因素有五个。①环境,包括由于微生物和寄生虫这些病原生物作用下致病的生物因素;人们生活和工作环境中接触到的各种物理条件,如气温、湿度、气压、噪声、振动、辐射等超过限度时影响人体健康的物理因素;天然或合成的化学物质导致中毒的化学因素;社会、经济、文化等因素。②生活习惯,包括饮食、风俗习惯、不良嗜好、交通事故、体育锻炼、精神紧张等。③卫生医疗条件,指社会卫生医疗设施和制度的完善状况。④遗传因素。⑤教育程度和道德修养水平。最新的健康概念包含生理、心理、社会适应性和道德健康四个方面,其实社会适应性归根结底取决于身体和心理的素质状况,而道德健康则取决于自身教育和社会风气的影响等。因此,健康新概念的核心是由消极被动地治疗疾病变为积极主动地掌握健康,由治身病发展到注重治心病、治社会病、治道德缺陷病。现代社会由于竞争激烈,工作繁重、风险多、压力大,人们烦恼丛生,旧烦恼刚刚消除,新烦恼又产生,无论高官还是平民,无论富者还是贫者,无论在岗还是下岗,差不多都有大大小小的烦恼,许多疾病包括身病、心病、社会病、道德病大多由烦恼伴随而生。社会发展了,科学进步了,生活条件改善了,为什么烦恼反而越来越多。这就告诉我们,人的贪欲并不因为物质文明的进步而减少,精神滑坡导致道德缺陷是现代病的重要根源。因此,预防疾病单单注意衣食住行和加强个人卫生、体育锻炼是远远不够的,现在看来首先要从完善道德做起,治愈道德缺陷病是健康之本。一个道德完善的人,他必然是心理健康者,心理健康心地善良、心态安定就能与社会和谐,家庭和睦,就能适应社会的变化,又不会随波逐流。道德完善、社会安定、心理健康必然净化自然环境,促进生理健康,达到"仁者寿"的目的。

但也有学者认为这种"四维"健康观念虽然较为全面和合理,但是忽视了人与自然界的关系。中医学主张人与自然界是在不断求得统一中而维持着人的生命和健康,从而循着生命规律而发展。人体必须适应四时气候的变化,与四时气候求得统一而维持生命健康。

从以上分析可以看出,随着人类文明的进步,人们对于健康这一概念的理解在不断丰富完善发展之中。健康概念的内涵在不断扩大,依次为有生命就是健康⇒没有疾病即是健康⇒生理、心理的健全就是健康⇒生理、心理健全和社会适应良好、道德健康⇒生理、心理健全、与社会适应良好、道德健康才能称之为真正的健康。人类对健康的追求从低层次的生理健全逐步上升到"生物、心理、社会、自然"多层次、多侧面的要求上来。

(2)与健康相关的概念比较

①体质与健康。体质是一种客观存在的生命现象,是个体生命过程中在先天遗传和后天获得的基础上,表现出的形态结构、生理功能以及心理状态等方面综合的、相对稳定的特质。表现为在生理状态下对外界刺激的反应和适应上的某些差异性,以及发病过程中对某些致病因子的易罹性和病态发展过程中的倾向性。体质和健康是从不同侧面、不同范畴来解释人体状况的两个相互关联的概念。从两者的基本定义中可以看出,体质是个体的一种"特征",是机体发展长期的、相对稳定的特征。而健康是一种状态,是表示一个人身心的完美

状态，具有流动性、易变性等特点。体质的强弱是先天的遗传因素加上后天长期的运动、膳食和生活方式综合作用形成的结果，更趋向于人体的形态发育、生理功能、心理发展、身体素质、运动能力，以及对内外环境的适应和抵抗疾病的能力等。而健康除了包括大部分体质的范畴以外，还强调对环境（包括自然环境和社会环境）的适应、心理卫生、对疾病的预防、卫生保健，以及行为和生活方式对健康的影响等。健康的范畴和要求要大于体质。对社会环境的适应能力、对不良应激原的抵抗能力、对疾病的预防等不应该包括在体质的范畴内，因为这些因素不单是机体功能和身体素质等所能承受的，还包括很多社会学因素及国家发展水平因素。但总体来说，健康对人的意义更重要。健康的内在包含着体质好，体质好只是健康的一个方面；体质是健康的前提和基础，失去了良好的体质，健康就是无源之水、无根之木，增强体质是促进健康的重要手段，而健康则是良好体质的归宿和最终目标。

②美与健康。追溯人类审美意识的起源可以看出审美观念与健康概念有着渊源关系。著名美学家普列汉诺夫在分析审美意识的起源时指出，原始民族之所以会对对称的事物感受到美感，是因为他们从人的身体结构和动物的身体上感受到的，对称则体现了生命正常的发育。残疾和畸形的身体不对称常使人产生一种不愉快的印象。疾病和创伤对人体造成的不仅是病痛，而且是对人体结构美、形态美、功能美、韵律美以及整体生命质量美的损伤和破坏。由此认为，美的观念是借助于健康概念的，美的人体和健全的人体总是相统一的。健康的概念包含美的内容，由于健全的健康包括心理因素、与社会相适应能力等方面，因此人的外在面貌是否有美感便与健康本身产生了联系。首先，美感是一种积极的心理状态，保持良好的心境是健康的基础，感受并领略美好的事物亦可促进健康。其次，容貌缺陷可以或多或少地引起心理异常，所以人的容貌的意义并不在于美的本身，更重要的是它会影响心理健康及与社会相适应的程度。美与健康是浑然一体的，健康是人体美的物质基础，美是健康的一部分。对外在容貌修饰的美是掩盖人体的缺陷，是一种姑息的办法，只有以健康为基石的美才是真正的美。美学的根本目的与医学的目的是一致的，即维护人类的健康。通过审美实践，有利于帮助人们获得健康的美感，纠正心理偏差从而促进健康。将美学在健康概念的内容中提出，体现了当今社会对健康的更高水平的需求，在生物、心理、社会良好适应的健康概念的基础上，充实了健康的内

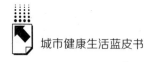

容，提高了健康的层次。

③长寿与健康。长寿与健康是经常被相提并论的两个词语，然而其概念内涵不尽一致。长寿，顾名思义是对寿命期限的一种描述，从人的个体上讲，长寿一直是人们追求的目标，历史上甚至有人在不断寻求长生不老的办法。从群体上讲，长期以来人们习惯用婴儿死亡率和人口平均预期寿命来衡量一个国家、某一地区或某类人口的健康状况，并通过这些指标来比较不同国籍、不同地区和不同人群健康水平的差异。寿命的操作性定义比较简单，也就是人死亡时的年龄。而健康的定义却要复杂得多，需要综合考虑身体、心理、道德、与社会和自然适应性等问题，需要从多层次、多维度来定义健康。健康是如何定义的，关乎寿命计算的结果。实际情况往往是健康可以导致长寿，但长寿不一定就健康，健康和长寿经常是不一致的。因此，在考量个体生命的时候，不仅要衡量生命长度，还要衡量生命质量，用两个独立的指标来反映健康状况有失偏颇。正确区分两者的概念，同时整体分析生命的数量、质量，综合测量人体功能的完好状态和生命质量的状况，才能客观地反映健康状况和健康水平。

④幸福与健康。按照 Eysenck 的定义，幸福是一种人格特质，它表现为稳定的外向性、个性随和、乐于与他人打交道。Adnerws 和 Withey 开发了幸福的三维测量模型：积极情绪、生活满意度和消极情绪。它更多地表现为一种主观认知和情感体验。而健康则是侧重人的一种客观状态，包括生理、心理、社会适应性及道德健康。因此幸福和健康是不同的两个概念，一般来说，幸福的人不一定是健康的，而健康是人幸福的前提。

2. 健康城市的界定及标准

（1）健康城市提出的历史背景

伴随世界城市化进程的是城市健康问题大量出现——疾病大规模蔓延、人口密度过高、住房紧张、交通拥挤、水资源污染、暴力与犯罪等"城市病"症状逐渐凸显，噪声、废气、贫困、卫生等诸多社会、经济、环境、生态问题不断涌现。这些问题开始严重困扰并危害城市居民的身心健康。所以，当今世界对城市的存在和发展提出了新要求，即城市不仅仅作为一个经济实体来存在，而首先应该是一个人类生活、呼吸、成长和愉悦生命的现实空间。同时城市发展"不能牺牲生态环境，不能牺牲人类健康，不能牺牲社会文明"。城市不仅仅是追求经济增长效率的经济实体，更应该是能够改善人类健康状况的理想环境。随着现代化步伐的不断迈进，未来的城市，将被"健康"主宰，居民生活也将被"健康"覆盖。

城市化是人类社会发展的必由之路，然而，高速发展的城市面临着经济、社会、生态等诸多问题。建设和发展健康城市，正是对城市化过程中健康问题的一种应对思路。发达国家已经基本完成城市化，对于城市健康的专门研究较少，国内部分学者已对健康城市化的发展理念、政策含义等进行了探讨，健康城市化将成为城市和区域发展研究的新方向。城市发展的目标是城市健康，面对全球城市化、工业化给人类健康带来的挑战，世界卫生组织提出健康城市的理念，认为"健康城市应该是一个不断开发、发展自然和社会环境，并不断扩大社会资源，使人们在享受生命和充分发挥潜能方面能够互相支持的城市"。健康城市从一个新的角度来解读城市，已超越了"田园城市"和"生态城市"，城市不仅作为一个经济实体存在，更是人类生活、成长和愉悦生命的现实空间。只有健康可持续的城市化，才能使城市在更高水平上发展。根据城市发展理论和实践，城市健康是指城市经济、社会发展和生态环境相协调，最终实现人的全面发展的过程和状态。健康的城市化不仅完成农业人口的空间迁移，还要提高城市经济资源的配置水平和利用效率，实现城市化的经济、社会和生态环境全面发展。

（2）健康城市的内涵与标准

WHO 提出：城市应被看成一个有生命、能呼吸、能成长和不断变化的有机体，一个健康的城市应该能改善其环境，扩大其资源，使城市居民能互相支持，以发挥出最大的潜能。健康城市运动强调重在参与，各地皆宜。世界卫生组织官员指出，世界卫生组织欢迎全球五大洲的各个国家积极参与健康城市的创建工作，欢迎各国加入世界卫生组织健康城市网络。世界卫生组织不设全球划一的指标体系，各国可根据自己的国情，结合健康城市的原则、标准和期望达到的成效，制定各自的理想、目标和标准。

WHO 将 1996 年 4 月 7 日的世界卫生日主题确定为"城市与健康"，并进一步整理、公布了健康城市的 10 项具体标准及其内容，为各国开展健康城市建设提供了良好的借鉴和参考。这 10 项标准包括：①为市民提供清洁和安全的环境；②为市民提供可靠和持久的食品、饮水、能源供应，具有有效的清除垃圾系统；③通过富有活力和创造性的各种经济手段，保证市民在营养、饮水、住房、收入、安全和工作方面的基本要求；④拥有一个强有力的相互帮助的市民群体，其中各种不同的组织能够为了改善城市健康而协调工作；⑤能使其居民一道参与制定涉及他们日常生活，特别是健康和福利的各种政策；⑥提供各种娱乐和休闲活动场所，以方便市民之间的沟通和联系；⑦保护文化遗产并尊重所有居民（不分其种族或宗教信仰）的各种文化和生活特征；⑧把保护健康视为公众决策的组成部分，赋予市民选择有益于健康的行为权利；⑨做出不懈努力争取改善健康服务质量，并能够使更多市民享受到健康服务；⑩能够使人们更健康长久地生活和少患疾病。这10条标准的提出，为全世界健康城市的深入发展指出了方向。

1998年，WHO健康城市及城市政策研究合作中心提出了12个方面459条指标：①人群健康48条；②城市基础设施19条；③环境质量24条；④家居与生活环境30条；⑤社区作用及行动49条；⑥生活方式及预防行为20条；⑦保健、福利及环境卫生服务34条；⑧教育26条；⑨就业及产业32条；⑩收入及家庭的生活支出17条；⑪地方经济17条；⑫人口学统计22条。

3. "城市健康生活"概念的界定

本书"健康生活"是从居民个体角度加以界定的，围绕与居民生活密切相关的经济基础、公共服务、环境、文化、医疗服务等方面，以城市为单位，对居民健康生活进行评价，对存在问题进行分析。

本书的"城市健康生活"更侧重于微观层面的评价，体现"以人为本"这一发展准则。中国城市的建设首先要围绕人的生命全过程来展开，在城市规划、建设、管理等各个方面应以人的健康为中心，形成健康人群、健康环境和健康社会有机结合。

4. 城市健康生活评价与健康城市评价的区别

（1）评价的内涵不同

健康城市评价的范围更广，已经超越了狭义上的健康概念，不是居民个人的事情，也不是卫生行政主管部门的事情，而是包括城市规划、建设、管理等各个部门的共同职责。它虽然以健康为终极目标，但是在具体手段上，要从被动与末端处理转向以预防为主的源头治理，从单纯依靠医疗技术转向综合运用经济、社会、环境等手段，从依靠单一卫生部门转向依靠城市规划、建设、环境等综合手段，从政府独自治理转向全社会参与。

城市健康生活的评价范围相对较窄，围绕居民健康生活的方方面面，更注重末端居民的生活感受，更加关注结果。诸如城市建设规划、经济社会协调发展等虽然与健康相关，但并不是城市健康生活评价的范畴。

（2）评价对象不同

健康城市评价的对象是城市，以城市作为单位。而城市健康生活评价的对象是居民，以居民健康生活为评价对象，既可以以城市为单位，将来时机成熟或条件许可还可以以农村为评价单位，进行农村健康生活评价。

（3）评价主体不同

健康城市评价主体更多是政府部门，发挥较好城市的带动作用，重在建设，所以评价主体主要是政府部门，当然第三方机构也可以进行评价。而城市健康生活评价主要由第三方机构进行，重在健康城市建设的效果，发挥公众监督的作用，共同参与治理。

（4）评价指标不同

健康城市评价由于内容丰富，指标数量众多，无论是绝对指标还是相对指标数量均有一定的规模。而城市健康生活评价重在从微观角度对居民健康生活质量进行评价，指标总量相对少一些，而且所有的评价指标均是相对指标。这样导致的结果是，健康城市评价时城市规模大小会具备一定的优势，而城市健康生活评价大城市不一定有优势。

（5）评价数量不同

健康城市评价，从健康城市建设的角度，政府必然是分期分批进行的，以局部评价为主；从第三方机构角度，当然可以进行普及性的全面评价。而城市健康生活评价，一定是在界定研究对象后进行全面评价，所以城市健康生活评价对象数量相对而言更全面一些。

（6）评价资源不同

对于政府为评价主体的健康城市评价，投入大、时间长、代价高，需要各个部门的密切配合，只有政府才能提供足够的资源支撑评价工作的进行；而城市健康生活评价往往由第三方机构进行，如科研院所、高等院校，虽然可以申请一部分科研经费支持，但总体上投入资源有限，只能围绕某些方面重点进行。

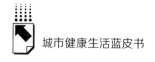
（三）理论基础

1. WHO 关于健康社会因素决定理论

（1）背景

按照 WHO 定义，健康是身体、心理和社会适应处于良好的状态，不仅是没有疾病或虚弱。健康是人类追求的目标，也是保证个人和家庭幸福、社会经济可持续发展的基础和手段。健康是个人、家庭、社会和各国政府高度珍视的社会财富，健康政策已经成为世界各国政府公共政策的优先重点。影响个人、群体和国民健康的因素十分复杂，特别是随着经济快速发展、人口老化加速、生活水平不断提高、生活方式深刻变化，慢性非传染性疾病已经成为威胁人类健康的主要原因。研究表明，在影响健康的各种因素中，医疗卫生服务因素仅贡献7%、遗传等生物因素仅贡献15%，其余近80%主要是生活方式和环境因素，这些因素的背后原因就是健康的社会决定因素。因此，要实现促进人群健康这一重要的社会发展目标，必须重视医疗卫生以外的其他经济社会因素。大量研究表明，尽管大多数工业化国家拥有比较完善的医疗保障制度和医疗卫生服务体系，每个公民都能获得比较公平的医疗卫生服务，但是不同经济社会地位群体的健康差距并没有显著缩小，其根本原因在于社会依然存在大量健康的社会决定因素等"原因背后的原因"，所以深入研究健康社会决定因素，在全部社会政策中强化健康政策，从而达到缩小健康差距的目标，已经成为当今卫生改革和发展的核心议题。

长期以来，健康及其决定因素的复杂性已引起国际社会的高度关注。2005年，根据 WHO 总干事李钟郁博士（已故）提议，成立了由世界一流流行病学、卫生政策学专家和卫生部离任部长组成的"健康社会决定因素委员会"，专门研究世界各国的健康和健康公平性的现状、影响因素及其应对政策和措施。委员会经过3年工作，2008年完成了一份十分出色的报告《用一代人时间弥合差距：针对健康社会决定因素采取行动以实现健康公平》。报告的核心观点是：在各国之内以及国家之间，健康不公平现象普遍存在；造成健康不公平的因素除了医疗卫生服务体系不合理外，主要是个人出生、成长、生活、工作和养老的环境不公平，而决定人们日常生活环境不公平的原因是权力、金钱和资源分配的不合理，其根源是在全球、国家、地区层面上广泛存在着政治、经济、社会和文化等制度性缺陷；因此，必须对健康和健康不公平的情况进行科学的测量，理解其严重程度并分析原因，从全球、国家和地区层面做出高度的执政承诺，采取"将健康融入各项公共政策"的策略，建立跨部门的合作机制，动员社会组织和居民广泛参与，改善人们的日常生活环境，从法律、政策和规划等各个方面采取行动，用一代人的时间弥合健康差距。

大量的研究表明，经济发展是促进人群健康水平及其公平性的重要因素。但是，人均 GDP 的提高与人群健康改善并非呈现出"一对一"的正比例关系，有些国家经济发展水平不高，但依然获得了比较高且公平的健康产出。因此，建立所有公共政策中的健康政策、改善健康社会决定因素，是实现健康公平、人民幸福与社会和谐的关键之一。事实上，2000 年联合国制定的"千年发展目标"已经涵盖了几乎所有的"健康社会决定因素"，各国政府对此已经做出庄严承诺。如果这些目标如期实现，将极大促进全球人口健康，缩小健康的差距。

①消灭贫困。任何社会都存在因病致贫、因病返贫、贫病交加的恶性循环，甚至形成"贫困的代际转移"，使贫困人群陷入"贫困陷阱"而不能自拔，因此，对贫困人群的扶助救济是消除贫困的切入点。但是，国际上大量的实践表明，贫困的实质是"个人免于物质匮乏和饥饿、接受教育与意见表达等自由权利的被剥夺"，扶贫的核心在于保障贫困人口的基本权利，恢复和提高他们的自信心以及自救自助的"可行能力"。国际上的扶贫方式已经不再局限于向贫困家庭提供食品和救济，而是采取"有条件的现金转移支付"等扶贫方式，即要求贫困家庭只有保证儿童上学、采取健康行为方式，才能获得扶贫补助。通过扶贫，可以使弱势群体获得更好的营养、清洁的饮用水和卫生设施、更宽敞的住房和清新的空气，使他们有更多的时间和条件锻炼身体，从而促进健康的改善。

②普及教育。知识改变命运。获得基础教育是每个人的基本权益，也是获得基本生产和生活能力的基础条件以及改变经济社会地位的阶梯。大量研究表明，教育的普及有利于健康知识的传播、健康意识的养成和健康行为的形成，有利于疾病的预防和控制，从而增进健康。比如，母亲的受教育程度与孩子的计划免疫接种率成正比。

③男女平等。由于传统文化的影响，特别是一些老少边穷地区，对妇女的歧

视依然大量存在，针对女性的家庭暴力、性侵犯和伤害严重损害妇女健康。因此，为妇女赋权，保证妇女的教育、就业和政治参与权利的任务仍然任重道远。

④充分就业。就业是民生之本。获得喜欢、稳定、有尊严的工作不仅意味着稳定的收入，而且意味着充分体现个人劳动价值和社会价值。

⑤住房保障。"安居乐业"是每个居民和家庭生活最基本的前提和条件。居住环境不良，缺乏最基本的卫生、通风、采光条件以及室内空气污染等，都是健康危险因素。因此，保证居民基本的居住条件和环境对健康具有重要的保护作用，也是住房政策的重要目标。

⑥城市化。发展中国家在快速城市化过程中，健康风险最大的群体是城市贫民和流动人口，他们往往被排斥在城市化进程中，不能获得基本的公共服务。研究表明，我国目前结核病防治最薄弱的人群是流动人口，他们往往缺乏结核病防治的知识，即使出现了结核病的症状也往往由于担心失去工作而延误诊治，即使进行了治疗也容易因症状减轻而中断系统规范的治疗导致疗效不佳，更容易形成耐多药肺结核。

（2）理论提出与发展

2011年召开的"健康问题社会决定因素世界大会"围绕影响健康问题的社会决定因素进行了讨论，通过了《健康问题社会决定因素：里约政治宣言》（以下简称《里约宣言》）。《里约宣言》重申了《世界卫生组织组织法》、1978年《阿拉木图宣言》和1986年《渥太华宪章》的原则和规定，认为"享有可达到的最高健康标准是每个人的基本权利之一，而无论其种族、宗教、政治信仰、经济或社会条件的差异"。《里约宣言》指出，政府对人民健康负有责任，而实现这种责任，只有采取足够的卫生和社会措施，并享有一个有利的国际环境的支持。《里约宣言》呼吁，各国在国家层面应建立统一的健康政策，将多部门参与卫生政策制定过程制度化，确保公平的全民覆盖，并加强针对社会决定因素的监测、研究、证据分享，强调世界卫生组织在该领域的主导作用，以推动将健康纳入所有政策，减少卫生不公平。《里约宣言》提出，如果不能高度重视、紧急行动并有效解决健康不公平问题，将对维护社会的公平和正义、保持经济的可持续发展造成严重的负面影响；提供卫生服务和公平政策是政府责任，健康不应成为追求经济发展的牺牲品；政府面对商业机构压力时应坚持原则、加强领导，形成多部门合作解决健康社会决定因素的合力，促进各国人民的健康和福祉。

弥合健康差距的行动计划。WHO 专门为本次会议草拟了一份文件《弥合差距：将健康社会决定因素政策转化为实践》。文件提出了弥合健康差距的行动计划。一是建立从根本上消除健康不公平的治理，针对健康的社会决定因素采取行动，实施跨部门的政策措施。二是加强对社区的领导，提高群众参与改善健康社会决定因素的行动。创造参与的条件、协调组织参与、确保群众代表性、支持社会组织发挥作用。三是发挥卫生部门在实施公共卫生项目和减少健康不公平中的作用。四是采取全球行动，将全球的优先重点与各个利益相关者的诉求统一起来。五是监督监测改善健康社会决定因素方面取得的进展，加强对健康和健康不公平的测量和分析，为决策提供信息，并建立问责制。要确定数据来源、收集数据、分解数据、筛选指标和目标，即使没有系统数据也要推动工作；要传播健康和健康不公平方面的信息，帮助决策；要将数据转化为决策，并评估不同政策选择对健康和健康不公平的影响。

（3）健康社会因素决定论内容

该理论认为，社会是人类相互有机联系、互利合作形成的群体，反过来对个体的生活质量和预期寿命产生重要影响。吸烟、饮酒、久坐等不健康生活方式是现代社会诸多疾病的诱因，而这些诱因归根究底又是社会因素影响的结果。如社会经济资源越匮乏的人，其吸烟越多，饮食越差，身体锻炼越少。因此，世界医学协会倡导各国政府、民间组织和医学专家从社会根源入手控制疾病，促进健康，减少健康不均，提高生活质量。

健康的社会决定因素包括人们出生、成长、生活、工作、衰老的环境以及社会因素对这些环境的影响。健康的社会决定因素对包含身体健康在内的生活质量及预期健康寿命有重要影响。当卫生保健服务试图收拾残局、弥补疾病带来的损失时，这些社会、文化、环境、经济及其他因素才是导致疾病发生尤其是健康不均的主要原因。自古以来，医生和其他卫生保健人员的主要任务是救死扶伤，其关键作用一直备受重视。从狭义角度来讲，卫生保健人员应对的是疾病的诱因，例如诱发慢性病的吸烟、肥胖、饮酒。这些司空见惯的生活方式可以认为是疾病的直接诱因。对于社会决定因素的研究跨越了直接诱因而关注"诱因的根源"。例如吸烟、肥胖、饮酒、久坐等生活方式都是疾病的诱因。社会决定因素的研究是要挖掘诱因的根源，尤其是这些根源对社会健康不均的影响。不仅要关注个人行为，更要探索生命过程中引发疾病的社会环境和经济环境——早期儿童发育、教育、工作和生活环境及其成因。不健康行为遵循社会梯度——处于社会经济越底层的人，吸烟越多，饮食越差，身体锻炼越少。医学界的呼声对于解决疾病诱因的根源问题起到了尤为重要的作用。目前全球范围内正通过针对健康的社会决定因素采取行动来解决健康和寿命不均的问题。世界卫生组织、一些国家政府、民间组织及学者已经加入其中。各方全力寻求解决途径并互通信息。在这场运动当中，医生应掌握全面及时的信息，在医疗过程本身或者与其他部门合作中可产生重要作用。医护人员可倡导对影响健康的社会因素采取积极行动。

（4）实践应用

根据该理论，WHO 建议各国采取关键策略"将健康融入所有公共政策"（Health in All Policies，HIAP）。"将健康融入所有公共政策"是指从中央到地方各级政府的领导和决策者必须有健康和幸福的意识；它强调的是，当政府所有部门将健康作为制定政策的重要内容时，才能更好地实现政府确定的各项发展目标。因为健康和幸福的原因主要存在于卫生部门以外，是整个社会与经济政策的结果。健康与经济社会环境发展互为影响、互相促进。人群健康是取得社会目标的关键条件，减少不公平以及社会排斥可以改进每个人的健康和幸福。良好的健康状况可以提高生命质量、劳动力的生产效率和学习能力，增强家庭和社会的活力、支持可持续的习惯和环境、改进社会安全，减少贫困和增加社会的包容性。但是，医疗服务成本的快速攀升给国家和地区带来不可持续的经济负担，并因此影响更加广泛的发展。目前，许多国家已经把健康、幸福和经济发展的交互作用提到政治议程中，越来越多的社区、雇主和产业期待且要求政府采取有力的协调行动，处理健康与幸福的社会决定因素，避免各项社会政策的重复及过于分散乃至形成"碎片化政策"。因此，需要政府通过制定战略规划、确定共同的目标整合政策以及提高政府各部门的问责机制，实现行动的协调统一。澳大利亚的南澳州是这方面的典范。目前，国际社会已经达成共识："健康的公共政策意味着政府更加高效，更高效的政府意味着所有政策利于改善健康。"

2. 卫生能力范式理论

HCP 理论（Health Capability Paradigm）起源于社会正义理论，由国外学

者 Ruger 在 1998 年首次提出，将社会正义理论引申到卫生领域，旨在引起社会对卫生服务公平性的重视，从而督促医疗卫生制度的改革。Ruger 等人认为，HC（Health Capability）是一个人追求健康体魄的能力，并且这种能力远远比生理学上的能力重要。后来 Ruger 又把它定义为"一个人实现某种健康功能的能力，并且同时拥有实现这些健康功能的充分自由性"。这里的健康功能意味着避免疾病、残疾、营养不良等状态，而达到正常生命周期。自由意味着人们在实现这些状态和功能中拥有自由选择的权利。她把核心的卫生能力定义为避免可预防疾病和过早死亡的能力，而且这种能力受到社会、经济、政治等条件的制约。这种核心卫生能力不是可以直接观测到和可测量的，只能通过两个组成部分来测量：健康功能和健康代理。前者指健康成果和健康绩效；后者指人们追求有价值的健康目标的能力。健康功能的测量可以从一些健康指标（比如生理学上的指标）和基于这些指标的成果来体现。良好的健康功能需要政府、机构和公众共同参与来确保提供条件使得所有人保持健康状态。健康代理包括健康知识、涉及健康问题的有效决策，自我管理和自我约束技巧等。人们借助于健康代理，就有责任使用医疗保健和其他社会资源与条件，以达到最大的健康运作水平。因为即使政府为人们提供了获得平等利用卫生服务的政策机会，公众个体（包括机构）也需要行使健康代理职能将这些资源转化为良好的健康状态。

3. 家庭健康生产需求理论

健康是一种商品，这是从经济学理论的角度评价健康的前提。为了获得健康，人们愿意对自身的健康进行投资。个体的健康状况，受个人的收入水平、个人天生所具有的健康存量、周围的环境质量、上一期的健康状况、上一期消费的与健康有关的商品、卫生医疗服务支出等影响。总之，影响健康的因素很多，有些可以直接观测到，比如个人的收入水平、个人的医疗服务支出等，有些却不能直接观测到，像个人天生的健康存量等。但是无论是可观测的变量，还是不可观测的变量，它们之间进行优化组合就可以生产出健康，因此可以像研究一般商品的生产函数那样来研究个人的健康生产函数，与一般商品的生产函数不同之处在于在健康生产函数当中包括了对健康产出有负影响的污染因素。健康生产函数的意义是消费者购买医疗服务的目的并不是需要医疗服务本身，而是需要"健康"。医疗服务是用于生产健康的投入要素。

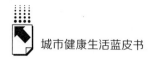

在人力资本理论的基础上，Grossman 根据健康的特点，第一次构建了用来分析健康需求的 Grossman 理论模型，提出了健康资本的概念，明确健康资本是人力资本的一种。Grossman 将健康视为能提高消费和满足程度的资本存量。换言之，健康可视为一种耐久性产品（durable good），就如同汽车或房子。健康资本（存量）所产生的服务流量是健康时间，有别于汽车所提供的运输服务或房子所提供的遮风避雨或温暖舒适的服务。在经济学的文献中，将个人消费各种物品或服务后所获得的满足程度称为效用（utility）。根据这一观念，Grossman 的理论告诉我们，是健康带给消费者效用，不是医疗服务本身。

因此，可将消费者的效用函数写成：Utility = (H, X)。式中，H 代表健康，X 代表其他各种商品所组成的复合消费品（Composite Commodity），其中，$UX > 0$，$UH > 0$，表示更多的健康或更多的消费品会带给消费者更大的效用。用经济学术语来说，我们可以通过使用我们所称的"医疗服务"来生产健康，或者至少在生病后恢复部分健康。把医疗服务转变成为健康的过程视为一个标准生产函数。健康状况和投入要素之间的关系可以通过健康生产函数来表示。生产函数描述投入组合和产出之间的关系。健康可以通过使用不同的投入组合来获得。Grossman（1972）利用 Becker（1965）所提出的家庭生产函数的理念，说明了消费者可以通过生产健康来补充健康资本的消耗，而消费者生产健康的主要生产要素是医疗保健服务。在经济学中，我们把这种过程定义为一个生产函数，也就是把投入（医疗保健服务）转变成产出（健康）的关系式。

一个普通的个人健康生产函数采取下列形式：健康 = H（遗传、医疗保健服务、生活方式、社会经济状况和环境……）。其中，健康是指某一时点的健康水平；遗传是指某一时点个人健康的遗传因素；医疗保健服务是指消耗的医疗保健服务数量；生活方式是代表一系列生活方式变量，如饮食和运动；社会经济状况是反映社会和经济因素，如教育与贫困的相互关系；环境是指环境变量，包括空气和水的质量。家庭健康生产函数是根据个人、社会、文化和政策等方面对健康所产生的影响，以及个人对健康追求所产生的医疗服务需求来建立的经济学模型。其主要特点是：①健康价值的排序或健康与其他物品不同组合的效用；②把医疗服务需求转变为健康的生产函数；

③决定医疗服务需求的社会经济因素，包括收入、货币成本、时间成本和获取信息的成本；④效用最大化原则——人们的选择行为是以得到最高价值的效用，而最大效用是在预算线、可利用的时间、收入和价格等条件限制下实现的。

4. 健康行为改变理论

（1）健康信念模式理论

健康信念模式建立在需要和动机理论、认知理论和价值期望理论基础上，关注人对健康的态度和信念，重视影响信念的内外因素。HBM 是第一个解释和预测健康行为的理论，由三位社会心理学家 Hochbaum、Rosenstock 和 Kegels 在 1952 年提出。HBM 被用于探索各种长期和短期健康行为问题，包括性危险行为与 HIV/AIDS 的传播。包括 5 个步骤：知觉疾病易感性、知觉疾病威胁、知觉益处、知觉阻碍、行动线索、自我效能。

（2）知信行模式理论

健康教育"知信行"是知识、信念、行为的简称。其中"知"是基础，"信"是动力，"行"是目标。只有当人们了解相关健康知识，建立起积极、正确的信念与态度，才有可能主动地形成有益于健康的行为。知识、信念、行为之间只存在因果关系，并不存在三者间必然的联系。行为改变是目标，为达到行为转变，必须以知识作为基础，以信念作为动力。只要对知识有积极的思考，对自己有强烈的责任感，就可以逐步形成信念，当知识上升为信念，就有可能采取积极的态度去转变行为。要使知识转化为行为改变，是一个漫长而复杂的过程，受许许多多因素的影响，只有全面掌握知、信、行转变的复杂过程，才能及时、有效地消除或减弱不利影响，促进形成有利环境，进而达到转变行为的目的。

（3）行为转变阶段理论模式

美国普罗察斯卡（Prochaska）教授在 1983 年提出该理论。它着眼于行为变化过程及对象需求，理论基础是社会心理学。它认为人的行为转变是一个复杂、渐进、连续的过程，可分为 5 个不同的阶段，即没有准备阶段（Precontemplation）、犹豫不决阶段（Contemplation）、准备阶段（Preparation）、行动阶段（Action）和维持阶段（Maintenance）。

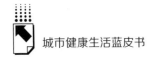

二 城市健康生活指数的评价方法

（一）评价方法体系的结构

多属性评价（Multiple Attribute Evaluation，MAE）一般又称为多指标综合评价，在评价中选取几十个甚至上百个指标进行评价，具有信息量大、评价比较全面的优点，目前已经产生了几十种多属性评价方法，广泛应用在经济、社会、医疗卫生等领域（见图1）。

根据评价原理，多属性评价又可以分为两大类。第一类是线性评价方法，其基本原理是采用主观、客观或者主客观相结合的方法对指标体系进行赋权，然后将数据标准化后进行线性加权汇总，如专家会议法、德尔菲法、层次分析法、熵权法、变异系数法、复相关系数法等。第二类是非线性评价方法，评价结果指标与评价值之间并非简单的线性关系，呈现非线性关系特点。该类评价方法有的需要权重，如加权 TOPSIS 法、模糊评价法等，当然权重确定方法同样可以是主观、客观或者主客观相结合赋权；有的不需要赋权，比如 DEA 效率分析法、主成分分析法、因子分析法等。

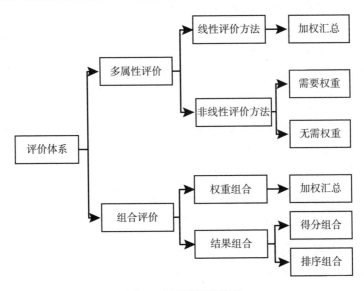

图1 多属性评价体系

多属性评价方法众多，评价原理不一，导致评价结果不一致，为了解决这个问题，学术界提出了组合评价的思想。组合评价就是在基本评价理论与原则的指导下，以能独立完成评价的多属性评价方法为基础，根据一定的准则和规则从中抽取若干方法，运用一定的算法将这些评价方法的评价结果进行综合，最终得到评价结果的方法。组合评价又可以分为两大类：第一类是根据权重进行组合，其特点是将数种主观和客观赋权方法的权重根据某种规则进行组合，得到组合权重，然后再进行加权汇总，得到最终评价结果；第二类是将不同多属性评价方法的评价结果进行组合，又可以分为得分组合和排序组合两大类。

在实际应用中，还是以多属性评价方法为主，组合评价目前进入应用的还不多。

（二）线性评价方法

1. 熵权法

熵概念源于热力学，后由 Shannon 引入信息论。信息熵可用于反映指标的变异程度，从而可用于综合评价。设有 m 个待评对象，n 项评价指标，形成原始指标数据矩阵 $X = (X_{ij})_{m \times n}$，对于某项指标 X_j，指标值 X_{ij} 的差距越大，该指标提供的信息量越大，其在综合评价中所起的作用越大，相应的信息熵越小，权重越大；反之，该指标的权重也越小。如果该项指标值全部相等，则该指标在综合评价中不起作用。

2. 层次分析法

层次分析法（Analytic Hierarchy Process，AHP）是美国运筹学家 T. L. Saaty 教授于 20 世纪 70 年代初期提出的一种简便、灵活而又实用的多属性评价方法。人们在进行社会的、经济的以及科学管理领域问题的系统分析中，面临的常常是一个由相互关联、相互制约的众多因素构成的复杂而往往缺少定量数据的系统。层次分析法为这类问题的决策和排序提供了一种新的、简洁而实用的建模方法。运用层次分析法建模，大体上可按以下 6 个步骤进行。

第一步，建立递阶层次结构模型；第二步，构造出各层次中的所有判断矩阵；第三步，层次单排序及一致性检验；第四步，层次总排序及一致性检验；第五步，计算权重；第六步，对指标标准化后进行加权汇总，得到评价结果。

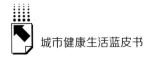
3. 复相关系数法

用某一指标与其他所有指标进行回归，得到调整后的拟合优度 R，该指标的相对权重就是 1/R。最后将所有指标权重归一化后得到各指标的权重。某指标拟合优度 R 越低，说明该指标包含的信息越多，权重越高。

4. 离散系数法

用各指标的标准差除以均值，得到各指标的离散系数，最后将离散系数归一化后得到各指标的权重。离散系数越大，说明该指标数据越活跃，权重越大。

5. 概率权法

概率权综合评价法的基本原理是，利用概率上的期望值原理，把若干统计指标的影响效应平均综合集中起来进行评价。首先将数据标准化，然后应用正态分布以概率测定各个指标的客观量化权数，即各指标超过其极大值的概率，归一化后得到权重，最后进行加权汇总。

6. CRITIC 法

CRITIC（Criteria Importance Through Intercriteria Correlation）法是由 Diakoulaki 提出的另一种客观权重赋权方法。它的基本思路是确定指标的客观权数以两个基本概念为基础。一是对比强度，它表示了同一个指标各个评价对象之间取值差距的大小，以标准差的形式来表现，即标准化差的大小表明了在同一个指标内各评价对象取值差距的大小，标准差越大，各评价对象之间取值差距越大。二是评价指标之间的冲突性，指标之间的冲突性是以指标之间的相关性为基础，如两个指标之间具有较强的正相关，说明两个指标冲突性较低。

第 j 个指标与其他指标的冲突性的量化指标为 $\sum_{k=1}^{n}(1-R_{kj})$，其中，R_{kj} 为评价指标 k 和 j 之间的相关系数。各个指标的客观权重确定就是以对比强度和冲突性来综合衡量的。

（三）非线性评价方法

1. 主成分分析法与因子分析法

主成分分析法是考察多个变量间相关性的一种多元统计方法，其产生的背景是，评价研究中经常牵涉到多项指标，这些指标间往往存在一定的相关，全部采用这些指标，不仅使计算过程复杂，而且可能因多重共线性而无法得出正确结论。主成分分析的目的就是通过线性变换，将原来的多个指标组合成相互独立的少数几个能充分反映总体信息的指标。它常被用来作为寻找判断某种事物或现象的综合指标，并且给综合指标所包含的信息以合适的解释，从而更加深刻地揭示事物的内在规律。

因子分析法可以看成主成分分析法的一种推广，因子分析的基本目的是用少数几个变量去描述多个变量间的协方差关系。其思路是将观测变量分类，将相关性较高即联系比较紧密的变量分在同一类中，每一类的变量实际上就代表了一个本质因子，从而可将原观测变量表示为新因子的线性组合。

2. TOPSIS 法

TOPSIS 的全称是逼近理想解的排序法（Technique for Order Preference by Similarity to Ideal Solution），它是多目标决策分析中常用的一种方法。该方法的思路是根据各被评估对象与理想解和负理想解之间的距离来排列对象的优劣次序。所谓理想解是设想的最好对象，它的各属性值达到所有被评对象中的最优值；而负理想解则是所设想的最差对象，它的各属性值都是所有被评对象中的最差值。用欧几里得范数作为距离测度，计算各被评对象到理想解及负理想解的距离，距理想解越近且距负理想解越远的对象越优。

TOPSIS 法也可以进行加权，即在计算各评价对象与最优方案及最劣方案距离时，都可以赋予一定的权重，为了保证评价方法的客观性，本节不进行加权处理。

3. 秩和比法（Rank Sum Ratio，RSR）

秩和比法是一种全新的广谱的实用数量方法，是由田凤调发明的一种统计学方法，该方法集中了古典参数统计和近代非参数统计各自的优势，通过指标编秩来计算秩和的一个特殊平均数，进而进行综合评价。该方法在国内有较大的影响。

4. 灰色关联分析法

灰色关联分析法是灰色系统分析的主要内容之一，用来分析系统中因素之间的关系密切程度，从而判断引起该系统发展的主要因素和次要因素。灰色关联分析的实质，就是比较若干数列所构成的曲线与理想数列所构成的曲线几何形状的接近程度，从而进行排序，列出评价对象的优劣次序，评价标准是灰色

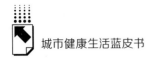

关联度，其值越大，评价结果越好。

5. 证据理论

证据理论是由 Dempster 首先提出，后来由他的学生 Shafer 发展起来的，它是经典概率论的一种推广。证据理论提出，把对"假设"能构成影响的所有可能的证据收集起来，分解成一些相互独立的"元证据"（具单一因素的证据成分），组成一个证据空间，然后对这些元证据所有可能的组合赋以一个满足一定约束条件（比概率约束要弱）的值，从而得到一个定义在证据空间幂集上的一个函数，称为基本概率分配函数。

由于证据空间的子集不再互相独立，而且约束条件比概率弱，为了获得类似于概率的可信度意义，在基本概率函数基础上再设计一个函数，称为类概率函数，它满足类似于概率的约束条件，用这个类概率函数来表示证据的可信度。同时利用基本概率分配函数可以将"不知道"和"不确定"两种成分分开，这是一种对"不精确性"更深入细致的描述。证据理论的上述特点，使之非常适合于专家权重的合成。

6. 粗糙集

粗糙集理论作为一种数据分析处理理论，由波兰科学家 Pawlak（1982）创立。1991 年，Pawlak 出版了专著《粗糙集——关于数据推理的理论》，从此粗糙集理论及其应用的研究进入了一个新的阶段，逐步形成了相对完备的理论。粗糙集理论作为一种处理不精确（Imprecise）、不一致（Inconsistent）、不完整（Incomplete）等各种不完备的信息有效的工具，一方面得益于他的数学基础成熟，不需要先验知识；另一方面在于它的易用性。由于粗糙集理论创建的目的和研究的出发点就是直接对数据进行分析和推理，从中发现隐含的知识，揭示潜在的规律，因此是一种天然的数据挖掘或者知识发现方法，它与基于概率论的数据挖掘方法、基于模糊理论的数据挖掘方法和基于证据理论的数据挖掘方法等其他处理不确定性问题理论的方法相比较，最显著的区别是它不需要提供问题所需处理的数据集合之外的任何先验知识，而且与处理其他不确定性问题的理论有很强的互补性。粗糙集用于评价具有一定的优势，特别是在指标众多的情况下，可以有效进行指标约简。

7. ELECTRE

ELECTRE 的基本指导思想是通过一系列弱支配关系来淘汰劣方案，从而逐步缩小方案集，直到决策者能从中选择最满意的方案为止，由于弱支配关系的构造方法基于"和谐性"和"非和谐性"的检验，故也称为和谐性分析方法。ELECTRE 本质上是一种定性的多准则决策方法，其基本概念为若某一方案具有多数的准则优于其他方案且没有任何准则低于不可接受之门槛程度，则该方案优于其他方案。该方法中有三个重要的概念：满意值（concordance）、不满意值（discordance）与门槛值（threshold values）。其中，任两个方案间（例如方案 a 与 b）的满意程度是由某些赋予权重之准则来衡量。和谐性分析方法更加适用于评价中的选优。

8. 集对分析

集对分析（Set Pair Analysis）是我国学者赵克勤于 1989 年提出的一种全新的系统分析方法。所谓集对，就是具有一定联系的两个集合在哪些特性上具有相同的特性——同联系；在哪些特性上具有相反的特性——反联系；而在其余的特性上既不是同一性的又不是对立性的——差异性联系。其基本思路是，在一定的问题背景下对所论的两个集合的特性展开分析，对得到的那些特性做同（同一度）、异（差异度）、反（对立度）分析并加以度量刻画，得出这两个集合在所论问题背景下的同异反联系度表达式，再对两个集合的联系度开展分析和计算，得出其优劣次序。

9. 模糊评价法

现实环境中有许多的评价，通常涉及许多的层面、多种的目标，以及多个方案的问题，且包含了定性、定量，或两者混合的数据，具有许多的模糊性及不确定性，所以单靠传统的多属性评价方法并不能有效处理现实生活中的模糊性问题，因而促进了模糊评价方法的发展。从 Zadeh（1965）提出模糊理论起，Bellman & Zadeh（1970）提出将多准则决策运用于模糊理论，用来处理具有无法量化、不完全讯息、模糊概念及部分不清楚的问题，从而推动了模糊评价理论的发展。

10. 突变论

突变理论是法国数学家 Thom 于 1972 年建立起来的以奇点理论稳定性理论等数学理论为基础的用于研究不连续变化现象的理论。常见的突变有尖点突变、燕尾突变、蝴蝶突变等。评价时，根据评价目的对评价总指标进行多层次矛盾分组，排列成倒状树形目标层次结构，从评价总指标到下层指标再到下层子指标，原始数据只需要知道最下层子指标的数据即可，将一个指标进行分解是为能获得更具体的指标从而便于量化，当分解到对某个子指标可以量化时分解就可停止。由于一般突变系统的控制变量不超过 4 个，所以相应的各层指标（相当于控制变量）不要超过 4 个。

利用突变理论进行模糊综合分析与评价时，视实际问题的性质不同，可采用三种不同准则：①非互补准则：一个系统的诸控制变量之间，其作用不可互相替代，即不可相互弥补其不足时，按"大中取小"原则取值；②互补准则：诸控制变量之间可相互弥补其不足时，按其均值取用；③过阈互补准则：诸控制变量必须达到某一阈值（风险可接受水平）后才能互补。只有遵循上述原则，才能满足突变理论中分歧方程的要求。

11. DEA 效率分析

DEA 是一种测算具有相同类型投入和产出的若干系统或部门（简称决策单元，DMU）相对效率的有效方法。其实质是根据一组关于输入输出的观察值，采用数学规划模型，来估计有效生产的前沿面，再将各 DMU 与此前沿做比较，进而衡量效率。DEA 方法有不变规模报酬 CCR 模型、可变规模报酬 BCC 模型等。

12. 投影寻踪法

投影寻踪法将多维指标的评价数据按照某种投影方向投影到一维空间，根据投影值散布特征的要求构造投影指标函数，寻找出投影指标函数达到最优时的投影值和最佳投影方向。投影寻踪法是用来分析和处理高维观测数据的一种统计方法，尤其是对于非线性、非正态高维数据有很好效果的。它要求选择的指标之间相关性不能太大，否则会对最终投影评价效果产生不好的影响。投影寻踪的关键是找到最佳投影方向，此过程多采用遗传算法。

13. BP 神经网络

BP 神经网络的算法思想是由信号的正向传播与误差的反向传播两个过程组成。正向传播时，输入样本从输入层传入，经各隐层逐层处理后，传向输出层。若输出层的实际输出与期望的输出不符，则转入误差的反向传播阶段。误差反传是将输出误差以某种形式通过隐层向输入层逐层反传，并将误差分摊给各层的所有单元，从而获得各层单元的误差信号，此误差信号即作为修正各单元权值的依据。这种信号的正向传播与误差的反向传播的各层权值调整过程，是周而复始地进行的。而权值不断调整的过程，也就是网络的学习训练过程。此过程一直进行到网络输出的误差减少到可接受的程度，或进行到预先设定的学习次数为止。BP 神经网络擅长利用非线性可微函数进行权值训练，发现数据的内在规律，并且可以有很好的泛化功能。BP 神经网络往往用来进行一些复杂的非线性评价，需要一定的样本进行学习。

14. 支持向量机

支持向量机（Support Vector Machine，SVM）是 Vapnik 等（1995）基于统计学理论的 VC 维理论和结构风险最小化原理而提出的一种新的机器学习方法，是从线性可分情况下的最优分类面发展而来的，与传统的神经网络学习方法某种程度上有相似之处。所谓最优分类面，就是指不但能够将所有训练样本正确分类，而且使训练样本中离分类面最近的点到分类面的距离最大。距离最优分类超平面最近的向量称为支持向量。对给定的训练样本集，假如训练样本集是线性可分的，则机器学习的结果是一个超平面，二维情况下是直线或称为判别函数；若训练样本不可分，那么对于非线性分类问题，应将输入空间通过某种非线性映射投影到一个高维特征空间，然后构造线性的最优分类超平面，根据泛函理论，引入适当的内积核函数来实现某一非线性变换后的线性分类。

支持向量机从结构风险最小化原则出发，求解的是一个二次型寻优问题而得到全局最优解，其优点是有效地解决了模型选择与学习问题、非线性和维数灾难问题以及局部极小等问题，因此在解决小样本、非线性、高维模式识别问题中表现出许多独特的优势。

（四）多属性评价应用与选择问题分析

1. 不同评价方法评价结果不一致

迄今为止，已经有几十种多属性评价方法，评价结果有的是排序的，有的是分值的。各种评价方法原理不同，大部分评价方法对适用条件选择较宽，少部分评价方法对适用条件选择略严。如主成分分析法要求评价指标间相关性较高，但总体上城市健康生活指数的评价对方法的适用条件要求不高。

2. 组合评价方法的种类也是无限的

如果将每种评价方法的评价结果视为一个指标，那么若干种评价方法必然产生若干个指标，将这些指标进行组合实际上相当于多属性评价。由于多属性

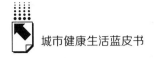

评价方法众多，加上还有大量的专门用于组合的组合评价方法，因此也会产生若干不同的组合结果，这是一个令人困惑的问题。所以，在指标体系综合评价中，做好多属性评价方法的选取更重要。

3. 多属性评价方法不一定能服务管理

由于主观评价法存在着人为因素，稳定性较差，因此涌现出很多客观评价方法，如熵权法、变异系数法、复相关系数法、主成分分析法、因子分析法、DEA数据包络分析法等。本质上，绝对客观的评价是做不到的，因为指标选取是主观的，某些指标本身可能也是主观的。客观评价类方法完全根据数据讲话，不考虑评价指标的相对重要性，较少考虑评价主体——人的主观能动性，因此要慎重进行选用。

目前的客观评价方法，从权重的角度可以分为两类，一类是通过某种原理计算出权重，然后再进行加权汇总。第二类是不需要计算权重，而根据一定的数学模型进行评价，这一类客观评价方法本质上也有权重，不过是隐含的，计算方法可以用评价结果作为因变量、评价指标作为自变量进行回归，然后将回归系数标准化后得到"隐含权重"。所有客观评价方法，并不知道哪个指标对管理而言至关重要，哪个指标相对不重要，在这样的情况下，客观评价方法的适用性其实是要打折扣的。

当然，客观评价法要慎重选用并不意味着不用，比如可以作为组合评价方法，或者作为评价结果之一再进行组合。

4. 非线性评价方法可能存在负单调性问题

评价指标可以分为两类：一类是正向指标，其值越大越好；另一类是反向指标，其值越小越好，比如污染物排放量、PM2.5含量等。但是对于所有非线性评价方法，并不能提供这种保证，也就是说可能存在正向指标越大、评价值越小的问题，或者反向指标越大、评价值越大的问题，即负单调性问题。判断方法同样可以用评价结果作为因变量、评价指标作为自变量进行回归，然后看回归系数的正负。考虑到科研评价中很多指标之间是相关的，可能存在多重共线性问题，可以采用岭回归或偏最小二乘法进行回归分析。即便如此，也没有哪种客观评价方法能够保证不会出现负单调性问题。

5. 多属性评价方法不重视隐性评价目的

什么是隐性评价目的？就是在评价工作中没有说明但对评价却非常重要的

一些标准。比如区分度，在评价中，区分度其实是很重要的一个指标，好的评价一般区分度也较好，便于区分评价等级。再如打分倾向，为了鼓励后进，评价方法最好能对水平较低的评价对象打分偏高；为了罚懒，评价方法最好对水平较低的评价对象打分偏低。又如评价结果的数据分布，好的评价必须更加接近正态分布，体现中间多、两头少的特点。区分度、打分倾向、评价结果的数据分布等都是隐性评价目的，不同的客观评价方法这些特点各不相同，需要在试评价后分析这些指标，然后根据评价目的加以选择。

6. 多属性评价结果对原始指标可能产生信息损失

一些客观评价方法，起源于降低计算的复杂程度，比如粗糙集，这在手工计算时代是有意义的，随着信息技术的发展，单纯为了减少计算工作量的客观评价方法是没有必要的。粗糙集必然涉及指标的约简，这样有可能删除一些非常重要的指标，当然这些指标的关键信息也就丢失了。从另外一个角度，如果提高约简的精度，其实是没有指标可以约简的。

当然评价指标数据采集成本需要考虑，如果因为某些指标数据采集成本较高，在可以用其他指标代替的情况下适当进行删除是可以的，但这是另一个层面的问题了，完全不是为了降低计算的复杂程度。

需要说明的是，几乎所有的非线性评价方法，其评价结果对于评价指标都不是百分之百拟合的，都有不同程度的信息损失，应该选取信息损失相对较小的评价方法。

7. 一些多属性评价方法的理论基础值得商榷

一些客观评价方法根据指标数据的波动水平确定权重，数据波动越大，权重越高，如变异系数法、熵权法等。一般而言，涉及新生事物的指标往往数据波动较大，如果评价目的也确实重视新生事物，那么赋予该指标较高权重是可以的，但如果评价目的并不太关注新生事物，或者新生事物尚在观察过程当中，那么使用这些评价方法就不太合适。

主成分分析法、因子分析法评价是根据方差贡献率确定权重，而方差贡献率的大小本质上由评价指标数量确定的，在科研评价中，如果科研投入指标众多，数据也容易获取，而科研产出指标只有一两个，那么权重最大的肯定是科研投入，在科研产出导向的评价中，采用这两种评价方法就不适合。

还有一些基于运筹学的评价，如得分之和最大的权重组合就是最佳权重，

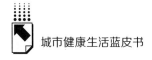

这是值得商榷的，任何评价首先是为了评价对象之间的比较，而不是使所有评价对象得分之和最大，所以类似的评价方法和理论依据不足，与评价应用脱节，只能作为一种探索。

8.基于排序的评价不能用于组合评价

从评价原理看，多属性评价方法又大致可以分为基于分值的评价和基于排序的评价，绝大多数是基于分值的评价，少部分是基于排序的评价，如BORDA法、ELECTRE、秩和比法等。基于排序的评价的最大特点是这些评价方法虽然可以反映评价对象之间的优劣顺序，但难以反映评价对象之间的相对差距，因为这是一种非参数转换，即使有评价值，也反映的是某种排序结果，因此，基于排序的评价不能与基于得分的评价进行组合。

9.多属性评价方法不一定具有纵向可比性

对于连续多年的评价，如果采用非线性评价方法，或者即使采用线性评价方法但是权重进行了修改，那么不同年度之间的数据是不可比的，因此无法衡量评价对象是否进步或者倒退。一般而言，相对非线性评价方法而言，线性评价的纵向可比性较好。

（五）城市健康生活指数及评价方法选取原则

1.基于客观统计数据原则

在进行评价时，评价指标的数据来源包括两个方面：一是客观指标，其数据来源于各种统计年鉴、调查报告等；二是主观指标，其数据来源于专家打分，或者调查。指标数据本质上是对客观世界的反映，然而客观世界尤其是经济社会发展、居民生活的很多领域是难以完全用客观数据体现的，但评价时又必须对这些定性的内容进行定量转换，这样才能使评价结果定量化。所以很多时候，采用客观指标数据与主观指标数据相结合进行评价是难免的，但在城市健康生活指数评价中，由于侧重城市发展宏观领域的比较，因此评价数据总体上基于客观统计数据，对于城市文化、居民主观感受类指标不予选择，这样必然会带来一些缺失，这是难免的。

2.主观与客观并重原则

主观评价一般采用专家赋权，然后进行加权汇总进行评价。主观评价的最大优点是能够体现评价的目的，对各种指标根据重要程度赋予不同的权重，体现管理目的，但这也是其缺点。由于主观评价法存在人为因素，稳定性和重复性较差，不同的批次的专家权重是不相同的，即使同一批次的专家，在不同时间权重也不相同，因而受到一些批评。

为了排除评价中的人为因素，出现了许多客观评价方法，如熵权法、变异系数法、复相关系数法、主成分分析法、因子分析法、DEA 数据包络分析法等。表面上看，这些评价方法貌似公平，但是客观评价法最大的优点也正是其缺点，客观评价类方法完全根据数据讲话，不考虑评价指标的相对重要性，较少考虑评价主体——人的主观能动性。不同类型的评价对评价的客观性要求是不同的，比如大气环境评价就要求相对客观一些。城市健康生活指数评价更多地与经济社会发展紧密相连，因此其评价必须充分考虑人的主观性，体现管理理念，不能单纯采用客观评价法进行评价。

本质上，绝对主观是难以做到的，因为很多评价基础数据是客观的。绝对客观的评价也是做不到的，首先评价指标的选取是主观的，某些指标值本身可能也是主观的。即使全部是客观评价方法，但评价方法的选取也是主观的，是由评价者确定的，所以完全主观与完全客观都是有失偏颇的。

在评价中，应该充分考虑各种评价方法的优缺点，采取主观与客观并重的原则进行评价，以相互取长补短，发挥各种评价方法的特点，从而为科学合理地进行城市健康生活指数评价服务。

3. 指标齐全原则

一些评价方法，为了减少计算量和消除指标间的相关性，人为删除部分存在重复信息的指标，对这个问题的处理要慎重，因为完全相同的指标是不存在的，删除指标必然带来信息的损失。在评价对象数量较多的情况下，由于评价指标数据比较密集，删除指标对整个排序结果将产生较大的影响。现在计算机技术发展很快，已经没有必要考虑计算的精简，何况许多评价方法都有自己的软件包，我们需要解决的问题是如何消除指标间的相关问题。

当然，并不是说在指标选取时就可以滥选指标，要综合考虑指标的内涵及获取成本，就港口城市竞争力评价而言，数据的获取成本总体是相对低廉的，因为基本数据来自各种年鉴，而对于医学检验，指标多了，意味着病人化验的项目多了，既增加了病人的负担，也延误了诊断时间。

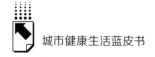

4. 总量与质量兼顾原则

由于不同的评价目的不同，评价呈现出不同的特点，有的评价侧重总量评价，有的评价侧重质量评价，有的评价侧重综合评价。由于评价目的不同，在评价指标的选取上呈现出不同的特点，有的评价总量指标偏多，有的评价相对指标偏多。在评价指标的权重设定上，也体现出这种变化，有的评价总量指标权重较高，有的评价相对指标的权重较高。

城市健康生活指数评价，既要考察总量，因为这是城市发展综合实力的重要指标，同时也要考虑质量，在资源环境压力巨大，注重集约式增长和提高绩效的今天，必须兼顾城市健康生活发展的总量与质量。

5. 纵向评价结果可比原则

多属性评价方法又可以分为线性评价方法与非线性评价方法，对于线性评价方法，又可以分为权重依赖数据的评价方法与权重独立确定的评价方法，前者包括离散系数法、复相关系数法，后者主要是专家赋权法、层次分析法等。非线性评价方法是完全依赖数据，对于所有权重依赖数据的评价方法，在纵向时间轴上均没有可比性。

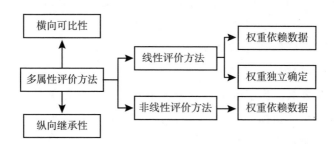

图 2 评价方法的可比性

评价的可比性问题一直是个容易受到忽视的问题，所谓评价的可比性，就是对不同批次的评价结果之间的可比，比如今年的评价结果与去年评价结果的可比，以大学排名为例，X 机构对某大学进行评价，去年是全球第 57 位，今年是在全球 53 位，那么能说明该大学总体水平有所提升吗？不一定，假如去年和今年采取的是同样的加权汇总评价方法，在权重没有变化的情况下，那么结果是可比的，如果采取的是系统模型评价方法，那么不同年度的评价结果是不可比的，因为采用系统模型的评价方法，或者说非加权汇总类评价方法，本质上都是依赖评价数据的，在这种情况下，是无法比较的，因为同样采取的比如是主成分分析法，那也是不可比的，就评价结果的纵向可比性而言，采用相同权重的加权汇总类评价方法是唯一可比的。

对于城市健康生活指数评价而言，不同城市每年都会有一个评价结果，每个城市也希望通过经济社会各方面的综合努力，提升本市的居民健康生活水平，在这种情况下，评价结果的纵向结果适当可比就具有一定的现实意义。

6. 指标单调性原则

所谓单调递增原则，就是不管什么评价方法，正向指标值增加一定会导致总评分值增加，反向指标增加一定会导致总评分值减少，按道理似乎这不应该存在问题。在按照权重加权汇总类的评价方法中，这并没有任何问题，如熵权法、专家会议法、层次分析法等，但是在一些采用系统模型的评价中，则存在递减的可能性。比如主成分分析法、因子分析法、灰色关联法等，在给定评价指标和数据后，用这些方法进行评价，然后再用评价值作为因变量，评价指标作为自变量进行回归，有时会发现某些评价指标的系数为负数的异常情况，即出现某个指标值增加，其总得分会减少、排序会下降的异常现象。

对这种情况，要具体问题具体分析，如果排除评价指标选择不当的情况，那么说明是评价方法选择有问题，即不能用该评价方法进行评价，因此，评价方法是否单调递增可以作为评价指标筛选和评价方法选择的一个标准。

那么，如何发现指标递减现象呢？可以将评价值作为因变量、评价指标作为自变量进行回归，然后看回归系数符号是否为负数。在用非线性评价类方法进行评价时，较为广泛地存在某个正向指标值增加评价值反而减小的情况。那么究竟是该指标值不合理还是评价方法不合理呢？对这个问题要进行具体分析，在确认指标选取没有问题的情况下，要分析指标值增加评价值减小的原因，如果采取岭回归排除多重共线性的影响后，该问题依然存在，那么就要重新选取其他评价方法进行评价；如果评价方法肯定没有问题，采用岭回归排除多重共线性影响后，问题依然存在，则要考虑删除相关指标。与非约束主成分分析法相比，回归修正法是针对非线性评价类方法的一种相对通用的检验方法。

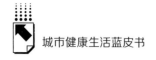

7. 定值评价原则

从评价结果看，共有定值评价与定序评价两种类型。所谓定值评价，就是评价结果具有确定的分值，为了便于比较，符合人们的习惯，一般采用百分制转换后表示。所谓定序评价，就是评价结果没有确定的评价值，只有评价指标之间的排序。一些评价方法，其评价结果只有排序，属于定序评价，对于大多数评价方法而言，评价结果是定值评价。

定序评价的产生，可能与多属性决策有关，多属性评价与多属性决策并没有本质的差别，不过多属性决策一般待选方案较少，在进行方案优选时只要排序就足够了，无须知道具体的评价值，这样就催生了一些定序评价方法的产生。

定值评价可以非常方便地转换为定序评价，而定序评价却不可能转化为定值评价。定序评价难以衡量评价对象的相对差距，因此仅从提供信息的完备性角度是非常不够的。如果评价目的是选优，那么采用定序评价是可以的，对城市健康生活指数评价而言，各城市需要更为完备的信息，因此应该采用定值评价。

8. 区分度适当原则

评价的目的之一就是对所有评价对象的综合表现进行区分，或者说，各评价对象评价结果得分之间越分散越好，这里就涉及区分度的概念。很显然，相同的评价对象，不同的评价方法的区分度是不一样的。如果评价值比较拥挤，那么相邻评价对象就不易区分。俞立平等提出了一种区分度的计算方法。

作为通用的评价区分度测度方法，必须能够做到在不同评价中评价区分度可以横向比较，也就是说，区分度必须具有通用性，是一个相对指标。基于这个思路，可以采用相对距离来对评价区分度进行测度，其原理如图3所示。

假设要比较两个各有4个评价对象指标的区分度，首先分别对两个评价指标按大小进行升序排序，建立每个评价指标的二维表，横坐标表示序号，纵坐标表示评价值，然后对评价值和序号进行标准化处理，标准化后评价值及序号的极大值均为1。再将标准化后各指标值的二维表画在二维象限图中，并将各点连成直线，L1表示第一个指标，L2表示第二个指标。很明显，L1的总长度要超过L2的总长度，也就是说，指标1的区分度要大于指标2的区分度。

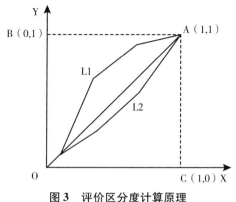

图3　评价区分度计算原理

容易证明，线段 L1 或 L2 的极大值为 2，极小值为 1，其长度越长，区分度越好。

评价区分度的计算公式如下：

$$D = \sum_{i=1}^{n-1} \sqrt{(S_{i+1} - S_i)^2 + (M_{i+1} - M_i)^2} \tag{1}$$

公式（1）中，D 为评价区分度，S 为标准化后的评价指标或评价值，其极大值为 1，M 为标准化后的序号，其极大值也为 1，S 和 M 在标准化前均进行了升序排序，n 为评价对象的个数。

进一步的，在评价过程中，除了总体评价区分度外，有时人们往往更加关心某个区间的评价区分度，比如在选优性质的评价中，人们关心较好评价对象的区分度，可以将其命名为高端区分度；在劣汰性质的评价中，人们往往关心较差评价对象的区分度，可以将其命名为低端区分度。因此可以计算高端区分度或低端区分度并且进行不同指标或不同评价方法结果的比较，那么究竟选取多大比例的评价对象来计算合适呢？可以根据评价目的和评价对象的数量灵活选取，一般选取排序最前面的 10%～20% 来计算高端区分度，选取排序最后的 10%～20% 来计算低端区分度。当然，区分度在不同评价中是可以横向比较的，但高端区分度和低端区分度由于选取评价对象的比例不同，不同评价中是不能横向比较的。

9. 评价公众接受原则

决策更多地体现了决策者的意志，它不需要关心决策对象的满意度。而评价则类似于考试，更多地要兼顾公平。在大多数情况下，决策者根本无须向公众公布决策方法甚至决策结果，而评价方法和评价结果往往是要公开的。因此，在评价方法的选取过程中，除了兼顾方法的科学性外，一些影响小、使用不多的评价方法要慎重使用，比如，指标体系赋权中采取的变异系数法、复相关系数法。对于近年来出现的一些新的评价方法，如遗传算法、康托对角线法也要在认真研究评价原理的基础上加以选用。你的方法再科学，但只要评价对象较普遍地不认可你的方法与结论，那这样的评价就是失败的。我国某些大学排行榜就遭到这样的命运。

对于评价结果，同样也存在公众接受问题，而且公众对评价结果的敏感程度更高，尤其是对一些公认的名列前茅的城市，老百姓心里是有数的，如果某种评价结果背离了这一点，肯定是得不到公众认可的。

10. 标准化尊重原始数据原则

任何评价，离不开数据标准化，标准化是进行高质量评价工作的第一步，但是一些常用的数据标准化方法，是不尊重原始数据的，存在错误，比如常见的正向指标标准化方法：

$$y_j = \frac{x_j - \min(x_j)}{\max(x_j) - \min(x_j)} \tag{2}$$

公式（2）中，x_j是原始数据，y_j是标准化后的数据，其原理是用原始数据减去极小值的结果再除以极差，该公式在传统统计学应用了很长时间，但是该方法存在的问题是，如果某个评价对象所有值均为倒数第一，则最终评价结果为0，明显不符合原始数据和社会生活常识，因此这种标准化方法用于排序是可以的，但不能用于定值评价。应该采用传统的另一种标准化方法进行评价：

$$y_j = \frac{x_j}{\max(x_j)} \tag{3}$$

同样，对于反向指标的标准化，传统的标准化公式之一是：

$$y_j = \frac{1}{x_j} \tag{4}$$

即用反向指标的倒数转化为正向指标，然后再进行标准化后评价，问题是这种转换方式的缺点是对原始数据进行了非线性转换，这严重扭曲了原始数据，因而是一种存在较大问题的标准化方法，为此俞立平提出了一种通用的反向指标标准化方法，彻底解决了这个问题：

$$y_j = 1 - \frac{x_j}{\max(x_j)} + \left\{ 1 - \max\left[1 - \frac{x_j}{\max(x_j)} \right] \right\} \tag{5}$$

公式（5）的极大值为1，属于线性变换，标准化前后的极差不固定，反映了指标间的差距，是充分尊重原始数据的体现。

（六）城市健康生活指数评价方法的选取

1. 加法合成与平方平均合成的计算公式

多属性评价结果本质上是包含若干评价指标的评价对象整体水平的体现，为了将若干指标汇总，常用的方法无非两个：第一是直接相加，这就是加法合成，也就是传统的线性评价方法；第二是计算评价对象到原点的距离，也就是欧氏距离，即平方平均合成，是乘方合成的一种特殊形式。由于这两种合成方法的代表性较大，因此以这两种方法为主进行分析。

设有 m 个指标，分别为 Z_1，Z_2，$\cdots$，Z_m，其权重分别为 ω_1，ω_2，$\cdots$，ω_m，评价时首先对评价指标进行标准化处理，保证极大值均为1或者100。正向指标标准化方法可以采用指标值除以极大值的方法，即：

$$X_{ij} = \frac{Z_{ij}}{\max(Z_{ij})} \tag{6}$$

反向指标标准化方法参见俞立平、潘云涛提出的标准化公式：

$$X_{ij} = 1 - \frac{Z_{ij}}{\max(Z_{ij})} + \left\{ 1 - \max\left[1 - \frac{Z_{ij}}{\max(Z_{ij})} \right] \right\} \tag{7}$$

公式（7）与传统的反向指标取倒数相比是线性变换，不会破坏反向指标原始的数据分布。

则传统加法合成评价值为：

$$C_i^+ = \omega_1 X_1 + \omega_2 X_2 + \cdots + \omega_m X_m \tag{8}$$

线性加权评价方法并不是一种评价方法，而是一类评价方法，主要不同取

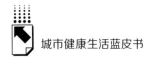

决于权重的赋值方法不同，比如有专家会议法、层次分析法、熵权法、复相关系数法、变异系数法等。

如果采用平方平均合成，则：

$$C_i^\times = \sqrt{\omega_1 X_1^2 + \omega_2 X_2^2 + \cdots + \omega_m X_m^2} \qquad (9)$$

2. 加法合成与平方平均合成的本质

为了使研究问题得到简化（见图4），假设只有 X_1、X_2 两个评价指标，其权重相等，对于二维空间的任一点 B，如采用加法合成，则评价值为 B 点的横坐标值加上 B 点的纵坐标值：

$$C_B^+ = OE + OF? \qquad (10)$$

根据两点之间，直线最短的公理，B 点的评价值应该是 B 点到原点 O 的直线距离，即：

$$C_B^\times = \sqrt{OE^2 + OF^2}? \qquad (11)$$

显然，加法合成高估了 B 点到原点 O 的距离 OB，因为 OE + OF > OB，如果不考虑 X_1、X_2 协调均衡发展，则应该采用平方平均合成，即欧氏距离作为评价值，如果考虑指标的均衡发展，则首先要确定一条理想直线 OA，其为经过原点的45°直线，因为在 OA 的任意一点上，有 $X_1 = X_2$，表示指标发展比较均衡。

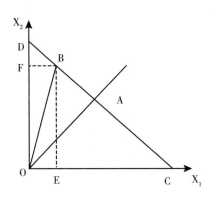

图4　线性加权评价方法缺点分析

既然有理想直线，对于 B 点而言，其评价值应为 B 点在理想直线上的投影距离 OA，以 A、B 两点为例，如果不考虑指标的均衡发展，鼓励个性化发展，则 B 点优于 A 点，因为 OB＞OA，但如果考虑指标均衡发展，则 A、B 两点的评价值均为 OA，二者相等。实际上，考虑指标均衡发展以后，并没有对不均衡发展的评价对象 B 加以惩罚，而是对其做的"无用功"忽略不计。

也就是说，对于 B 点的评价，在不考虑指标协调发展时，其评价值为 B 点到原点的欧氏距离 OB；如果考虑指标协调发展，则评价值为 B 点到理想直线的投影距离 OA。

现在讨论 X_1、X_2 权重不相等的情况（见图5），假设两个指标权重并不相等，此时理想目标直线同样是 OA，只不过不是45°线，同样不影响 OB 在 OA 线上的投影，此时 B 点的评价值仍然是 OA。关于 OA 的计算，只要用 B 点到原点的距离 OB 乘以 OB 与 OA 夹角的余弦就可以了。

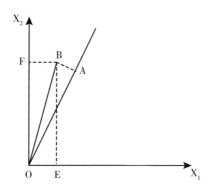

图5 线性加权评价方法缺点分析

推广到 m 维空间，对于任意一点为 B（X_1，X_2，$\cdots$，X_m），假设理想目标直线方程为：

$$a_1 X_1 = a_2 X_2 = \cdots = a_m X_m \tag{12}$$

则 OB 与理想目标直线 OA 的夹角余弦为：

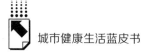

$$\cos\alpha = \frac{(\frac{1}{a_1},\frac{1}{a_2},\cdots,\frac{1}{a_m})(X_1,X_2,\cdots,X_m)}{\sqrt{(\frac{1}{a_1})^2+(\frac{1}{a_2})^2+\cdots+(\frac{1}{a_m})^2}\sqrt{X_1^2+X_2^2+\cdots+X_m^2}} \tag{13}$$

$$= \frac{\frac{1}{a_1}X_1+\frac{1}{a_2}X_2+\cdots+\frac{1}{a_1}X_1}{\sqrt{(\frac{1}{a_1})^2+(\frac{1}{a_2})^2+\cdots+(\frac{1}{a_m})^2}\sqrt{X_1^2+X_2^2+\cdots+X_m^2}}$$

最终评价值为投影距离 OA：

$$C' = OB \cdot \cos\alpha =$$

$$\sqrt{X_1^2+X_2^2+\cdots+X_m^2}\frac{\frac{1}{a_1}X_1+\frac{1}{a_2}X_2+\cdots+\frac{1}{a_1}X_m}{\sqrt{(\frac{1}{a_1})^2+(\frac{1}{a_2})^2+\cdots+(\frac{1}{a_m})^2}\sqrt{X_1^2+X_2^2+\cdots+X_m^2}} \tag{14}$$

$$= \frac{\frac{1}{a_1}X_1+\frac{1}{a_2}X_2+\cdots+\frac{1}{a_m}X_1}{\sqrt{(\frac{1}{a_1})^2+(\frac{1}{a_2})^2+\cdots+(\frac{1}{a_m})^2}}$$

即：

$$C' = \frac{\sum_{i=1}^{m}\frac{1}{a_i}X_i}{\sqrt{\sum_{i=1}^{m}\frac{1}{a_i^2}}} \tag{15}$$

如果按照极大值为 1 进行标准化，则评价的理想值为：

$$C_{\max} = \frac{\frac{1}{a_1}+\frac{1}{a_2}+\cdots+\frac{1}{a_m}}{\sqrt{(\frac{1}{a_1})^2+(\frac{1}{a_2})^2+\cdots+(\frac{1}{a_m})^2}} = \frac{\sum_{i=1}^{m}\frac{1}{a_i}}{\sqrt{\sum_{i=1}^{m}\frac{1}{a_i^2}}} \tag{16}$$

标准化的评价结果应该用最终评价值再除以极大值 $C_{\max}$，即：

$$C_i^+ = \frac{C'}{C^{\max}} = \frac{\sum_{i=1}^{m}\frac{1}{a_i}X_i}{\sqrt{\sum_{i=1}^{m}\frac{1}{a_i^2}}} \div \frac{\sum_{i=1}^{m}\frac{1}{a_i}}{\sqrt{\sum_{i=1}^{m}\frac{1}{a_i^2}}} = \frac{\sum_{i=1}^{m}\frac{1}{a_i}X_i}{\sum_{i=1}^{m}\frac{1}{a_i}} \tag{17}$$

那么，如何将权重转化为理想目标方程的系数呢？只要取最小公倍数再进行适当变换即可：

$$a_i = \omega_1 \cdot \omega_2 \cdots \omega_{i-1} \cdot \omega_{i+1} \cdots \omega_m \qquad (18)$$

即计算 a_i 时将除 ω_i 以外的权重连乘即可，容易证明：

$$C_i^+ = \frac{\sum\limits_{i=1}^{m} \frac{1}{a_i} X_i}{\sum\limits_{i=1}^{m} \frac{1}{a_i}} = \frac{\sum\limits_{i=1}^{m} \frac{1}{a_i} X_i}{\sum\limits_{i=1}^{m} \frac{1}{a_i}} \cdot \frac{\omega_1 \omega_2 \cdots \omega_m}{\omega_1 \omega_2 \cdots \omega_m} = \omega_1 X_1 + \omega_2 X_2 + \cdots + \omega_m X_m \qquad (19)$$

这就是传统的加法合成方程，也就是说，加法合成具备鼓励评价指标均衡发展的性质，而平方平均则鼓励个性发展。

在进行评价时，根据评价目的，可以适当在加法合成与平方平均合成两种方法之间进行适当组合，采用组合评价方法进行评价，其计算公式为：

$$C_i = \omega_+ C_i^+ + \omega_\times C_i^\times \qquad (20)$$

公式（20）中，ω_+ 表示加法合成的权重，即兼顾协调发展的水平，$\omega_\times$ 为个性化发展的权重，鼓励指标超常规发展，当然在合成前必须对加法合成以及平方平均合成结果进行标准化。

3. 城市健康生活指数的评价方法

综上所述，城市健康生活指数的评价方法，采用线性加权法，权重采用专家会议法，其理由如下。

第一，线性加权法体现了主观与客观相结合的原则，评价指标采用客观数据，而权重采用专家会议法，体现了指标的相关重要性以及为管理服务。

第二，在权重不变的情况下，在纵向可以进行比较，也就是说，线性加权不仅做到了城市健康生活指数在同一年度之间的可比性，而且做到了同一城市在不同年度之间的可比性，有利于寻找差距进行改进。

第三，线性加权汇总保证了评价结果的单调性，即对于正向指标而言，评价指标增加评价结果一定增加，这一点是许多非线性评价方法所不具备的。

第四，评价结果是连续数据，并且是定值评价结果，这有利于不同城市之间进行比较。

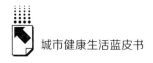

第五，指标互补原则，不同城市居民健康生活的资源禀赋不同，因此指标之间必须能够进行互补，线性加权汇总评价方法具有非常良好的互补性质。

第六，公众易接受，线性加权汇总的评价方法广泛应用于经济、社会、教育、环境等诸多领域的评价，原理通俗易懂，公众容易接受。

三　中国城市健康生活指数评价指标体系

本书的指标体系包括两个部分，一是全国地级以上城市健康生活评价指标体系，如表1所示；二是省际健康生活评价指标体系，如表2所示。

表1　地级以上城市健康生活评价指标体系

一级指标	二级指标	三级指标
A 经济保障	A1 经济基础	A1－1 人均国内生产总值
		A1－2 人均可支配收入
		A1－3 人均储蓄年末余额
		A1－4 人均公共财政支出
	A2 生活消费	A2－1 人均住房面积
		A2－2 人均生活用水量
		A2－3 人均生活用电量
		A2－4 人均煤气用量
		A2－5 人均液化石油气家庭用量
		A2－6 人均社会消费零售总额
B 公共服务	B1 社会保障	B1－1 城市养老保险覆盖率
		B1－2 城市医疗保险覆盖率
		B1－3 城市失业保险覆盖率
	B2 社会稳定	B2－1 城市登记失业率
		B2－2 在岗人均平均工资
	B3 基础设施	B3－1 人均拥有铺装道路面积
		B3－2 城市维护建设资金占 GDP 比重
		B3－3 每万人拥有公共汽车辆
		B3－4 每万人地铁里程
		B3－5 每万人建成区面积

一级指标	二级指标	三级指标
C 环境健康	C1 城市生态环境质量	C1-1 建成区绿化覆盖率
		C1-2 人均园林绿地面积
	C2 城市污染治理状况	C2-1 工业固体废物处置利用率
		C2-2 城市污水处理率
		C2-3 生活垃圾处理率
		C2-4 二氧化硫浓度
		C2-5 工业粉尘浓度
	C3 城市环境基础设施	C3-1 每万人拥有排水管道长度
D 文化健康	D1 文化投入	D1-1 人均科技经费支出
		D1-2 人均教育经费支出
	D2 教育水平	D2-1 万人拥有大学生人数
	D3 文化设施	D3-1 人均公共图书馆藏书数
		D3-2 万人剧场影院数
		D3-3 万人拥有国际互联网用户数
		D3-4 人均年末电话用户数
E 医疗卫生	E1 医疗资源	E1-1 万人医院数
		E1-2 每千人拥有医院床位
		E1-3 每千人拥有执政医师
		E1-4 每千人拥有卫生技术人员
		E1-5 每千人拥有注册护士
	E2 医疗投入	E2-2 卫生事业经费占财政支出的比重

表2　省际健康生活综合评价指标体系

一级指标	二级指标	三级指标
A 经济保障	A1 经济基础	A1-1 人均国内生产总值
		A1-2 人均可支配收入
		A1-3 人均储蓄年末余额
	A2 生活消费	A2-1 人均住房面积
		A2-2 人均生活用水量
		A2-3 人均生活用电量
		A2-4 人均煤气用量
		A2-5 人均液化石油气家庭用量
		A2-6 人均社会消费零售总额
		A2-7 恩格尔系数

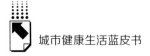

续表

一级指标	二级指标	三级指标
B 公共服务	B1 社会保障	B1－1 城市养老保险覆盖率
		B1－2 城市医疗保险覆盖率
		B1－3 城市失业保险覆盖率
	B2 社会稳定	B2－1 城市登记失业率
		B2－2 社会救济补助比重
		B2－3 在岗人均平均工资
	B3 基础设施	B3－1 人均拥有铺装道路面积
		B3－2 城市维护建设资金占 GDP 比重
		B3－3 常住人口城镇化率
		B3－4 每万人拥有公共汽车辆
		B3－5 每万人地铁里程
		B3－6 每万人建成区面积
C 环境健康	C1 城市生态环境质量	C1－1 建成区绿化覆盖率
		C1－2 人均园林绿地面积
	C2 城市污染治理状况	C2－1 工业固体废物处置利用率
		C2－2 城市污水处理率
		C2－3 生活垃圾处理率
		C2－4 二氧化硫浓度
		C2－5 工业粉尘浓度
D 文化健康	D1 文化投入	D1－1 人均科技经费支出
		D1－2 人均教育经费
	D2 教育水平	D2－1 平均教育年限
		D2－2 万人拥有大学生人数
	D3 文化设施	D3－1 人均公共图书馆藏书
		D3－2 万人剧场影院数
		D3－3 万人拥有国际互联网用户数
E 人口发展	E1 人口信息	E1－1 人均预期寿命
		E1－2 总抚养比
	E2 人口健康	E2－1 孕妇死亡率
		E2－2 传染病发病率

续表

一级指标	二级指标	三级指标
F 医疗卫生	F1 医疗资源	F1－1 万人医院数
		F1－2 每千人拥有医院床位
		F1－3 每千人拥有执政医师
		F1－4 每千人拥有卫生技术人员
		F1－5 每千人拥有注册护士
	F2 医疗投入	F2－1 人均医疗保健支出
		F2－2 卫生事业经费占财政支出的比重

四 城市健康生活指数综合评价

（一）城市健康生活指数综合排名及分析

根据城市健康生活评价指标体系，从经济保障、公共服务、环境健康、文化健康和医疗卫生这五方面对 2015 年除三沙市以外的 289 个地级及以上建制市的健康生活情况进行综合评价，将上述城市按评价结果排名进行分组评价，并按所属省市、地区进行省际、区域间分析。各指标权重采用专家会议法确定，邀请了相关领域的 20 多名专家，第一轮打分后将权重均值反馈后进行第二轮打分，如此经过三轮后权重趋于稳定。具体结果如表 3 所示。

表 3　城市健康生活评价指标体系

一级指标	权重	二级指标	权重	三级指标	权重
A 经济保障	0.220	A1 经济基础	0.543	A1－1 人均国内生产总值	0.196
				A1－2 人均可支配收入	0.394
				A1－3 人均储蓄年末余额	0.326
				A1－4 人均公共财政支出	0.084
		A2 生活消费	0.457	A2－1 人均住房面积	0.280
				A2－2 人均生活用水量	0.170
				A2－3 人均生活用电量	0.130
				A2－4 人均煤气用量	0.090
				A2－5 人均液化石油气家庭用量	0.100
				A2－6 人均社会消费零售总额	0.230

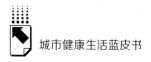

续表

一级指标	权重	二级指标	权重	三级指标	权重
B 公共服务	0.150	B1 社会保障	0.471	B1－1 城市养老保险覆盖率	0.335
				B1－2 城市医疗保险覆盖率	0.393
				B1－3 城市失业保险覆盖率	0.272
		B2 社会稳定	0.286	B2－1 城市登记失业率	0.448
				B2－2 在岗人均工资	0.552
		B3 基础设施	0.243	B3－1 人均拥有铺装道路面积	0.224
				B3－2 城市维护建设资金占 GDP 比重	0.259
				B3－3 每万人拥有公共汽车数	0.235
				B3－4 每万人地铁里程	0.141
				B3－5 每万人建成区面积	0.141
C 环境健康	0.183	C1 城市生态环境质量	0.427	C1－1 建成区绿化覆盖率	0.475
				C1－2 人均园林绿地面积	0.525
		C2 城市污染治理状况	0.324	C2－1 工业固体废物处置利用率	0.208
				C2－2 城市污水处理率	0.112
				C2－3 生活垃圾处理率	0.293
				C2－4 二氧化硫排放量	0.152
				C2－5 工业粉尘处理率	0.235
		C3 城市环境基础设施	0.249	C3－1 每万人拥有排水管道长度	1.00
D 文化健康	0.100	D1 文化投入	0.371	D1－1 人均科技经费支出	0.540
				D1－2 人均教育经费	0.460
		D2 教育水平	0.350	D2－2 万人拥有大学生人数	1.000
		D3 文化设施	0.279	D3－1 人均公共图书馆藏书	0.130
				D3－2 万人剧场影院数	0.170
				D3－3 万人拥有国际互联网用户数	0.320
				D3－4 人均年末电话用户数	0.380
E 医疗卫生	0.347	E1 医疗资源	0.629	E1－1 万人医院数	0.225
				E1－2 每千人拥有医院床位	0.275
				E1－3 每千人拥有执政医师	0.175
				E1－4 每千人拥有卫生技术人员	0.125
				E1－5 每千人拥有注册护士	0.200
		E2 医疗投入	0.371	E2－2 卫生事业经费占财政支出的比重	1.000

我们根据289个地级以上城市的健康生活指数综合得分及排名，将其分为健康生活评价50强城市及其他城市，具体情况如表4至表6所示。

表4　城市健康生活评价50强城市健康生活均值得分及综合排名

单位：分

总排名	城市	所属省份	经济保障	公共服务	环境健康	文化健康	医疗卫生	综合得分
1	深圳	广东	76.63	79.17	86.26	85.13	39.02	66.57
2	东莞	广东	67.87	73.71	78.12	73.71	47.11	64.01
3	鄂尔多斯	内蒙古	57.77	38.57	85.16	57.34	46.42	55.92
4	北京	北京	49.16	50.65	72.88	70.82	42.58	53.61
5	广州	广东	51.66	38.82	70.83	70.72	45.05	52.86
6	宁波	浙江	48.55	41.69	62.92	62.00	37.59	47.69
7	大庆	黑龙江	37.76	26.81	66.17	44.78	51.75	46.87
8	温州	浙江	43.11	34.78	65.28	53.10	42.84	46.82
9	武汉	湖北	39.76	34.71	66.25	69.72	39.43	46.73
10	济南	山东	37.36	33.68	62.13	62.90	45.42	46.69
11	惠州	广东	37.88	41.63	68.30	50.90	41.34	46.51
12	长沙	湖南	44.34	31.84	60.73	63.84	40.62	46.12
13	苏州	江苏	45.97	39.58	67.02	58.01	32.15	45.27
14	开封	河南	25.44	35.71	60.43	49.85	52.25	45.13
15	珠海	广东	38.75	41.26	76.87	80.86	23.14	44.90
16	无锡	江苏	41.66	37.78	71.75	53.46	31.59	44.27
17	衡阳	湖南	27.41	26.75	56.83	50.20	54.10	44.23
18	上海	上海	49.53	43.97	64.14	64.05	24.76	44.23
19	厦门	福建	42.22	41.25	66.28	66.98	28.15	44.07
20	东营	山东	40.63	31.57	68.37	50.14	36.52	43.87
21	泉州	福建	37.04	31.01	65.67	52.07	39.89	43.87
22	海口	海南	27.98	26.91	64.24	54.37	47.49	43.86
23	成都	四川	38.55	29.80	63.25	52.13	40.04	43.63
24	南京	江苏	38.57	36.32	64.85	63.52	32.53	43.44
25	漳州	福建	28.37	28.52	64.02	53.22	45.64	43.39
26	济宁	山东	29.75	27.75	63.04	41.32	48.97	43.37
27	青岛	山东	43.05	34.41	64.96	58.58	31.44	43.29
28	秦皇岛	河北	28.66	25.66	62.95	55.19	46.37	43.28
29	郑州	河南	36.21	29.93	62.44	59.28	38.78	43.27
30	杭州	浙江	44.79	39.43	64.06	64.92	26.62	43.22
31	佛山	广东	40.56	36.98	60.52	58.34	33.00	42.83

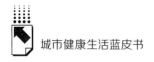

续表

总排名	城市	所属省份	经济保障	公共服务	环境健康	文化健康	医疗卫生	综合
32	柳 州	广 西	32.82	30.42	61.67	48.62	42.78	42.77
33	南 宁	广 西	30.52	29.38	63.07	56.14	41.31	42.61
34	株 洲	湖 南	36.01	30.40	59.07	46.91	41.85	42.50
35	邢 台	河 北	31.39	26.67	60.64	42.38	46.61	42.42
36	湖 州	浙 江	32.51	28.66	68.27	45.75	39.96	42.39
37	合 肥	安 徽	36.71	35.49	69.52	65.72	27.87	42.36
38	韶 关	广 东	34.75	26.07	62.41	48.78	41.80	42.36
39	沧 州	河 北	29.89	28.74	60.81	52.23	43.55	42.35
40	大 连	辽 宁	39.46	38.07	63.76	54.68	30.73	42.19
41	许 昌	河 南	28.76	25.28	60.53	50.28	45.82	42.12
42	金 华	浙 江	33.18	30.27	63.18	49.66	39.43	42.05
43	嘉 兴	浙 江	38.89	32.94	64.44	54.20	32.58	42.01
44	晋 城	山 西	30.55	32.16	59.45	45.65	43.16	41.97
45	银 川	宁 夏	29.48	30.68	66.46	56.53	37.57	41.94
46	桂 林	广 西	25.29	26.31	60.17	54.43	45.98	41.92
47	舟 山	浙 江	39.23	32.78	62.34	52.57	33.37	41.79
48	河 源	广 东	29.90	35.99	63.05	47.59	38.39	41.60
49	三 明	福 建	30.11	29.87	63.64	55.43	38.16	41.53
50	中 山	广 东	35.71	38.59	58.79	59.43	32.24	41.53
平均得分	—	—	40.57	35.19	65.36	56.77	39.51	45.09

　　从评价结果来看，排名前50的城市的城市健康生活指数综合得分的平均分为45.09，而仅14个城市的健康生活指数超过平均得分。从具体排名来看，排名前五位的城市分别为深圳市、东莞市、鄂尔多斯市、北京市和广州市，其得分依次为66.57、64.01、55.92、53.61、52.86。健康生活水平较高的城市相互之间存在的差距较大，如东莞市和鄂尔多斯市之间的得分相差8.09，而深圳市和东莞市存在2.56分的差距，存在断层。而从第六名的宁波市开始至第50名的中山市的得分分布相对均匀。可见健康生活水平较高的50个城市中同样呈现出不均衡的分布，高水平较少且与靠后城市间存在差距。比较不同指标的得分，可以看到环境健康的得分均值最高，达到65.36，其次为文化健康，得分均值为56.77，而经济保障、公共服务和医疗卫生的得分均值分别为40.57、35.19和39.51。

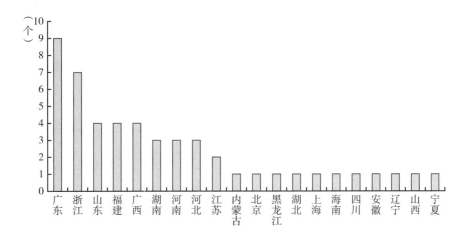

图6　城市健康生活评价50强城市的省际分布

　　广东省有深圳、东莞、广州等9个位列50强的城市，数量上遥遥领先，且排名最靠前的深圳市位居第一；其次为浙江省，有宁波市、温州市、杭州市、湖州市等7个位列50强的城市，排名最靠前的是宁波市，居第6名；再次是拥有4个位居50强城市的山东省、福建省和广西，山东省中排名最靠前是居第10名的济南，福建省是第19名的厦门市，广西是第32名的柳州市。湖南省、河南省、河北省和江苏省各占3个名额，内蒙古自治区、北京市、黑龙江省、湖北省、上海市、四川省、安徽省、辽宁省、山西省、海南省和宁夏回族自治区均占1个名额。而天津市、江西省、吉林省、重庆市、贵州省、云南省、西藏自治区、陕西省、甘肃省、青海和新疆维吾尔自治区等11个地区未在前50强城市中占有名额。

　　如表4所示，从区域角度观察，在城市健康发展指数综合排名前50位的城市中，位于东部地区的城市有34个，占总数的68%，这34个城市的健康生活指数平均得分为45.42，高于前50位城市的平均得分。位于中、西部地区的城市分别有10个和6个，占总数的32%，位于这两个区域的城市的健康生活指数平均得分分别为44.13和44.80，均低于前50位城市的平均得分。其中，深圳的健康生活综合得分居东部地区首位，大庆的健康生活综合得分居中部地区首位，鄂尔多斯的健康生活指数则居西部地区首位。另外，东部地区的健康生活50强城市的分布较为集中，主要聚集在三大经济圈，即"珠江三角洲经济圈"、"长江三角洲经济圈"和"环渤海湾经济圈"，健康生活的发展程度与经济水平紧密相关。然而位于中部、西部的 50 强城市则分布较为分散，且并未呈现出与经济发达程度的密切关系，如排名第 3 的鄂尔多斯市，而相对较为发达的重庆市、哈尔滨市等均未进入 50 强。总的来说，东部地区的城市在保障城市居民的健康生活上较有成效，健康生活水平较高的中西部城市在数量及质量上均落后于东部地区。

表5　城市健康生活评价 50 强城市的地区分布

地区分类	主要省份	代表城市	平均得分
东部	广东省、浙江省、山东省、福建省、河北省、江苏省、北京市、上海市、海南省、辽宁省	深圳、东莞、北京、广州、宁波、温州、济南、惠州、苏州、珠海等 34 个城市	45.42
中部	湖南省、河南省、黑龙江省、湖北省、安徽省、山西省	大庆、武汉、长沙、开封、衡阳、株洲、合肥、许昌、晋城、郑州等 10 个城市	44.13
西部	广西、内蒙古、四川省、宁夏	鄂尔多斯、成都、柳州、南宁、银川、桂林等 6 个城市	44.80

从第 51 名的南昌市至第 289 名的亳州市来看，排名相邻的城市的差距较小，综合得分情况呈现缓慢的下降趋势，且 239 个城市中有 129 个城市的综合得分高于平均值，可见这些城市的地区差异性较小。从各指标的得分均值来看，与 50 强城市相同，环境健康的得分均值依然最高，降幅为 9.2%，其次为文化健康，得分均值下降了 26.0%。但是与 50 强城市的经济保障的得分均值高于公共服务的情况不同，其他城市的公共服务得分高于经济保障，且经济保障的得分均值相对 50 强城市下降了 41.0%，公共服务的得分均值的降幅也达到了 31.1%，可见 50 强城市在经济保障和公共服务方面具有较大的领先优势。其他城市的医疗服务的得分均值在五大指标中排名第 3，降幅达到了 16.7%（见表6）。

表6　城市健康生活评价其他城市的得分及综合排名

单位：分

总排名	城市	所属省份	经济保障	公共服务	环境健康	文化健康	医疗卫生	综合
51	南昌	江西	31.42	26.62	63.28	53.95	39.06	41.44
52	九江	江西	28.78	29.38	64.97	55.15	38.09	41.36
53	西宁	青海	25.84	24.39	62.37	48.00	45.10	41.21
54	呼和浩特	内蒙古	37.40	25.63	61.94	59.25	34.09	41.16

总排名	城市	所属省份	经济保障	公共服务	环境健康	文化健康	医疗卫生	综合
55	遵 义	贵 州	25.81	24.50	56.47	43.45	49.00	41.03
56	烟 台	山 东	35.20	31.79	63.04	53.48	33.26	40.94
57	常 州	江 苏	36.54	29.76	64.83	47.32	34.03	40.91
58	福 州	福 建	43.75	33.95	65.62	59.02	23.86	40.91
59	兰 州	甘 肃	31.69	28.27	52.59	58.26	40.82	40.83
60	克拉玛依	新 疆	32.63	37.06	65.84	57.74	29.20	40.69
61	湛 江	广 东	21.54	26.13	58.93	43.83	48.27	40.58
62	三门峡	河 南	23.60	27.48	56.01	50.77	45.49	40.42
63	运 城	山 西	20.24	27.01	56.79	43.25	49.13	40.27
64	绵 阳	四 川	25.41	25.83	62.91	48.86	41.40	40.23
65	镇 江	江 苏	34.20	31.50	66.14	52.40	30.40	40.14
66	南 通	江 苏	31.55	31.34	66.42	46.94	33.41	40.09
67	长 治	山 西	24.61	26.78	59.46	43.25	44.44	40.06
68	贵 阳	贵 州	29.91	29.66	51.86	57.49	39.28	39.90
69	濮 阳	河 南	23.17	23.46	60.08	39.46	47.05	39.88
70	昆 明	云 南	36.04	30.55	60.82	57.50	30.16	39.86
71	岳 阳	湖 南	29.08	22.07	60.75	42.47	42.50	39.82
72	江 门	广 东	22.28	41.28	64.31	44.86	35.90	39.81
73	威 海	山 东	32.32	29.80	70.72	48.91	29.85	39.77
74	嘉峪关	甘 肃	28.66	29.35	58.91	47.32	38.87	39.71
75	临 沂	山 东	26.98	25.03	64.93	38.09	41.20	39.68
76	怀 化	湖 南	26.98	14.03	56.04	50.22	46.80	39.56
77	沈 阳	辽 宁	34.96	30.07	63.82	51.16	30.27	39.50
78	德 阳	四 川	25.54	27.03	61.86	45.72	40.08	39.47
79	哈尔滨	黑龙江	27.31	27.41	59.22	54.88	37.37	39.41
80	周 口	河 南	18.07	23.75	63.20	42.72	46.19	39.40
81	天 津	天 津	33.45	36.93	61.59	55.96	27.76	39.40
82	乌 海	内蒙古	25.88	27.90	64.82	43.96	38.18	39.38
83	乌鲁木齐	新 疆	34.17	30.19	62.45	52.29	30.74	39.37
84	潍 坊	山 东	27.36	24.00	64.06	51.55	37.06	39.36
85	包 头	内蒙古	36.69	25.07	63.99	48.45	31.42	39.29
86	六盘水	贵 州	26.59	21.33	53.14	40.26	47.47	39.27
87	新 乡	河 南	23.98	23.91	60.97	50.74	40.60	39.18
88	丽 江	云 南	25.04	25.15	66.50	45.41	38.01	39.18

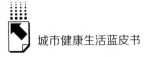

续表

总排名	城市	所属省份	经济保障	公共服务	环境健康	文化健康	医疗卫生	综合
89	攀枝花	四 川	27.26	27.65	55.71	47.18	40.63	39.16
90	绍 兴	浙 江	36.86	30.89	63.70	49.48	28.25	39.15
91	邵 阳	湖 南	21.75	25.03	56.62	37.89	47.08	39.03
92	黄 冈	湖 北	23.61	22.60	53.16	50.59	45.04	39.00
93	上 饶	江 西	18.25	28.31	56.98	39.35	47.19	39.00
94	湘 潭	湖 南	26.98	25.41	62.51	48.82	37.09	38.94
95	双鸭山	黑龙江	21.79	27.87	72.10	42.29	36.00	38.89
96	泰 安	山 东	25.67	25.96	63.47	43.19	38.65	38.89
97	淄 博	山 东	32.07	26.26	64.44	43.08	33.54	38.73
98	聊 城	山 东	22.53	24.16	64.17	39.61	41.61	38.72
99	铜 陵	安 徽	31.99	29.56	68.60	55.49	26.15	38.65
100	菏 泽	山 东	18.81	22.87	60.96	37.14	46.48	38.57
101	娄 底	湖 南	23.09	22.95	59.50	41.81	43.11	38.55
102	廊 坊	河 北	28.69	29.48	58.73	51.83	34.10	38.50
103	随 州	湖 北	25.22	20.80	60.92	37.75	42.95	38.50
104	汉 中	陕 西	22.89	25.98	58.47	40.58	42.61	38.48
105	景德镇	江 西	28.91	27.10	68.76	47.03	31.01	38.47
106	滨 州	山 东	24.88	25.08	66.64	42.81	36.77	38.47
107	梅 州	广 东	27.04	26.94	61.80	40.85	37.48	38.39
108	西 安	陕 西	35.06	30.71	62.12	57.58	25.69	38.36
109	鹰 潭	江 西	24.56	24.45	63.65	45.10	37.84	38.36
110	德 州	山 东	25.61	22.94	66.96	37.94	38.06	38.33
111	齐齐哈尔	黑龙江	22.19	26.83	55.03	41.03	43.91	38.32
112	玉 溪	云 南	23.49	24.51	56.58	43.94	42.32	38.28
113	玉 林	广 西	21.89	22.05	59.88	37.37	44.50	38.26
114	洛 阳	河 南	26.88	25.16	58.59	44.93	38.34	38.21
115	肇 庆	广 东	21.05	25.76	58.81	51.68	39.48	38.12
116	平顶山	河 南	22.37	26.64	59.22	40.83	41.14	38.11
117	安 阳	河 南	22.31	22.25	58.79	46.16	41.69	38.09
118	郴 州	湖 南	24.58	26.10	60.90	41.30	38.63	38.01
119	北 海	广 西	26.42	23.10	62.35	40.32	38.10	37.94
120	衡 水	河 北	21.55	23.73	61.74	44.31	40.02	37.92
121	莆 田	福 建	21.34	22.11	59.93	43.79	41.83	37.87
122	承 德	河 北	22.72	27.66	61.76	48.36	36.22	37.85

续表

总排名	城市	所属省份	经济保障	公共服务	环境健康	文化健康	医疗卫生	综合
123	南阳	河南	20.80	22.54	56.64	37.79	45.24	37.80
124	太原	山西	29.38	25.79	60.82	62.67	28.98	37.78
125	宜宾	四川	20.16	22.81	59.51	38.44	43.76	37.78
126	百色	广西	23.15	24.89	55.71	43.46	41.41	37.74
127	盘锦	辽宁	33.72	28.34	62.83	39.51	30.56	37.72
128	龙岩	福建	22.72	23.78	60.84	42.31	39.71	37.71
129	唐山	河北	27.06	23.82	60.46	43.13	36.13	37.44
130	荆门	湖北	24.26	25.98	61.16	41.27	36.96	37.38
131	驻马店	河南	18.61	22.67	60.78	40.48	41.99	37.23
132	阳泉	山西	24.23	23.52	55.11	40.89	40.75	37.17
133	焦作	河南	22.04	20.76	58.57	50.02	38.87	37.17
134	汕头	广东	25.42	23.58	61.20	36.66	37.61	37.04
135	梧州	广西	20.68	22.15	58.69	38.11	41.92	36.97
136	吴忠	宁夏	19.65	24.06	53.79	37.89	44.35	36.96
137	内江	四川	18.24	21.53	56.95	35.90	45.24	36.95
138	石嘴山	宁夏	22.59	17.52	65.50	42.40	37.56	36.86
139	晋中	山西	21.62	23.20	62.59	48.70	35.43	36.85
140	宁德	福建	20.70	25.98	59.83	40.61	38.56	36.84
141	云浮	广东	17.55	26.26	60.14	44.57	38.90	36.76
142	广元	四川	17.23	23.48	59.41	37.80	42.60	36.75
143	丽水	浙江	28.79	30.27	63.78	56.80	24.53	36.74
144	鸡西	黑龙江	19.58	23.19	58.05	34.42	42.84	36.72
145	白银	甘肃	21.95	24.70	56.75	37.20	40.49	36.69
146	乌兰察布	内蒙古	24.55	25.43	69.31	44.83	29.54	36.63
147	日照	山东	24.09	24.28	65.45	40.13	33.65	36.61
148	南充	四川	22.11	22.45	58.90	37.95	39.34	36.45
149	吉安	江西	20.42	24.35	65.15	40.63	34.98	36.27
150	普洱	云南	20.23	21.82	59.70	39.85	39.19	36.23
151	三亚	海南	29.32	27.38	58.96	56.57	26.39	36.16
152	阳江	广东	18.55	21.75	59.96	37.09	40.39	36.04
153	铜仁	贵州	18.99	22.10	53.41	43.36	41.18	35.89
154	营口	辽宁	27.70	26.00	59.58	41.28	31.21	35.86
155	泸州	四川	21.36	24.30	59.30	38.85	36.75	35.83
156	汕尾	广东	21.17	23.42	61.01	36.44	36.99	35.82

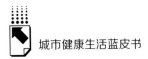

续表

总排名	城市	所属省份	经济保障	公共服务	环境健康	文化健康	医疗卫生	综合
157	泰 州	江 苏	26.21	26.86	60.40	43.06	30.70	35.81
158	常 德	湖 南	20.04	23.02	63.04	40.98	35.46	35.80
159	莱 芜	山 东	23.99	24.09	64.30	37.10	32.77	35.74
160	眉 山	四 川	23.44	19.24	59.02	35.71	38.21	35.67
161	扬 州	江 苏	27.44	27.17	63.53	42.33	27.91	35.66
162	铜 川	陕 西	19.37	23.69	60.89	39.40	36.51	35.57
163	邯 郸	河 北	22.58	26.40	65.97	38.34	30.90	35.56
164	河 池	广 西	17.84	21.99	56.48	35.63	41.54	35.54
165	资 阳	四 川	17.12	21.28	57.37	33.30	42.48	35.53
166	锦 州	辽 宁	26.02	23.21	59.17	47.34	30.94	35.50
167	忻 州	山 西	19.24	23.01	53.10	37.99	41.12	35.47
168	铁 岭	辽 宁	22.48	29.81	63.17	38.90	30.54	35.47
169	拉 萨	西 藏	37.28	26.90	52.67	52.83	23.92	35.46
170	长 春	吉 林	26.31	28.04	63.89	51.24	24.79	35.41
171	黑 河	黑 龙 江	19.77	22.63	63.37	43.46	33.72	35.39
172	徐 州	江 苏	22.00	25.59	62.99	41.04	31.86	35.37
173	吕 梁	山 西	19.36	14.06	58.86	44.40	39.69	35.35
174	钦 州	广 西	17.78	20.50	56.77	36.91	40.99	35.29
175	巴彦淖尔	内 蒙 古	19.50	21.54	62.52	38.44	35.89	35.26
176	广 安	四 川	17.67	21.64	58.99	34.67	39.96	35.26
177	酒 泉	甘 肃	20.71	20.63	59.65	40.12	36.52	35.25
178	自 贡	四 川	19.38	20.50	57.22	36.89	39.57	35.23
179	曲 靖	云 南	22.74	20.45	59.77	38.33	35.35	35.11
180	贵 港	广 西	15.59	22.34	51.88	36.86	43.64	35.10
181	保 定	河 北	19.57	24.67	59.75	43.30	34.09	35.10
182	鹤 壁	河 南	19.28	24.02	61.07	40.22	34.67	35.07
183	金 昌	甘 肃	24.35	27.59	58.45	40.94	31.03	35.05
184	漯 河	河 南	17.40	21.51	62.35	34.46	37.72	35.00
185	乐 山	四 川	21.38	21.82	54.98	40.00	37.29	34.98
186	鞍 山	辽 宁	27.94	26.47	56.60	40.46	29.94	34.91
187	赣 州	江 西	19.91	23.04	56.54	42.83	35.82	34.90
188	阜 新	辽 宁	23.73	24.46	62.30	42.00	29.98	34.89
189	牡 丹 江	黑 龙 江	22.79	22.03	53.81	44.37	35.24	34.83
190	衢 州	浙 江	24.13	29.18	62.01	43.11	26.60	34.58

总排名	城市	所属省份	经济保障	公共服务	环境健康	文化健康	医疗卫生	综合
191	枣庄	山东	20.29	22.73	61.90	35.54	34.00	34.55
192	芜湖	安徽	26.56	27.57	63.37	52.48	22.23	34.53
193	榆林	陕西	26.75	26.48	61.39	40.71	26.84	34.48
194	永州	湖南	16.37	20.80	59.83	35.12	38.29	34.47
195	清远	广东	19.30	26.83	47.39	36.73	39.86	34.45
196	张家口	河北	21.72	24.74	60.95	46.33	29.28	34.44
197	佳木斯	黑龙江	21.40	22.88	56.66	40.79	33.95	34.37
198	南平	福建	18.36	23.08	58.37	38.95	35.28	34.32
199	延安	陕西	27.05	22.66	59.51	43.03	28.09	34.29
200	台州	浙江	34.57	27.62	63.60	45.54	18.28	34.28
201	辽阳	辽宁	23.68	24.20	57.79	41.94	30.75	34.28
202	七台河	黑龙江	22.43	22.80	60.65	35.17	32.56	34.27
203	鹤岗	黑龙江	16.97	18.36	62.61	35.40	36.68	34.21
204	萍乡	江西	23.05	22.29	59.96	39.36	31.36	34.20
205	揭阳	广东	18.55	20.55	50.08	33.44	41.88	34.20
206	重庆	重庆	21.82	26.85	61.71	40.11	28.84	34.14
207	盐城	江苏	21.08	25.00	61.54	40.16	30.18	34.14
208	茂名	广东	19.54	21.79	57.18	35.69	35.97	34.08
209	丹东	辽宁	23.62	27.40	60.35	39.48	28.12	34.06
210	新余	江西	24.68	22.64	65.31	42.27	26.05	34.04
211	商丘	河南	15.88	19.37	59.13	37.92	37.01	33.85
212	临汾	山西	20.32	24.64	55.87	41.78	32.29	33.78
213	咸阳	陕西	27.31	24.39	56.65	47.06	25.99	33.76
214	益阳	湖南	17.88	21.54	57.96	36.21	35.36	33.67
215	潮州	广东	16.62	21.38	63.45	37.07	32.88	33.59
216	马鞍山	安徽	28.67	28.86	65.43	46.71	17.88	33.49
217	天水	甘肃	14.34	19.22	55.67	38.29	38.55	33.43
218	信阳	河南	17.54	21.82	58.56	37.55	33.98	33.40
219	遂宁	四川	17.12	14.58	57.55	34.25	38.61	33.31
220	朔州	山西	20.60	23.00	61.08	38.02	29.64	33.25
221	毕节	贵州	13.60	21.59	52.26	36.29	39.62	33.17
222	庆阳	甘肃	17.68	22.65	52.27	41.47	35.07	33.17
223	朝阳	辽宁	20.03	23.20	54.80	37.28	33.18	33.16
224	平凉	甘肃	15.42	18.80	52.83	35.60	39.48	33.14

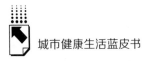

续表

总排名	城市	所属省份	经济保障	公共服务	环境健康	文化健康	医疗卫生	综合
225	石家庄	河 北	24.37	27.28	63.28	49.72	19.75	32.86
226	抚 州	江 西	17.74	22.52	60.73	35.58	31.42	32.85
227	宜 昌	湖 北	26.94	26.20	57.71	45.07	22.49	32.73
228	宜 春	江 西	17.05	19.76	58.92	38.37	32.48	32.60
229	贺 州	广 西	16.58	19.86	60.14	34.34	33.19	32.58
230	张 掖	甘 肃	16.91	22.84	53.03	41.77	33.26	32.57
231	淮 安	江 苏	19.11	23.90	60.38	37.93	28.55	32.54
232	伊 春	黑 龙 江	21.62	24.76	56.26	35.98	28.74	32.34
233	安 顺	贵 州	14.74	22.13	56.93	35.57	33.99	32.33
234	抚 顺	辽 宁	24.12	27.08	60.86	39.85	22.58	32.33
235	本 溪	辽 宁	24.17	26.00	59.07	40.17	23.85	32.32
236	来 宾	广 西	16.51	19.15	54.53	33.18	36.03	32.31
237	达 州	四 川	15.75	20.69	50.81	33.92	37.59	32.30
238	黄 山	安 徽	24.74	25.33	64.53	46.32	18.95	32.26
239	崇 左	广 西	16.39	22.51	56.24	40.99	31.36	32.26
240	黄 石	湖 北	25.13	26.29	58.74	43.86	21.95	32.22
241	雅 安	四 川	19.27	22.92	58.03	43.94	27.44	32.21
242	襄 阳	湖 北	21.70	25.02	55.47	38.93	27.79	32.21
243	蚌 埠	安 徽	23.75	23.78	62.19	43.64	21.86	32.12
244	吉 林	吉 林	25.47	23.27	52.70	43.56	25.74	32.03
245	连云港	江 苏	20.18	25.57	60.84	39.61	24.88	32.00
246	张家界	湖 南	16.63	18.48	60.41	38.33	30.53	31.91
247	安 庆	安 徽	23.78	26.97	64.46	43.85	18.18	31.77
248	通 辽	内 蒙 古	15.57	20.87	62.55	39.51	28.16	31.73
249	巴 中	四 川	14.84	19.35	58.97	33.35	32.15	31.45
250	中 卫	宁 夏	16.50	22.92	60.46	38.79	27.01	31.39
251	淮 北	安 徽	20.63	23.91	63.66	40.53	21.64	31.34
252	葫芦岛	辽 宁	19.56	21.94	56.99	35.71	28.05	31.33
253	临 沧	云 南	16.06	19.23	52.55	38.58	32.80	31.28
254	滁 州	安 徽	24.76	27.73	65.98	45.75	14.25	31.20
255	呼伦贝尔	内 蒙 古	29.61	26.54	51.20	43.55	20.12	31.20
256	宿 迁	江 苏	14.65	24.01	60.73	36.22	27.02	30.94
257	赤 峰	内 蒙 古	16.15	21.54	58.64	38.08	27.66	30.92
258	鄂 州	湖 北	18.58	20.98	57.79	37.23	26.61	30.77

总排名	城市	所属省份	经济保障	公共服务	环境健康	文化健康	医疗卫生	综合
259	防城港	广西	20.76	22.26	55.33	36.49	26.13	30.75
260	固原	宁夏	14.90	24.17	53.98	37.03	29.44	30.70
261	武威	甘肃	14.52	20.13	53.09	36.09	32.09	30.67
262	通化	吉林	24.09	24.04	61.31	41.34	18.29	30.61
263	四平	吉林	21.20	24.82	51.69	44.31	23.45	30.41
264	大同	山西	24.99	20.38	57.22	39.33	21.36	30.37
265	淮南	安徽	20.45	23.73	59.53	39.48	20.89	30.15
266	保山	云南	15.62	20.01	52.10	34.54	29.79	29.76
267	辽源	吉林	22.66	22.27	60.69	38.35	18.59	29.72
268	海东	青海	18.08	17.41	49.70	42.84	27.80	29.62
269	绥化	黑龙江	14.59	17.61	56.96	34.20	27.95	29.40
270	昭通	云南	13.48	21.48	49.19	32.48	31.11	29.23
271	十堰	湖北	19.60	22.36	55.04	40.26	21.49	29.22
272	松原	吉林	21.65	25.63	64.54	35.97	14.68	29.11
273	定西	甘肃	11.90	21.06	52.23	34.84	29.64	29.10
274	宝鸡	陕西	22.84	22.54	57.12	39.58	16.90	28.68
275	荆州	湖北	21.52	25.17	49.86	48.42	17.14	28.42
276	渭南	陕西	21.51	23.52	53.88	36.45	17.57	27.86
277	陇南	甘肃	12.49	18.75	37.07	34.13	34.86	27.86
278	咸宁	湖北	19.87	21.36	58.39	38.09	14.89	27.24
279	安康	陕西	16.74	23.98	59.25	36.02	14.96	26.91
280	池州	安徽	18.42	20.34	61.86	39.83	12.57	26.77
281	白城	吉林	17.80	22.71	54.81	40.96	14.97	26.64
282	宣城	安徽	19.06	25.67	61.32	35.04	10.78	26.51
283	孝感	湖北	18.16	22.96	52.66	40.08	12.23	25.33
284	白山	吉林	18.55	21.38	45.70	36.27	17.28	25.28
285	宿州	安徽	15.70	22.27	58.14	35.54	10.79	24.73
286	六安	安徽	14.76	18.07	57.92	35.51	12.80	24.55
287	商洛	陕西	16.21	20.61	47.87	37.97	14.52	24.25
288	阜阳	安徽	16.40	22.11	55.04	34.09	10.44	24.03
289	亳州	安徽	14.58	21.45	57.37	33.27	7.80	22.96
平均得分	—	—	22.68	24.23	59.32	42.03	32.93	35.11

从总体的评价结果来看，289个地级以上城市健康生活的平均得分为36.84，近一半的地级以上城市得分分布在35～40分这个区域。健康生活综合得分高于平均得分的地级以上城市共有140个，约占所有地级以上城市数量的一半。这表明，我国城市健康生活的整体表现较弱，提升和改进的空间较大。此外，健康生活水平较高的城市相互之间存在的差距较大。而健康生活处于一般水平的城市，相互之间的差距则相对较小。由此可见，我国城市健康生活水平存在两极分化，健康生活水平较高的城市与健康生活水平较低的城市差距悬殊，处于平均分以下的城市的健康生活发展还存在很大的发展空间。

（二）城市健康生活综合指数的省际分析

从城市健康生活评价50强城市中，我们可以看到区域分布的不平衡，显示出东强西弱的格局。为了比较不同区域间城市健康生活的整体情况，以全国除港、澳、台以外的289个地级以上城市所在省（市）份为地区划分依据，对全国除港、澳、台以外的31个省、自治区、直辖市的289个城市的健康生活指数进行省际比较。为了解不同省份的城市健康生活的平均水平，将同一省份各城市的健康生活指数综合得分相加求平均值来反映各个省份的城市健康生活水平，各地区健康生活指数综合得分及排名如表7所示。

表7　我国31个省份城市健康生活评价的均值得分及综合排名

排名	地区	经济保障	公共服务	环境健康	文化健康	医疗卫生	综合
1	北　京	49.16	50.65	72.88	70.82	42.58	53.61
2	上　海	49.53	43.97	64.14	64.05	24.76	44.23
3	广　东	31.54	34.19	63.31	50.21	38.41	42.00
4	浙　江	36.78	32.59	63.96	52.47	31.82	40.98
5	福　建	29.40	28.84	62.69	50.27	36.79	40.06
6	新　疆	33.40	33.62	64.14	55.01	29.97	40.03
7	海　南	28.65	27.14	61.60	55.47	36.94	40.01
8	山　东	28.86	26.85	64.68	44.79	37.60	39.74
9	天　津	33.45	36.93	61.59	55.96	27.76	39.40
10	湖　南	25.47	23.72	59.55	44.16	40.88	38.66

续表

排名	地区	经济保障	公共服务	环境健康	文化健康	医疗卫生	综合
11	河　南	22.49	24.49	59.84	44.32	41.58	38.43
12	河　北	25.29	26.26	61.55	46.83	36.09	37.97
13	内蒙古	29.24	25.90	64.46	45.94	32.39	37.95
14	江　苏	29.17	29.57	63.96	46.31	30.40	37.74
15	贵　州	21.60	23.55	54.01	42.74	41.76	36.93
16	江　西	23.16	24.59	62.21	43.60	35.03	36.68
17	山　西	23.20	23.96	58.21	44.18	36.91	36.57
18	广　西	21.59	23.35	58.07	40.92	39.20	36.57
19	黑龙江	22.35	23.60	60.08	40.56	36.73	36.25
20	四　川	21.21	22.61	58.37	39.38	39.06	36.23
21	宁　夏	20.62	23.87	60.04	42.53	35.19	35.57
22	西　藏	37.28	26.90	52.67	52.83	23.92	35.46
23	青　海	21.96	20.90	56.03	45.42	36.45	35.41
24	辽　宁	26.51	26.87	60.08	42.12	29.34	35.25
25	云　南	21.59	22.90	57.15	41.33	34.84	34.87
26	重　庆	21.82	26.85	61.71	40.11	28.84	34.14
27	甘　肃	19.22	22.83	53.55	40.50	35.89	33.96
28	湖　北	23.70	24.54	57.26	44.27	27.41	33.31
29	陕　西	23.57	24.46	57.72	41.84	24.97	32.26
30	安　徽	22.56	25.18	62.43	43.33	17.19	30.46
31	吉　林	22.22	24.02	56.92	41.50	19.72	29.90
平均得分	—	27.31	27.60	60.48	46.90	33.24	37.44

　　为了更加清楚地分析各个城市的健康生活水平，将各地区的综合得分画成条形图，如图7所示。

　　根据图7的评价结果，前10个省（区、市）排名由高到低依次是北京、上海、广东、浙江、福建、新疆、海南、山东、天津、湖南。这31个省（区、市）健康生活水平得分的平均值为37.44，超过平均值的省（区、市）共有14个。其中北京市的得分为53.61，高居健康生活排名的第一位，领先于其他省（区、市）。东部地区中辽宁省表现较弱，中部地区中湖南省相对优先，西部地区中新疆维吾尔自治区表现最为突出。而排在最末的两个省份为安

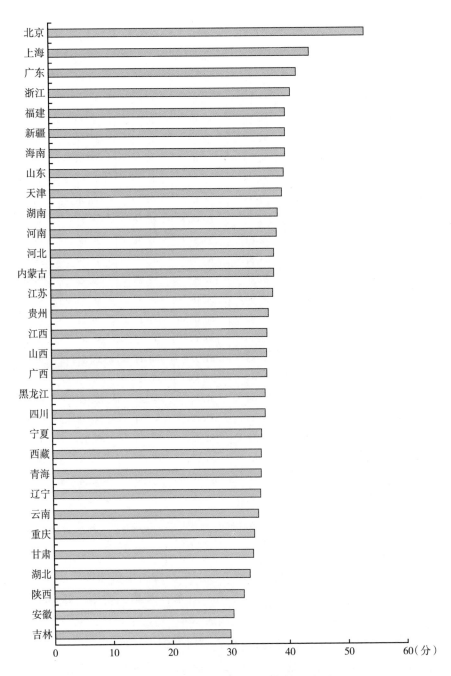

图 7 城市健康生活指数的省际平均得分

徽省和吉林省，它们的得分分别为30.46分、29.90分。除了北京、上海外，其他省份的得分呈现平缓的递减趋势，领先优势不大。

（三）城市健康生活综合指数的区域分析

按照各省份所处的区域，本部分将我国除港、澳、台以外的31个省份划分为三大区域，分别为东部地区、中部地区和西部地区。同样，根据这31个省份的所属区域，计算各个区域健康生活指数的平均得分，并进行排序，三大区域健康生活指数平均得分及排名如表8所示。

表8　我国东、中、西地区城市健康生活指数平均得分及排名

单位：分

排名	区域	地区	组合得分	平均得分
1	东部	北京市	53.61	41.00
		天津市	39.40	
		河北省	37.97	
		上海市	44.23	
		江苏省	37.74	
		浙江省	40.98	
		福建省	40.06	
		山东省	39.74	
		广东省	42.00	
		辽宁省	35.25	
		海南省	40.01	
2	中部	山西省	36.57	35.03
		安徽省	30.46	
		江西省	36.68	
		河南省	38.43	
		湖北省	33.31	
		吉林省	29.90	
		黑龙江省	36.25	
		湖南省	38.66	

续表

排名	区域	地区	组合得分	平均得分
3	西部	内蒙古自治区	37.95	35.78
		广西壮族自治区	36.57	
		重庆市	34.14	
		四川省	36.23	
		贵州省	36.93	
		云南省	34.87	
		西藏自治区	35.46	
		陕西省	32.26	
		甘肃省	33.96	
		青海省	35.41	
		宁夏回族自治区	35.57	
		新疆维吾尔自治区	40.03	
平均值	—	—	—	37.27

同样，为了更加清楚地分析三个区域健康生活的情况，将表6的评价排名结果画成柱状图，如图8所示。

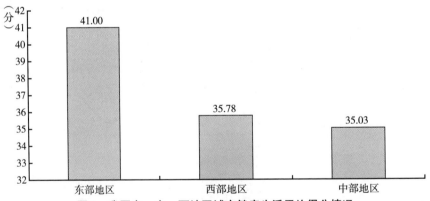

图8 我国东、中、西地区城市健康生活平均得分情况

根据评价结果，三大区域排名由高到低依次是东部、西部、中部，其得分依次为41.00分、35.78分、35.03分。三大区域健康生活得分的平均值为37.27。东部地区的健康生活发展情况优于中部及西部地区，而中部及西部地区的发展差距不大，长远来看，中部及西部地区在健康生活的建设上具有较大的提升空间与后发潜力。

（四）城市健康生活综合指数的深度分析

1. 指标深度分析

综合经济保障指数、公共服务指数、环境健康指数、文化健康指数及医疗卫生服务指数的评价结果，我国城市健康生活水平偏低，不仅仅地域层面发展不平衡，健康生活不同层面的发展也出现不平衡，经济保障和医疗服务指数远低于文化健康、公共服务和环境健康指数，这对于健康生活的整体发展是很不利的。如经济保障指数、公共服务指数、文化健康指数、环境健康指数和健康生活综合指数均排名第 1 的深圳，而医疗卫生排名 93；健康生活综合指数排名第 5 的广州，经济保障排名第 4，公共服务排名第 12，环境健康排名第 8，文化健康排名第 5，而医疗卫生指数排名为 28；上海综合排名为 18，其他指数排名均靠前，而环境健康指数排名则为 53，医疗卫生排名 249，严重拉低了上海的综合得分。因此，我们可以看到我国健康生活指数综合排名靠前的城市在不同指标方面得分不均衡，存在着明显的"短板"，这是限制城市健康生活发展的重要因素。

从全国的平均水平来看，健康生活综合指数均值为 36.85，相对而言，环境健康指数和文化指数均值较高，而经济保障指数、公共服务指数和医疗卫生指数均值均偏低。由于经济保障指数从人均视角关注城市居民的经济生活，而非经济总量。经济保障指数均值为 25.41，体现出我国城市居民的经济基础及消费能力尚处于较低的水平。随着我国城市化的迅速扩张，相配套的公共基础设施的建设跟不上其发展的速度，落后的公共服务难以满足城市居民日益增长的需求，公共服务平均得分处于较低的水平。而文化健康指数为 44.58，在五个指标得分中排名第二。文化健康是健康生活的重要组成部分，也是城市居民形成对城市的认同感与归属感的情感基础。随着人们经济生活水平的提高，需求也在随之变化，不仅仅是停留在过去温饱的水平，越来越注重精神层次的追求，公共基础建设则成为健康生活不可缺少的部分。

我国城市的环境健康指数为 60.37，表现最为突出。尽管我国整体环境问题较为严峻，但是环境保护意识的加强及关注热度使得城市建设越加重视人居环境的绿化和保护。其次，医疗卫生指数为 34.07，也是评价健康生活中所占比重较大的一个指标（见图 9）。从均值的比较而言，医疗卫生指数的表现一般，从总量来看也不尽如人意。医疗卫生作为保障城市居民健康最重要的部分，理应得到高度重视。而城市往往被视为医疗卫生服务最为完善的地区，然而依然达不到较高的水平，成为影响健康生活综合指标总量偏低的重要原因。

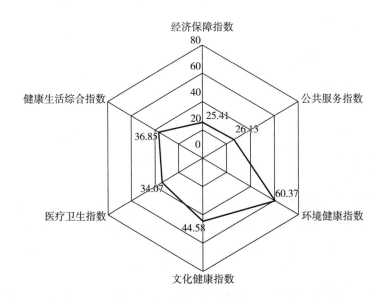

图 9　全国城市健康生活指数及各分项指数均值

2. 地区差异分析

根据二八定律，为了分析五个一级指标的地区差距，先将 289 个城市的各指标得分按照从低到高进行排序，然后通过计算前 20% 城市的该指标得分总值占该指标汇总值的百分比，得到该指标的地区差距系数。该系数越大，说明地区差距越小；反之，说明地区差距越大。

表 9　城市健康生活各一级指标及综合指数的地区差距系数

评价目标	差距系数（%）	一级指标	差距系数（%）
健康生活综合指数	13.79	经济保障	12.88
		公共服务	14.85
		环境健康	16.18
		文化健康	14.99
		医疗卫生	11.14

从表9中，我们可以看到在经济保障、公共服务、环境健康、文化健康及医疗卫生这五个指标的差异系数存在较大的差别。其中，环境健康的差距系数最大，达到16.18%，说明环境健康的地区差距较小，结合其较高的平均分，也可以看见维护环境健康已成为城市建设的共识。其次为文化健康的差异系数，也达到了较高的水平，为14.99%，说明我国文化健康的地区差异相对也较小。经济保障的差异系数为12.88%，公共服务的差异系数为14.85%，虽低于环境健康与文化健康的差异系数，但是与医疗卫生拉开了差距。其中，医疗卫生的差异系数为11.14%。可见，医疗卫生指标的地区差异较大。医疗卫生的显著地区差异其实可以体现出城市医疗基础设施建设的不平衡性，欠发达地区的医疗卫生水平与经济较发达地区存在差距。

医疗卫生的差异系数较大，且由于其权重相对较大，对于综合指数的差异系数影响也较大。同时，我们也看到健康生活综合指数的差异系数高于经济保障和医疗卫生的差异系数，体现出了一些城市在经济保障、公共服务、环境健康、文化健康及医疗卫生方面各有长短，并非在各个指标上均获得较高得分，如上文分析中的深圳、广州、上海等城市，也使得综合指数的总体水平趋于均匀，也使得健康生活综合指数的地区差异较小。

3. 城市健康生活评价后50城市分析

与城市健康生活评价50强城市相对应，健康生活指数得分较低的后50个城市是从第240名的黄石市至排名第289名的亳州市等，其平均得分为29.34分，其中，有30个城市的得分高于平均水平，20个城市的得分低于平均水平。各城市之间的得分呈现比较均匀的下降趋势，且城市的得分区分度不大，甚至仅仅是细微的差别。可见，健康生活发展较为落后的城市，基本处在相似的低水平上。

在排名位于后50位的城市中，有蚌埠、安庆、淮北、滁州、淮南等11个城市辖属安徽省，包括位居289名的亳州市。其次是湖北省和吉林省，辖属城市分别为7个，其中湖北省排名最靠后的是位居283名的孝感市，吉林省排名最靠后的是位居284名的白山市。陕西省占有4个名额，排名最靠后的是287名的商洛市，内蒙古、云南省和甘肃省各占3个名额，四川省江苏省和宁夏各占有2个名额，湖南、辽宁、广西、山西、青海和黑龙江各占有1个名额。除了北京、上海、天津、重庆等直辖市外，河北、浙江、福建、山东、海南、江西、河南、贵州等10个省份未有辖属城市在健康生活评价中落在后50名。另外，还看到湖北省、四川省、安徽省、江苏省、湖南省和内蒙古等的辖属城市同时出现了位居前50名和后50名的情况，可见省域内也存在健康生活发展不协调的现象。

城市健康生活评价后50名城市的省际分布见图10。

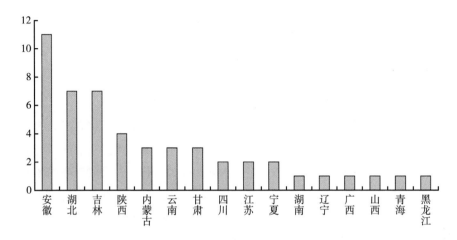

图 10　城市健康生活评价后 50 名城市的省际分布

表 10　城市健康生活评价后 50 名城市的地区分布

地区分类	省份	城市	平均得分
东部	江苏省、辽宁省	葫芦岛、连云港、宿迁等3个城市	31.42
中部	安徽省、吉林省、湖北省、黑龙江省、湖南省、山西省	黄石、襄阳、蚌埠、吉林、张家界、安庆、淮北、滁州、鄂州、通化等28个城市	28.82
西部	四川省、内蒙古自治区、宁夏回族自治区、云南省、广西壮族自治区、甘肃省、青海省、陕西省	雅安、通辽、巴中、中卫、临沧、呼伦贝尔、赤峰、防城港、固原、武威等19个城市	29.77

从表10来看，与前50名城市的地区分布相比，后50名城市的地区分布恰好相反。在健康生活发展较为落后的后50名城市中，有28个城市位于中

部，占总数的 56%，19 个城市位于西部，占总数的 38%，只有 3 个城市位于东部，占总数的 6%。同时，位于东部地区的 3 个城市的平均得分为 31.42，依然高于中部地区的 28.82 和西部地区的 29.77。可见，中西部地区城市居民的健康生活的发展情况不容乐观，中西部的城市建设对于"以人为本"理念的重视程度不够，城市居民的生活质量与东部地区存在较大的差距，尚达不到健康生活的概念。由此可见，中西部地区的差距，不仅体现在经济发展上，城市居民生活质量的地域差异同样显著。

分 报 告

Topical Reports

B.2
城市健康生活经济保障评价

一 经济保障的概念

　　"经济"一词缘起于古希腊思想家色诺芬的《经济论》一书中,用以概括"家庭管理",旨在研究优秀的家庭主人如何管理好自己的财产,使财富不断增加。我国古代圣贤对于"经济"的理解来源于"经世济民"一词,意思是"使社会繁荣,百姓安居",体现经济学厚生、惠民的人文主义色彩。随着时代的变迁和社会的发展,"经济"一词的含义已与原意大相径庭。我们现在所说的"经济"泛指人类社会一切物质生产和再生产活动,既指用尽可能少的劳动消耗生产出尽可能多的社会所需要的物质资料,又指个人或家庭在生活消费上精打细算,用消耗较少的消费品来满足最大的需求。衣、食、住、行等各方面的物质资料,是人类赖以生存和发展的基础,没有这些物质资料,人类不能生存,社会也就不能发展。经济学中把如阳光、空气等那些不需要付出任何代价的就可以随意获取的物品叫作公共物品;而把如食品、衣服、房子、汽车等人类必须付出相应代价才能够得到的物品叫作经济物品。然而,经济物品相对公共物品来说一定是稀缺的,因为人类欲望的无限性总是与经济物品的有限性相矛盾着。值得庆幸的是，虽然人的欲望是无限的，但是人的欲望是分层次的，即欲望有轻重缓急之分。马斯洛的需求理论把人的需要分成生存需要、安全需要、社交需要、尊重需要以及自我价值实现的需要五个层次。在马斯洛看来，生存需要的强度最大，只有满足了基本的生存需要，人们才会产生其他的需要。而人的生存需要也分为温饱、小康、富裕等多个层次。因此，人类需要根据欲望或需要的轻重缓急来配置既定的经济资源。

美国学者肯尼思·布莱克和哈罗德·斯基博就曾论述过个人经济保障的概念，认为个人经济保障是一个"三脚凳"，包括政府、雇主、个人三个组成部分。日本学者武川正吾、佐藤博树也曾探讨过生活保障体系的概念，包括个人保障、社会保障和企业保障。北京大学 CCISSR 课题组认为，个人经济保障体系是指为个人生活提供经济保障的一组系统的制度性安排。换句话说，当一国公民或居民因为遭遇风险而发生经济困难时，凭借自身已经积累的财富或者能够从他人那里获得物质帮助来应对这些困难。这些自身的财富或外部的物质帮助依赖于各项正式或非正式的制度性安排，而一系列此类制度性安排则构成了一国的个人经济保障体系。总体上来看，学者们对经济保障这一概念似乎还没有统一的认识。但是可以明确的是，经济保障是个人获取物质资源和环境资源的可能性，反映了公民获取必要的、促成其互动的物质资源和非物质资源等基本需求保障的机会和途径，它不仅是来源于个人创造财富的能力，而且包括基于国家的经济发展水平之上的基础设施建设完善程度和公共服务水平，如社会服务、环境、医疗、公共卫生、个人安全等。经济发展水平反映一个经济社会总体发展水平。对于一个国家而言，发展的基本目标是民富和国强。一个持续稳定增长的经济能够给居民提供更多的福祉，它决定着居民的个人收入水平和生活质量。经济保障是满足居民基本生活需求的基石。经济越发达，居民需求的满足程度越高，居民的健康生活就可以得到保障。正如美国经济学家曼昆所说的"GDP 高的国家负担得起孩子更好的医疗保健，负担得起更好的教育制度，也可以教育更多公民阅读和欣赏诗歌"。总之，经济保障确保了人们拥有过上健康生活的能力。

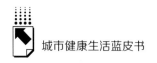

二 经济保障与居民健康生活的关系

（一）经济决定人类健康发展的水平

回顾人类发展的历史，人类社会依次经历了四个人口再生产类型阶段：原始型、传统型、过渡型和现代型。如图 1 所示，图中 A 部分代表原始型阶段，B 部分代表传统型阶段，C 部分代表过渡型阶段，D 部分代表现代型阶段。

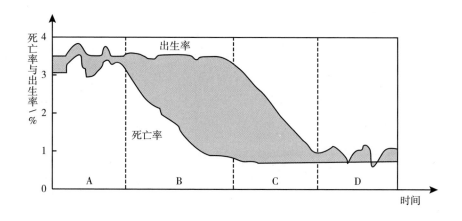

图1 人口再生产类型四阶段

分析图 1 可知，在 A 部分的原始型阶段，人口出生率和死亡率都很高，人口自然增长率很低，并且有负增长的现象。因为在原始社会，生产力水平极低，食物来源就是从大自然直接获取，如采摘野果、狩猎等，完全地依赖大自然，生命难以维持。并且，原始型阶段，人类文明程度很低，属于弱肉强食的纷乱时代，几乎无任何健康意识，故死亡率很高。出生率高的原因不用赘述。B 部分传统型阶段是高出生率、较高的死亡率和较低的自然增长率。这个时期，人类进入农业文明，相对于原始阶段，这一时期的生产力水平有很大的提高，人们的生存不再过度依赖大自然。同时这一时期人们的生命健康意识逐渐提高，从我国古代著名医典《神农本草经》《伤寒杂病论》《本草纲目》等就能看出封建社会健康水平的逐步发展。C 部分过渡型阶段则是高出生率、低死亡率和高自然增长率。这一时期，随着工业文明的发展，劳动产品日益丰富，人类生活水平大大提高。经济的快速发展，促使近代医学兴起并飞速发展，大大改善了医疗条件，从而降低了死亡率。虽然这一时期近代医学创造了节育之法，出生率有所下降，但由于人们缺乏计划生育的观念，出生率还是较高，这就使得自然增长率较高。最后的 D 部分现代型阶段，则表现为低出生率、低死亡率、低自然增长率特点。这是现代社会高度发达的结果，高水平的经济发展促生了高水平的医疗卫生、高效的公共服务、完善的基础设施、从而保障人们身体健康和寿命的延长。通过对人口再生产类型 4 个阶段分析，我们可以感受到：从古至今，人类社会的经济发展水平与人类社会生活健康水平息息相关。

在当前人类社会处于高度文明、生产力高度发达的现代经济增长阶段，虽然人类社会的健康水平大大提高，但是人为的社会内部分层使得各个阶层的经济发展差距拉大，进而导致各阶层居民不同的健康水平。事实上，在几乎所有人类社会中，社会成员的平均健康状况随着其所处社会阶层的下降而不断恶化，这种健康差异像一个个阶梯一样贯穿于所有社会阶层，构成了健康状况随社会经济地位而异的内在"秩序"。Preston 早期利用集合数据进行跨国或跨地区（如美国的各州之间）比较研究发现，宏观社会经济发展水平与居民总体健康水平的关系存在明显的阶段性特征。Robert 研究发现在经济发展水平比较低时，一国的人均 GDP 与国民预期寿命等人口健康指标存在显著的正相关关系，但是当经济发展水平达到一定程度之后（例如发达国家），人均 GDP 与预期寿命等健康指标不再具有显著的关系。这些研究认为，一个地区的经济发展往往会带来其居民生活环境、社会基础设施、公共服务水平的全面改善，这些因素对居民的健康具有"普惠性"的正向溢出效应。不过，当经济发展到一定水平后，这种溢出效应会逐渐减弱（即天花板效应），这时经济发展水平与居民健康之间的关系也不再显著。

纵观人类社会发展历程，从原始到现代，着眼居民健康，无论宏观还是微观，经济基础决定上层建筑，人们的生活质量和健康水平必然与一定的社会经济发展水平相适应。马克思在考察人的全面发展理论时提到"只有社会经济发展到一定的水平,人们的物质生活得到保障,才能实现人的全面发展"。改革开放以来,中国经济飞速增长,社会快速转型。一方面,随着社会经济的快速发展,我国居民的物质生活水平迅速提高,绝对贫困问题得到了有效缓解;另一方面,从计划经济到市场经济的转型,客观上推动了地区经济发展差距的拉大和收入不平等程度的上升。与之相联系的居民的健康状况也可能因各地经济发展水平、社会结构、公共卫生资源等因素的不同而呈现重要的地区差异。

(二)经济保障是居民健康生活的前提

经济保障是居民健康生活的前提,国家宏观经济发展是客观的居民生活质量水平提高的坚实的物质基础。居民客观生活质量的提高离不开一个国家或地区的整体经济发展水平的提高。根据马斯洛的五层次需求理论,生存需要是最基本的需要,吃、穿、住、行等基本生存需要得到满足之后,人类才能追求更高层次的需要。换句话说,人们要实现生活质量的提高必须有一定的物质支撑,否则提高生活质量是不切实际的,所谓人的全面发展更是一种空谈。只有提高居民的生活质量,才能保证居民健康生活。而最基本最有效的办法就是大力发展社会经济,加强经济保障。社会创造的物质财富越多,基数越大,居民生活质量才能提高得越快,健康生活才有保障。随着社会经济的发展,人们的消费,无论是消费数量还是消费质量,都有很大的提高。衣、食、住、行等基本消费已经非常丰富,休闲娱乐、文化、艺术等高层次精神生活的需要消费也在快速提升。总之,居民健康生活来自居民生活质量的不断提升,而这种提升依赖于社会经济发展水平。各种物质消费与精神消费的满足和社会问题的解决,归根结底都要从经济保障上去实现。

1. 经济发展提高人民收入水平为健康提供经济保障

经济保障程度会在居民的生活方式中体现出来。生活方式实质上就是指在一定的经济条件、历史背景和社会环境下,各个社会阶层、各民族及社会群体的生活模式,包括人们的物质生活和精神生活及相关的方方面面。经济条件的限制所带来的影响将是多方面的。一方面反映在居民的收入及储蓄状况上。收入太低使居民无能力消费,储蓄不够使居民不敢消费。如果居民收入较低,低收入者就无法充分获得足够安全的食物,无法获得好的住房条件、医疗卫生保健服务、教育等。低储蓄使得居民为防止未来生活的不稳定而减少现在的消费，降低生活质量。居民的收入水平和储蓄状况是影响居民生活质量的基本因素，一定的收入水平是保障居民生活质量不断提高的必要条件，而充裕的储蓄可以降低居民对未来生活无保障的心理焦虑。居民的收入水平决定了人们是否有能力居住在环境较好的地区、食用更安全的水和食物、享用必需的医疗服务，尤其是除急症以外的疾病预防、保健服务以及拥有娱乐休闲的精神需求。而储蓄则成为居民敢于提高现有消费水平和现有生活质量、实现健康生活的强有力后盾。另一方面，由于贫富差距悬殊，社会产生强烈的相对剥夺感，从而滋生更多的社会矛盾和反社会行为，这对居民的健康具有非常不利的影响。因此，居民健康生活需要给予居民收入和储蓄上的保障，而居民的收入和储蓄水平得益于经济的发展。

2. 经济保障优化医疗卫生资源

医疗卫生资源是人类在一定社会经济条件下为开展医疗保健活动所占用和消耗的包括人力、物力、财力等各种生产要素在内的社会资源的总称。它具有稀缺性和多样性等特点，分为硬资源和软资源两大类。其中硬资源是指医疗机构、医疗设备、医疗经费和医务人员等有形资源，而软资源则包括医疗科技、医学教育、国家的卫生政策法规以及信息和管理等无形资源。在中国医疗卫生资源的配置上，无论是政府、市场还是第三方非营利性组织都依赖于一定的经济条件。中国医疗卫生服务水平随着经济的不断发展而快速提高，医疗卫生机构的数量不断增加，专科医院欣欣向荣，社区医院发展迅速且布局日趋合理，经济保障促进医疗事业蓬勃发展；经济保障使各个医院内部有能力不断进行投资建设，科室增多，床位数量增加、医护工作者数量扩大，不断地改善患者的就诊条件，减少患者就诊等待的时间；经济保障给医生和护士提供更多进修学习的机会，使医生诊疗水平不断提高，护士服务水平不断提升，为疑难杂症的诊治创造条件，减少误诊率，提升患者的康复概率；经济保障还可以为医院引进国内外最先进的医疗设备、诊疗技术，大大提高诊断的客观性和准确性。经济保障在优化我国医疗卫生资源、提升我国医疗卫生服务水平、解决居民就医难问题等方面发挥着基础性作用。

3. 经济保障有利于加大公共卫生的投入力度

公共卫生是关系到小至个人、大到国家乃至国际健康的公共事业。如结核、艾滋病、SARS 等外部性传染病的防治；药品、食品、公共环境卫生的检测，以及相关的健康卫生宣传教育等都依赖于公共卫生的投入。公共卫生的投入水平是和经济发展水平紧密相连的。经济的增长使得国家有能力将基本公共服务覆盖全体公民、满足公民对公共资源的最低需求。Le Grand 和 Rabin 对 86 个发展中国家 1985 年的截面数据进行跨国分析，发现收入增长和预期寿命之间的关系主要通过公共卫生支出的作用产生。Jarvio 等利用 1960~1990 年的面板数据对 5 岁以下儿童死亡率使用非均衡过程分析，结论表明公共卫生支出降低了拉丁美洲国家的死亡率。Pierre 和 Ouellette 通过对非洲 37 个国家 1984~1995 年的政府教育和卫生支出的有效性进行评估，发现在圭亚那和莱索托等地区，政府卫生支出的增加对于健康水平的提高有显著的积极影响。Cremieux 通过对 50 多个发展中国家和转型国家的截面数据进行分析，同样得出公共卫生支出对于婴儿及儿童死亡率的下降有正向的影响。

4. 经济保障促进医疗保险投入增多且覆盖范围扩大

自改革开放以来，我国经济高速发展，并取得了举世瞩目的成绩。政府不断加大医疗保障经费支出，完善医疗保障制度，努力解决广大人民群众的医疗保障问题。1998~2016 年，政府医疗卫生支出从 2154 亿元增加到 13154 亿元。2007 年 7 月，国务院发布《关于开展城镇居民基本医疗保险试点的指导意见》，城镇居民医疗保险开始试点推行，探索和完善城镇居民基本医疗保险的政策体系，形成合理的筹资机制、健全的管理体制和规范的运行机制，逐步建立以大病统筹为主的城镇居民基本医疗保险制度。城镇居民基本医疗保险以家庭缴费为主，政府给予适当补助。从 2007 年政府给予每年人均不低于 40 元的医疗保险补助增加到 2017 年的每年人均不低于 450 元，在 2016 年的基础上又新增 30 元的医疗保险补助。制度试点推行至今，职工医保、城镇居民医保和新农合参保人数超过 13 亿，参保覆盖率稳固在 95% 以上，中国在较短的时间内组织起了全世界最大的全民基本医保网。总体上，城镇居民医疗保险制度作为基本的医疗保健制度，它的建立和实施满足了城镇居民医疗卫生服务的需求，使人们能够获得更好、更廉价的医疗卫生服务。经济保障促进政府增加对医疗保险的投入，扩大医疗保险覆盖面，解决居民就医难、就医贵等问题，改善居民的健康生活。

5. 经济保障促进基础设施更加完善，为居民健康生活创造有利环境

基础设施是以保证社会生产和居民生活，克服自然障碍，改善生态环境，实现资源共享等为目的而建立的物质工程设施，包括交通运输、邮电、供水供电、能源、生态环保、医疗卫生、文化教育、社会福利等经济性基础设施和社会性基础设施，是人类赖以生存和发展的重要物质条件。由基础设施提供的公共服务是居民生产和生活所必不可少的基础物质。人类社会的经济活动如果缺少基础设施的支撑就会受到限制，生存的安全度就会降低。

基础设施建设需要国民经济作为强有力的后盾。完善先进的基础设施服务能够为人们提供便利的生活条件和舒适的生活环境，如便捷的高铁和飞机缩短了居民的出行时间，使居民有机会更好地工作和旅行；高效的港口建设提供了多式联运和流通加工的物流服务，运输商贸和金融的商业服务，使企业开展国际运输和贸易更加便利；越来越多的城市绿化，净化着城市的空气，为人们提供一个健康的呼吸空间，无形中养护着人们的身体健康；随处可见的公园给人们提供了休息、放松的场所，创造了人与人之间沟通的契机，有效地促进了人们的身心健康。

6. 经济保障通过教育间接影响居民健康生活

经济发达的国家和地区，人们接受教育尤其是高等教育的可能性更大。Cutler 和 Llcras 认为受教育程度高的人具备更高的认知能力和适应能力，健康知识更加丰富，倾向于选择更加健康的生活方式和行为。通过教育，人们获得各种各样的知识，其中也包括与健康相关的知识。人们对健康知识的认知和学习越深入，就越有利于形成健康的生活意识和养成健康的生活习惯，提高对自己身体健康的关注及预防意识，大大降低发病率，使个体健康状况和生命质量得到提升。同时就整体而言，受教育程度高的人，其工作条件和环境比受教育少的人要好，这就减少了工作环境恶劣、工作强度过大造成的身心疾病。并且受教育程度越高的人，收入水平相对更高，承担医疗费用的能力更强。据研究，在挪威，低受教育年限人群患冠心病概率为高受教育年限人群的 2.5 倍。而且，受教育年数多的人血清胆固醇比受教育年数少的人低。

7. 经济保障有助于转变居民传统的消费观念

我国经过改革开放 40 年的发展，早已不是底子薄、基础弱的经济状态了。

在现代社会经济活动中，社会生产与再生产离不开消费活动。没有消费，社会就无法进行再生产活动，经济就不能发展，人们就不能实现共同富裕。亚当·斯密认为，富裕不是拥有金钱的多少，而是消费各种物品的多少。除一部分的刚性需求消费之外，中国人民普遍热衷于储蓄而非通过消费来提高自己的生活质量。原因是居民担心未来的生活或意外支出而不敢放心消费，但归根结底在于经济还不够发达所导致的收入差距大及社会保障不健全。因此，中国经济稳定增长，提高经济保障水平，能够提高居民对未来生活的预期，降低对养老、疾病、失业、住房、教育的忧患，提高当期消费，提升生活质量。生活质量提高的重要标志之一，就是消费水平的提高。居民消费品由吃、穿、用为主的基础性消费品逐步转向住宅、文化教育、休闲娱乐以及新一代耐用消费品；居民消费从以追求数量满足为主逐步转向以追求消费质量的满足；居民的日常生活支出比重下降，选择性消费的比重上升；生存资料消费的比重下降，享受和发展资料的消费比重上升。经济保障有助于转变居民传统的消费观念，居民敢于消费，追求更好、更健康的生活，更加注重生活质量，更加注重身心健康。

三 城市健康生活经济保障评价的意义

本报告通过对居民生活经济保障方面展开研究，坚持定性分析与定量分析相结合的研究方法，构建健康生活经济保障评价指标体系。在研究对象上，选择了全国289个市（市辖区），全面分析全国范围内居民生活经济保障的程度。在评价方法上，运用多种评价方法对健康生活经济保障进行评价，力求使评价结果更加客观准确。健康生活经济保障评价对于敦促经济欠发达地区加紧发展经济并且完善社会保障制度，具有鞭策意义；通过健康生活经济保障评价可以对比各个城市间不同的居民经济保障，学习其优势经验，具有借鉴意义；健康生活经济保障评价为政府部门制定调节收入分配结构、缩小贫富差距的措施方面提供依据，具有理论意义。

（一）敦促经济欠发达地区加紧发展经济并且完善社会保障制度

我国东、中、西部地区经济发展程度存在着巨大的差距，东部经济发达，居民经济生活保障程度高，而中部和西部地区经济发展程度低，居民经济保障程度低。因此，经济的发展程度决定了居民经济生活保障的程度。现在，伴随着"中部崛起"和"西部大开发"的号角，中西部地区大力发展经济，取得了一定的成绩，但是与全国的平均水平仍然有很大的差距。因此，政府在基础设施建设、公共卫生设施、居民生活保障上的投入就会不足。社会保障是现代文明的一个重要表现。因此，本报告通过对各个城市的经济保障进行评价，有利于各地政府从比较中认识到发展经济对于居民健康生活的重要性，敦促经济欠发达地区加紧发展经济并完善社会保障制度，保证居民老有所养、老有所依，病有所医，使居民生活得更好。

（二）对比各个城市间不同的居民经济保障，借鉴优势经验

通过健康生活经济保障评价，我们可以发现不同经济条件下的城市间的居民经济保障程度存在着差异，也可以发现同等经济条件下的一些城市的居民经济保障程度依然存在着差异。在对评价结果的对比分析中，我们可以发现各个地区在经济保障建设上的优势与不足，并且寻根溯源，找出优势来源于何处，不足归咎于哪里，最后取其精华，去其糟粕，借鉴优势经验提高居民经济保障程度，实现城市居民健康生活。

（三）为政府部门调节收入分配结构、缩小贫富差距方面提供依据

大力发展经济为社会的发展提供充裕且持续的物质财富，其最终目标是使人民生活得更好，并最终实现人与社会的全面协调发展。收入不平等程度越严重，不同社会阶层之间的健康差异越大，社会阶层矛盾越尖锐。与社会上层群体相比，社会底层群体对于公共基础设施和社会保障的依赖度明显更高，但是这部分人群却决定了整个城市居民的经济保障程度。因此，本书通过健康生活经济保障评价说明了提高经济保障程度对于城市居民的健康生活具有重要作用，而要想普遍提高经济保障的程度必须缩小贫富差距，保障社会底层人群的收入水平。在此，本书的经济保障评价在一定程度上为政府部门调节收入分配结构、缩小贫富差距方面提供依据。

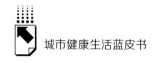

四 城市健康生活经济保障评价指标体系构建

（一）国内外经济保障评价指标体系

构建健康生活经济保障评价的指标体系，要以经济为基础，从居民生活消费水平出发，借鉴国内外的相关指标体系，构建适合我国国情的城市居民健康生活指标体系。

随着经济的快速发展，城镇化脚步的不断加快，自 20 世纪 90 年代后期以来，城市的健康、城市居民的健康越来越多地被关注，相关的评价指标体系和方法的研究也就成为热点，但目前尚没有一个统一的、权威的评价标准。以下对目前与居民健康生活相关的有关指标体系做简单介绍。

1996 年，为协助各国建立可量化评估的健康城市指标，WHO（世界卫生组织）起草了 9 个方面 79 条指标，同年 WHO 与 47 个欧洲城市研拟出 32 个可具体量化的健康城市指标，其中社会经济指标 8 个，分别是住在不合居住标准的住宅中的居民比例、无家可归的估计人数、失业率、低于平均收入水平的个体比例、学龄前儿童托儿机构的比例、不同年龄组（小于 20 周、20～34 周、35 周以上）的活产儿的比例、堕胎率、残疾人就业比例。

自 20 世纪 90 年代中期以来，随着建设小康社会的伟大工程的兴起，国家统计局会同国家计委和农业部等部门共同制定出了《全国人民小康生活水平的基本标准》《全国农村小康生活水平的基本标准》《全国城镇小康生活水平的基本标准》三套标准体系，并得到了政府和社会的认同。这套标准一般从 5个方面、用 16 项指标对小康生活标准进行界定。这 5 个方面是指：经济水平、物质生活、人口素质、精神生活和生活环境。其中，经济水平包括 1 项指标，即人均国内生产总值；物质生活指标包括 6 项：城镇居民人均可支配收入、农民人均纯收入、城镇居民人均住房使用面积、农村居民人均钢砖木结构住房面积、农村通公路的行政村、恩格尔系数。

2005 年，北京国际城市发展研究院在中国城市论坛北京峰会上发布了《中国城市生活质量报告》。该报告根据影响城市生活质量的关键因素衣、食、住、行、生、老、病、死、安、居、乐、业，构建了一个包括 12 项子系统的综合指数——"中国城市生活质量指数",并以此进行中国城市生活质量的综合评价。其中与经济保障相关的指标为居民收入子系统、消费结构子系统、居住质量子系统（见表1）。

表1 城市健康生活经济保障评价指标体系

机构	名称	指标
世界卫生组织	城市评价	住在不合居住标准的住宅中的居民比例、无家可归的估计人数、失业率、低于平均收入水平的个体比例、学龄前儿童托儿机构的比例、不同年龄组的活产儿的比例、堕胎率、残疾人就业比例
国家统计局会同国家计委和农业部等部门	《全国人民小康生活水平的基本标准》《全国农村小康生活水平的基本标准》《全国城镇小康生活水平的基本标准》	人均国内生产总值、城镇人均可支配收入、农民人均纯收入、城镇居民人均住房使用面积、农村居民人均钢砖木结构住房面积、农村通公路的行政村、恩格尔系数
北京国际城市发展研究院(2005)	《中国城市生活质量报告》	城镇居民人均可支配收入、城镇居民人均消费性支出、恩格尔系数、人均住房使用面积

黄光宇、陈勇等在生态城市综合指标体系中提出了三大类指标——社会生态文明度指标、经济生态高效度指标和自然生态和谐度指标，以此反映、考核和评价生态城市社会、经济与生态环境的各方面情况与综合效应。其中经济生态高效度指标包括经济发展效率高、经济发展水平适度和经济持续发展能力强，包括单位国内生产总值能耗、知识产业比重、恩格尔系数、人均国内生产总值、自来水普及率、人均居住面积、交通设施水平、高科技产业产值占国内生产总值的比重、第三产业产值占国内生产总值的比重、水资源供给水平、能源供给水平等。

范柏乃依据生活质量评价体系应该包含的经济学、社会学和心理学三个层面的评价指标，再结合城市居民生活的特征，从收入、消费、教育、居住、健康、生活设施、文化休闲、社会治安、社会保障和生态环境10个领域，遴选了64个评价指标构成了中国城市居民生活质量的评价体系。其中与经济保障相关的指标为收入、消费和居住三个指标，包括适龄人口就业率、人均国内生产总值、人均可支配收入、人均储蓄存款余额、经济增长率、人均消费总支出、恩格尔系数、人均电费支出、人均电话和移动电话费支出、

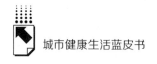
消费满意度、人均住房面积、人均住房开支、住房困难人口比重、住房拥挤程度、住房满意度等。

余宏在研究上海城市居民生活质量时，在以上生活质量内涵与要素框架的基础上演化出六大类指标来加以刻画和描述。它们分别是：社会保障与公平指标、生活消费水平指标、城市设施水平指标、城市环境质量指标、城市公共卫生指标、教育科技指标。其中社会保障与公平指标包括人均国内生产总值、人均地方财政收入、在岗职工平均工资、就业率、人均承保额、第三产业占国内生产总值的比重、当年实际使用外资金额、人均储蓄年末余额、城市社会公平；生活消费水平指标包括：人均住房面积、人均生活用水量、人均生活用电量、人均煤气用量、人均液化石油气家庭用量、人均社会消费零售总额、恩格尔系数。

史舸、吴志强等在可持续发展中国人居环境评价体系研究中用了5个一级指标和30个二级指标来评价城镇环境。其中经济发展指标有市区地区生产总值、农林牧渔业产值、固定资产投资总额、人均国内生产总值、工业企业百元资金实现利税、第三产业占国内生产总值的比重、住宅占固定资产投资总额百分比。

阮师漫在国家卫生城市创建的评价指标中，认为社会经济指标的核心为社会治理机制。城镇居民最低生活保障标准等5个基本社会保障指标，主要反映城市社会保障的基本情况。为国家卫生城市评价工作提供背景信息的同时，也可反映国家卫生城市创建产生的社会影响。该类指标还包含地区生产总值（GDP）、城镇居民可支配收入、单位国内生产总值能耗等8个经济指标，旨在反映国家卫生城市创建对经济产生的间接影响。

武占云、单菁菁、耿亚男基于上述城市健康发展的内涵与特征，结合各地健康城市建设的具体实践，从健康经济、健康文化、健康社会、健康环境和健康管理等5个方面，构建一套城市健康发展评价指标体系，其中健康经济项下指标为：发展水平包括人均可支配收入和人均地方财政一般预算内收入，消费水平包括恩格尔系数，投资效率包括固定资产投资效率，生产效率包括工业劳动生产率和人均国内生产总值。

许燕、郭俊香、夏时畅、胡伟、陈士华、叶真等人采用德尔菲法建立一套科学的国家卫生城市综合评价指标体系，以定量评估城市在卫生创建前后的变化。其中与经济保障有关指标有：人均国内生产总值、城市建设维护资金投入、环境保护治理资金投入、城镇居民年人均可支配收入、农村居民年人均纯收入、恩格尔系数（见表2）。

表2 城市健康生活经济保障评价指标体系

作者	论文	指标
黄光宇、陈勇等	《生态城市概念及其规划设计方法研究》	单位国内生产总值能耗、知识产业比重、恩格尔系数、人均国内生产总值、自来水普及率、人均居住面积、交通设施水平、高科技产业产值占国内生产总值的比重、第三产业产值占国内生产总值的比重、水资源供给水平、能源供给水平
范柏乃	《我国城市居民生活质量评价体系的构建与实际测度》	适龄人口就业率、人均国内生产总值、人均可支配收入、人均储蓄存款余额、经济增长率、职业满意度、收入满意度、人均消费总支出、恩格尔系数、人均电费支出、人均电话和移动电话费支出、消费满意度、人均住房面积、人均住房开支、住房困难人口比重、住房拥挤程度、住房满意度
余宏	《上海城市居民生活质量研究》	人均国内生产总值、人均地方财政收入、在岗职工平均工资、就业率、人均承保额、第三产业占国内生产总值的比重、当年实际使用外资金额、人均储蓄年末余额、城市社会公平、人均住房面积、人均生活用水量、人均生活用电量、人均煤气用量、人均液化石油气家庭用量、人均社会消费零售总额、恩格尔系数
史舸、吴志强等	《城市规划理论类型划分的研究综述》	市区国内生产总值、农林牧渔业产值、固定资产投资总额、人均国内生产总值、工业企业百元资金实现利税、第三产业占国内生产总值的比重、住宅占固定资产投资总额百分比
阮师漫	《国家卫生城市创建综合评价研究》	地区生产总值（GDP）、城镇居民可支配收入、单位国内生产总值能耗等
武占云、单菁菁、耿亚男	《中国城市健康发展评价》	人均可支配收入、人均地方财政一般预算内收入、恩格尔系数、固定资产投资效率、工业劳动生产率、人均国内生产总值
许燕、郭俊香等	《国家卫生城市综合评价指标体系研究》	人均国内生产总值、城市建设维护资金投入、环境保护治理资金投入、城镇居民年人均可支配收入、农村居民年人均纯收入、恩格尔系数

（二）城市健康生活经济保障评价指标体系构建

城市居民健康生活经济保障指标体系中的经济保障是指影响居民生活质量

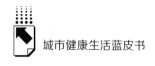

的物质基础，是和人们生活有直接密切关联的经济条件，能普遍直观了解的生活质量的指标。

经济保障是居民生活质量的核心内容。经济保障为居民提供了物质保障，是提高居民生活质量的基本因素，主要包括反映居民收入水平的经济基础和反映居民消费水平的生活消费领域。经济基础是居民健康生活的物质保障，反映了国家经济发展的水平及居民获得高质量生活的能力。生活消费领域是居民提高生活质量和全面发展的具体体现，强调了物质的供给水平，反映了人们物质需求的满足程度。

在居民健康生活经济保障评价的量化指标选取上，在参考了国内外相关评价指标基础上，结合中国的实际情况，从经济保障的角度演化出两大类指标来加以刻画和描述。其中，第一个指标：经济基础；第二个指标：生活消费。在此基础上建立一个由两个层次指标构成的居民健康生活经济保障评价的指标体系，总共选取了 10 个指标（如表 3 所示）。

各指标权重采用专家会议法确定，邀请了相关领域的 20 多名专家，第一轮打分后将权重均值反馈后进行第二轮打分，如此经过三轮后权重趋于稳定。各项指标解释如下：

人均国内生产总值：是按市场价格计算的一个国家（或地区）所有常住单位在一定时期内生产活动的最终成果的人均值。只有全社会生产更多产品，人们的需求才能得到满足。

人均可支配收入：指一定时期内，居民家庭在支付个人所得税、产税及其他经常性转移支出后所余下的实际收入。

人均储蓄年末余额：居民储蓄余额是指一定时点上居民在各种储蓄机构储蓄的总金额。它是居民可支配收入中用于消费后的剩余购买力。储蓄余额实际上是居民为推迟消费所做的一种准备。

人均公共财政支出：公共财政支出是以政府为主体、以政府的事权为依据进行的一种货币资金的支出活动。公共财政支出的数额和范围反映了政府介入经济生活和社会生活的规模和深度。

人均住房面积：反映城市居民居住水平，是用家庭住房的居住面积除以家庭的常住人口求得。

人均生活用水量：指每一用水人口平均每年的生活用水量。（本定义是指使用公共供水设施或自建供水设施供水的，城市居民家庭日常生活使用的自来水。其具体含义为用水人是城市居民，用水地是家庭，用水性质是维持日常生活使用的自来水）

人均生活用电量：指每一用电人口平均每年城镇居民照明及家用电器用电。

人均煤气用量：指每年使用煤气的家庭的人均用量。

人均液化石油气家庭用量：指每年使用液化石油气的家庭的人均用量。

人均社会消费零售总额：城乡居民用于生活消费商品的支出金额；反映一定时期内人民物质文化生活水平的提高情况，反映社会商品购买力的实现程度，以及零售市场的规模状况。

将以上 10 个指标，按照一、二、三级指标进行汇总，建立城市健康生活保障评价指标体系，如表 3 所示。

表3　城市健康生活经济保障评价指标体系

一级指标	二级指标	权重	三级指标	权重
经济保障	A 经济基础	0.543	A1 人均国内生产总值	0.196
			A2 人均可支配收入	0.394
			A3 人均储蓄年末余额	0.326
			A4 人均公共财政支出	0.084
	B 生活消费	0.457	B1 人均住房面积	0.280
			B2 人均生活用水量	0.170
			B3 人均生活用电量	0.130
			B4 人均煤气用量	0.090
			B5 人均液化石油气家庭用量	0.100
			B6 人均社会消费零售总额	0.230

（三）评价指标数据来源

本报告选取了全国除港、澳、台之外的 289 个城市（市辖区）作为研究对象，基本涵盖了全国的所有城市，根据表 3 所列的指标体系，选取 2016 年中国 289 个城市相关的健康生活经济保障评价数据。原始数据来源于 2016 年《中国城市统计年鉴》、各个城市统计公报、各省份统计年鉴等。

五 城市健康生活经济保障评价结果

通过专家会议法，邀请了相关领域的20多名专家，经过数轮反复商榷检验，最终赋予健康生活经济保障各级指标以权重，利用线性加权法，对289个城市的健康生活经济保障水平进行评价。根据评价结果，我们按照得分高低进行排名，将其分为健康生活经济保障评价50强城市及其他城市，详见表4、表5、表6。

（一）城市健康生活经济保障城市排名

表4 城市健康生活经济保障评价50强城市

排名	城市	所属省份	得分
1	深圳市	广东省	76.63
2	东莞市	广东省	67.87
3	鄂尔多斯市	内蒙古自治区	57.77
4	广州市	广东省	51.66
5	上海市	上海市	49.53
6	北京市	北京市	49.16
7	宁波市	浙江省	48.55
8	苏州市	江苏省	45.97
9	杭州市	浙江省	44.79
10	长沙市	湖南省	44.34
11	福州市	福建省	43.75
12	温州市	浙江省	43.11
13	青岛市	山东省	43.05
14	厦门市	福建省	42.22
15	无锡市	江苏省	41.66
16	东营市	山东省	40.63
17	佛山市	广东省	40.56
18	武汉市	湖北省	39.76
19	大连市	辽宁省	39.46
20	舟山市	浙江省	39.23
21	嘉兴市	浙江省	38.89
22	珠海市	广东省	38.75

排名	城市	所属省市	得分
23	南京市	江苏省	38.57
24	成都市	四川省	38.55
25	惠州市	广东省	37.88
26	大庆市	黑龙江省	37.76
27	呼和浩特市	内蒙古自治区	37.40
28	济南市	山东省	37.36
29	拉萨市	西藏自治区	37.28
30	泉州市	福建省	37.04
31	绍兴市	浙江省	36.86
32	合肥市	安徽省	36.71
33	包头市	内蒙古自治区	36.69
34	常州市	江苏省	36.54
35	郑州市	河南省	36.21
36	昆明市	云南省	36.04
37	株洲市	湖南省	36.01
38	中山市	广东省	35.71
39	烟台市	山东省	35.20
40	西安市	陕西省	35.06
41	沈阳市	辽宁省	34.96
42	韶关市	广东省	34.75
43	台州市	浙江省	34.57
44	镇江市	江苏省	34.20
45	乌鲁木齐市	新疆维吾尔自治区	34.17
46	盘锦市	辽宁省	33.72
47	天津市	天津市	33.45
48	金华市	浙江省	33.18
49	柳州市	广西壮族自治区	32.82
50	克拉玛依市	新疆维吾尔自治区	32.63
平均得分	—	—	40.57

从评价结果来看，50 强城市的健康生活经济保障水平平均得分为 40.57，而仅 16 个城市的健康生活经济保障水平超过平均得分，在前 50 强城市中 68% 的城市低于平均分。排名前 50 的城市主要集中在北上广、苏浙沪这些经济发达地区，其次是经济发展还不错的省会城市。50 强城市中前 5 名城市得分差

距较大，广东省深圳市得分最高，为76.63分，第二名城市仍属于广东省东莞市，为67.87分，第一名与第二名间相差了8.76分，东莞市与第三名内蒙古鄂尔多斯市相差10.10分，第三名鄂尔多斯市与第四名广州市相差6.11分，第四名广州市与第五名上海市相差2.13分。而从第六名的北京市开始至第五十名的克拉玛依市的得分分布相对均匀，以平均0.38分的差距递减。同样位列前50强城市中，约52%的城市得分不及深圳市一半的得分，新疆维吾尔自治区的克拉玛依市得分最低，只有32.63分，与深圳市存在44分的巨大差距。可见健康生活经济保障水平较高的50个城市中，高分城市数量少且差距大，低分城市数量多但差距较小。

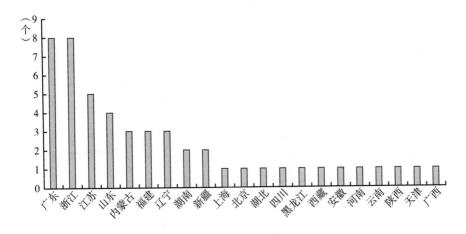

图2　城市健康生活经济保障评价50强城市的省份分布

我们对城市健康生活经济保障评价50强城市中，各省份所属的城市个数进行归总，得出柱形分布图（见图2）。50强城市的总平均得分为40.57。50强城市中，广东省拥有深圳、东莞、广州等8个城市，浙江有宁波、杭州、温州、舟山等8个城市，数量相等。广东省50强城市的平均分为47.98分，为第三名，浙江省50强城市的平均分为39.90分，为第七名，广东省超过浙江省8.08分。江苏省有苏州、无锡、南京等5个城市位列50强，但是只有苏州和无锡两个城市超过江苏省平均分和50强总平均分，省平均分仅为39.39分，略高于总平均分。山东省共有青岛、东营、济南等4个城市位列50强，平均分为39.06分，低于总平均分，但青岛市和东营市得分较高，分别为43.05分和40.63分。内蒙古自治区有鄂尔多斯市、呼和浩特市及包头市3个城市位列50强，其中鄂尔多斯市的得分偏高，为57.77分，呼和浩特市和包头市的得分偏低，分别只有37.40分和36.69分，总平均分仅次于广东省。福建省也有3个城市位列50强，分别是福州、厦门、泉州，其中福州和厦门的得分高于总平均分。辽宁省同样有大连、沈阳、盘锦三个城市进入50强，但是辽宁省各个城市的分数都比福建省的各个城市低，除了大连的得分略高于总平均分，其余两个城市得分均低于总平均分。湖南省的长沙市和株洲市为50强城市，均分为40.17分，高于总平均分，新疆维吾尔自治区的克拉玛依市和乌鲁木齐市为50强城市，均分为33.40分，低于总平均分。上海、北京、湖北、四川、黑龙江、西藏、安徽、河南、云南、陕西、天津、广西12个省份仅各占一个50强城市名额，其余省份均未有一个城市位列50强。

表5　城市健康生活经济保障评价50强城市的地区分布

地区分类	主要省份	代表城市	平均得分
东部	上海市、北京市、广东省、福建省、浙江省、江苏省、山东省、辽宁省、天津市	上海、北京、深圳、福州、宁波、苏州、东营、大连、天津等34个城市	41.72
中部	湖南省、湖北省、黑龙江省、河南省、安徽省	长沙、武汉、大庆、郑州、合肥、株洲6个城市	38.47
西部	内蒙古自治区、云南省、西藏自治区、四川省、陕西省、广西壮族自治区、新疆维吾尔自治区	昆明、鄂尔多斯、拉萨、成都、西安、柳州等10个城市	36.73

　　按照东、中、西部区域划分标准，对50强城市进行区域划分，从区域角度进行观察（如表5）。在城市健康生活经济保障评价排名前50位的城市中，位于东部地区的城市有34个，占总数的68%，这34个城市的健康生活指数平均得分为41.72，高于总平均分。西部地区的50强城市有10个，占总数的20%，但区域平均得分为东、中、西部区域三者中最低，为36.73分，低于50强城市总平均分。中部地区入50强的城市数量最少，仅5个，但区域平均得分却比西部地区高，为38.47分，但其区域平均得分仍然低于

50强城市总平均分。其中，上海市的健康生活经济保障评价得分位居东部地区首位，长沙市的健康生活经济保障评价得分位居中部地区首位，昆明市的健康生活经济保障评价得分则位居西部地区首位。因此，我国健康生活经济保障水平区域分布极不平衡，高水平城市集中在东部地区，中西部地区远远落后于东部地区。

表6 城市健康生活经济保障评价其他城市

排名	城市	所属省份	得分
51	湖州市	浙江省	32.51
52	威海市	山东省	32.32
53	淄博市	山东省	32.07
54	铜陵市	安徽省	31.99
55	兰州市	甘肃省	31.69
56	南通市	江苏省	31.55
57	南昌市	江西省	31.42
58	邢台市	河北省	31.39
59	晋城市	山西省	30.55
60	南宁市	广西壮族自治区	30.52
61	三明市	福建省	30.11
62	贵阳市	贵州省	29.91
63	河源市	广东省	29.90
64	沧州市	河北省	29.89
65	济宁市	山东省	29.75
66	呼伦贝尔市	内蒙古自治区	29.61
67	银川市	宁夏回族自治区	29.48
68	太原市	山西省	29.38
69	三亚市	海南省	29.32
70	岳阳市	湖南省	29.08
71	景德镇市	江西省	28.91
72	丽水市	浙江省	28.79
73	九江市	江西省	28.78
74	许昌市	河南省	28.76
75	廊坊市	河北省	28.69
76	马鞍山市	安徽省	28.67
77	秦皇岛市	河北省	28.66

续表

排名	城市	所属省份	得分
78	嘉峪关市	甘肃省	28.66
79	漳州市	福建省	28.37
80	海口市	海南省	27.98
81	鞍山市	辽宁省	27.94
82	营口市	辽宁省	27.70
83	扬州市	江苏省	27.44
84	衡阳市	湖南省	27.41
85	潍坊市	山东省	27.36
86	哈尔滨市	黑龙江省	27.31
87	咸阳市	陕西省	27.31
88	攀枝花市	四川省	27.26
89	唐山市	河北省	27.06
90	延安市	陕西省	27.05
91	梅州市	广东省	27.04
92	怀化市	湖南省	26.98
93	临沂市	山东省	26.98
94	湘潭市	湖南省	26.98
95	宜昌市	湖北省	26.94
96	洛阳市	河南省	26.88
97	榆林市	陕西省	26.75
98	六盘水市	贵州省	26.59
99	芜湖市	安徽省	26.56
100	北海市	广西壮族自治区	26.42
101	长春市	吉林省	26.31
102	泰州市	江苏省	26.21
103	锦州市	辽宁省	26.02
104	乌海市	内蒙古自治区	25.88
105	西宁市	青海省	25.84
106	遵义市	贵州省	25.81
107	泰安市	山东省	25.67
108	德州市	山东省	25.61
109	德阳市	四川省	25.54
110	吉林市	吉林省	25.47
111	开封市	河南省	25.44

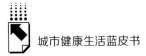

续表

排名	城市	所属省份	得分
112	汕头市	广东省	25.42
113	绵阳市	四川省	25.41
114	桂林市	广西壮族自治区	25.29
115	随州市	湖北省	25.22
116	黄石市	湖北省	25.13
117	丽江市	云南省	25.04
118	大同市	山西省	24.99
119	滨州市	山东省	24.88
120	滁州市	安徽省	24.76
121	黄山市	安徽省	24.74
122	新余市	江西省	24.68
123	长治市	山西省	24.61
124	郴州市	湖南省	24.58
125	鹰潭市	江西省	24.56
126	乌兰察布市	内蒙古自治区	24.55
127	石家庄市	河北省	24.37
128	金昌市	甘肃省	24.35
129	荆门市	湖北省	24.26
130	阳泉市	山西省	24.23
131	本溪市	辽宁省	24.17
132	衢州市	浙江省	24.13
133	抚顺市	辽宁省	24.12
134	日照市	山东省	24.09
135	通化市	吉林省	24.09
136	莱芜市	山东省	23.99
137	新乡市	河南省	23.98
138	安庆市	安徽省	23.78
139	蚌埠市	安徽省	23.75
140	阜新市	辽宁省	23.73
141	辽阳市	辽宁省	23.68
142	丹东市	辽宁省	23.62
143	黄冈市	湖北省	23.61
144	三门峡市	河南省	23.60
145	玉溪	云南省	23.49

续表

排名	城市	所属省份	得分
146	眉山市	四川省	23.44
147	濮阳市	河南省	23.17
148	百色市	广西壮族自治区	23.15
149	娄底市	湖南省	23.09
150	萍乡市	江西省	23.05
151	汉中市	陕西省	22.89
152	宝鸡市	陕西省	22.84
153	牡丹江市	黑龙江省	22.79
154	曲靖市	云南省	22.74
155	龙岩市	福建省	22.72
156	承德市	河北省	22.72
157	辽源市	吉林省	22.66
158	石嘴山市	宁夏回族自治区	22.59
159	邯郸市	河北省	22.58
160	聊城市	山东省	22.53
161	铁岭市	辽宁省	22.48
162	七台河市	黑龙江省	22.43
163	平顶山市	河南省	22.37
164	安阳市	河南省	22.31
165	江门市	广东省	22.28
166	齐齐哈尔市	黑龙江省	22.19
167	南充市	四川省	22.11
168	焦作市	河南省	22.04
169	徐州市	江苏省	22.00
170	白银市	甘肃省	21.95
171	玉林市	广西壮族自治区	21.89
172	重庆市	重庆市	21.82
173	双鸭山市	黑龙江省	21.79
174	邵阳市	湖南省	21.75
175	张家口市	河北省	21.72
176	襄阳市	湖北省	21.70
177	松原市	吉林省	21.65
178	伊春市	黑龙江省	21.62
179	晋中市	山西省	21.62

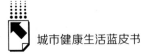

续表

排名	城市	所属省份	得分
180	衡水市	河北省	21.55
181	湛江市	广东省	21.54
182	荆州市	湖北省	21.52
183	渭南市	陕西省	21.51
184	佳木斯市	黑龙江省	21.40
185	乐山市	四川省	21.38
186	泸州市	四川省	21.36
187	莆田市	福建省	21.34
188	四平市	吉林省	21.20
189	汕尾市	广东省	21.17
190	盐城市	江苏省	21.08
191	肇庆市	广东省	21.05
192	南阳市	河南省	20.80
193	防城港市	广西壮族自治区	20.76
194	酒泉市	甘肃省	20.71
195	宁德市	福建省	20.70
196	梧州市	广西壮族自治区	20.68
197	淮北市	安徽省	20.63
198	朔州市	山西省	20.60
199	淮南市	安徽省	20.45
200	吉安市	江西省	20.42
201	临汾市	山西省	20.32
202	枣庄市	山东省	20.29
203	运城市	山西省	20.24
204	普洱市	云南省	20.23
205	连云港市	江苏省	20.18
206	宜宾市	四川省	20.16
207	常德市	湖南省	20.04
208	朝阳市	辽宁省	20.03
209	赣州市	江西省	19.91
210	咸宁市	湖北省	19.87
211	黑河市	黑龙江省	19.77
212	吴忠市	宁夏回族自治区	19.65
213	十堰市	湖北省	19.60

排名	城市	所属省份	得分
214	鸡西市	黑龙江省	19.58
215	保定市	河北省	19.57
216	葫芦岛市	辽宁省	19.56
217	茂名市	广东省	19.54
218	巴彦淖尔市	内蒙古自治区	19.50
219	自贡市	四川省	19.38
220	铜川市	陕西省	19.37
221	吕梁市	山西省	19.36
222	清远市	广东省	19.30
223	鹤壁市	河南省	19.28
224	雅安市	四川省	19.27
225	忻州市	山西省	19.24
226	淮安市	江苏省	19.11
227	宣城市	安徽省	19.06
228	铜仁市	贵州省	18.99
229	菏泽市	山东省	18.81
230	驻马店市	河南省	18.61
231	鄂州市	湖北省	18.58
232	白山市	吉林省	18.55
233	阳江市	广东省	18.55
234	揭阳市	广东省	18.55
235	池州市	安徽省	18.42
236	南平市	福建省	18.36
237	上饶市	江西省	18.25
238	内江市	四川省	18.24
239	孝感市	湖北省	18.16
240	海东市	青海省	18.08
241	周口市	河南省	18.07
242	益阳市	湖南省	17.88
243	河池市	广西壮族自治区	17.84
244	白城市	吉林省	17.80
245	钦州市	广西壮族自治区	17.78
246	抚州市	江西省	17.74
247	庆阳市	甘肃省	17.68

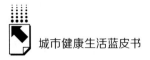
续表

排名	城市	所属省份	得分
248	广安市	四川省	17.67
249	云浮市	广东省	17.55
250	信阳市	河南省	17.54
251	漯河市	河南省	17.40
252	广元市	四川省	17.23
253	资阳市	四川省	17.12
254	遂宁市	四川省	17.12
255	宜春市	江西省	17.05
256	鹤岗市	黑龙江省	16.97
257	张掖市	甘肃省	16.91
258	安康市	陕西省	16.74
259	张家界市	湖南省	16.63
260	潮州市	广东省	16.62
261	贺州市	广西壮族自治区	16.58
262	来宾市	广西壮族自治区	16.51
263	中卫市	宁夏回族自治区	16.50
264	阜阳市	安徽省	16.40
265	崇左市	广西壮族自治区	16.39
266	永州市	湖南省	16.37
267	商洛市	陕西省	16.21
268	赤峰市	内蒙古自治区	16.15
269	临沧市	云南省	16.06
270	商丘市	河南省	15.88
271	达州市	四川省	15.75
272	宿州市	安徽省	15.70
273	保山市	云南省	15.62
274	贵港市	广西壮族自治区	15.59
275	通辽市	内蒙古自治区	15.57
276	平凉市	甘肃省	15.42
277	固原市	宁夏回族自治区	14.90
278	巴中市	四川省	14.84
279	六安市	安徽省	14.76
280	安顺市	贵州省	14.74
281	宿迁市	江苏省	14.65

排名	城市	所属省份	得分
282	绥化市	黑龙江省	14.59
283	亳州市	安徽省	14.58
284	武威市	甘肃省	14.52
285	天水市	甘肃省	14.34
286	毕节市	贵州省	13.60
287	昭通市	云南省	13.48
288	陇南市	甘肃省	12.49
289	定西市	甘肃省	11.90
平均得分	—	—	22.68

如表 6 所示，从第 51 名的湖州市至第 289 名的定西市来看，其得分情况以约 0.09 分的差距呈现缓慢的下降趋势，平均得分为 22.68。第 51 名湖州市与第 289 名定西市的得分差距为 20.61 分。与健康生活经济保障评价 50 强城市相对应，健康生活指数得分较低的后 50 个城市是从第 240 名的青海省海东市至排名第 289 名的定西市，最高分 18.08，最低分 11.90，其平均得分为 16.11。可见，健康生活经济保障水平低的城市，基本处在相似的水平上。

从总体的评价结果来看，289 个城市的健康生活经济保障评价得分在 30 分以下的城市数量占到了 79%，289 个城市的平均得分为 25.41 分，平均分以上的城市有 112 个，只占总城市数的 39%，而这 112 个城市中，46% 的城市得分集中在 20～30 分。因此，这种过于集聚的低分现象，说明要想普遍提高城市居民健康生活水平，任重而道远。

（二）城市健康生活经济保障评价的省际分析

将各省份的所有城市的得分加总平均得出该省份的得分，如表 7 所示。城市健康生活经济保障评价得分最高的省份为经济发达的北上广、苏浙沪地区，多集中在东部沿海地区。全国健康生活经济保障评价的平均分为 27.31 分，而在平均分以上的省份仅 12 个，不到全国所有省份的一半。健康生活经济保障评价得分的分布状况与我国经济发展的分布状况大致契合，说明健康生活经济保障与各地区的经济发展水平息息相关。

表7 我国 31 个省份城市健康生活经济保障评价平均得分及排名

排名	地区	得分
1	上海市	49.53
2	北京市	49.16
3	西藏自治区	37.28
4	浙江省	36.78
5	天津市	33.45
6	新疆维吾尔自治区	33.40
7	广东省	31.54
8	福建省	29.40
9	内蒙古自治区	29.24
10	江苏省	29.17
11	山东省	28.86
12	海南省	28.65
13	辽宁省	26.51
14	湖南省	25.47
15	河北省	25.29
16	湖北省	23.70
17	陕西省	23.57
18	山西省	23.20
19	江西省	23.16
20	安徽省	22.56
21	河南省	22.49
22	黑龙江省	22.35
23	吉林省	22.22
24	青海省	21.96
25	重庆市	21.82
26	贵州省	21.60
27	广西壮族自治区	21.59
28	云南省	21.59
29	四川省	21.21
30	宁夏回族自治区	20.62
31	甘肃省	19.22
平均得分	—	27.31

为了更加直观、清楚地分析各个省份的城市健康生活经济保障水平，将表7的评价结果画成条形图，如图3所示。

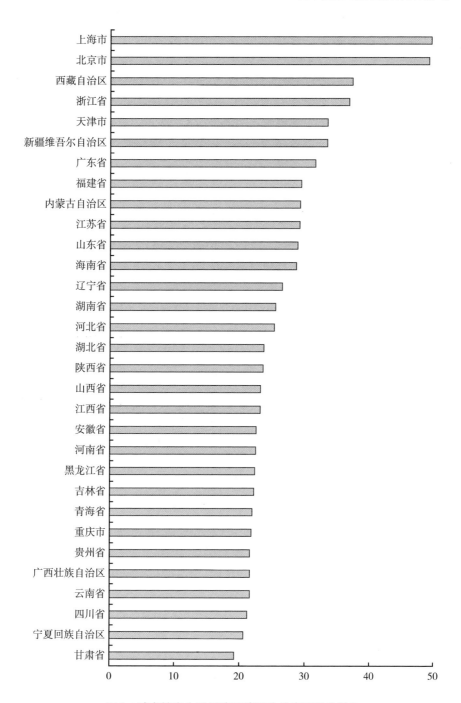

图3 城市健康生活经济保障评价的省际平均得分

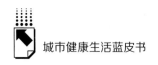

（三）城市健康生活经济保障评价的区域分析

将31个省份按经济发展水平划分成东、中、西三个区域。东部包括11个
省份，分别为北京市、天津市、河北省、辽宁省、上海市、江苏省、浙江省、
福建省、山东省、广东省、海南省。中部包括8个省份，分别为山西省、吉林
省、黑龙江、安徽省、江西省、河南省、湖北省、湖南省。西部包括12个省
份，分别为重庆市、四川省、贵州省、云南省、西藏自治区、陕西省、甘肃
省、青海省、宁夏回族自治区、新疆维吾尔自治区、广西壮族自治区、内蒙古
自治区（上述分类是1986年第六届全国人大常委会第四次会议通过的，1997
年增加了重庆市，2000年增加了内蒙古自治区和广西壮族自治区）。从区域分
布来看，可以得到各区域的平均得分及其排名。

表8　我国东、中、西地区城市健康生活经济保障评价平均得分及排名

排名	区域	地区	组合得分	平均得分
1	东部	上海市	49.53	33.49
		北京市	49.16	
		浙江省	36.78	
		天津市	33.45	
		广东省	31.54	
		福建省	29.40	
		江苏省	29.17	
		山东省	28.86	
		海南省	28.65	
		辽宁省	26.51	
		河北省	25.29	
2	西部	西藏自治区	37.28	24.43
		新疆维吾尔自治区	33.40	
		内蒙古自治区	29.24	
		陕西省	23.57	
		青海省	21.96	
		重庆市	21.82	
		贵州省	21.60	
		广西壮族自治区	21.59	
		云南省	21.59	
		四川省	21.21	
		宁夏回族自治区	20.62	
		甘肃省	19.22	

续表

排名	区域	地区	组合得分	平均得分
3	中部	湖南省	25.47	23.14
		湖北省	23.70	
		山西省	23.20	
		江西省	23.16	
		安徽省	22.56	
		河南省	22.49	
		黑龙江省	22.35	
		吉林省	22.22	
平均值	—	—	—	27.02

同样，为了更加清楚地分析我国东、中、西三个区域健康生活经济保障的情况，将表 8 的评价排名结果画成柱状图，如图 4 所示。

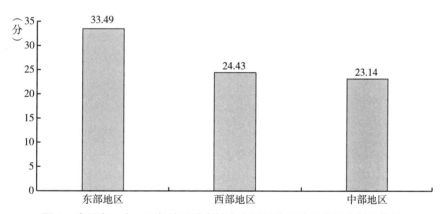

图 4　我国东、中、西部地区城市健康生活经济保障评价平均得分情况

从经济保障评价区域得分来看，由高到低分别为东部地区、西部地区和中部地区，其平均分分别为 33.49 分、24.43 分和 23.14 分。三个地区的平均分为 27.02 分，只有东部地区在平均分以上，其他两个地区均在平均分以下，但是差距不大。此外，尽管中部地区的总体经济发展水平相对高于西部地区，但是中部地区的健康生活经济保障水平却低于西部地区。可见，经济发展水平并不是唯一影响健康生活经济保障的因素。由于中部地区的人口基数大，因此经济保障水平在总量上很大，但人均经济保障水平却不高。因此，对于城市健康生活经济保障水平，应该更加注重落实到城市的每个居民的人均水平。

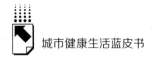

六 城市健康生活经济保障评价指标深度分析

(一)指标深度分析

1.经济基础三级指标均值分析

在经济基础三级指标中，所有城市人均可支配收入均分最高为 53.73 分，其次是人均储蓄年末余额，均分为 20.87 分，人均国内生产总值均分为 14.75 分，最低是人均公共财政支出，均分为 11.86 分。由于我国贫富差距比较大，经济富裕的一类居民热衷于再投资而不是储蓄，而绝大部分居民经济条件一般，除维持日常的生活开支之外，为追求高质量生活，文化、休闲、教育、医疗等支出在不断增加，这一系列支出的增加使得居民并没有过多的储蓄。虽然我国的 GDP 世界排名数一数二，但是我国人口也是世界第一的国情，使得我国人均 GDP 比较落后。从我国财政支出的宏观结构来看，我国的财政支出占我国 GDP 的比重过低。各项社会公益性支出，如社会保障、医疗卫生、教育支出等方面严重不足。因此虽然人均可支配收入对经济基础得分具有较大的影响，但是，人均储蓄年末余额、人均公共财政支出和人均国内生产总值的均分偏低，因此在人均储蓄年末余额、人均国内生产总值和人均公共财政支出的共同作用下，拉低了经济基础的得分水平。

2.生活消费三级指标均值分析

在生活消费三级指标中，所有城市人均社会消费零售总额的均分为 22.60 分，在 6 个指标中最高。人均社会消费零售总额是衡量居民用于日常生活消费支出的指标，它与居民的生活质量息息相关。由于城市居民拥有较高的可支配收入，在解决了基本温饱问题之后，居民会通过增加生活消费支出来提高自己的生活质量。人均住房面积与人均社会消费零售总额相差无几，为 20.36 分。中国人自古就有"安居乐业"一说，中国人对房子有特殊的情结。有了房子就有了依托，生活就有了最基本的保障。因此，尽管房价不断上涨，人们对于买房总是乐此不疲。人均生活用电量，均分为 16.86 分，相对其他指标得分较高。随着家电使用的种类增多和家电使用的时间延长，居民用电量不断增加。人均生活用水量均分为 14.14 分，较之生活消费均分略低。由于我国水资源匮

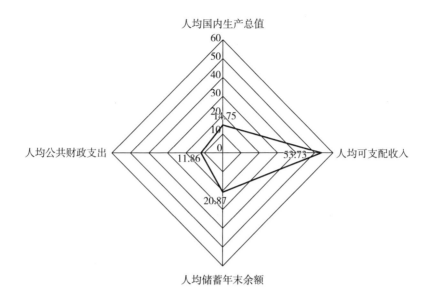

图5　城市健康生活经济保障评价经济基础三级指标均值

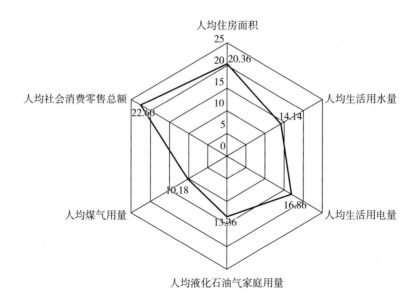

图6　城市健康生活经济保障评价生活消费三级指标均值

乏，一些缺水地区的城市居民甚至面临生活用水的难题，影响了生活质量，我国人均生活用水量处于较低水平。人均煤气用量和人均液化石油气家庭用量的均分亦略低，分别为 10.18 分和 13.36 分。管道煤气、液化石油气作为清洁能源，开始在城市居民生活中普及，在各种能源消费中占的比例越来越高。但是由于很多旧城区并未接入管道，以及各种电器对燃料的替代，居民对于煤气和液化石油气的使用率还不高。

3. 二级指标均值分析

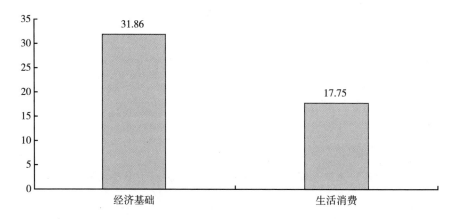

图7　城市健康生活经济保障评价二级指标均值

所有城市经济基础均值为 31.86 分，生活消费均值为 17.75 分。经济基础的均值比生活消费的均值高，原因是居民的经济基础是居民生活消费的基本条件，只有在有经济基础的条件下，居民才能进行生活消费。因此在权重设置上，经济基础的权重高于生活消费。但是生活消费水平高低，还受到资源充裕程度、物价水平等因素的约束。因此，尽管经济基础的得分较高，但是受到其他因素的影响，我国城市居民的生活消费的分值偏低，同时由于较高的权重，其对经济保障评价的影响较大。

（二）地区差距分析

根据二八定律，为了分析各级指标的地区差距，先将指标从低到高排序，然后计算前 20% 城市的总值占所有指标汇总值的百分比，得到该指标的地区差距系数。该指标越大，说明地区差距越小，指标越小，说明地区差距越大。

表9 城市健康生活经济保障评价二级指标和三级指标的地区差距系数

二级指标	差距系数	三级指标	差距系数
经济基础	14.53%	人均国内生产总值	7.40%
		人均可支配收入	17.82%
		人均储蓄年末余额	8.99%
		人均公共财政支出	8.81%
生活消费	8.23%	人均住房面积	9.59%
		人均生活用水量	7.97%
		人均生活用电量	9.85%
		人均煤气用量	5.33%
		人均液化石油气家庭用量	5.46%
		人均社会销售零售总额	7.49%

　　如表9所示，我们可以看出，在经济基础项下的4个指标中，人均可支配收入的差距系数最大，为17.82%，地区间的人均可支配收入差距较小，说明近年来我国积极推进收入分配制度改革初见成效，地区收入差距连年缩小，收入分配格局得到进一步改善。人均国内生产总值、人均储蓄年末余额和人均公共财政支出的差距系数分别为7.40%、8.99%和8.81%，显示出三者的地区差距都比较大，说明我国地区经济发展不平衡的现状仍未改变，区域经济发展差距较大。

　　生活消费项下的6个指标的差距系数都很小，说明这六个指标的地区差距都比较大。其中地区差距最大的是人均煤气用量和人均液化石油气家庭用量，差距系数分别为5.33%和5.46%。由于各个地区的能源分布存在着差异，一些经济较发达的地区开始越来越多地建设天然气管道，准备用天然气逐渐取代煤气和液化石油气，并且电器越来越多地使用，使得各个地区在煤气和天然气的使用上有较大的差距。人均社会消费零售总额的差距系数是7.49%，地区差距比较大主要是由地区经济发展的差距所导致的物价水平不同、收入差距等因素所引起的。人均生活用水量的差距系数为7.97%，地区差距大的原因与各个地区的水源有很大的关系，我国淡水资源并不十分丰富，而且地域分布不均衡，虽然有"南水北调"等工程，但只能解决基本的用水问题，因此，水资源丰富的地区用水量自然与水资源匮乏的地区存在较大的差距。人均住房面积的地区差距也是比较大的，差距系数为 9.59%。我国人口众多，但地区分布不均，特别是城市化发展的过程中，大量人口涌入经济发达的地区和城市，导致经济发达的地区住房极其紧张，房源紧俏，而很多二、三线城市的房子无人问津。人均生活用电量的差距系数为 9.85%，虽然地区差距也不小，但是对比其他 5 个指标的地区差距，其差距算比较小的。电是现代居民生活必不可少的生活必需品，居民用电差距主要来源于电器的使用数量和使用时间，而电器的使用数量和使用时间跟居民的收入水平息息相关。因此，不同地区的居民收入差距导致了人均生活用电存在地区差距。

经济基础差距系数为 14.53%，生活消费的差距系数为 8.23%，生活消费的地区差距更大。因为，我国地区经济发展程度不一致。经济增长初期伴随着经济的快速发展，居民的可支配收入必然增加，但是居民消费不都是理性的，当收入增加时，购买欲望会放大，生活消费在这个阶段会出现急剧增长的情况，这时，各地区的居民生活消费差距会因此扩大。只有当经济发展到一定阶段后，政府用再分配制度进行调控及居民消费逐渐趋于理性化才会在一定程度上抑制居民消费差距的扩大。

（三）城市健康生活经济保障评价后50城市分析

对应归总健康生活经济保障评价 50 强城市各省份所属的城市个数，我们对后 50 名也做了一个统计，得出柱形分布图，如图 8 所示。

在排名位于后 50 位的城市中，有庆阳市、张掖市、平凉市等 7 个城市辖属甘肃省，平均分为 14.75 分。广西壮族自治区紧随其后，有河池市、钦州市、贺州市等 6 个城市排名位于后 50 名，平均分为 16.78 分。四川与广西一样，有广安市、广元市、资阳市等 6 个城市排名位于后 50 名，平均分为 16.62 分。河南省和安徽省各有 4 个城市位于后 50 名之中，平均分分别为 17.22 分和 15.36 分。湖南省和云南省各占 3 个名额，平均分分别为 16.96 分和 15.05 分。江西省、广东省、陕西省、内蒙古自治区、黑龙江省、宁夏回族自治区和贵州省 7 个省份各有 2 个城市在后 50 强中，平均分分别为 17.40 分、17.09 分、16.47 分、15.86 分、15.78 分、15.70 分和 14.17 分。最后，青海省、吉林省和江苏省各有 1 个城市位于后 50 名之列。其中除北

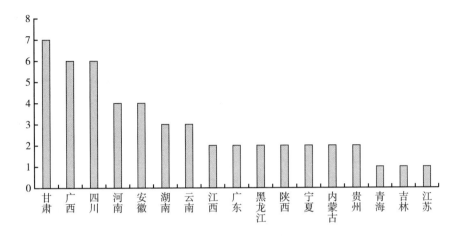

图8 城市健康生活经济保障评价后50名城市的省际分布

京、上海、天津、重庆等直辖市外，浙江省、山东省、新疆维吾尔自治区、海南省、山西省、福建省、河北省、辽宁省、湖北省和西藏自治区10个省份未有辖属城市在健康生活经济保障评价中落在后50名。最后50名城市最高分为18.08分，最低分为11.91分，50座城市最大相差6.17分，各城市得分差距较小，都集中在10~20分的分数段，说明后50名城市的经济保障水平基本类同，普遍偏低。

表10 城市健康生活评价后50名城市的地区分布

地区分类	省市	城市	平均得分
中部	吉林省、江西省、河南省、湖南省、黑龙江省、安徽省	白城、抚州、周口、益阳、鹤岗、阜阳等16个城市	16.75
西部	青海省、广西壮族自治区、四川省、陕西省、内蒙古自治区、宁夏回族自治区、云南省、甘肃省、贵州省	海东、河池、广安、安康、赤峰、中卫、临沧、庆阳、安顺等31个城市	15.94
东部	广东省、江苏省	揭阳、宿迁等3个城市	15.87

在城市健康生活经济保障评价较落后的后50名城市中，有31个位于西部地区，占总数的62%；16个城市位于中部地区，占总数的32%；3个城市位

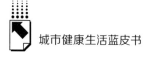

于东部地区，占总数的6%。在后50名的城市中，中部地区的城市平均分最高，为16.75分，西部地区次之，平均分为15.94分，东部地区最低，为15.87分。后50名城市健康生活经济保障水平的地区差距相比较50强城市的差距更小。与50强城市的区域得分相比，位居后50名城市的分区域得分不及其一半，可见这些地区的城市健康生活经济保障比较落后。

B.3
城市健康生活公共服务评价

一 公共服务的内涵

公共服务是由国家行为介入，满足公民某种需求的服务活动，主要包括发展教育、科技、文化、卫生、体育等公共事业，加强城市及乡镇公共设施建设，为社会公众参与社会政治、经济、文化等活动提供基本保障。公共服务是以合作为基础，以服务为目的，以保障公民的基本权利为宗旨。

公共服务分为广义和狭义两种。广义的公共服务将一切公共需求均纳入公共服务范围。如国家所从事的市场监管、宏观经济调节以及社会管理等职能活动，皆属于广义公共服务范畴。狭义公共服务则是为了满足公民生活、生存与发展的某种直接需求，能使公民受益或享受。如人们的衣食住行、生存、生活、生产、发展、娱乐以及对健康的渴求都是人们的直接需求，为其提供保障的公共服务则属于狭义公共服务范围。

不论是广义还是狭义，公共服务的目的都是保障和改善民生，建设覆盖人人的社会保障体系，完善城市基础设施和维护社会稳定，为城市居民健康生活创造一个安全可靠的空间环境。同时，公共服务的基本出发点始终不变，主要体现在三个方面。一是保障公民的基本生存权。为了实现这一基本目标，政府及社会需要为每个人提供基本生活保障、基本就业保障以及基本养老保障等。二是保障公民基本发展权。政府及社会需要为每个公民提供起点公平的义务教育、体育以及公共文化服务等。三是保障公民基本健康需求权。伴随着经济的发展和人民生活水平的提高，公民对健康的诉求日益强烈，对政府及社会提供的健康保障需求日益增多。

公共服务作为保障城市居民健康生活的重要条件，在其不断发展和完善的过程中，凸显出以下特点。（1）大众化的服务即非排他性。公共服务可同时提供给全社会每个成员或社会某些特定部分；（2）基本服务。公共服务的内

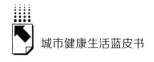

容较广泛，涉及公民日常生活的方方面面，是公民基本生存的保障；（3）非竞争性服务即非竞争性。在其他公民享用公共服务时，增加其他公民并不需要提高公共服务的供给成本，也不会影响其他公民享用公共服务。

国务院印发的《"十三五"推进基本公共服务均等化规范》，指出要从解决人民群众最关心最直接最现实的利益问题出发，首次设立"国家基本公共服务制度"专章，建立基本公共服务清单制，健全动态调整机制，作为政府履行职责和公民享有权利的依据。此规范是"十三五"时期推进公共服务建设的综合性、基础性、指导性文件；党的十九大报告中明确提出，提高保障和改善民生水平，加强和创新社会治理，实施健康中国战略，表明政府要以更大的决心和力度改善居民生活水平，提高居民的幸福感。在这里我们是从城市居民的视角出发，关注居民的健康生活状态，并以为居民健康生活提供便捷的公共服务体系为研究对象，因此属于狭义的公共服务。

二　公共服务是保障城市居民健康生活的重要条件

人的健康生活是多方位的，即需要良好的健康知晓度、健康的生活环境、健康的体魄、健康的保障和健康的心态。WHO（世界卫生组织）指出，一个人的健康和寿命长短 60% 取决于自身，15% 取决于遗传基因，10% 取决于社会因素，8% 取决于医疗条件，而 7% 取决于气候影响。城市公共服务则是保障居民健康生活形成的重要条件，对于引导居民健康生活方式的形成起着重要作用。由于生活水平日益提高，人们对健康的要求也越来越高，生活方式影响个人健康已然成为全世界关注的焦点。公共服务体系作为影响人的生活方式形成的重要因素，其覆盖范围以及发展水平直接影响到社会成员的生存与健康，关系社会公平正义和稳定发展。

首先，公共服务作为改善民生的有效途径，已经成为人们健康生活的重要基石。2016 年 8 月，习近平总书记在全国卫生与健康大会上又强调："要把人民健康放在优先发展的战略地位，以普及健康生活、优化健康服务、完善健康保障、建设健康环境、发展健康产业为重点，加快推进健康中国建设，努力全方位、全周期保障人民健康。"党的十九大报告中明确提出，要全面建成覆盖全民、城乡统筹、权责清晰、保障适度、可持续的多层次社会保障体系。公共服务中的基本社会保障制度，不仅解除了劳动者的后顾之忧，保障公民基本生活，同时促进公民健康生活发展。而基础设施和社会稳定则是一切活动的基石，是提高人们健康生活的基础。

其次，公共服务作为满足公民基本医疗需求的必要条件，已经成为人们健康生活的客观要求。2012年，《国家基本公共服务体系建设"十二五"规划》和《卫生事业发展"十二五"规划》均将"居民健康素养水平"指标纳入其中，"居民健康素养水平"也成为一项衡量居民健康生活水平和国家基本公共服务水平的重要指标。经济学人智库还推出了中国省级健康指数（CHPI），对国内各省份影响医疗卫生需求的人口特点、用于支持医疗卫生服务供给的资源状况进行横向对比。党的十九大报告中明确提出"大健康观"，是围绕每一个人的衣食住行和生老病死进行全面呵护的理念；"大健康观"把民生健康上升到国家战略高度。

再次，公民的健康水平是评价城市健康生活的首要指标，而提高公民的健康生活水平离不开社会公共服务的支持。人的全面发展，重要的方面是人的生活和精神的健康。物质之外，人们往往更注重精神世界的追求。而教育和健康方面的公共服务直接影响人们的"双层"健康，甚至影响整个家庭及子孙后代的健康生活。同时，公民的道德素养、精神风貌及生活健康水平反映了一个城市的健康水平。而良好的公共服务保障体系能为人们提供必需的基础设施，缓解"城市病"，增强安全感，使居民能放心地享受幸福生活。

最后，公共服务作为促进社会公平正义的重要手段，也是城市居民健康生活的支撑。社会公平正义是人类社会发展的重要目标，也是城市居民健康生活的内在要求。从某种意义上讲，实现公共服务均等化就是社会公平正义的代名词。公共服务是由政府主导提供，其均等化程度不仅能缩小不同类群体之间的生活质量和健康水平方面的不平等，在一定程度上还可以维护社会稳定和促进经济的健康发展。近年来，我国公共服务的覆盖面不断扩大、待遇水平不断提高，但待遇不平等的问题仍然存在。由于人们对社会公平和居民生活健康的诉求不断提高，而现存的社会保障体制受到公众的质疑。因此，作为一项重要的公共政策，提升公平性是我国社会保障发展中亟须解决的问题。

可以看出，公共服务与居民健康生活之间存在着密切的关联。公共服务在特定的时间、地点通过"内化"于居民个体或群体自身，使人们生活呈现出不同的状态，从而综合影响居民的健康生活水平。

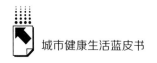

三　城市健康生活公共服务评价的意义

当前，"健康中国"战略正积极实施，大健康概念正在形成。如何保障和改善民生，使社会保持和谐稳定，公共服务体系充分发挥其效用，满足居民对健康生活的诉求，是一个亟须研究的课题。国内外关于城市公共服务评价的研究很多，但鲜有从居民健康生活角度来进行评价。又由于各国国情不同，面临的问题不同，对评价体系的要求也不同。因此，建立科学合理、符合我国基本国情的公共服务评价体系对于提高我国居民健康生活水平、维护社会和谐稳定以及促进经济健康发展等方面具有重要的现实意义。

第一，有助于监测和分析公共服务建设中存在的问题，提高资源的配置效率。

在公共服务相关项目的建设中，存在地区间和城乡间公共服务水平发展不平衡、资源环境约束增加、资源配置效率降低等问题，这不仅影响公共服务的可及性，阻碍公共服务水平的提高，还极大地威胁社会稳定。建立科学的公共服务评价体系，可以及时发现问题、优化建设方案、提高资源配置效率，为城市公共服务基础建设和谐有效进行提供支持。

第二，有助于完善公共服务体制机制，提升公共服务质量水平。

由于我国公共服务体系不够完善，缺少可持续的财政支持体制，缺乏规范的政府分工和问责机制，尚未形成区域间和城乡之间资源的公平配置制度等问题，严重影响了公共服务质量，制约了公共服务功能的有效发挥。通过对我国289个地级以上城市健康生活公共服务评价，可以寻找出不同城市及地区的优势和不足，借鉴优势城市的经验，完善政府的公共服务体制，提高居民生活公共服务质量。

第三，有助于提高居民健康生活水平，促进社会和谐。

没有全民健康，就没有全面小康。建设便捷、有效的公共服务体系，是居民健康生活的基本需求。通过城市健康生活公共服务评价，发现城市公共服务建设中的问题，避免资源错配，充分发挥公共服务效用，对于提升整体居民健康生活水平，促进社会和谐以及经济发展具有重要意义。

四　城市健康生活公共服务评价指标体系构建

（一）国内外公共服务的评价指标体系

目前，国内外关于公共服务的研究较多，对于城市健康生活中公共服务的评价来说，其评价指标体系和评价方法存在指导意义。

WHO（世界卫生组织）为了健康城市项目的评估与操作，提出了12个大项300多个小项的健康城市指标参考体系。这12个大项包括人群健康，城市基础设施，环境质量，家居与生活环境，社区作用及行动，生活方式及预防行为，保健、福利以及环境卫生服务，教育与授权，就业及产业，收入及家庭生活支出，地方经济及人口学统计。

2005年，由北京国际城市发展研究院完成的《中国城市生活质量报告》根据影响城市居民生活的衣、食、住、行、生、老、病、死、安、居、乐、业，构建了"中国城市生活质量指数"，其中公共服务指数包括：人均住房使用面积、交通便利度、社保投入系数、城镇登记失业率、非正常死亡率等核心指数。

2008年，我国第10个1号文件《中共中央国务院关于切实加强农业基础建设　进一步促进农业发展农民增收的若干意见》中，明确了农村基本公共服务的内容包括义务教育、医疗服务、低生育、公共文化、社会保障体系、扶贫开发、农村公共交通、农村人居环境等。

2011年，中国智慧工程研究会在北京发布中国智慧城市（镇）发展指数，首次提出幸福指数、管理指数和社会指数作为衡量中国智慧城市建设标准。2012年，宁波市智慧城市规划标准发展研究院根据自身的发展特点，从智慧人群、智慧基础设施、智慧治理、智慧民生、智慧经济、智慧环境与智慧规划建设七个维度评价智慧城市建设。其中用人代会议案立案数、政协委员提案立案数、听证会数量、一般公共服务支出（地方财政）、基本养老保险覆盖率、基本医疗保险覆盖率、网上预约挂号医院比例、人均交通卡拥有数量、城市交通诱导系统、公交站牌电子化率等指标来反映与人们衣食住行息息相关的公共服务水平。

2013 年，中国社会科学院发布的《城市蓝皮书》同样构建了健康城市评价指标体系和评价模型。其指标体系以"健康经济、健康文化、健康社会、健康环境、健康管理"为主体框架构建一套城市健康发展评价指标体系，而健康社会包括生活水平、就业水平、公共服务、社会公正、社会保障等，凸显出作为社会经济综合体的城市健康的全部特征。其中公共服务指标包括：城市登记失业率、人均受教育年限、R&D 经费占 GDP 比重、基尼系数、基本养老保险参保率、基本医疗保险参保率、意外事件发生率、刑事案件发生率、GDP/全年行政管理支出等。

2015 年，《中国城市基本公共服务力评价》从医疗卫生、住房保障、公共交通、公共安全、社保就业、基础教育、城市环境、文化体育、公职服务等 9 个方面对全国 38 个主要城市的基本公共服务力进行全面的评估和研究，其中采用的公共服务指标有：道路拥挤、公共交通便利性、公共交通舒适度、打车等待时间、公共交通整体满意度、人身安全、财产安全、食品安全、灾害防护、公共安全满意度、有房情况、保障性住房建设、住房保障整体满意度、幼儿教育、中学教育、基础教育整体满意度、就业服务、社会保障、小微企业扶持、社会保障和就业整体满意度、公职服务等待时间、公职服务服务态度、公职服务服务水平、公职服务服务环境、公职服务电子政务、公职服务整体满意度。

2015 年，《北京健康城市建设研究报告》中指出，居民健康的生活与健康的城市与城乡规划、城市建设、市容环境卫生、环境保护、园林绿化、社会保障、人口均衡发展、城市交通发展、养老问题、医疗卫生、食品安全、精神文明建设、社区建设、全民健身等方面密切相关。其中健康北京"十二五"发展建设规划中期评估报告围绕健康人群、健康环境和健康社会，给出了与居民生活健康相关的 35 项指标，其中公共服务指标有：城镇职工居民医疗保险参保率、新型农村合作医疗参合率、城乡居民健康档案建档率、重性精神疾病规范管理率、0~6 岁儿童系统管理率、居民基本健康知识知晓率、城镇登记失业率、全市从业人员平均受教育年限、经常参加体育锻炼的人数保持比例、人均体育用地、中心城公共交通出行比例、年万车交通事故死亡率、亿元地区生产总值生产安全事故死亡率累计等指标。

2016 年，在上海召开的"第九届全球健康促进大会"上，达成了《健康城市上海共识》。共识进一步细化了健康城市建设中的10个优先领域——建立更加公平更加可持续的社会保障制度；提高城市贫困人口、贫民窟及非正式住房居民、移民和难民的健康与生活质量；消除各种歧视；消除城市中的传染性疾病；通过城市规划促进可持续的城市交通；实施可持续和安全的食品政策，建立无烟环境；等等。在卫生城市注重硬件建设的基础上，健康城市更突出软件建设。

2016年10月，联合国第三次住房和城市可持续发展大会强调城市在结束贫困、构建健康包容的社会方面发挥着巨大作用，并达成《新城市议程》。其中与公共服务有关的主要是：城市治理、城市规划与设计、公共空间、就业与生活、基础设施与基本服务设施、交通与机动性、住房、非正规住宅等。

同年，第十一届全球人居环境论坛上，指导和评估可持续城市发展的先进标准《国际绿色范例新城（IGMC）标准3.0》诞生，升级后的范例新城标准3.0基于10项原则：绿色、弹性、高效、繁荣、平等、包容、健康、创新、个性及幸福，并通过科学细分的，贯穿经济、社会和环境三大领域的15个范畴及上百项技术。主要包括可持续的空间规划与设计、宜居社区、公共空间、绿色建筑、绿色交通和出行、低碳和能源效率、绿色生活、绿色经济、社会包容与公平、城市治理等指标。主要评价体系如表1所示。

表1　国内外机构公共服务评价指标

机构	名称	指标
世界卫生组织	《城市评价》	人群健康,城市基础设施,环境质量,家居与生活环境,社区作用及行动、生活方式及预防行为,保健、福利以及环境卫生服务,教育与授权,就业及产业,收入及家庭生活支出,地方经济及人口学统计
北京国际城市发展研究院	《中国城市生活质量报告》	人均住房使用面积、交通便利度、社保投入系数、城镇登记失业率、非正常死亡率等核心指数
中共中央、国务院	《中共中央国务院关于切实加强农业基础建设　进一步促进农业发展农民增收的若干意见》	义务教育、医疗服务、低生育、公共文化、社会保障体系、扶贫开发、农村公共交通、农村人居环境等

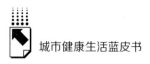

续表

机构	名称	指标
宁波市智慧城市规划标准发展研究院	《宁波市智慧城市规划标准》	人代会议案立案数、政协委员提案立案数、听证会数量、一般公共服务支出（地方财政）、基本养老保险覆盖率、基本医疗保险覆盖率、网上预约挂号医院比例、人均交通卡拥有数量、城市交通诱导系统、公交站牌电子化率等
中国社会科学院	《城市蓝皮书》	城市登记失业率、人均受教育年限、R&D 经费占 GDP 比重、基尼系数、基本养老保险参保率、基本医疗保险参保率、意外事件发生率、刑事案件发生率、GDP/全年行政管理支出等
中国社会科学院	《中国城市基本公共服务力评价》	道路拥挤、公共交通便利性、公共交通舒适度、打车等待时间、公共交通整体满意度、人身安全、财产安全、食品安全、灾害防护、公共安全满意度、有房情况、保障性住房建设、住房保障整体满意度、幼儿教育、中学教育、基础教育整体满意度、就业服务、社会保障、小微企业扶持、社会保障和就业整体满意度、公职服务等待时间、公职服务服务态度、公职服务服务水平、公职服务服务环境、公职服务电子政务、公职服务整体满意度
北京健康城市建设联合调查组	《北京健康城市建设研究报告》	城镇职工居民医疗保险参保率、新型农村合作医疗参合率、城乡居民健康档案建档率、重性精神疾病规范管理率、0~6 岁儿童系统管理率、居民基本健康知识知晓率、城镇登记失业率、全市从业人员平均受教育年限、经常参加体育锻炼的人数保持比例、人均体育用地、中心城公共交通出行比例、年万车交通事故死亡率、亿元地区生产总值生产安全事故死亡率累计等指标
第九届全球健康促进大会	《健康城市上海共识》	社会保障、城市贫困人口及非正式住房居民的生活质量、城市传染性疾病、城市交通设施、食品安全及无烟环境等
联合国第三次住房和城市可持续发展大会	《新城市议程》	城市治理、城市规划与设计、公共空间、就业与生活、基础设施与基本服务设施、交通与机动性、住房、非正规住宅等
第十一届全球人居环境论坛	《国际绿色范例新城（IGMC）标准 3.0》	可持续的空间规划与设计、宜居社区、公共空间、绿色建筑、绿色交通和出行、低碳和能源效率、绿色生活、绿色经济、社会包容与公平、城市治理等指标

此外，国内加入健康城市行列的上海、杭州、苏州等城市，根据自身的发展需要，在世界卫生组织制定的健康城市评价体系下，对于自身的健康城市评价指标体系不断地创新和完善。基于国际和国家政策，国内对健康城市和居民健康生活中公共服务的评价指标的研究如表2所示。

表2　国内学者采用的公共服务评价指标

作者	名称	指标
周志田、王海燕等	《中国适宜人居城市研究与评价》	职工人均工资、城乡二元结构系数、失业率、人均保障总额、人均铺装道路面积、人均邮电业务总量、千人拥有电话数
谢剑锋	《苏州市健康城市指标体系研究》	医疗保险覆盖率、城镇登记失业率、住宅成套率、区域供水普及率、饮用水水质符合国家饮用水卫生标准比例、健康住宅试点户数、城市污水集中处理率、普及二类以上公厕比例、公交站点平均覆盖率、公交出行比例、公交运营线路、万人拥有公交车辆、人均道路面积、养老保险覆盖率、工伤保险覆盖率、城市居民最低生活保障线、特困人群医疗救助比例、就业残疾人数占应就业残疾人数比例、犯罪率、万车交通事故死亡率、公共场所消防设施达标率、居住区安全监控比例、酒后驾车比例、健康社区数
周向红	《加拿大健康城市实践及其启示》	居民有健康保险比率、住在不适宜居住环境的比率、流动人口的人数、失业率、收入低于国民平均所得的比率、残疾人口就业率、社会公正
范柏乃	《我国城市居民生活质量评价体系的构建与实际测度》	医疗保险覆盖率、每万人拥有移动电话数、每万人拥有电脑数、生活设施满意度、刑事案件发案率、社会治安满意度、失业保险覆盖率、职工养老保险覆盖率、社会保障满意度
陈昌盛、蔡跃洲	《中国政府公共服务：体制变迁与地区综合评估》	基本的公共教育、公共卫生、社会保障、基础设施、公共安全
余宏	《上海城市居民生活质量研究》	在岗职工平均工资、就业率、人均承保额、人均拥有铺装道路面积、万人平均实有出租车、人均客运量、单位面积货运总量、单位面积固定资产投资总额、单位面积房地产开发投资额
于海宁、成刚等	《我国健康城市建设指标体系比较分析》	基本医疗保险参保率、食品质量抽检合格率、人群吸烟率、城市公共交通出行比例、城镇登记失业率、万车交通事故死亡率、亿元地区生产总值生产安全事故死亡率

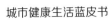

续表

作者	名称	指标
杨敏	《城市宜居性研究与评价——以许昌市为例》	城市养老保险覆盖率、城市医疗保险覆盖率、城市失业保险覆盖率、火灾事故次数、交通事故次数、刑事案件次数、城市就业率、人均平均工资社会救济补助比重
李香者	《城乡公共服务一体化问题研究》	公共服务指标体系为：医疗保险、退休养老保险、失业保险、工伤保险、女职工生育险、最低生活保障、救灾救济、扶贫开发、公共就业、义务教育和公共卫生
任晓辉、朱为群	《新型城镇化基本公共服务支出责任的界定》	一般政府行政管理、法律司法、就业和创业服务、就业援助、职业技能培训和技能鉴定、劳动关系协调、劳动保障监察、劳动人事争议调解仲裁、社会保险(基本养老、医疗、失业、工伤和生育)、社会救助(最低生活保障、自然灾害救助、医疗救助、流浪乞讨人员和未成年人救助)、社会福利(孤儿养育、基本殡葬服务、基本养老服务)、优质安抚、残疾人基本公共服务、廉租住房、公共租赁住房、棚户区改造、社会福利设施、市政设施(城镇道路及照明、桥涵、排水等)、公用设施(公共客运交通等)、自然安全(防汛、防震、防台风、防空等防灾设施;气象基本公共服务)、消防安全、食品消费安全、生产安全及社会治安
武占云、单菁菁等	《中国城市健康发展评价》	生活水平、就业水平、公共服务、社会公正和社会保障。就业水平是从城市登记失业率来评价;万人拥有医生数、万人拥有病床数、人均受教育年限、万人在校大学生数和 R&D 经费占地区生产总值比重;基尼系数和基本养老保险参保率、基本医疗保险参保率
徐俊兵、宋生瑛等	《福建县域基本公共服务均等化研究——基于泰尔指数法》	普通初中师生比、普通小学师生比、每万人拥有医疗机构床位数、每万人拥有卫生机构人员数、参加城乡居民养老保险人数、参加基本医疗保险人数、各种社会福利收养性单位数、各种社会福利手养性单位床位数、公路累计通车里程、固定电话用户

126

续表

作者	名称	指标
常忠哲、丁文广	《区域差异对民政基本公共服务均等化的影响研究》	非农业人口比重、大专以上人口占比、人均地区生产总值、地方财政收入、地方财政自给率、第三产业比重、贫困发生率、千人社会服务业增加值、城镇居民人均可支配收入、农村居民人均纯收入、城镇居民人均消费支出、农村居民人均消费支出、社会捐赠额、社会福利支出、平均低保标准、千人卫技人员数、百万人社工助工师、千老年人养老床位数、民非和基金会占比
陈岱琪、孙思浓等	《基于 YAAHP 软件构建量化社会保障评价指标体系》	社会保险覆盖率、社会保险基金收入、社会保险机构配置、社会救助比例、社会救助基金收入、社会优抚比例、社会优抚基金收入、社会福利比例、社会福利机构、社会福利基金收入
严雅娜、张山	《社会保障地区差距测度和影响因素的实证分析》	社会保障支出占预算内支出比重、社会保障支出占 GDP 比重、城镇养老保险参保率、城镇医疗保险参保率、工伤保险参保率、生育保险参保率、失业保险参保率、人均城镇基本养老保险支出、人均城镇基本医疗保险支出、人均工伤保险支出、人均失业保险支出、人均失业保险支出、优抚对象支出水平、城镇居民最低生活保障支出、农村居民最低生活保障支出

  基于以上的研究看出，城市发展水平、关注视角不同及其他多方面的因素，导致公共服务评价指标体系的建立也不同，评价方法和结果也存在较大差异。但从总体上来看，公共服务评价体系是不断变化发展和完善的体系。

（二）城市健康生活公共服务评价指标体系构成

  "人民健康是民族昌盛和国家富强的重要标志"，更加突出居民健康生活的重要性。党的十九大报告提出"实施健康中国战略"，要完善国民健康政策，为人民群众提供全方位全周期健康服务。这一系列的政策导向表明了国家以人为本的社会事业发展理念，也将为推动居民健康生活所需要的公共服务建设发展提供前所未有的动力和保障。根据对居民健康生活的影响作用，并借鉴国内外文献关于公共服务评价指标的研究，建立一个由 3 个二级指标和 10 个

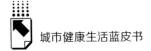

三级指标构成的城市健康生活公共服务评价指标体系，各项指标解释如下。

1. **社会保障**

社会保障是以满足社会成员的基本物质生活为目标，保障其生活水平与经济发展水平相适应，是社会成员生存发展的最基本条件。社会保障制度是指国家（或地区）对国民收入的再分配，给予生活困难的社会成员以物质帮助，以保障其基本生活条件的制度和措施。

社会保障体系的建设是全球现存问题最多、难度最大、压力最突出的公共服务领域之一。依据国际劳工组织《2014 年全球社会保护报告》，当前，全世界仅有 27% 的人口拥有较为完备的社会保障，约 39% 的人口没有医疗保障，近 49% 达到退休年龄的人口没有退休金，有 72% 的劳动者无法享有法律规定的失业保险保障，有 60.6% 的劳动人口未能拥有工伤保险保障，有 48% 的老年人口无法享有养老金。可见，低水平的社会保障力是人类健康生活水平整体提高的重要障碍。

2. **社会稳定**

稳定是一切社会活动的基石。社会稳定既是重要的社会问题，也是重要的政治问题，不仅关系到个体的安居乐业，而且关系到整个国家和社会的安定发展。如果没有社会的稳定，就意味着社会发展的中断，人们的生活要陷入苦难的状态之中。贫困普遍存在、贫富差距明显加大、就业压力不断增加、社会安全网薄弱、社会焦虑等问题普遍存在，这一系列问题对社会的稳定造成了很大不利影响，严重影响居民健康生活水平的提高。为了适应居民的基本生活需求和生活水平的不断提高，必须要有效地维护社会稳定，尽可能地实现充分就业，形成一个公正健康的社会分配结构。

3. **基础设施**

基础设施是社会生产和居民生活赖以生存的物质条件，是用于保障国家（或地区）社会经济活动正常进行的公共服务系统。

基础设施一般包括人们日常生活所涉及的市政公用工程设施和公共生活服务设施等。这些基础设施是国民经济赖以发展的基础。在现代社会中，经济发展越快，对基础设施的要求越高；人们越关注健康，对基础设施的要求也越高；完善的基础设施可以加速社会经济活动，促进其空间布局形态演变和推动居民健康生活的提高。然而一项完善的基础设施在建立的过程中往往需要较长时间和巨额投资。基于此，对远离城市的重大项目和基地建设，更需优先发展基础设施，以便项目建成后人们尽快享受其效益。

公共服务在人类社会发展中起着非常关键的作用。接受教育、医疗、就业、社保、基础设施等公共服务是所有居民的基本权利，这一点不仅得到广泛的认同，同时，国家法律也有明确的规定。公共服务可以提高人的行动能力及综合素质，对改善生存状态、扩展发展机会、摆脱贫困、加快社会的发展等都产生积极的影响。

对于 10 个三级指标解释如下：

（1）城市养老保险覆盖率：指城市参加养老保险的人数与城市总人口的比值（单位:％）。

（2）城市医疗保险覆盖率：指城市参加医疗保险的职工总人数与城市总人口的比值（单位:％）。

（3）城市失业保险覆盖率：指城市参加失业保险的职工人数与城市总人口的比值（单位:％）。

（4）城市登记失业率：指城市登记失业人数占就业人数和失业人数之和的比重（单位:％）。

（5）在岗人均工资：指平均每一个在岗职工拥有的工资数（单位：元）。

（6）人均拥有铺装道路面积：指平均每个城市居民拥有的道路总面积（单位：平方米）。

（7）城市维护建设资金占地区生产总值的比重：指用于城市维护建设的资金总额与地区生产总值的比值（单位:％）。

（8）每万人建成区面积：指建成区总面积与总人口的比重（单位：平方公里）。

（9）每万人拥有公共汽车辆：指在某一个城市内每一万人平均所拥有的公交车数量（单位：辆）。

（10）每万人地铁里程：指在某一个城市内每一万人平均所拥有的地铁里程（单位：千米）。

公共服务作为一级指标，社会保障、社会稳定和基础设施作为 3 个二级指标，再加上以上 10 个三级指标。按照一、二、三级指标进行汇总，建立城市健康生活公共服务评价指标体系。各指标权重采用专家会议法确定，邀请了相

城市健康生活蓝皮书

关领域的 20 多名专家,第一轮打分后将权重均值反馈后进行第二轮打分,如此经过三轮后权重趋于稳定。指标体系如表 3 所示。

表3 城市健康生活公共服务评价指标体系

一级指标	二级指标	权重	三级指标	权重
公共服务	A 社会保障	0.471	A1 城市养老保险覆盖率	0.335
			A2 城市医疗保险覆盖率	0.393
			A3 城市失业保险覆盖率	0.272
	B 社会稳定	0.286	B1 城市登记失业率	0.448
			B2 在岗人均工资	0.552
	C 基础设施	0.243	C1 人均拥有铺装道路面积	0.224
			C2 城市维护建设资金占 GDP 的比重	0.259
			C3 每万人拥有公共汽车辆	0.235
			C4 每万人地铁里程	0.141
			C5 每万人建成区面积	0.141

(三)评价指标体系数据来源

本报告选取了全国 289 个地级以上城市(市辖区)作为研究对象,基本涵盖了全国的所有城市,根据表 3 所列的指标体系,选取 2017 年中国 289 个地级以上城市相关的公共服务评价数据。原始数据来源于 2016 年《中国城市统计年鉴》、各个城市统计公报、统计年鉴等。

五 城市健康生活公共服务评价结果

(一)城市健康生活公共服务评价城市排名

根据上一节所建立的公共服务指标评价体系,评价公共服务的指标有社会保障、社会稳定和基础设施。三级指标有城市养老保险覆盖率、城市医疗保险覆盖率、城市失业保险覆盖率、城市登记失业率、在岗人均工资、人均拥有铺装道路面积、城市维护建设资金占地区生产总值的比重、每万人建成区面积、每万人拥有公共汽车辆、每万人地铁里程这 10 个指标。

130

　　为了进一步分析中国城市公共服务发展情况及差距，我们对 2017 年除三沙市以外的 289 个地级及以上城市进行健康生活公共服务综合评价，根据评价结果进行按所属省份、地区省际、区域间分析。根据 289 个地级以上城市健康生活公共服务评价的得分及排名，将其分为健康生活公共服务评价 50 强城市及其他城市，具体情况如表 4、表 5、表 6 所示。

表 4　城市健康生活公共服务评价 50 强城市

排名	城市	所属省份	得分
1	深圳市	广东省	79.17
2	东莞市	广东省	73.71
3	北京市	北京市	50.65
4	上海市	上海市	43.97
5	宁波市	浙江省	41.69
6	惠州市	广东省	41.63
7	江门市	广东省	41.28
8	珠海市	广东省	41.26
9	厦门市	福建省	41.25
10	苏州市	江苏省	39.58
11	杭州市	浙江省	39.43
12	广州市	广东省	38.82
13	中山市	广东省	38.59
14	鄂尔多斯市	内蒙古自治区	38.57
15	大连市	辽宁省	38.07
16	无锡市	江苏省	37.78
17	克拉玛依市	新疆维吾尔自治区	37.06
18	佛山市	广东省	36.98
19	天津市	天津市	36.93
20	南京市	江苏省	36.32
21	河源市	广东省	35.99
22	开封市	河南省	35.71
23	合肥市	安徽市	35.49
24	温州市	浙江省	34.78
25	武汉市	湖北省	34.71
26	青岛市	山东省	34.41
27	福州市	福建省	33.95

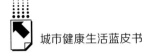

续表

排名	城市	所属省份	得分
28	济南市	山东省	33.68
29	嘉兴市	浙江省	32.94
30	舟山市	浙江省	32.78
31	晋城市	山西省	32.16
32	长沙市	湖南省	31.84
33	烟台市	山东省	31.79
34	东营市	山东省	31.57
35	镇江市	江苏省	31.50
36	南通市	江苏省	31.34
37	泉州市	福建省	31.01
38	绍兴市	浙江省	30.89
39	西安市	陕西省	30.71
40	银川市	宁夏回族自治区	30.68
41	昆明市	云南省	30.55
42	柳州市	广西壮族自治区	30.42
43	株洲市	湖南省	30.40
44	丽水市	浙江省	30.27
45	金华市	浙江省	30.27
46	乌鲁木齐市	新疆维吾尔自治区	30.19
47	沈阳市	辽宁省	30.07
48	郑州市	河南省	29.93
49	三明市	福建省	29.87
50	铁岭市	辽宁省	29.81
平均得分	—	—	36.65

从评价结果来看，排名前50的城市健康生活公共服务评价的平均得分为36.65，而仅有19个城市的健康生活公共服务得分超过平均得分，所占比例为38%。其中得分大于60分的，只有深圳市和东莞市。从具体的数据来看，排在前5位的城市分别为深圳市、东莞市、北京市、上海市和宁波市，其得分依次为79.17、73.71、50.65、43.97和41.69。健康生活公共服务水平较高的城市相互之间存在的差距较大，如东莞市与深圳市之间相差5.46，而北京市与东莞市之间的得分相差23.06，存在较显著的断层。最后一名铁岭市与第一名深圳市相差49.36，但其他城市得分分布变化较为均匀。可见，

在前 50 强城市中，不仅健康生活公共服务水平整体发展较弱，而且发展存在严重不均衡。

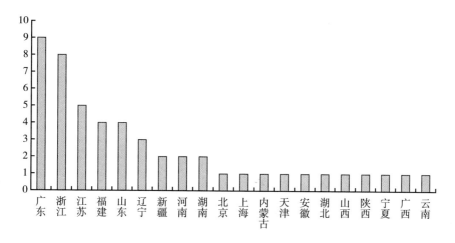

图 1　城市健康生活公共服务评价 50 强城市的省份分布

在城市健康生活公共服务评价 50 强城市中，50 个城市共分布在 20 个省份中，其中有 9 个省份位于东部地区，占比为 45%，共计 36 个城市，占比为 72%。由此看出 50 强城市中，有一半以上城市是位于经济稍发达的东部地区。其中有深圳市、东莞市、江门市、广州市、珠海市等 9 个城市属于广东省，占比为 18%，平均得分为 47.49，比 50 强城市的平均得分高出 10.84。其次是浙江省，有杭州市、宁波市、绍兴市、嘉兴市、温州市和舟山市等共 8 个城市位于 50 强，占比为 16%，平均得分为 34.13，比 50 强城市平均得分低 2.52。江苏省有南京市、苏州市、无锡市等 5 个城市进入 50 强城市，平均得分为 35.31，比 50 强城市的平均得分低 1.34。而福建省和山东省均有 4 个城市位于 50 强之列，各自的平均得分为 34.02 和 32.86，均以 2.63 和 3.79 低于 50 强城市平均得分。辽宁省有 3 个城市进入 50 强城市，平均得分为 32.65，以 4.00 低于 50 强城市的平均得分。河南省、湖南省和新疆维吾尔自治区均有 2 个城市在 50 强中，且各自平均得分为 32.82、31.12 和 33.62，分别以 3.83、5.53 和 3.03 低于 50 强城市平均得分。此外，安徽省、湖北省、山西省、陕西省、云南省及内蒙古自治区、宁夏回族自治区和广西壮族自治区均有 1 个城市进入

50强，北京市、上海市和天津市也在50强之列。其余河北省、吉林省、黑龙江省、江西省、海南省、重庆市、四川省、贵州省、青海省、甘肃省以及西藏自治区共11个省份均未有城市进入。总体来看，广东省的城市健康生活公共服务水平相对较高，进入城市数量最多，而且仅有此省份的平均得分高于50强城市的平均得分，其余省份平均得分均低于平均水平，这说明我国城市健康生活公共服务水平整体较低，提升和发展潜力较大。

为了进一步分析我国城市健康生活公共服务水平情况，把31个省份划分为东部、中部和西部三个地区。其中，东部地区包括北京、天津、河北、辽宁、上海、江苏、浙江、福建、山东、广东和海南共11个省份；中部地区包括山西、吉林、黑龙江、安徽、江西、河南、湖北、湖南共8个省份；西部地区包括四川、重庆、贵州、云南、西藏、陕西、甘肃、青海、宁夏、新疆、广西、内蒙古共12个省份。

表5　城市健康生活公共服务评价50强城市的地区分布

地区分类	主要省份	代表城市	平均得分
东部	广东、北京、上海、天津、福建、浙江、辽宁、江苏、山东	深圳、东莞、北京、中山、上海、广州、厦门、宁波、珠海等36个城市	38.17
中部	河南、安徽、湖北、山西、湖南	开封、郑州、武汉、晋城、合肥、株洲、武汉7个城市	32.89
西部	内蒙古、新疆、云南、广西、宁夏、陕西	克拉玛依、昆明、柳州、鄂尔多斯、银川、西安、乌鲁木齐7个城市	32.60

从区域角度来看，在城市健康生活公共服务评价排名前50位的城市中，位于东部的城市有36个，所占比例为72%，这36个城市的平均得分为38.17，高于前50位城市的平均得分。位于中部地区的城市有7个，占比为14%，平均得分为32.89，比50强城市的平均得分低3.76，比东部地区低5.28。而位于西部地区的城市有7个，占比为14%，平均得分为32.60，比50强城市平均分低4.05，比东部地区低5.57，比中部地区低0.29。其中，深圳市的健康生活公共服务水平居于东部地区的首位，开封市居于中部地区的首位，鄂尔多斯市则是西部地区健康生活公共服务水平最高的。由分析结果看

出，我国城市健康生活公共服务水平发展不均衡，东部地区明显高于中部和西部地区，但是中部和西部比较接近，并且整体发展水平较低。

表6　城市健康生活公共服务评价其他城市

排名	城市	所属省份	得分
51	威海市	山东省	29.80
52	成都市	四川省	29.80
53	常州市	江苏省	29.76
54	贵阳市	贵州省	29.66
55	铜陵市	安徽省	29.56
56	廊坊市	河北省	29.48
57	九江市	江西省	29.38
58	南宁市	广西壮族自治区	29.38
59	嘉峪关市	甘肃省	29.35
60	衢州市	浙江省	29.18
61	马鞍山市	安徽省	28.86
62	沧州市	河北省	28.74
63	湖州市	浙江省	28.66
64	漳州市	福建省	28.52
65	盘锦市	辽宁省	28.34
66	上饶市	江西省	28.31
67	兰州市	甘肃省	28.27
68	长春市	吉林省	28.04
69	乌海市	内蒙古自治区	27.90
70	双鸭山市	黑龙江省	27.87
71	济宁市	山东省	27.75
72	滁州市	安徽省	27.73
73	承德市	河北省	27.66
74	攀枝花市	四川省	27.65
75	台州市	浙江省	27.62
76	金昌市	甘肃省	27.59
77	芜湖市	安徽省	27.57
78	三门峡市	河南省	27.48
79	哈尔滨市	黑龙江省	27.41
80	丹东市	辽宁省	27.40
81	三亚市	海南省	27.38

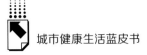
续表

排名	城市	所属省份	得分
82	石家庄市	河北省	27.28
83	扬州市	江苏省	27.17
84	景德镇市	江西省	27.10
85	抚顺市	辽宁省	27.08
86	德阳市	四川省	27.03
87	运城市	山西省	27.01
88	安庆市	安徽省	26.97
89	梅州市	广东省	26.94
90	海口市	海南省	26.91
91	拉萨市	西藏自治区	26.90
92	泰州市	江苏省	26.86
93	重庆市	重庆市	26.85
94	清远市	广东省	26.83
95	齐齐哈尔市	黑龙江省	26.83
96	大庆市	黑龙江省	26.81
97	长治市	山西省	26.78
98	衡阳市	湖南省	26.75
99	邢台市	河北省	26.67
100	平顶山市	河南省	26.64
101	南昌市	江西省	26.62
102	呼伦贝尔市	内蒙古自治区	26.54
103	榆林市	陕西省	26.48
104	鞍山市	辽宁省	26.47
105	邯郸市	河北省	26.40
106	桂林市	广西壮族自治区	26.31
107	黄石市	湖北省	26.29
108	淄博市	山东省	26.26
109	云浮市	广东省	26.26
110	宜昌市	湖北省	26.20
111	湛江市	广东省	26.13
112	郴州市	湖南省	26.10
113	韶关市	广东省	26.07
114	本溪市	辽宁省	26.00
115	营口市	辽宁省	26.00
116	汉中市	陕西省	25.98

排名	城市	所属省份	得分
117	荆门市	湖北省	25.98
118	宁德市	福建省	25.98
119	泰安市	山东省	25.96
120	绵阳市	四川省	25.83
121	太原市	山西省	25.79
122	肇庆市	广东省	25.76
123	宣城市	安徽省	25.67
124	秦皇岛市	河北省	25.66
125	呼和浩特市	内蒙古自治区	25.63
126	松原市	吉林省	25.63
127	徐州市	江苏省	25.59
128	连云港市	江苏省	25.57
129	乌兰察布市	内蒙古自治区	25.43
130	湘潭市	湖南省	25.41
131	黄山市	安徽省	25.33
132	许昌市	河南省	25.28
133	荆州市	湖北省	25.17
134	洛阳市	河南省	25.16
135	丽江市	云南省	25.15
136	滨州市	山东省	25.08
137	包头市	内蒙古自治区	25.07
138	邵阳市	湖南省	25.03
139	临沂市	山东省	25.03
140	襄阳市	湖北省	25.02
141	盐城市	江苏省	25.00
142	百色市	广西壮族自治区	24.89
143	四平市	吉林省	24.82
144	伊春市	黑龙江省	24.76
145	张家口市	河北省	24.74
146	白银市	甘肃省	24.70
147	保定市	河北省	24.67
148	临汾市	山西省	24.64
149	玉溪	云南省	24.51
150	遵义市	贵州省	24.50
151	阜新市	辽宁省	24.46

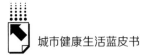

排名	城市	所属省份	得分
152	鹰潭市	江西省	24.45
153	咸阳市	陕西省	24.39
154	西宁市	青海省	24.39
155	吉安市	江西省	24.35
156	泸州市	四川省	24.30
157	日照市	山东省	24.28
158	辽阳市	辽宁省	24.20
159	固原市	宁夏回族自治区	24.17
160	聊城市	山东省	24.16
161	莱芜市	山东省	24.09
162	吴忠市	宁夏回族自治区	24.06
163	通化市	吉林省	24.04
164	鹤壁市	河南省	24.02
165	宿迁市	江苏省	24.01
166	潍坊市	山东省	24.00
167	安康市	陕西省	23.98
168	淮北市	安徽省	23.91
169	新乡市	河南省	23.91
170	淮安市	江苏省	23.90
171	唐山市	河北省	23.82
172	龙岩市	福建省	23.78
173	蚌埠市	安徽省	23.78
174	周口市	河南省	23.75
175	淮南市	安徽省	23.73
176	衡水市	河北省	23.73
177	铜川市	陕西省	23.69
178	汕头市	广东省	23.58
179	渭南市	陕西省	23.52
180	阳泉市	山西省	23.52
181	广元市	四川省	23.48
182	濮阳市	河南省	23.46
183	汕尾市	广东省	23.42
184	吉林市	吉林省	23.27
185	锦州市	辽宁省	23.21
186	朝阳市	辽宁省	23.20

续表

排名	城市	所属省份	得分
187	晋中市	山西省	23.20
188	鸡西市	黑龙江省	23.19
189	北海市	广西壮族自治区	23.10
190	南平市	福建省	23.08
191	赣州市	江西省	23.04
192	常德市	湖南省	23.02
193	忻州市	山西省	23.01
194	朔州市	山西省	23.00
195	孝感市	湖北省	22.96
196	娄底市	湖南省	22.95
197	德州市	山东省	22.94
198	中卫市	宁夏回族自治区	22.92
199	雅安市	四川省	22.92
200	佳木斯市	黑龙江省	22.88
201	菏泽市	山东省	22.87
202	张掖市	甘肃省	22.84
203	宜宾市	四川省	22.81
204	七台河市	黑龙江省	22.80
205	枣庄市	山东省	22.73
206	白城市	吉林省	22.71
207	驻马店市	河南省	22.67
208	延安市	陕西省	22.66
209	庆阳市	甘肃省	22.65
210	新余市	江西省	22.64
211	黑河市	黑龙江省	22.63
212	黄冈市	湖北省	22.60
213	宝鸡市	陕西省	22.54
214	南阳市	河南省	22.54
215	抚州市	江西省	22.52
216	崇左市	广西壮族自治区	22.51
217	南充市	四川省	22.45
218	十堰市	湖北省	22.36
219	贵港市	广西壮族自治区	22.34
220	萍乡市	江西省	22.29
221	辽源市	吉林省	22.27

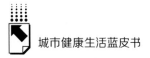

续表

排名	城市	所属省份	得分
222	宿州市	安徽省	22.27
223	防城港市	广西壮族自治区	22.26
224	安阳市	河南省	22.25
225	梧州市	广西壮族自治区	22.15
226	安顺市	贵州省	22.13
227	阜阳市	安徽省	22.11
228	莆田市	福建省	22.11
229	铜仁市	贵州省	22.10
230	岳阳市	湖南省	22.07
231	玉林市	广西壮族自治区	22.05
232	牡丹江市	黑龙江省	22.03
233	河池市	广西壮族自治区	21.99
234	葫芦岛市	辽宁省	21.94
235	信阳市	河南省	21.82
236	乐山市	四川省	21.82
237	普洱市	云南省	21.82
238	茂名市	广东省	21.79
239	阳江市	广东省	21.75
240	广安市	四川省	21.64
241	毕节市	贵州省	21.59
242	益阳市	湖南省	21.54
243	巴彦淖尔市	内蒙古自治区	21.54
244	赤峰市	内蒙古自治区	21.54
245	内江市	四川省	21.53
246	漯河市	河南省	21.51
247	昭通市	云南省	21.48
248	亳州市	安徽省	21.45
249	白山市	吉林省	21.38
250	潮州市	广东省	21.38
251	咸宁市	湖北省	21.36
252	六盘水市	贵州省	21.33
253	资阳市	四川省	21.28
254	定西市	甘肃省	21.06
255	鄂州市	湖北省	20.98
256	通辽市	内蒙古自治区	20.87

续表

排名	城市	所属省份	得分
257	随州市	湖北省	20.80
258	永州市	湖南省	20.80
259	焦作市	河南省	20.76
260	达州市	四川省	20.69
261	酒泉市	甘肃省	20.63
262	商洛市	陕西省	20.61
263	揭阳市	广东省	20.55
264	自贡市	四川省	20.50
265	钦州市	广西壮族自治区	20.50
266	曲靖市	云南省	20.45
267	大同市	山西省	20.38
268	池州市	安徽省	20.34
269	武威市	甘肃省	20.13
270	保山市	云南省	20.01
271	贺州市	广西壮族自治区	19.86
272	宜春市	江西省	19.76
273	商丘市	河南省	19.37
274	巴中市	四川省	19.35
275	眉山市	四川省	19.24
276	临沧市	云南省	19.23
277	天水市	甘肃省	19.22
278	来宾市	广西壮族自治区	19.15
279	平凉市	甘肃省	18.80
280	陇南市	甘肃省	18.75
281	张家界市	湖南省	18.48
282	鹤岗市	黑龙江省	18.36
283	六安市	安徽省	18.07
284	绥化市	黑龙江省	17.61
285	石嘴山市	宁夏回族自治区	17.52
286	海东市	青海省	17.41
287	遂宁市	四川省	14.58
288	吕梁市	山西省	14.06
289	怀化市	湖南省	14.03
平均得分	—	—	23.93

从其他城市的得分情况看，从第51名的威海市到第289名的怀化市，共计239个城市，平均得分为23.93。有117个城市高于平均得分，占比为48.95%。这反映出我国城市健康生活公共服务水平整体较低。但在这239个城市中，顺序相邻不同城市之间的健康生活公共服务水平差距不大。

从总体的评价结果来看，289个地级城市健康生活公共服务评价的平均得分为26.13，有111个城市的健康生活公共服务评价的得分高于平均得分，占比为38.41%。只有深圳市和东莞市两个城市得分达到60分以上，占比仅为0.69%。有261个城市的健康生活公共服务的得分处于20~40，占比高达90.31%。其余19个城市的得分均在20分以下，占比为6.57%。由此可见，我国城市健康生活公共服务整体发展水平存在较大的提升空间。此外，健康生活公共服务水平较高的城市相互之间存在的差距较大，如东莞市与深圳市之间相差5.46，而北京市与东莞市之间的得分相差23.06，存在较显著的断层。处在最后的怀化市与处在首位的深圳市则相差65.14。而健康生活公共服务处于一般水平的城市之间的差距则相对较小。可见，我国城市健康生活公共服务发展存在两极分化，健康生活公共服务水平较高的城市与健康生活公共服务水平较低的城市差距悬殊。同时，这也表明我国城市健康生活公共服务水平存在很大的提升空间。

（二）城市健康生活公共服务评价省际分析

为了更进一步分析我国的健康生活公共服务水平，以全国除港、澳、台以外的289个地级以上城市所在省份为地区划分依据，对全国除港、澳、台以外的31个省、自治区、直辖市的289个地级以上城市的健康生活公共服务评价进行省际比较。我们将同一省份的各城市的健康生活公共服务评价得分相加求平均值，以此来表示各省份的城市健康生活公共服务水平，各地区的得分及排名如表7所示。

表7　我国31个省份健康生活公共服务评价平均得分及排名

排名	地区	得分
1	北京市	50.65
2	上海市	43.97
3	天津市	36.93
4	广东省	34.19
5	新疆维吾尔自治区	33.62

续表

排名	地区	得分
6	浙江省	32.59
7	江苏省	29.57
8	福建省	28.84
9	海南省	27.14
10	西藏自治区	26.90
11	辽宁省	26.87
12	山东省	26.85
13	重庆市	26.85
14	河北省	26.26
15	内蒙古自治区	25.90
16	安徽省	25.18
17	江西省	24.59
18	湖北省	24.54
19	河南省	24.49
20	陕西省	24.46
21	吉林省	24.02
22	山西省	23.96
23	宁夏回族自治区	23.87
24	湖南省	23.72
25	黑龙江省	23.60
26	贵州省	23.55
27	广西壮族自治区	23.35
28	云南省	22.90
29	甘肃省	22.83
30	四川省	22.61
31	青海省	20.90
平均得分	—	27.60

为了更直观地分析我国各省份的城市健康生活公共服务水平，根据表7的评价得分，画出了31个省份的公共服务条形图，如图2所示。

由表7评价得分看出，31个省份平均得分为27.60，大于平均分的地区有8个，占比为25.81%。有23个地区得分低于平均水平，占比为74.19%。这说明了我国城市健康生活公共服务水平普遍较低。排名前四位的地区为北京市、

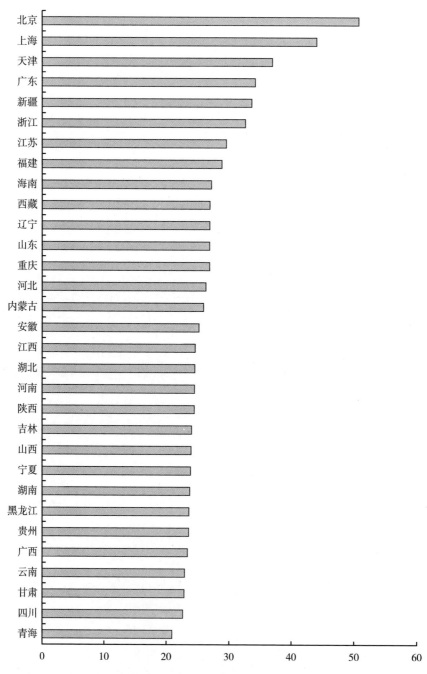

图2　城市健康生活公共服务评价的省际平均得分

上海市、天津市和广东省，得分分别为 50.65、43.97、36.93 和 34.19。其中上海市与北京市得分相差 6.68，天津市与上海市相差 7.04，广东省与天津市相差 2.74。由此可见，健康生活水平较高的地区之间的公共服务水平差距较大。得分排名后四位的是云南省、甘肃省、四川省和青海省，得分分别为 22.90、22.83、22.61 和 20.90，而较低健康生活公共服务水平的地区相差不多。但得分最低地区青海省与最高地区北京市相差 29.75，这反映出我国城市健康生活公共服务水平发展不平衡，存在较大的提升空间。图 2 中，也更直观地反映出我国健康生活公共服务发展不均衡的特点。

（三）城市健康生活公共服务评价区域分析

为了分析我国公共服务的整体水平，把 31 个省份又划成东部、中部和西部三个区域进行比较。同样，根据 31 个省份所属区域，计算各个区域健康生活公共服务指标的平均得分并进行比较。三个区域得分排名如表 8 所示。

表 8　我国东、中、西及东北地区健康生活公共服务评价平均得分及排名

排名	区域	地区	得分	平均得分
1	东部	北京市	50.65	33.08
		天津市	36.93	
		河北省	26.26	
		上海市	43.97	
		江苏省	29.57	
		浙江省	32.59	
		福建省	28.84	
		山东省	26.85	
		广东省	34.19	
		海南省	27.14	
		辽宁省	26.87	
3	中部	吉林省	24.02	24.26
		黑龙江省	23.60	
		山西省	23.96	
		安徽省	25.18	
		江西省	24.59	
		河南省	24.49	
		湖北省	24.54	
		湖南省	23.72	

续表

排名	区域	地区	得分	平均得分
4	西部	内蒙古自治区	25.90	24.81
		广西壮族自治区	23.35	
		重庆市	26.85	
		四川省	22.61	
		贵州省	23.55	
		云南省	22.90	
		西藏自治区	26.90	
		陕西省	24.46	
		甘肃省	22.83	
		青海省	20.90	
		宁夏回族自治区	23.87	
		新疆维吾尔自治区	33.62	
平均得分	—	—	—	27.60

为了更为直观地看出各地区公共服务评价的得分情况，我们绘制如图3所示柱状图。

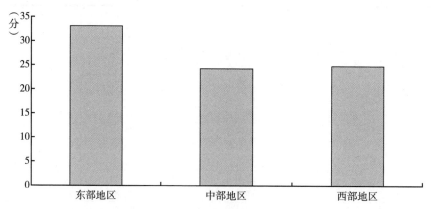

图3 我国东、中及西部地区城市健康生活公共服务评价平均得分情况

由表8得分可以看出，三个区域的公共服务水平的平均得分为27.60。三个区域的排名由高到低为东部、西部和中部地区，得分分别为33.08、24.81和24.26。总体来看，这三个区域除东部地区健康生活的公共服务水平发展态势较好外，其他两个区域相互之间差距不大。

六　城市健康生活公共服务评价指标深度分析

（一）指标深度分析

上节我们对于城市健康生活公共服务水平从各个城市、省际和区域层面上进行了比较分析，结果显示我国健康生活公共服务水平整体发展较低，不同省份之间、区域之间发展不平衡。为了挖掘出我国城市健康生活公共服务发展中存在的深层问题，我们对于公共服务的各项指标进行深度的比较分析。对我国289个地级以上城市的健康生活公共服务评价中包括的社会保障、社会稳定、基础设施以及其包括的次级指标进行标准化，再计算出289个城市的平均得分，分别画雷达图进行分析，分析结果如下。

1.社会保障二级指标均值分析

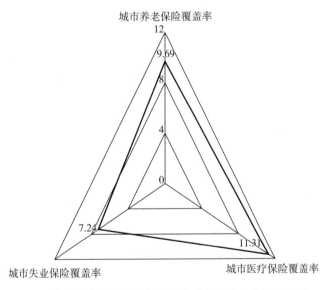

图4　城市健康生活公共服务评价社会保障各个指标均值

由图4可以看出，城市健康生活公共服务评价的社会保障指标中，得分最高的是城市医疗保险覆盖率，平均得分为11.31。其次是城市养老保险覆盖率，平均得分为9.69，最低的是城市失业保险覆盖率，平均得分为7.24。而城市医疗保险覆盖率、城市养老保险覆盖率和城市失业保险覆盖率的权重分别为 0. 393、0. 335 和 0. 272。可见社会保障中每个指标所占权重相差不多，每个指标的平均得分都较低，导致健康生活公共服务评价的社会保障指标综合得分较低，其值为 9. 66。

2. 社会稳定二级指标均值分析

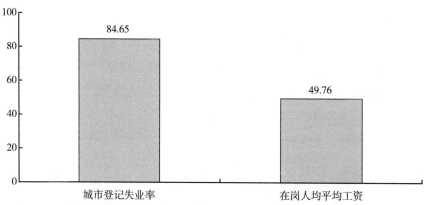

图5 城市健康生活公共服务评价社会稳定各个指标均值

由图 5 可知，城市健康生活公共服务评价的社会稳定指标中，平均得分最高的是城市登记失业率，其均值为 84. 65。其次是在岗人均平均工资，为 49. 76。

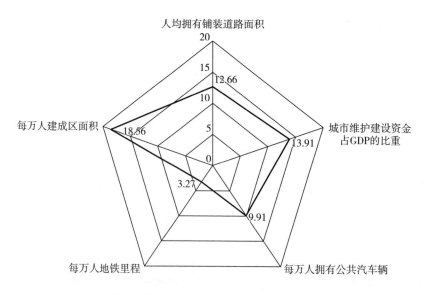

图6 城市健康生活公共服务评价基础设施各个指标均值

城市登记失业率、在岗人均平均工资的权重分别为 0.448 和 0.552。由于在岗人均平均工资在其中所占比重最大，对健康生活公共服务评价的社会稳定指标的综合得分影响最大，其平均得分又较低，对社会稳定的综合得分影响也较大，社会稳定指标的综合得分为 65.39。

3. 基础设施二级指标均值分析

由图 6 可以看出，城市健康生活公共服务评价的基础设施共包括 5 个指标，其中每万人建成区面积平均得分最高，为 18.56，其次是城市维护建设资金占 GDP 的比重，平均得分为 13.91，人均拥有铺装道路面积为 12.66，每万人拥有公共汽车辆的均值为 9.91，而每万人地铁里程的平均得分是最低的，为 3.27。

此外，每万人建成区面积和每万人地铁里程在基础设施中的权重分别为 0.141 和 0.141，权重相同，而平均得分每万人地铁里程远低于每万人建成区面积，这样每万人地铁里程对基础设施的影响较大，从而很大程度地降低基础设施的得分。在 5 个指标中城市维护资金占 GDP 的比重权重是最大的，为 0.259，其均值为 13.91，相对较低，这较大地影响了基础设施的得分，导致基础设施的综合得分只有 11.84。

4. 二级指标均值分析

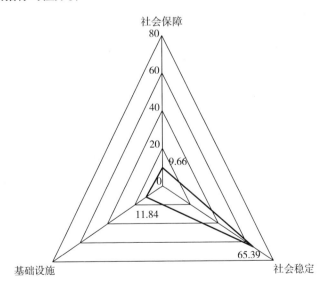

图7　城市健康生活公共服务评价指标均值

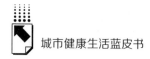

这里涉及的二级指标主要有社会保障、社会稳定和基础设施三个指标，对于这三个指标所包括的各子指标进行标准化并根据权重计算出综合得分，再对289个地级以上城市求取平均得分。

由图7可以得出，社会稳定的平均得分为65.39，基础设施和社会保障的均值分别为11.84和9.66，其中社会稳定的均值最高，但是我国目前经济发展不平衡、贫困普遍存在、贫富差距加大、就业压力不断增加、社会焦虑等问题普遍存在，这一系列问题都严重威胁着社会稳定，影响居民健康生活水平的提高。此外，社会稳定在健康生活公共服务中占有较大权重，对健康生活公共服务评价有较大影响。而社会保障的平均得分是最低的，又是社会成员生存发展的最基本条件，在健康生活公共服务中所占比重最大，其权重为0.471，因此对健康生活公共服务评价的总得分影响也最大，使得公共服务评价综合得分仅有26.13，处于较低的水平。

（二）地区差距分析

为了分析各级指标的地区差距，根据二八定律，先将指标从低到高排序，然后计算前20%城市的总值占所有指标汇总值的百分比，逐一进行分析，比值越大，表明地区差距越小。

表9　城市健康生活公共服务评价指标差距系数

单位:%

二级指标	差距系数	三级指标	差距系数
A 社会保障	4.39	A1 城市养老保险覆盖率	4.23
		A2 城市医疗保险覆盖率	3.95
		A3 城市失业保险覆盖率	3.26
B 社会稳定	16.85	B1 城市登记失业率	16.12
		B2 在岗人均工资	15.59
C 基础设施	8.87	C1 人均拥有铺装道路面积	7.74
		C2 城市维护建设资金占 GDP 的比重	2.48
		C3 每万人拥有公共汽车辆	5.77
		C4 每万人地铁里程	0.00
		C5 每万人建成区面积	9.06

如表9所示，在社会保障指标中，城市养老保险覆盖率的差距系数为4.23%，差距系数最大。其次是城市医疗保险覆盖率，差距系数为3.95%。差距系数最小的是城市失业保险覆盖率，为3.26%。由于指标得分排序为从低到高，因此前20%的城市即前58位的城市得分是较低城市得分。同时也说明差距系数越大，反映的地区差距越小。所以在3个指标中城市养老保险覆盖率的地区差距最小，城市医疗保险覆盖率次之，城市失业保险覆盖率的地区差距最大，但3个指标的差距系数均在10%以内，可见社会保障中的各个指标的地区差距是较大的。

在社会稳定指标中，城市登记失业率的差距系数最大，为16.12%。其次是在岗人均工资，差距系数为15.59%。由此得出，在社会稳定的2个指标中，城市登记失业率的地区差距最小，在岗人均工资地区差距相对较大，2个指标的差距系数均在10%以上，表明地区之间的差距相对社会保障中的各项指标的差距有所减小。

在基础设施的5个指标中，差距系数最大的是每万人建成区面积，为9.06%。其次是人均拥有铺装道路面积，差距系数为7.74%。位居第三的是每万人拥有公共汽车辆，差距系数为5.77%。第四位是差距系数为2.48%的城市维护建设资金占GDP的比重，差距系数最小的是每万人地铁里程，差距系数为0。由此可见，在基础设施指标中，地区差距最小的是每万人建成区面积，其次是人均拥有铺装道路面积，再次是每万人拥有公共汽车辆，然后是城市维护建设资金占GDP的比重，地区差距最大的是每万人地铁里程。地铁的建设受城市经济发展水平、城市拥挤程度以及城市地质等因素的影响，导致我国拥有地铁的城市多是经济发达、人口拥挤的大城市，中小城市中几乎不存在地铁，这就造成每万人地铁里程的较大地区差距。此外，基础设施中的5个指标的地区差距系数均在10%以下，可见我国健康生活公共服务中基础设施中的各个指标的地区差距较大。

在城市健康生活公共服务评价包括的3个二级指标中（即社会保障、社会稳定和基础设施），社会保障的差距系数为4.39%，社会稳定的差距系数为16.85%，基础设施的差距系数为8.87%。因此，地区差距最大的是社会保障，其次是基础设施，地区差距最小的是社会稳定。我国是一个多民族的国家，而且地区经济发展不均衡，这对社会保障造成很大影响，同时导致社会保障存在较大的地区差距。虽然 3 个指标的地区差距系数存在差异，但 3 个指标的差距系数均在 20% 以内，整体来看 3 个指标的地区差距是较大的。

（三）城市健康生活公共服务评价后50城市分析

与城市健康生活公共服务评价的前 50 强城市相对应，对健康生活公共服务评价得分排名后 50 名城市进行分析。其包括从第 240 名的广安市到第 289 名的怀化市，这 50 个城市的健康生活公共服务水平的平均得分为 19.87。其中有 31 个城市高于平均得分，所占比例为 62%，19 个城市的得分低于平均得分。在 50 个城市中，除排名最后的怀化市与第一位的广安市存在 7.61 的较大差距外，其他城市的得分相差不大。由此可见，健康生活公共服务发展较为落后的城市，整体发展水平基本相差不多。而在前 50 强的城市中，健康生活公共服务仅在水平较高的城市之间就存在较大差距，最高水平城市与最低水平城市差距更大，发展表现出不均衡。

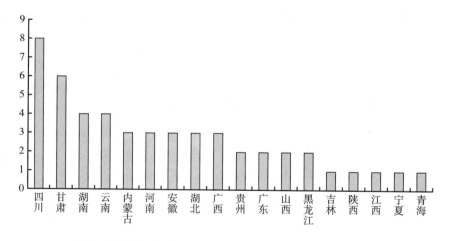

图 8　城市健康生活公共服务评价后 50 名城市的分省份分布

在城市健康生活公共服务评价后 50 名城市中，如图 8 所示，50 个城市共分布在 18 个省份中。其中有 17 个省份位于中部和西部地区，占比为 94.44%，可见后 50 名城市中大多分布在经济欠发达的中、西部地区，与前 50 强城市大多分布在东部经济稍发达地区形成鲜明对比。同时也反映出，健康生活公共服务水平与经济发展程度有一定的关联，经济水平较高地区的公共服务水平相对较好；经济水平较落后的地区，健康生活公共服务水平也相对较低。其中广安市、资阳市、自贡市等 8 个城市辖属于四川省，占比为 16%，平均得分为 19.85，比后 50 名城市的平均得分低 0.02。其次甘肃省有酒泉市、天水市等 6 个城市位于后 50 名城市中，占后 50 名城市总数的 12%，平均得分为 19.76，比平均得分低 0.11。湖南省和云南省均有 4 个城市处于后 50 名城市中，平均得分分别为 18.71 和 20.29，湖南省平均得分低于后 50 名的平均分 1.16，云南省的平均分则高于平均分 0.42。

河南省、安徽省、湖北省、内蒙古自治区及广西壮族自治区均有 3 个城市位于后 50 名之中，贵州省、广东省、山西省和黑龙江省分别有 2 个城市处于后 50 名中，陕西省、吉林省、江西省、宁夏回族自治区以及青海省分别有 1 个城市位于后 50 名。其余北京市、天津市、河北省、辽宁省、上海市、江苏省、浙江省、福建省、山东省、海南省、重庆市、西藏自治区和新疆维吾尔自治区共 13 个省份均未有城市位于其中。可见，后 50 名城市的健康生活公共服务水平相互之间差距不大，但总体水平较低，具有较大的发展空间。

表 10   城市健康生活公共服务评价后 50 名城市地区分布

地区分类	省份	城市	平均得分
东部	广东省	潮州、揭阳 2 个城市	20.96
中部	湖南、河南、安徽、湖北、山西、黑龙江、吉林、江西	益阳、亳州、白山、咸宁、商丘、怀化等 19 个城市	19.53
西部	四川、甘肃、云南、内蒙古、广西、贵州、陕西、宁夏、青海	酒泉、天水、广安、六盘水、资阳、怀化等 29 个城市	20.02

可以看出，在城市健康生活公共服务评价较为落后的后 50 名城市中，有 29 个城市位于西部，占比为 58%，19 个城市位于中部地区，占比为 38%，只有 2 个城市位于东部，占比为 4%。而位于中部地区的 19 个城市的平均得分为 19.53，低于平均得分 0.34，低于东部地区的 1.43 和西部地区的 0.49。在西部地区的 29 个城市中，有 8 个城市辖属于四川省，6 个城市辖属于甘肃省。西部地区城市居民健康生活公共服务发展相对滞后，城市居民的健康生活质量与东、中部地区存在较大差距，尚不能满足居民对健康生活的需求。

B.4
城市健康生活环境评价

一 环境的界定

环境是以人为主体，由人与其他生物和非生物所构成的生态系统。人体与其周围环境中的物质进行着交换，以维持正常的生理、生化、代谢功能，进行正常的生长、发育和繁衍后代。人类开发自然资源，从环境中获得物质和能量来进行生活活动，最后又以消费的形式将废物归还环境。这样构成了一个物种庞大复杂、资源多种多样、各界联系紧密的具有综合性、调节性和适应性的人类环境。人类环境一般分为自然环境和社会环境。自然环境是指环绕在我们周围的自然界，也可以说是没有经过人为的后天改造，依照原始面貌存在的天然环境。它由大气圈、水圈、土圈、岩石圈和生物圈这五大圈组成。社会环境是指人工环境和各种社会关系形成的环境的总和。它以自然环境为基础，经过人为的加工创造，使之成为更适合人类生存和发展的环境。此外，它还包括经济、文化、体制和人际关系等。

在城市形成和发展的初期，城市还保持着天然环境的原始状态，有极地苔原、了无人烟的荒漠高原、原始森林和冰天雪地。随后，由于人类发展的进步以及社会生产力的发展和人类活动范围的不断扩大，人类开始改造原有的自然环境，原生环境日趋缩小，使得现有的人工环境取代了部分原有的自然环境。例如，现在的密集林立的高楼、便利的海陆空交通、娱乐休闲的公园等，使得城市原来的自然面貌发生了的巨大的变化，形成现在我们所生活的功能较为齐全、结构相当复杂的人工化环境。在城市逐渐成形之际，人们开始提出城市环境这个概念。综合来说，城市环境概念有广义和狭义两个方面，其中海热提·涂尔逊提出广义的环境是指自然环境（生态环境）、社会环境和经济环境的统一体，狭义的环境则指自然环境和社会环境综合作用下的人工环境。所以，具体的城市环境是以人为主体，其他非人为因素起主导作用的开放性系统。它具有组成复杂、生态脆弱、资源性与价值性和密集性的特点。组成复杂是指城市环境包括社会关系、人工结构、经济资源等多个方面，与自然环境相比要复杂得多。生态脆弱是指城市的生产者同时又是消费者，我们无时无刻不在消耗着这个城市的资源，人类较强的依赖性使得城市的自动调节和处理能力相对较弱，使城市处于生态脆弱的状态。资源性与价值性是指城市环境中的每一个因素对城市本身来说都是一种资源，它们使城市变得有价值，为人类提供物质产品和精神服务等。密集性是指城市发展到现在这种程度，已经表现出密集性这个特点，比如城市人口的密集、建筑物的密集、交通的密集以及资源消耗的密集等。城市的过度发展和过度膨胀会导致地域环境和城市内部环境的恶化。城市环境质量好坏也会直接或间接地影响城市居民的生产和生活活动。

《国家环境保护"十三五"环境与健康工作规划》中指出环境与健康是一个复杂的科学问题，也是一个关注度极高的、敏感的社会问题，事关社会和谐稳定、国家长治久安和民族生存繁衍。全力推进环境与健康工作，把环境健康风险控制在可接受水平，将其作为推动环境保护事业发展的新动力，对促进健康中国建设、生态文明建设具有重要意义。

二 环境是居民健康生活的重要基础

《"健康中国2030"规划纲要》中提到加强影响健康的环境问题治理。特别是要把提高环境质量作为核心任务，开展大气、水、土壤、噪声、生物的污染与防治工作。除此之外，还要推进防护和控制并重，在环境保护制度方面更加严格，使影响广大人民群众身体以及心理健康的环境问题得到解决。把重点放在工业污染方面，工业污染源达标排放计划继续实施，实施许可管理、自行监测、信息公开等一系列措施。对于高污染、高环境风险的工艺、设备与产品应加速淘汰。把污染企业集聚起来进行专项治理。特别要以钢铁、水泥、石化等行业为重点，进行改造。在环境与健康的监测、调查和风险评估方面，要逐步加强。重点区域、重点企业的监测系统要更加全面，以确保改善居民环境。

国内外对环境与健康的研究成果已十分丰富，这些科研成果和已制定的标准对开展环境与健康管理工作和组织重大科研课题具有重要的参考作用。1973年罗扎卡在其专著《生态心理学：重建地球，治愈心灵》中，认为人类的精神健康、行为特征与环境和自然之间的关系密切，人类在治愈地球的同时，也可以医治自己的心灵。美国威斯康星大学医学院拉塞尔博士认为，人口的健康问题不仅仅包括疾病，还应包括社会福利、生活环境、人体机能，以此提出了全新的人口健康理念。并以这种理念为理论基础，建立了关于人口健康的信息学，用于研究生活环境与人口身体健康水平、环境健康的数据库管理、构建完整的健康信息系统等，一并组成了环境健康信息系统。人体健康与环境息息相关，良好的环境能带来身体上的舒适和心理上的愉悦，健康的身体和心理能够更有效地保护生态环境，生态文明的建设有助于人民健康，人民健康也能够更好地促进生态文明建设。

（一）环境卫生学理论

环境卫生学是研究自然环境和生活环境与人群健康关系的科学。它以人类自身和环境为研究主体，揭示环境与人体健康之间相互影响、相互作用、相互依赖的关系，环境卫生学研究环境中的物理、化学、生物等诸多因素与人体生理健康、心理健康以及生活舒适度之间的关系。一方面主要研究环境污染对人体产生的不利影响以及相关的预防措施，具体包括环境污染物伤害人体的传导途径，筛选环境中的致病因素和致病条件。因此，它是预防医学的一个重要分支学科，即揭示环境对人体的作用机制、影响规律，以便人类利用有益的环境因素和远离有害的环境因素来保持健康。另一方面它揭示经济社会发展与环境保护之间相互作用、相互影响的关系，经济的发展不能以牺牲环境为代价，要转变粗放型的经济发展模式，经济和环境要共同发展，做到"既要金山银山，也要绿水青山"。所以，它又是环境学里不可或缺的一部分。因而可以说，环境卫生学是一门重要的学科，它承载着人类健康的使命，对环境卫生学的这一学科的深入研究尤为必要。环境卫生学的两部分内容包括城市规划卫生理论和城镇功能分区理论。城市规划卫生理论中的居住区的环境卫生学有相关要求，包括应选择城市中环境适宜、风景优美、日照充足和干净卫生的地段作为居住区用地，并保证生活区有充足的绿地等。近年来，国外专家提出"不良建筑综合症"（SBS），也被叫作病态建筑物综合症，是指建筑物内由于通透性差，建筑物内生活或工作的人群产生一系列的自觉症状，还有比如温湿度、透光性、声音强度、化学污染等等因素引起。这也和城市规划卫生理论中关于居住区用地的选择相当一致。

环境卫生学关于这些方面的研究正说明了居住区环境质量的优劣直接影响到居民的健康，也进一步阐明了环境能对人的生理健康造成的影响。

（二）环境心理学理论

环境心理学是研究自然环境和生活环境与人的心理和行为之间作用关系的一门学科。我们这里所说的环境主要是指物理环境，包括季节气候、噪声、温度、色彩、个人空间、空气质量等。在远古时期，中国、希腊等国家就已形成了这种关于环境与心理健康的认识，特别是我国古代的园林建筑，体现了观赏绿色植物与水体等自然环境能缓解精神压力、改善生活质量的思想。随着时间的推移，许多关于类似环境生理学的理论涌现出来，例如威廉斯·詹姆士于1890年提出专心注视的概念，他认为外界的干扰会对人的精神以及注意力集中带来影响，在外界环境干扰的情况下努力集中注意力易产生疲劳。这个认识构成了当代环境心理学的基础理论之一。1968年美国心理学家罗杰·巴克出版了《生态心理学》，使生态心理学成为当代心理学的一个新课题。生态心理学将个体心理成长和外界环境相结合，对生态环境给人们带来的影响进行研究，认为二者相互调适、同步改变，才能收到长远和稳定的效果，也进一步从人类自身精神健康的角度呼吁保护生态环境，提倡人们用正确的观念去处理生态问题，从根本上缓解出现的生态危机，努力做到人与自然的和谐相处。现代研究也表明，绿色的环境能够减少人体的肾上腺素分泌，使人产生凉爽、清新的感觉，使人心理上感到平静和舒适。也有科学实验验证，当绿色对光的反射率达到一定程度时，就可以吸收阳光中对眼睛产生的紫外线，能够使人体的眼疲劳在较短的时间内得到缓解，有利于健康。国外也有研究表明，森林环境可以促进人体血液的循环，进而影响人体细胞的活动，能够镇定神经，消除焦虑、烦躁、抑郁等心理的负面影响，从而改善人体的心理和生理状态。

对环境心理学的研究正说明了环境健康对居民心理健康的重要作用。生理和心理健康是健康生活的基础，没有健康的身体就谈不上健康的生活，所以健康的城市环境是居民健康生活的重要基础。

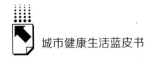

（三）自然环境与居民健康生活

根据人们的普遍认识，我们将以树林、水体、草地、青山为主的环境称为自然环境，以区别于人工环境。随着现代社会的发展，我们也认为现代城市里的公园、绿地、森林、草地、青山是自然环境。国内外的相关研究都表明自然环境相对城市环境对人体的健康具有更为明显的促进作用。其中最著名的是康普兰夫妇的"注意力恢复理论"和罗杰·乌尔里希的"压力痊愈理论"。

注意力恢复理论认为一个人集中注意力的时间是有限的，注意力会随着我们专注时间的延长而逐步减弱，最后注意力的集中会产生困难，进而产生情绪激动、失控等，在工作中出现失误。有些需要高度集中注意力的危险行业，若产生注意力不集中、不良情绪等类似的精神疲劳，对人体会是致命的伤害。另外，他们指出，人类的生活始于自然环境，所以人类天生就有和自然结合的倾向，即对自然环境有一种天生的向往，人类对于自然的这种选择性偏好，使得我们对于自然环境的关注不需要用努力去实现，从而，自然环境对人们缓解和恢复精神疲劳具有明显效果。

压力的产生机理是指所处环境的要求目标与自身应对能力不匹配，从而使身体和心理产生一种紧张感，最终这种感觉会表现出不可控制的生理和心理反应。罗杰·乌尔里希针对压力产生特点，提出了"压力痊愈理论"，他认为当人们处于自然风景区、公园绿地等安静平和的自然环境中时，或者观看自然风光与森林水体等与自然环境相关的视频书籍资料，人们的身体反应会更加舒适、情绪反应会更加平和，从而对注意力的放松产生积极的促进作用，压力也随之减弱。相反的，人工建造环境不利于压力的释放。因此，罗杰·乌尔里希认为痊愈效果可通过压力的减少来实现。"压力痊愈理论"主要论述了自然环境能够更有效地缓解压力，成为环境与人体健康关系里重要的理论依据。当代关于自然环境与人体健康之间关系的研究主要是以这两个理论为基础。国内外众多学者的研究表明，人们日常生活环境中的公共绿地面积、公园数量、城市自然景观建设与人们的健康之间存在着明显的正相关关系，自然环境对人们的心理和生理有着积极的促进作用，潜在地为人们提供正能量，在针对精神压力的治疗方面也较为有效。

现代城市生活节奏的加快、社会竞争压力的增大以及现代城市环境越来越远离自然环境，导致现代人长时间高强度工作，缺少必需的运动以及与自然环境的接触，进而越来越频繁地出现肥胖、癌症、心血管疾病、精神疾病等。国外已有许多关于自然环境与人体身心健康绩效的研究成果，综合起来结论有以下几个方面：被改造的现代城市自然环境越来越多地融入了人工环境，以城市公共绿地为主体的城市自然环境是居民日常生活最容易接触到自然的场所，所以城市自然环境是缓解当代人群紧绷的精神和长久疲劳的重要资源，同时自然环境也能改善城市的生态问题，创造更为宜居的生活环境。

（四）人工环境与居民健康生活

人工环境是指由于人类发展进步以及生产力发展的综合作用而形成的区别于自然环境的空间环境，它包括由人类创造出来的物质产品和精神产品以及人类社会发展过程中形成的各种各样的关系，这种包含各种各样关系的人工环境也被称为社会环境。这种人为加工形成的生活环境，包括住宅的设计和配套、公共服务设施、交通、电话、供水、供气、绿化面积等。汉考克提出了城市生态系统健康的六个不同的范畴中人工环境的质量包括住房质量、交通、污水排放和水供应、道路和公共交通系统、公园和娱乐设施和其他文明设施。

对于越来越脱离自然环境的城市来说，人工环境是其环境的重要组成部分，我们现代生活也越来越依赖于这种人工环境。近年来，我国经济高速发展，人们的生活水平也得到了空前的提高，人们对于生活环境的质量要求也越来越高，而人居环境作为人工环境的主要标志、作为人们生活最为密切的空间、作为人们赖以生存的基础，也显得尤为重要，这就要求建立一个良好的人居环境。例如住房质量、交通、水供应保障居民基本的生活需求，污水排放、公共服务设施为居民营造良好的生活环境，公园、游乐设施是居民休闲娱乐的好去处。这些都是实现健康城市的重要部分。从根本上来说，建立良好的人工环境需要统筹人口、经济和资源环境之间的关系，建立适宜居住的可持续的人工环境，努力做到城中有园、园中有城，使人们在利用经济发展带来便利的同时，也能享受与大自然和谐相处而带来的健康持续的生活。

良好的生态环境质量和高效的资源利用是城市健康发展的重要基础，也是实现健康城市的重要途径。提高水、土地等资源能源的利用率，加强生活污水、生活垃圾、工业固体废物等的集中处理和回收利用，减少各种污染的排放并提高空气、水等环境质量，有助于获得更清洁健康的城市环境，从而使居民获得更加健康舒适的生活环境，提高生活质量。

三 城市健康生活环境评价的意义

国内外关于城市环境健康评价的研究不少，但从居民角度出发的环境健康评价并不多，本文的评价立足于居民。在研究对象上，包括全国 289 个城市，在研究方法上运用多种方法进行评价，对发现城市建设中存在的问题从而加强环境基础设施建设、为城市制定相关环境政策提供参考依据、提升居民生活工作舒适度、维护社会稳定方面具有一定的意义。

第一，有助于加强环境保护基础设施建设。环境保护基础设施伴随城市而生，与城市发展相辅相成、相互促进，是城市发展的基础和必备条件，也是一个城市发展的能量之源，为城市各方面的发展增添后劲，如果建设滞后，将成为制约发展的一个关键因素。现代发展过度追求城市发展速度，忽略了居民生活环境，是现代城市发展的通病。通过对城市环境健康的评价，可以发现每个城市在发展过程中忽略掉的重要东西，可以在环境评价的基础上，对城市环境的承受能力做一个初步的估算，在城市建设中参考估算结果，采取有效的控制措施和解决方法，将城市建设中对环境的影响降到最低，在城市的承受范围内推进城市的发展。加强环境保护基础设施建设是时代的要求和环保工作进步的象征，是为了适应城市现代化发展和可持续发展的需要。环保基础设施的建设能够美化环境，增强城市的集聚和辐射效应，保障了城市的投资环境，从而提升城市的运行效率，从各方面来为居民创造一个更加适宜的生活和工作环境。

第二，为城市制定相关环境政策和环境保护措施提供参考依据。环境政策和环境保护措施是提供给环境管理系统的行动准则，它的制定是个考量面巨大的工作，也是耗费政府人力、物力、财力的重要方面。通过对 289 个城市的环境健康进行评价，可以对比出各个城市的优势和不足。利用 50 强城市的环境数据和环境发展水平，可以为其他城市政府制定相关环境政策提供大量数据上的支持以及理论上的依据，在一定程度上可以减少相关工作量、提高政府工作效率，更快更好地实现改善城市生活环境。

第三，提高居民工作生活舒适度，维护社会稳定。舒适的生活环境不应该仅仅包括经济上的满足，更包括人们身体和心理的舒适。环境卫生学和环境心理学理论正是说明了良好的环境对居民健康生活的重要性。稳定的社会也不应该仅仅包括经济的高速发展，还应该包括人与自然的和谐相处，只有在良好的环境中人们才能生活舒适，积极工作。通过城市环境健康评价，发现城市发展中存在的环境问题，为进一步建设城市提供依据，为居民创造更加美好的环境，这对于维护社会稳定具有重要意义。

四　评价指标体系构建与数据选取

（一）城市健康生活环境评价体系

近年来，对人居环境评价指标体系和方法的研究越来越多，包括机构组织、专家学者等研究成果丰富，但目前还没有形成一个固定统一的标准。根据大量的文献查询结果，对已有的研究成果进行汇总，我们选取的具有代表性的评价指标体系有以下几种（见表1）。

（1）WHO（世界卫生组织）城市评价指标体系中环境评价指标包括空气污染、水质、生活垃圾处理率、绿地面积、工业废气点处理、运动休闲设施、行人专用区、自行人道、公共交通可及性、公共交通覆盖范围、生活空间。

（2）国家卫生城市评价指标体系里环境水平评价指标包括生活垃圾无害化处理率、生活污水集中处理率、建成区绿化覆盖率、城中村环境综合整治、水质、"四害"密度、城市道路亮化率。

（3）建设部中国人居环境奖参考指标体系包括13个定量指标和32个定性指标。其中定量指标包括：城市人均住宅建筑面积、城市燃气普及率、采暖地区集中供热普及率、城市供水普及率、城市污水集中处理率、城市污水处理回用率、城市人均拥有道路面积、城市万人拥有公共交通车辆、城市绿化覆盖率、城市绿地率、城市人均公共绿地面积、城市中心区人均公共绿地面积、城市垃圾粪便无害化处理率。

（4）北京国际城市发展研究院中国城市生活质量评价体系。在2005年对100个城市生活质量进行评价，正式编制了"中国城市生活质量（CQOL）指数"，从衣、食、住、行、生、老、病、死、安、居、乐、业12个方向构建了相对全面的生活质量评价体系，对全国287个地级及地级以上城市的居民收入、消费结构、居住质量、交通状况、教育投入、社会保障、医疗卫生、生命健康、公共安全、人居环境、文化休闲、就业概率等12项评估子系统进行了量化分析。其中，人居环境子系统选用人均绿地面积和生活垃圾无害化处理率为核心指标。

（5）中国社会科学院发布的"公共服务蓝皮书"，关于城市环境健康这一块内容，选用了5个二级指标，包括财政收入、大气环境、水环境、市容环境、满意度。其中，大气环境包括可吸入颗粒物日均值、空气质量适宜指数、问卷形式的空气质量调查表；水环境包括城镇生活污水处理率、工业废水排放达标率；市容环境包括工业固体废物综合利用率、人均绿地面积、生活垃圾无害化处理率以及街道景观的问卷调查；满意度常用问卷调查的方式。

（6）中国社会科学院发布的"城市蓝皮书"，健康环境这部分内容选用了环境质量、生态绿地、资源利用这三个二级指标。其中，环境质量包括空气质量（API）达到和优于二级天数、城镇生活污水集中处理率、工业废水排放达标率；生态绿地包括人均公共绿地面积、建成区绿化覆盖率；资源利用包括生活垃圾无害化处理率、工业固体废物综合利用率。

我国学者具有代表性的研究成果绘制如表1所示。

表1　国内学者采用的环境健康评价指标

作者	论文	指标
宁越敏、查志强	《大都市人居环境评价和优化研究——以上海市为例》	总悬浮微粒、SO$_2$浓度、城市污水处理率、工业废水处理率、绿化覆盖率、人均公共绿地面积、环保资金占GDP比重
刘颂、刘滨谊	《城市人居环境可持续发展评价指标体系研究》	人均公共绿地、绿地覆盖率、地表水有机污染物A值、大气SO$_2$浓度、噪声达标率覆盖率、生活垃圾无害化处理率、城市生活污水处理率
李雪铭、姜斌	《城市人居环境可持续发展评价研究——以大连市为例》	人均公共绿地面积、污水处理率、区域环境噪声平均值
叶长盛、董玉祥	《广州市人居环境可持续发展水平综合评价》	建成区绿地覆盖率、市区人均公共绿地、市区烟尘控制区覆盖率、噪声控制区覆盖率、工业废水处理率、工业废渣综合利用率、工业废气处理率

续表

作者	论文	指标
周媛	《长春市城市遥感评价研究》	土地利用变化速度、森林覆盖率、林地面积比例;人工环境包括二氧化硫含量、总悬浮颗粒含量、一氧化碳含量、氮化物含量、城市人口比例、人口自然增长率、农民人均收入、科技进步贡献率、专业技术人才比例
周志田	《中国适宜人居城市研究与评价》	人均园林绿地面积、绿化覆盖率、城市生态盈余
胡武贤、杨万柱	《中等城市人居环境评价研究——以常德市为例》	建成区绿色覆盖率、人均公共绿地面积、道路清扫保洁面积、污水处理率、生活垃圾无害化处理率、工业废渣综合利用率、工业废水排放达标率、空气中 TSP 量、空气中 SO_2 含量、空气中 NO_2 含量
贾向琳	《居住区生态环境评价指标体系研究》	空气污染指数、饮用水水质、地表水水质、昼夜声环境、日照时数、人均绿地面积;人工建设系统指标包括土地、能源、水设施、交通、通信
曹新向、苗长虹	《休闲城市评价指标体系及其实证研究》	城市气候环境舒适度、城市大气环境质量优良率、城市环境噪声达标区覆盖率、城市生活垃圾无害化处理率、城市工业废水排放达标率、城市人均公共绿地面积、建成区绿化覆盖率
高航、李雪铭	《休闲城市人居环境评价研究》	人均公共绿地面积、建成区绿化覆盖率、空气质量达到二级以上天数占全年比重、人均居住面积、城市建设用地占市区面积比重
胡炜	《城市环境健康风险因素指标体系研究》	全年空气质量良好天数的比率、大气 TSP 平均值、城市水域功能区水质达标率、生活垃圾分类处理率、垃圾日常日清率、道路清扫保洁率、城市生活污水集中处理率、城市环境噪声平均值、交通干线噪声平均值、区域内工业固体废物综合利用率、区域内工业废水处理率、危险物处置率、汽车尾气达标排放率、人均公共绿地面积
刘承水	《基于二维向量结构指标体系的北京城市评价》	全年空气质量优良天数占比、二氧化硫浓度、二氧化氮浓度、可吸入颗粒物浓度、主要污染物排放总量削减比率、集中式饮用水源地水质达标率、城市水环境功能区水质达标率、区域环境噪声平均值、噪声达标区覆盖率、城市人均绿地面积、绿地率、林荫路推广率、城市人均公园绿地面积、万人拥有城市公园指数、绿化覆盖面积中乔、灌木所占比例、公园绿地服务半径覆盖率、公园绿地规范化率、公园绿地养护达标率、生活垃圾无害化处理率

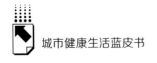

（二）城市健康生活环境评价指标体系构成

人要生存，需要呼吸空气，喝洁净的水，吃安全的食物，与外界进行物质和能量的交换，所以人类一刻也离不了这些赖以生存的要素。影响环境健康的因素有很多种，一方面是城市发展初期原有的环境条件，另一方面是城市发展过程中逐渐形成的环境条件。这两者共同作用，构成我们现有的生活环境。良好的自然以及人工环境是我们健康生存的保障。城市环境健康评价指标的选择应遵循科学性原则、系统性原则、可操作性原则和导向性原则，根据对居民健康生活的影响作用，借鉴国内外文献关于环境健康评价指标的研究和数据的可获得性，建立一个由 3 个二级指标和 8 个三级指标构成的城市健康生活环境评价指标体系，各项指标解释如下。

1. 城市生态环境质量

城市生态环境是指在原来自然环境的基础上，经过后期的改造，加入了人工环境之后，形成的适宜于人类生存和发展的环境。生态环境质量是健康环境的一个重要部分，也是促进居民身心健康、陶冶道德情操、保障城市安全的一个重要因素。园林绿地和公园是城市生态环境最为重要的一部分。另外，市容市貌也是城市生态环境的重要表现。我们从这两方面来论述城市生态环境质量对居民健康生活的重要影响。

其一，园林绿地和公园吸收有害物质，净化土壤、水和空气，保护城市环境。绿色植物不仅可以吸收土壤中的某些有害物质，吸附空气中的某些有害气体和粉尘，还可以吸收空气中的二氧化碳，向空气中释放氧气。因此，绿色植物对空气、水、土壤中的污染物的清理作用是非常重要的。其二，园林绿地和公园可以调节和改善小气候。园林绿地和公园植物可以蒸腾水分、吸收热量、遮蔽阳光、产生荫凉的环境。通过叶片的蒸腾作用产生增温和降温效应，缓解干岛和热岛效应。正是这个原因，在炎热的夏季，我们在森林、公园或者绿地行走时，会感觉比较凉爽。另外，园林绿地和公园还可以减排增汇、节能降耗和涵养水源、防风固沙等，为我们营造出一个城市的宜居环境，居民在这样的环境中身心愉悦，提升生活和工作质量。其三，园林绿地和公园可以美化环境。城市园林绿地建设是以保护生态、提高居民生活质量为出发点，来维护和保持城市的生态平衡，形成城中有园，园中有城的景致，适应了城市的需要，顺应了当代人的需求，提升居民幸福指数，达到人居和谐。

市容环境是城市形象的基础表现，它一定程度上代表了城市的整体外观形象，反映了城市的经济发展水平，是城市发展繁荣的基础。它也是营造居民健康生活的一个重要方面。其一，市容环境与居民生活习惯息息相关。良好的市容环境可以为居民提供一个适宜的生活和工作环境，生活在良好市容环境里的居民会更加注重自己的素质，与城市格调相一致，所以良好的市容环境可以间接提升城市居民素养，使城市居民更健康地生活。其二，良好的市容环境可以增强城市竞争力。市容环境是一个城市的形象表征，良好的市容环境可以为城市增彩，从而进一步优化城市居民的生活，提升城市的整体竞争力。良好的市容环境是城市经济社会发展不可或缺的重要支撑和基础条件，也是创造适宜居民的生活和工作环境的基本前提。

2. 城市污染治理状况

污染治理是健康环境的一个部分，也是直接影响居民健康生活的一个重要因素。城市良好的污染治理系统是保障居民健康生活的基础，相反的，如果没有一个可靠的污染治理系统，我们呼吸着有毒的气体，喝着不洁净的水等，生命安全也无法得到保障。从大的方面来说，我们面临的环境问题主要包括大气、水、土壤、噪声以及辐射。

其一，大气环境与人体健康关系密切。第九届中国环境与健康宣传周上举办的 2016 国家环境与健康研讨会，北京大学公共卫生学院研究员吴少伟在会上说，研究发现，空气污染短期（几天）内会导致人的血压升高、心率异常，发生急性心梗、中风等心血管急性疾病，还有因心血管疾病入院，甚至死亡等；长期处于空气污染中，会导致心血管疾病发病，甚至死亡，动脉粥样硬化、高血压等。城市发展到现在的程度，完全洁净的大气环境是不存在的，当大气环境中污染物的浓度不是很高时，一般情况下不会对人体造成突发的伤害，但长时间处于这种大气污染的环境中，会对身体造成不可逆转的伤害。比如，医学上大量资料都显示，大部分的慢性呼吸系统疾病或者有关呼吸疾病的反复都与大气环境的污染有密切关系，浓度不高的大气污染物也会对支气管产生刺激作用，使呼吸道的抵抗力降低，使人体呼吸能力减弱，最终引发各种呼吸道疾病。有数据显示，近年来，我国城市居民肺癌的发病率较前几年有明显的增加，且城市居民发病率高于郊区居民的发病率。这些都是大气污染长时间作用于人体造成的。另外在某些特殊的情况下，比如化工厂在生产的过程中发生有害气体泄漏事故，会使周围大气环境中有害气体的浓度迅速增加，当人们吸入浓度较高的有毒气体时，就会引起急性中毒，轻则需要在医院进行救治，重则危及生命。我们的生活一刻也离不开空气，对于城市健康来说，大气污染治理刻不容缓。

其二，水环境对人体健康至关重要。我国是人口大国，人口密集以及工业的快速发展，每天都有无法估量的生活废水和工业废水产生，造成河流的污染。有数据显示，国内有大部分的河段不能给人们作为饮用水。除了废水之外，产生越来越多的生产废料，这些废料被随意排入水体中，会使水体受到污染。通过饮水或者食物链，可以危害人和动物的健康。农业用水污染可以造成土壤质量下降，产出农作物有害物质积累，进而对人体造成伤害；工业水质污染后会增加处理成本，使工业企业效率降低，影响城市经济发展，进而影响居民生活质量；生活污水的任意排放，会导致水体富营养化，一方面影响城市供水，另一方面造成藻类大量繁殖，形成藻类毒素，造成城市居民流行病的爆发。水是我们赖以生存的源泉，没有洁净的水更谈不上健康的生活，水污染治理也是城市健康建设的重要方面。

其三，土壤环境与人体健康密不可分。土壤为人类提供粮食，是人类生产和生活中不可替代的自然资源，人类的生存和健康依附于土壤的质量。20世纪中叶以来，首先，人口的迅速增长，对粮食的需求量越来越大，造成了对土壤的开发强度不断增强，农药和化肥等各种化工制品投入增加。其次，工业的迅速发展，污水、固体废弃物排放量也急剧增加，导致土壤的污染也越来越严重。土壤污染是指由于生产活动产生的有毒、有害物质进入土壤，当这些有害物质达到一定的浓度，超过了土壤的承受能力，会导致土壤性质恶化，出现生理功能失调，从而对农作物和人体造成伤害的一种现象。我们日常生活吃的很多食物，包括蔬菜、水果等大部分都是依靠土壤种植出来的，若土壤遭到污染，轻则导致农作物减产，重则农产品品质降低，积累毒素，使用后对人体造成伤害。最后，土壤和水、大气等密切相关，土壤的污染会导致地下水和地表水污染，影响大气环境质量，进而危害人体健康。土壤污染治理也应成为城市健康建设的重点。

其四，声环境与人体健康息息相关。耳朵是声音的接收器，人类的生活和工作环境中充斥着各种各样的声音，有些是美妙的音乐声，能够舒缓人体的神经，使人们感到愉悦，有的是机器的轰鸣声、人群的嘈杂声，使人们感到厌烦和沮丧，更大强度的声音还可能造成听觉神经或者人体其他器官的受损。《心理学前沿》上有提到，纤维肌痛症患者听十分钟喜欢的音乐，每分钟少于120节拍，就能减少疼痛感。也有研究表明，特定的古典音乐能够促进人体多巴胺分泌，使人产生愉悦感。好的声音能够舒缓心理，带来健康。在高速发展的现代社会，噪声更是充斥着我们的生活，一般强度的噪声会影响人们的睡眠质量，即使是在睡眠状态，也会对听觉产生刺激，从而出现多梦、容易惊醒、疲惫等睡眠质量下降的现象。睡眠质量会直接影响我们的工作学习效率；还会分散人的注意力，使人们反应变得迟钝，容易产生疲劳感，特别是在需要高度集中注意力的岗位，如果遭受噪声影响，差错率上升，产生的后果可能是致命的；噪声还会混淆人的听觉，比如公路上的车辆行驶信号遭受混淆，造成严重的事故。强度大的噪声会直接损害人体的听力，严重的会导致听力的不可逆丧失；还会刺激肾上腺激素的分泌，造成心脏血管之类的疾病。除了这些身体上的伤害，噪声也会对心理造成影响，易使人产生暴躁情绪。噪声对人体的伤害不容忽视，为了营造良好的生活环境，城市健康建设应加强对噪声污染的治理。

3. 城市环境基础设施

城市排水系统是城市公用设施的一部分，用来处理城市产生的污水和排放雨水的工程设施系统。城市排水系统通常包括排水管道和污水处理两部分，并实现污水和雨水的分流。城市生产生活产生的污水经由排水管道收集后，经过处理符合排放标准后，排入河流或者进行回收利用；雨水直接排入管道后，就近排入河流。一个城市排水系统的任务就是处理好城市的污水，保证雨水通畅的排出去，达到保护环境、方便出行的目的。

中国社会科学院发布的2015年中国城市竞争力蓝皮书里有专家提到"考虑到很多城市都比较注重地面的环境情况，对于地下工程可能出现很多漏洞"，课题组特意选取排水管道密度这一关键指标衡量宜居城市竞争力。近年来，我国北京、深圳、武汉、杭州等多个城市出现雨涝灾害，给工厂的生产、市民的出行等带来了极大的不便，究其原因，除了在我国城镇化发展过程中，改变了地区的原有自然生态调节能力，还有就是各城市排水基础设施存在不足，雨水排泄不及时。在环境保护方面，城市排水工程能够处理污水，减少危害，排泄雨水，减少道路积水，从而达到保护环境的作用。以经济角度看，减少污染、保护环境是经济建设不可或缺的条件。水是生命之源，是非常宝贵的自然资源，我们生产生活的任何环节都离不开水，污水的妥善处理、回收利用，雨水的及时排泄利用也是保障经济正常运行的必要条件之一。此外，污水本身也具有经济价值，排放的工业废水含有很有价值的金属或者原料，对污水的处理也关乎一个企业的运行成本，找到新的排污方法会降低一个企业的生产成本，从而推动企业的发展，带来经济效益。城市排水基础设施是城市环境表现的一个重要方面，要提高城市环境质量，加强城市排水基础设施势在必行。

8个三级指标解释如下：

（1）建成区绿化覆盖率。它是城市内绿化总面积占城市建成区面积的比值。

（2）人均园林绿地面积。它是城市万人拥有的公园绿地面积。

（3）工业固体废物处置利用率。它是工业处置固体废物的综合利用量占工业固体废物量总量的百分比值。

（4）城市污水处理率。它是经污水处理厂处理的城市污水量占城市排放污水总量的百分比值。

（5）生活垃圾处理率。它是经处理的城市生活垃圾量占城市生活垃圾总量的百分比值。

（6）二氧化硫浓度。它是排放的二氧化硫量与市区面积的比值。

（7）工业粉尘浓度。它是工业粉尘去除量与工业粉尘排放总量的比值。

（8）每万人拥有排水管道长度。它是城市每万人拥有排水管道长度。

环境健康评价的指标体系包括城市生态环境质量、城市污染治理状况和城市环境基础设施3个二级指标以及建成区绿化覆盖率、人均园林绿地面积、工业固体废物处置利用率、城市污水处理率、生活垃圾处理率、二氧化硫浓度、工业粉尘浓度和每万人拥有排水管道长度8个三级指标，汇总如表2所示。

表2 城市健康生活环境评价指标体系

一级指标	权重	二级指标	权重
城市生态环境质量	0.427	建成区绿化覆盖率(%)	0.475
		人均园林绿地面积(平方米)	0.525
城市污染治理状况	0.324	工业固体废物处置利用率(%)	0.208
		城市污水处理率(%)	0.112
		生活垃圾处理率(%)	0.293
		二氧化硫浓度(吨/平方公里)	0.152
		工业粉尘浓度(%)	0.235
城市排水基础设施	0.249	每万人拥有排水管道长度(米)	1.000

五 城市健康生活环境评价结果

(一)城市健康生活环境评价城市排名

我们根据289个地级以上城市的健康生活指数综合得分及排名,将其分为健康生活环境评价50强城市及其他城市,具体情况如表3所示。

表3 城市健康生活环境评价50强城市

排名	城市	所属省市	得分
1	深圳市	广东省	86.26
2	鄂尔多斯市	内蒙古自治区	85.16
3	东莞市	广东省	78.12
4	珠海市	广东省	76.87
5	北京市	北京市	72.88
6	双鸭山市	黑龙江省	72.10
7	无锡市	江苏省	71.75
8	广州市	广东省	70.83
9	威海市	山东省	70.72
10	合肥市	安徽省	69.52
11	乌兰察布市	内蒙古自治区	69.31
12	景德镇市	江西省	68.76
13	铜陵市	安徽省	68.60

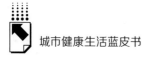

续表

排名	城市	所属省市	得分
14	东营市	山东省	68.37
15	惠州市	广东省	68.30
16	湖州市	浙江省	68.27
17	苏州市	江苏省	67.02
18	德州市	山东省	66.96
19	滨州市	山东省	66.64
20	丽江市	云南省	66.50
21	银川市	宁夏回族自治区	66.46
22	南通市	江苏省	66.42
23	厦门市	福建省	66.28
24	武汉市	湖北省	66.25
25	大庆市	黑龙江省	66.17
26	镇江市	江苏省	66.14
27	滁州市	安徽省	65.98
28	邯郸市	河北省	65.97
29	克拉玛依市	新疆维吾尔自治区	65.84
30	泉州市	福建省	65.67
31	福州市	福建省	65.62
32	石嘴山市	宁夏回族自治区	65.50
33	日照市	山东省	65.45
34	马鞍山市	安徽省	65.43
35	新余市	江西省	65.31
36	温州市	浙江省	65.28
37	吉安市	江西省	65.15
38	九江市	江西省	64.97
39	青岛市	山东省	64.96
40	临沂市	山东省	64.93
41	南京市	江苏省	64.85
42	常州市	江苏省	64.83
43	乌海市	内蒙古自治区	64.82
44	松原市	吉林省	64.54
45	黄山市	安徽省	64.53
46	安庆市	安徽省	64.46
47	淄博市	山东省	64.44
48	嘉兴市	浙江省	64.44
49	江门市	广东省	64.31
50	莱芜市	山东省	64.30
平均得分	—	—	67.85

从表3可以看出，排名前50的城市的健康生活指数平均得分为67.85，50个城市里有16个城市的健康生活指数达到平均分，剩余的34个城市得分均低于平均分，其中最高得分为深圳市，最低得分为莱芜市，两者相差21.96分，由此我们可以得出，排名前50的城市环境评价得分差距相对较大。而从得分层次上来看，80分以上的城市有深圳市和鄂尔多斯市，70~80分的城市有东莞市、珠海市、北京市等7个城市。70分以上的城市里，排在第一名的深圳市与最后一名的威海市相差15.54分，说明排名靠前的城市环境健康方面的差距相对较大。而剩余的低于70分的41座城市最高分为合肥市，最低分为莱芜市，极差为5.22，差距相对较小。

为了更直观地看出环境健康发展水平50强城市的省际特点，我们绘制如图1所示的柱状图。

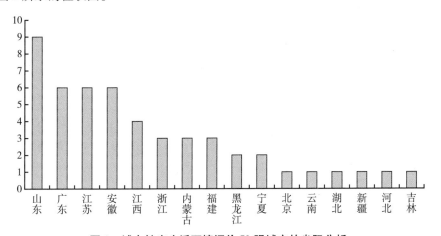

图1　城市健康生活环境评价50强城市的省际分析

从图1中我们可以看出，排在第一名的为山东省，50强城市里山东省占据9个，占总数的18%，而山东省有17个地级市，50强的城市占山东省总市数的52.9%，由此我们可以得出，山东省整体环境质量较高，且城市发展较为均衡。另外，广东省、江苏省和安徽省并列第二位，50强城市里各占据6席，占总数的12%，而广东省有21个地级市，50强的城市占广东省总市数的28.6%，相比较第一名的山东省差距较大。接着是江西省占据4席，浙江省、福建省和内蒙古各占据3席，黑龙江和宁夏各占据2席，其余云南、湖北、新疆、河北和吉林各占据一席，此外，北京市也位于前50强之中。而山西、河

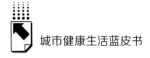

南、青海、四川等 15 个省份没有城市在 50 强之列。

为了进一步了解环境发展水平前 50 强城市的地区分布特点，我们绘制表格如表 4 所示。

表4　城市健康生活环境评价 50 强城市的地区分布

地区分类	主要省份	代表城市	平均得分
西部	云南、宁夏、内蒙古、新疆	鄂尔多斯、乌兰察布、乌海、银川、丽江、石嘴山、克拉玛依 7 个城市	69.09
东部	山东、广东、江苏、浙江、福建、北京、河北	深圳、威海、无锡、湖州、厦门、邯郸等 29 个城市	68.17
中部	安徽、黑龙江、江西、吉林、湖北	合肥、景德镇、大庆、武汉、松原等 14 个城市	66.55

从地区分类来看，在城市健康生活环境评价 50 强城市中，西部地区有 7 个，占总数的 14%，鄂尔多斯居于西部地区首位，7 个城市的平均得分为 69.09，高于前 50 位城市的平均得分 67.85。东部地区有 29 个，占总数的 58%，这一方面反映了东部地区总体的环境水平，另一方面和东部地区的城市数量紧密相关。深圳市得分居于首位，29 个城市平均得分 68.17，略高于前 50 位城市的平均得分。中部地区有 14 个，占总数的 28%，合肥得分居于首位，11 个城市的平均得分为 66.55，低于前 50 位城市的平均得分。西部地区与东部地区相差 0.92 分，东部地区与中部地区相差 1.62 分，相对来说各地区环境方面有差距，但相差不是很大，就前 50 强城市所属地区之间环境发展水平而言，西部地区平均得分最高，东部地区次之，中部地区最低。

除 50 强之外的城市排名如表 5 所示。

表5　城市健康生活环境评价其他城市

排名	城市	所属省市	得分
51	海口市	海南省	64.24
52	聊城市	山东省	64.17
53	上海市	上海市	64.14
54	潍坊市	山东省	64.06

排名	城市	所属省市	得分
55	杭州市	浙江省	64.06
56	漳州市	福建省	64.02
57	包头市	内蒙古自治区	63.99
58	长春市	吉林省	63.89
59	沈阳市	辽宁省	63.82
60	丽水市	浙江省	63.78
61	大连市	辽宁省	63.76
62	绍兴市	浙江省	63.70
63	淮北市	安徽省	63.66
64	鹰潭市	江西省	63.65
65	三明市	福建省	63.64
66	台州市	浙江省	63.60
67	扬州市	江苏省	63.53
68	泰安市	山东省	63.47
69	潮州市	广东省	63.45
70	黑河市	黑龙江省	63.37
71	芜湖市	安徽省	63.37
72	南昌市	江西省	63.28
73	石家庄市	河北省	63.28
74	成都市	四川省	63.25
75	周口市	河南省	63.20
76	金华市	浙江省	63.18
77	铁岭市	辽宁省	63.17
78	南宁市	广西壮族自治区	63.07
79	河源市	广东省	63.05
80	常德市	湖南省	63.04
81	烟台市	山东省	63.04
82	济宁市	山东省	63.04
83	徐州市	江苏省	62.99
84	秦皇岛市	河北省	62.95
85	宁波市	浙江省	62.92
86	绵阳市	四川省	62.91
87	盘锦市	辽宁省	62.83
88	鹤岗市	黑龙江省	62.61
89	晋中市	山西省	62.59

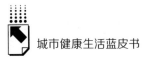

续表

排名	城市	所属省市	得分
90	通辽市	内蒙古自治区	62.55
91	巴彦淖尔市	内蒙古自治区	62.52
92	湘潭市	湖南省	62.51
93	乌鲁木齐市	新疆维吾尔自治区	62.45
94	郑州市	河南省	62.44
95	韶关市	广东省	62.41
96	西宁市	青海省	62.37
97	北海市	广西壮族自治区	62.35
98	漯河市	河南省	62.35
99	舟山市	浙江省	62.34
100	阜新市	辽宁省	62.30
101	蚌埠市	安徽省	62.19
102	济南市	山东省	62.13
103	西安市	陕西省	62.12
104	衢州市	浙江省	62.01
105	呼和浩特市	内蒙古自治区	61.94
106	枣庄市	山东省	61.90
107	池州市	安徽省	61.86
108	德阳市	四川省	61.86
109	梅州市	广东省	61.80
110	承德市	河北省	61.76
111	衡水市	河北省	61.74
112	重庆市	重庆市	61.71
113	柳州市	广西壮族自治区	61.67
114	天津市	天津市	61.59
115	盐城市	江苏省	61.54
116	榆林市	陕西省	61.39
117	宣城市	安徽省	61.32
118	通化市	吉林省	61.31
119	汕头市	广东省	61.20
120	荆门市	湖北省	61.16
121	朔州市	山西省	61.08
122	鹤壁市	河南省	61.07
123	汕尾市	广东省	61.01
124	新乡市	河南省	60.97

排名	城市	所属省市	得分
125	菏泽市	山东省	60.96
126	张家口市	河北省	60.95
127	随州市	湖北省	60.92
128	郴州市	湖南省	60.90
129	铜川市	陕西省	60.89
130	抚顺市	辽宁省	60.86
131	连云港市	江苏省	60.84
132	龙岩市	福建省	60.84
133	太原市	山西省	60.82
134	昆明市	云南省	60.82
135	沧州市	河北省	60.81
136	驻马店市	河南省	60.78
137	岳阳市	湖南省	60.75
138	宿迁市	江苏省	60.73
139	抚州市	江西省	60.73
140	长沙市	湖南省	60.73
141	辽源市	吉林省	60.69
142	七台河市	黑龙江省	60.65
143	邢台市	河北省	60.64
144	许昌市	河南省	60.53
145	佛山市	广东省	60.52
146	中卫市	宁夏回族自治区	60.46
147	唐山市	河北省	60.46
148	开封市	河南省	60.43
149	张家界市	湖南省	60.41
150	泰州市	江苏省	60.40
151	淮安市	江苏省	60.38
152	丹东市	辽宁省	60.35
153	桂林市	广西壮族自治区	60.17
154	贺州市	广西壮族自治区	60.14
155	云浮市	广东省	60.14
156	濮阳市	河南省	60.08
157	萍乡市	江西省	59.96
158	阳江市	广东省	59.96
159	莆田市	福建省	59.93

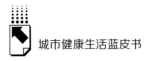

续表

排名	城市	所属省市	得分
160	玉林市	广西壮族自治区	59.88
161	永州市	湖南省	59.83
162	宁德市	福建省	59.83
163	曲靖市	云南省	59.77
164	保定市	河北省	59.75
165	普洱市	云南省	59.70
166	酒泉市	甘肃省	59.65
167	营口市	辽宁省	59.58
168	淮南市	安徽省	59.53
169	宜宾市	四川省	59.51
170	延安市	陕西省	59.51
171	娄底市	湖南省	59.50
172	长治市	山西省	59.46
173	晋城市	山西省	59.45
174	广元市	四川省	59.41
175	泸州市	四川省	59.30
176	安康市	陕西省	59.25
177	哈尔滨市	黑龙江省	59.22
178	平顶山市	河南省	59.22
179	锦州市	辽宁省	59.17
180	商丘市	河南省	59.13
181	株洲市	湖南省	59.07
182	本溪市	辽宁省	59.07
183	眉山市	四川省	59.02
184	广安市	四川省	58.99
185	巴中市	四川省	58.97
186	三亚市	海南省	58.96
187	湛江市	广东省	58.93
188	宜春市	江西省	58.92
189	嘉峪关市	甘肃省	58.91
190	南充市	四川省	58.90
191	吕梁市	山西省	58.86
192	肇庆市	广东省	58.81
193	安阳市	河南省	58.79
194	中山市	广东省	58.79

排名	城市	所属省市	得分
195	黄石市	湖北省	58.74
196	廊坊市	河北省	58.73
197	梧州市	广西壮族自治区	58.69
198	赤峰市	内蒙古自治区	58.64
199	洛阳市	河南省	58.59
200	焦作市	河南省	58.57
201	信阳市	河南省	58.56
202	汉中市	陕西省	58.47
203	金昌市	甘肃省	58.45
204	咸宁市	湖北省	58.39
205	南平市	福建省	58.37
206	宿州市	安徽省	58.14
207	鸡西市	黑龙江省	58.05
208	雅安市	四川省	58.03
209	益阳市	湖南省	57.96
210	六安市	安徽省	57.92
211	辽阳市	辽宁省	57.79
212	鄂州市	湖北省	57.79
213	宜昌市	湖北省	57.71
214	遂宁市	四川省	57.55
215	亳州市	安徽省	57.37
216	资阳市	四川省	57.37
217	自贡市	四川省	57.22
218	大同市	山西省	57.22
219	茂名市	广东省	57.18
220	宝鸡市	陕西省	57.12
221	葫芦岛市	辽宁省	56.99
222	上饶市	江西省	56.98
223	绥化市	黑龙江省	56.96
224	内江市	四川省	56.95
225	安顺市	贵州省	56.93
226	衡阳市	湖南省	56.83
227	运城市	山西省	56.79
228	钦州市	广西壮族自治区	56.77
229	白银市	甘肃省	56.75

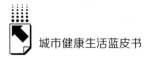

续表

排名	城市	所属省市	得分
230	佳木斯市	黑龙江省	56.66
231	咸阳市	陕西省	56.65
232	南阳市	河南省	56.64
233	邵阳市	湖南省	56.62
234	鞍山市	辽宁省	56.60
235	玉溪	云南省	56.58
236	赣州市	江西省	56.54
237	河池市	广西壮族自治区	56.48
238	遵义市	贵州省	56.47
239	伊春市	黑龙江省	56.26
240	崇左市	广西壮族自治区	56.24
241	怀化市	湖南省	56.04
242	三门峡市	河南省	56.01
243	临汾市	山西省	55.87
244	百色市	广西壮族自治区	55.71
245	攀枝花市	四川省	55.71
246	天水市	甘肃省	55.67
247	襄阳市	湖北省	55.47
248	防城港市	广西壮族自治区	55.33
249	阳泉市	山西省	55.11
250	十堰市	湖北省	55.04
251	阜阳市	安徽省	55.04
252	齐齐哈尔市	黑龙江省	55.03
253	乐山市	四川省	54.98
254	白城市	吉林省	54.81
255	朝阳市	辽宁省	54.80
256	来宾市	广西壮族自治区	54.53
257	固原市	宁夏回族自治区	53.98
258	渭南市	陕西省	53.88
259	牡丹江市	黑龙江省	53.81
260	吴忠市	宁夏回族自治区	53.79
261	铜仁市	贵州省	53.41
262	黄冈市	湖北省	53.16
263	六盘水市	贵州省	53.14
264	忻州市	山西省	53.10
265	武威市	甘肃省	53.09
266	张掖市	甘肃省	53.03
267	平凉市	甘肃省	52.83

续表

排名	城市	所属省市	得分
268	吉林市	吉林省	52.70
269	拉萨市	西藏自治区	52.67
270	孝感市	湖北省	52.66
271	兰州市	甘肃省	52.59
272	临沧市	云南省	52.55
273	庆阳市	甘肃省	52.27
274	毕节市	贵州省	52.26
275	定西市	甘肃省	52.23
276	保山市	云南省	52.10
277	贵港市	广西壮族自治区	51.88
278	贵阳市	贵州省	51.86
279	四平市	吉林省	51.69
280	呼伦贝尔市	内蒙古自治区	51.20
281	达州市	四川省	50.81
282	揭阳市	广东省	50.08
283	荆州市	湖北省	49.86
284	海东市	青海省	49.70
285	昭通市	云南省	49.19
286	商洛市	陕西省	47.87
287	清远市	广东省	47.39
288	白山市	吉林省	45.70
289	陇南市	甘肃省	37.07
平均得分	—	—	58.80

从表5可以看出，余下的239座城市的健康生活指数平均得分为58.80，239个城市里有142个城市的健康生活指数达到平均分，剩余的97个城市得分均低于平均分，其中最高得分为海口市，最低得分为陇南市，相差27.17分，239座城市平均相差0.11分，由此我们可以得出，排名51~289名的城市分数差距相对较小。从分数分布情况来看，60分以上的城市有106个，占总数的44.4%。50~60分的城市有126个，占总数的52.7%。40分以下的城市有7个，占总数的2.9%。可以看出剩余239座城市分数大多集中在50~70分，239座城市平均分也在50~70分，说明除小部分城市外，大部分城市之间差距相对较小。

（二）城市健康生活环境评价的省际分析

表6 我国31个省（自治区、直辖市）城市健康生活环境评价平均得分及排名

排名	省份	得分
1	北京市	72.88
2	山东省	64.68
3	内蒙古自治区	64.46
4	上海市	64.14
5	新疆维吾尔自治区	64.14
6	浙江省	63.96
7	江苏省	63.96
8	广东省	63.31
9	福建省	62.69
10	安徽省	62.43
11	江西省	62.21
12	重庆市	61.71
13	海南省	61.60
14	天津市	61.59
15	河北省	61.55
16	辽宁省	60.08
17	黑龙江省	60.08
18	宁夏回族自治区	60.04
19	河南省	59.84
20	湖南省	59.55
21	四川省	58.37
22	山西省	58.21
23	广西壮族自治区	58.07
24	陕西省	57.72
25	湖北省	57.26
26	云南省	57.15
27	吉林省	56.92
28	青海省	56.03
29	贵州省	54.01
30	甘肃省	53.55
31	西藏自治区	52.67
平均得分	—	60.48

为了更为直观地观察各省份的得分状况，我们绘制三维条形图（见图2）。

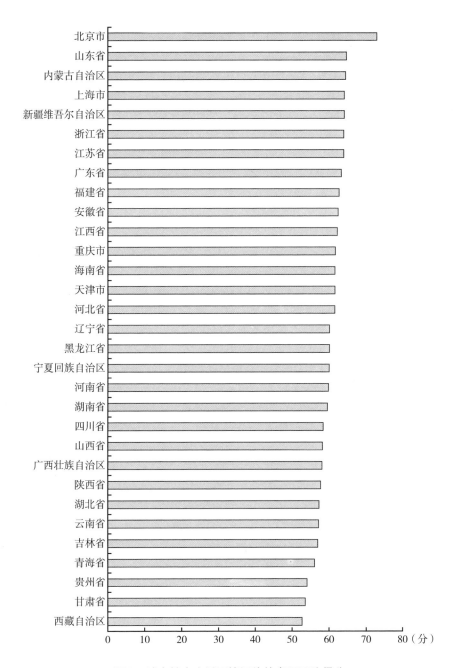

图2　城市健康生活环境评价的省际平均得分

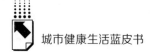

根据表6我们发现，省份排名与城市排名相差较大，50强城市里占比很有优势的广东省排在第8位，说明广东省各市之间环境健康发展水平较为不均衡，而50强城市占比第一位的山东省排在第2位，说明山东省各市之间环境健康发展差距相对较小，较为均衡。排在第一位的北京市得分72.88，最低的西藏得分52.67，极差为20.21，相差较大，说明各个省份之间环境发展水平差距较大。31个省（自治区、直辖市）得分60分以上的18个，60分以下的13个，平均得分为60.48。总体环境发展水平一般，都需要进一步整治治理，营造良好的生活环境。

（三）城市健康生活环境评价的区域分析

按照各省（自治区、直辖市）所处的区域，本部分将我国31个（自治区、直辖市）划分了三大区域，分别为东部地区、中部地区、西部地区。根据这31个省（自治区、直辖市）的所属区域，计算各个区域健康生活指数的平均得分，并进行排序，三大区域健康生活指数平均得分及排名如表7所示。

表7 我国东、中、西部地区城市健康生活环境评价平均得分及排名

排名	区域	地区	组合得分	平均得分
1	东部地区	北京	72.88	64.04
		山东	64.68	
		上海	64.14	
		江苏	63.96	
		浙江	63.96	
		广东	63.31	
		福建	62.69	
		海南	61.60	
		天津	61.59	
		河北	61.55	
2	中部地区	安徽	62.43	59.62
		江西	62.21	
		辽宁	60.08	
		黑龙江	60.08	
		河南	59.84	
		湖南	59.55	

续表

排名	区域	地区	组合得分	平均得分
2	中部地区	山西	58.21	59.62
		湖北	57.26	
		吉林	56.92	
3	西部地区	内蒙古	64.46	58.16
		新疆	64.14	
		重庆	61.71	
		宁夏	60.04	
		四川	58.37	
		广西	58.07	
		陕西	57.72	
		云南	57.15	
		青海	56.03	
		贵州	54.01	
		甘肃	53.55	
		西藏	52.67	
平均值	—	—	—	60.37

为了更为直观地看出各地区的环境评价得分情况，我们绘制柱状图（见图3）。

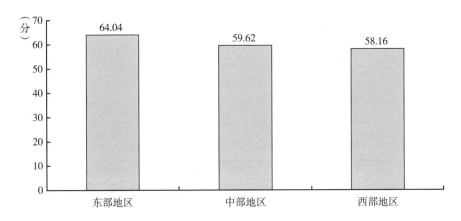

图3　我国东、中、西部地区城市健康生活环境评价平均得分情况

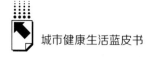

由表7可以看出东部地区排名第一，中部地区第二，西部地区排名最后，东部地区与西部地区极差为5.88分，东部地区和中部地区极差为4.42分，中部地区与西部地区极差为1.46分。中部地区与西部地区相差很小，东部地区得分较高。总体看来，环境状况与经济发展水平密切相关，三个地区的环境状况相差并不是很大，说明经济发展水平不是影响环境状况的唯一因素，还与人口、地理环境等密切相关。

六　城市健康生活环境评价深度分析

（一）指标深度分析

为了更充分地了解城市环境发展水平的各个影响因素，我们对一二级指标进行深度分析，首先对二级指标进行深度分析。

1.城市生态环境质量二级指标均值分析

我们利用289个地级以上城市的建成区绿化覆盖率和人均园林绿地面积的均值，绘制柱状图（见图4）。

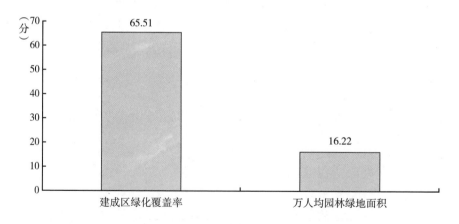

图4　健康生活城市生态环境质量各项二级指标均值

从图4可以明显看出，建成区绿化覆盖率平均得分为65.51，人均园林绿地面积平均得分为16.22，两个二级指标的得分都较低，而城市生态环境质量的权重为 0.427，其中建成区绿化覆盖率权重为 0.475，万人均园林绿地面积权重为 0.525，所有二级指标里万人均园林绿地面积所占权重最大，而万人均园林绿地面积的得分又是最低，所以，可以很明显地看出，万人均园林绿地面积得分拉低了整个环境评价的得分。由此可以看出，环境发展过程中存在的问题，在城市的发展建设过程中，过分追求城市的发展速度，忽略了应该创造宜居城市的本质要求。加强对园林绿地的建设，是提升城市环境质量的关键，也是提升城市居民幸福指数的重要方面。

2. 城市污染治理状况二级指标均值分析

城市污染治理状况有五个指标，分别为城市污水处理率、生活垃圾处理率、工业固体废物处置利用率、工业粉尘浓度和二氧化硫浓度，我们对反向指标二氧化硫浓度做正向处理，利用 289 个地级以上城市的各个三级指标的均值，绘制雷达图（见图 5）。

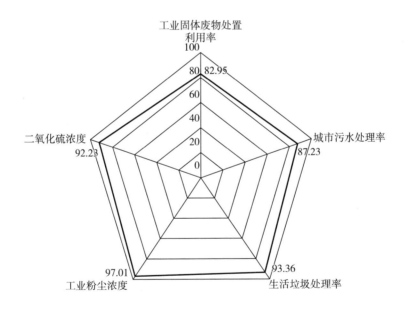

图 5　健康生活城市污染治理状况各项二级指标均值

从图 5 我们可以看出，各个指标分布较为均衡，最低为工业固体废物处置利用率得分（82.95），最高是工业粉尘浓度（97.01）。二氧化硫浓度（正向）以及生活垃圾处理率在 90 分以上，城市污水处理率为 87.23。总体上，城市在污染治理方面已经达到相当好的水平。结合前面所列权重，生活垃圾处理率和工业粉尘浓度的权重分别为 0.293 和 0.235，所占权重在城市污染治理方面居前两位，两者得分也在二级指标中居前列，对整体环境得分具有拉升作用。结合我国环境现状，可以看出，虽然我国环境问题依然相当严重，但在环境治理方面已经有了很大的提升，各种污染物废弃物得到了处理，也反映出居民对于环境保护和治理的意识在不断加强。

3. 二级指标均值分析

我们利用 289 个地级以上城市的生态环境质量、污染治理状况以及排水基础设施三个二级指标的平均得分绘制雷达图（见图 6）。

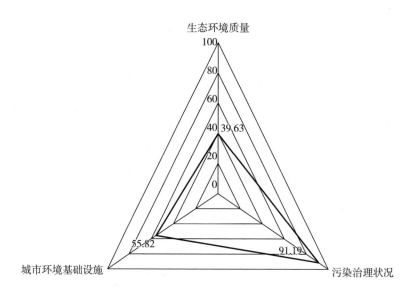

图 6　城市健康生活环境评价一级指标均值

从图 6 我们可以看出，生态环境质量得分为 39.63，污染治理状况得分为 91.19，城市环境基础设施得分为 55.82。城市污染治理状况明显好于城市的生态环境质量和城市环境基础设施。城市环境发展在这三个方面表现不均衡，对提升城市整体环境水平不利。要想使城市的环境水平得到提高，要各个方面兼顾，除了要保护好城市生态环境，增加绿化面积；还要加强城市污染治理，营造良好宜居环境，当然在排水设施方面也要加强。图 6 中显示，我国环境问题依然相当严峻，特别是在生态环境的建设和保护方面，我们不能为了城市的快速发展而牺牲掉市民享有宜居环境的权利。加强城市生态环境的建设和保护是提升城市整体环境发展水平的关键。

（二）地区差异分析

根据二八定律，为了分析各级指标的地区差距，先将指标从低到高排序，然后计算前20%城市的总值占所有指标汇总值的百分比，得到该指标的地区差距系数。该指标越大，说明地区差距越小，反之，说明地区差距越大。

表8　城市健康生活环境评价一级指标和二级指标的地区差距系数

单位：%

一级指标	差距系数	二级指标	差距系数
生态环境质量	13.91	建成区绿化覆盖率	14.30
		人均园林绿地面积	7.37
污染治理状况	17.76	工业固体废物处置利用率	11.15
		城市污水处理率	16.17
		生活垃圾处理率	16.12
		二氧化硫浓度	18.71
		工业粉尘浓度	16.45
城市环境基础设施	18.61	每万人拥有排水管道长度	18.61

从表8可以看出，生态环境质量的两个指标，建成区绿化覆盖率差距系数为14.30%，人均园林绿地面积差距系数为7.37%，说明各城市万人均园林绿地面积的差距较大，建成区绿化覆盖率差距相对较小。污染治理状况的5个指标中，差距系数最小的为工业固体废物处置利用率（11.15%），二氧化硫浓度差距系数最大（18.71%），总体看来，污染治理状况的各个指标差距系数相差并不大，并且差距系数也比较大，也是说明城市污染治理方面各个城市的发展较为均衡，这也与前面二级指标的深度分析结果一致。总体上，城市在污染治理方面已经达到相当好的水平，各个城市的发展也较为均衡。排水基础设施方面差距系数为18.61%，差距系数比较大，这也说明各个城市的排水基础设施差距较小。

（三）城市健康生活环境评价后50名城市分析

相对应归总健康生活环境评价50强城市的省际分析，我们对后50名也做了一个归总，绘制柱状图（见图7）。

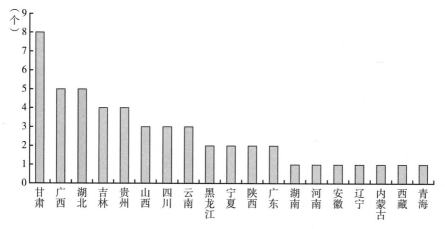

图7　城市健康生活环境评价后50名城市的省际分布

从图7中我们可以看出，排在第一名的为甘肃省，后50名城市里甘肃省占据8个，占总数的16%，甘肃省有12个市，后50名的城市占甘肃省总市数的66.7%，由此我们可以得出，甘肃省整体环境质量较差。其次，广西和湖北省并列第二位，后50名城市里各占据5个，分别占总数的10%。吉林省和贵州省各占据4个，接着是山西、四川和云南各占据3个，黑龙江、宁夏、陕西和广东各占据2个，其余湖南、河南、安徽、辽宁、内蒙古、西藏和青海各占据一个。而北京市、天津市、上海、江苏、浙江等12个省份未有城市在后50名之列。为了进一步了解环境发展水平后50名城市的地区分布特点，我们绘制了表格（见表9）。

表9　城市健康生活环境评价后50名城市的地区分布

地区分类	主要省市	代表城市	平均得分
中部	湖南、河南、山西、湖北、安徽、黑龙江、吉林和辽宁	怀化、三门峡、临汾、襄阳阜阳、齐齐哈尔等18个城市	53.66
西部	广西、四川、宁夏、甘肃、陕西、贵州、云南、内蒙古、青海、西藏	崇左、攀枝花、天水、固原、渭南、铜仁等30个城市	52.39
东部	广东	揭阳和清远2个城市	48.74

从地区分类来看，在城市健康生活环境评价排名后50位的城市中，中部地区有18个，占总数的36%，怀化市居于中部地区首位，8个省份的平均得

分为53.66。西部地区有30个，占总数的60%，攀枝花和崇左得分居于首位，30个城市的平均得分为52.39。东部地区有2个，平均得分48.74，都属于广东省，由前50强得知，广东省前50强占据6个，说明广东省各个城市之间环境健康发展水平并不均衡。中部地区与西部地区相差1.27分，西部地区与东部地区相差3.65分，地区间极差为4.92分，相对50强城市的地区间得分差距来说，中部、东部地区和西部地区后50名的得分差异较大。与前面排名50强的地区分析结果相对照，我们发现中部地区50强平均分最低，而后50名平均分最高，说明中部地区的环境发展水平最为均衡。西部地区50强平均分最高，后50名处于中间水平，东部地区50强处于中间水平，后50名平均分最低，说明西部地区和东部地区的环境发展水平较为均衡。

从整体的评价结果来看，289个地级以上城市健康生活环境评价的平均得分为60.37，其中最高为深圳市（86.26），最低为陇南市（37.07）。两者相差49.19分，极差很大，说明不同发展水平的城市间环境发展水平也相差很大。289个城市中80分以上的有2个，70~80分的有7个，60~70分的有147个，50~60分的有126个，40分以下的有7个。94.46%的城市得分集中在50~70分，说明环境总体上发展较为均衡。另一方面，80分以上的只有深圳市和鄂尔多斯市，高分城市很少，说明各个城市在环境方面还有很大的提升空间。

B.5
城市健康生活文化评价

一 文化概述

文化的内容丰富多彩，但关于文化仍没有一个明确的定义。目前，学术界公认的意见是英国文化学家 Taylor 在《原始文化》一书中提出的早期的狭义文化定义，他认为"所谓文化和文明乃是包括知识、信仰、艺术、道德、法律、习俗，以及包括作为社会成员的个人而获得的其他任何能力、习惯在内的一种综合体"。Taylor 的文化定义成为文化定义现象的起源。英国学者 Malinowski 则发展了 Taylor 对文化的定义，他不仅对文化一词的概念外延进行了阐释，而且在文化的意义和作用方面作了简单的概括。他指出文化是"一个满足人的要求的过程，应付该环境中面临的具体、特殊的课题，而把自己置于一个更好的位置上的工具性装置"。加拿大著名学者 Paul 则认为"文化是与人们看待和解释世界、把自己组织起来、处理自身的事务、提高和丰富生活以及与世界上定位自身等有关的有机的和动态的整体"。Hammerly 把文化分为信息文化、行为文化和成就文化。概括地说，文化既是一种社会现象，也是一种历史现象。它是人们在社会生活中长期创造而形成的产物，是在社会历史长河中慢慢积累出来的产物，它是能够被人类不断传承下去的一种意识形态。文化作为一种社会现象，与人们的生产和生活密不可分，对人们的身心健康有很大的影响，文学、艺术、教育、生活习惯、道德、传统习俗、宗教信仰等文化因素都会对人的健康产生影响。文化定义现象所反映的，文化对于人类及社会的密切关联度，不仅揭示了文化与人类社会进程的关系，而且还揭示了文化与人类社会整体的联系，这种联系涉及社会的各个层面和领域。

目前，关于城市文化的定义，主要有两种定义思路，其中一种是从文化的定义来推理演绎城市文化的定义，另外一种是从城市自身角度出发定义的。城市文化既包括了物质文化，如公共建筑、影院、文化娱乐设施等，又包括了非物质文化，如思想价值、社会心理、道德、法律、艺术、宗教、风俗习惯以及城市居民的生活方式等。城市文化是市民在城市生活中所创造的物质财富和精神财富的总和，它代表着城市中人群的生活状态、观念形态、精神特征和城市风貌等。在不断地发展进步和演变过程中，城市通过自身储存的文化力量和丰富的物质条件促进了人类文化交流活动的开展，并通过城市中的物质载体和非物质的意识形态载体把城市文化一代又一代传承下去，从而形成了被称为"城市灵魂"的城市文化。随着社会的进步和时代的发展，城市的经济水平也在不断增强，人们的物质生活有了很大提升和改善。现如今，人们不再仅仅局限于对物质的满足，而更多地追求精神层面的需求，希望物质文明和精神文明能够相辅相成，把城市建设成为自己幸福美好的家园。于是，城市文化的地位越来越受到人们的重视，其在城市建设中的作用也越来越重要。

城市是国家或地区经济社会发展的中心，在其形成和发展过程中，又缔造了自己的城市文化，是人类社会文化发展的突出代表，具有至关重要的地位与作用。城市文化越来越成为一个地区自信力、凝聚力和创造力的重要源泉，成为城市人民期待、追求和努力去营造的美好愿望，成为城市科学发展的精神支柱和强大内在力量。

二 城市健康生活文化评价意义

本报告通过对城市文化健康影响因素的研究，坚持定性分析与定量分析相结合的研究方法，构建城市文化健康评价指标体系。在研究对象上，选择了全国289个市（市辖区），从而使得范围更广，分析的结果更加全面。在评价方法上，运用多种评价方法对城市文化健康进行评价，力求使分析结果更加客观准确。这对于进一步推进城市文化健康的理论研究、完善城市文化健康的评价指标体系、提高城市文化建设投入的决策效率、避免社会资源的浪费具有一定的意义。

第一，明确城市文化建设定位，创建文化生活氛围。现如今，一些城市只重视城市建设的物质层面，将城市的主要功能定位于产品生产、流通的消费城市、生产城市这一传统的模式上，片面追求"大工程""大项目"，忽略了城市精神文化存在的现实。这实际上是重经济发展、轻文化建设，表现出对城市文化认识的不足和对城市发展方向的迷茫。本报告中通过对各个城市文化健康的全面分析，有助于帮助各城市更加明确自己的发展定位，明确建设城市文化健康的重点任务。从而给居民提供一个精神与物质都丰富发展的城市生活环境。

第二，比较城市文化建设差距，借鉴文化发展优势。每个城市的发展水平不同，通过利用各城市真实的数据和有效的评价方法和工具，可以对各个城市的文化健康情况进行评价。城市文化健康评价的结果可以使每个城市认识到自身与其他城市之间的差距，并能够促使各城市积极寻找差距产生的原因，为城市调整自身文化发展策略提供参考，进而为本城市居民创造出更好的文化生活氛围，满足居民对文化生活的需求。

第三，解决城市文化发展困境，丰富健康文化生活。城市文化健康评价是检测各个城市文化发展状况的检测器，可以为城市制定有针对性的监管政策提供理论依据。通过对各个城市文化的评价，可以有效地反映各城市文化发展情况，以利于决策者及时发现文化建设与发展中存在的问题，并进行针对性的政策调整，提高各个城市的文化发展水平，丰富居民的文化生活，进而全面提高全社会人民的整体文化健康水平。

第四，优化文化资源配置，促进和谐文化发展。城市文化的建设对维护城市的和谐与稳定具有重要的作用。通过研究中国城市文化健康及其主要影响因素，可以为我国城市文化的发展指明方向，有针对性地提出文化健康发展的对策，避免文化基础设施的重复建设，避免资源经费的浪费，使城市的文化发展向着更合理的方向进行，推进城市的现代化建设，使城市居民可获得充足的文化设施，提高文化生活质量。

三　文化促进居民健康生活方式的形成

1948 年，世界卫生组织（WHO）率先与"无病就是健康"的观念决裂，将健康定义为"健康不单是没有疾病或虚弱，而是身体、精神、社会适应上的完好状态"。1989 年 WHO 又修正了健康的定义："健康不仅是没有疾病，而且包括躯体健康、心理健康、社会适应良好、道德健康。"经过修正的健康定义是现代科学健康观的反映。健康不仅是人们的身体状态，而且是一种社会文化观念。健康的价值体现在与社会文化的互动和发展中，是最有价值的社会文化存在。人们有了健康才能更好地生活，创造更多的财富。

文化，不仅给人们的生活赋予了一定思想和感情，而且帮助人们树立了对人生和生活的价值观念和价值取向。它影响人们的物质生活和精神生活，同时也深刻影响着人们的健康生活，不同的文化设施建设水平、不同的文化教育水平以及不同的社会道德进步状况等因素都会影响人们的健康生活。优秀的文化可以丰富人们的精神生活，增强精神力量，塑造健全人格，促进人的全面发展；良好的文化氛围可以帮助人们克服心理压力，减少心理疾病。随着物质生活需求逐步得到满足，人们更加注重精神生活需要的满足，因此，文化精神食粮可以促进居民健康生活方式的形成。

（一）文化是心理健康发展的重要基础

1982年美国心理学家Kakar首先提出"文化心理学"这一概念。文化心理研究表明："生活在不同文化规范下的人所具有的心理与行为特征深深地根植于当地的文化传统之中，因而形成了各自的心理学传统。"这一研究使得人们意识到文化因素对人心理健康的重要性，并将文化因素引入心理学领域中。

文化由人类创造，人又受到文化的影响，文化是心理健康发展的重要基础，对人心理具有特殊的作用。人的精神健康离不开文化健康，文化会影响精神疾病、心理问题的发生。文化人类学家通过进行横向比较发现，在不同的文化体系之间，典型人格各不相同；不同的文化会引发不同的精神障碍。心理学中的多元文化论认为文化是决定行为的重要因素，将心理学研究拓展到作为个体的人与社会、文化的关系领域。一种社会行为不仅受到个体因素的影响，也受到社会的整体的文化因素影响，因此，行为是社会文化的产物。心理是"文化的建构"，社会文化因素对心理造成一定影响，同时心理与文化之间存在着互动，文化可投射于人的心理。一个良好的社会文化氛围将会有利于人们心理的健康发展，反之，当文化的发展不符合人们内心真正的需求时，人就会产生消极压抑的感情，容易诱发心理疾病。所以健康的社会文化是居民心理健康发展的重要基础。

我国现阶段的文化特点是新文化的不断涌现，其核心是多元化文化。改革开放以来，在追求现代化的过程中出现大规模的人口流动、迁徙现象，因而出现与此相关的留守儿童、留守老人问题；快节奏、高强度、竞争激烈的工作方式；科学技术的进步、全球更紧密的联系趋势、外来文化的影响，还有消费习惯、娱乐方式、交通、生活方式、通信等的变化均对人们的心理适应能力提出了挑战，人们普遍处于过大的心理压力之下。过大的心理压力导致烦躁、焦虑、愤怒、抑郁、不安、压抑、消极、沮丧、悲观等，这些情绪会严重影响人们的心理健康。在压力之下，人的生理也会有反应，比如心跳加快、头晕、血压升高、呼吸急促、出汗等。适度的压力有助于人们适应环境，但是过大的压力使人难以承受，导致多种生理疾病和心理疾病，出现各种精神卫生问题。因此，加强文化建设，使文化能更好地满足人的发展需要，从而使人产生积极、愉悦的情感，促进身心健康发展。

（二）优秀文化能够丰富人的精神世界

德国著名哲人 Heidegger 提出，人类应该"诗意地栖居于这片大地"。所谓"诗意地栖居"就是"审美地生活"。积极参加健康有益的文化活动，能够使人身心愉悦、陶冶情操，提高人的内在气质、审美水平和道德素养，丰富人的精神生活。人类创造了文化，文化也在改变着人。文化主要通过人们所生活的环境以及人们参加的文化活动来影响他们的文化生活。每一个人都在自己所处城市的文化环境中生活，都潜移默化地被文化影响着。人的社会化过程就是不停地接受生活中文化的影响，由原始生物人变成文化现代人的过程。前人的引导、启发和教诲，社会的褒奖和惩戒，都在向我们传播一种文化观念。

文化产品作为精神生活的物质载体，和人们的生活息息相关。积极参加健康向上的文化活动，不断提高自己的文化修养，不断丰富自身的精神世界，是塑造健全人格的重要途径。人们对于真善美的追求，也是培育健全人格的过程。文化还能增强人的精神力量。如人们在阅读时，看到感人事件或者英雄事迹，总会不由自主地从心底敬佩他们的行为、产生向他们看齐、向他们学习的想法，同样，人们在欣赏优美的音乐或观赏艺术品时，也会被作品的意境所渲染，忘却烦恼、忧愁、苦闷等消极情绪，获得情感上的愉悦，人的精神世界也因情感的愉悦而变得丰富和充满活力。优秀的文化作品，就如一碗高营养的心灵鸡汤，总能以其特有的魅力和感召力，使人深受震撼、给人以动力，让人充满力量，成为照亮人们心灵的一盏明灯，引领着人们不断前进，由此产生的精神力量成为激励人们不断创造美好幸福生活的不竭动力。

优秀的文化生活能够促进人与人之间的和谐相处，进而促进整个社会的和谐发展。人只有在和谐的社会环境中才能去追求更高的精神境界。中国传统文化中以人为本的精神，激励人们尊重人的价值和尊严，努力在社会生活中实现自身的价值。儒家学说特别强调主体的自我修养和道德实践，鼓励人们通过道德修养来培养高尚情操，丰富精神世界，成就完美的人格。儒家文化中存在先义后利、重义轻利的价值观，虽然这些价值观有忽视现实物质利益的弊端，但在提升人的精神境界，把人培育成有思想、有道德、有精神追求的人方面，却有着重要的积极作用。改革开放以来，中国特色社会主义文化呈现出空前繁荣的景象，拓展了人们的文化视野，促进了思想解放和观念革新，人们的自立意识、竞争意识、效率意识和民主法治意识大大增强，爱国主义、集体主义和社会主义思想，科学文明、开拓进取、健康向上的思想观念和道德风尚成为我国人民精神世界的主流。

（三）提高文化素养有利于促进人的全面发展

"人的全面发展"是马克思提出的一个重要思想，他认为人的全面发展指的是人的本质和特性的全面发展，除了人的劳动能力、社会关系和人的需要，主要是人的自由个性及人的素质的全面发展。人的全面发展是一个不断生成的历史过程，需要多方面的条件。而文化因素的影响是必不可少的，也具有重要的价值。对于个人来说，思想文化教育，价值理念的灌输和正确价值观的形成，对于个人健康、和谐发展也是至关重要的。

世界观、人生观、价值观是评价人们文化素养水平的重要标志。一个人的世界观、人生观、价值观是在长期的生活和不断的学习中形成的，是各种各样文化因素相互作用的结果。人的世界观、人生观、价值观一旦形成，就很难再被改变，并且会对人的综合素质和发展方向产生深刻的影响。一个人小到饮食习惯、为人处世，大到世界观、人生观、价值观，都是相关文化因素影响的结果。文化影响人们的行为习惯、交流方式、思维方式、思想价值，影响人们对事物的认识，影响人们的实践活动。文化最主要的功能在于教导人、熏陶人、培养人和塑造人。

文化对个人有很大影响：优秀的文化能够指引人生的前进方向，丰富人的精神世界，提升精神境界，培养健全人格，增加精神力量，激励人们不断创造美好幸福的生活，促进人的全面发展。同时，社会发展和人的发展又是相互影响、相互促进的。人越全面发展，越可以为经济建设提供智力支持，越能创造出更多的社会物质文化财富，人民的生活水平就越能得到提高，而物质文化条件越丰富，又越能促进人的全面发展。社会生产力和经济文化的发展水平是不断提高、永无止境的历史过程，人的全面发展也是不断提高、永无止境的过程。人的全面发展，体现在人的思想素质、文化素质、道德素质和身心健康素质等方面得到全面的发展。优秀的文化是促进人健康成长和发展必不可少的精神营养，对人的全面发展有着重要的不可取代的作用。随着物质生活需要逐步得到满足，人们更加注重精神生活需要的满足，文化活动、文化消费在生活消费中的比重越来越大。优秀文化对促进人的全面发展的作用日益明显。

四　评价指标体系构建与数据选取

（一）国内外文化评价指标体系

在物质资料相对充裕的时代，人们开始越来越注重精神上的追求。根据世界卫生组织所公布的"健康城市 10 条标准"中，明确提出应该把提供各种娱乐和休闲活动场所，以方便市民之间的沟通和联系；保护文化遗产并尊重所有居民的不同文化习俗和生活特征作为建设健康城市的努力方向和衡量指标，这也正是评价城市文化健康的重要指标。另外，联合国人类发展指数中包括知识（成人文盲率和人均受教育年限）；亚洲开发银行指标里有受教育年限、不同阶段入学率和成人文盲率，这些指标因素都能直接反映出一个城市的文化发展水平和居民的受教育程度。

《城市居民生活质量评价指标体系的构建》（2002）在评价城市居民生活质量时，便选有教育和文娱休闲两个衡量指标。其中教育主要包括在校率、每万人拥有在校大学生数和成人识字率；文娱休闲则包括人均文化事业费、人均文化娱乐支出、每万人拥有体育场面积、每百万人拥有公园数和人均报刊数。

《中国大城市社会发展综合评价指标体系研究》课题组（2003）在选取文化评价指标时，其中关于文化健康评价的指标有：人均受教育年限、人均教育经费、每万人口拥有大专以上学历人数、中级以上科技人员占科技人员总数的比重、在校中小学生体育锻炼达标率、公共图书馆人均图书拥有量、报纸人均发行量和人均文化娱乐旅游消费支出。

范柏乃认为，城市居民的生活质量评价应该从经济学、社会学和心理学三个层面展开。其中，社会学评价指标主要是反映经济发展给社会带来的影响，侧重于社会进步层面上的生活质量评价，如教育、健康、文化休闲等。其在评价中国城市居民文化生活质量时，选用了人均文化费用支出、人均旅游费用支出、人均报刊份数、每周休闲时间、每万人拥有公园数和文化休闲满意度作为评价的指标。

郑胜华和刘嘉龙指出城市文化影响力是指休闲文化对人们的影响程度以及人们对休闲文化的接受程度。城市文化影响力是一种潜在的影响力，但是可以在人们对休闲的追求中表现出来，影响力越强，说明城市休闲越深入人心，它在人们心中的魅力就越大。因此作者选用了城市休闲理念识别度来衡量城市文化影响力，其中休闲设施和休闲资源是评价城市休闲发展能力的指标，休闲设施包括图书馆藏书量、影剧院数量、博物馆数量、超市数量、百货商场数量、休闲吧数量和美容美发场所数，休闲资源则包括国家历史文化名城、国家重点风景名胜区和城市旅游景点个数。

侯惠勤、辛向阳和易定宏在《中国城市基本公共服务力评价》中有两个指标是涉及文化健康评价内容的，分别是基础教育和文化体育。基础教育中选用了财政投入、幼儿教育、小学教育和中学教育作为评价指标，财政收入又包括财政投入占 GDP 比重和人均财政投入，幼儿教育选用生师比，中小学教育则分别选用中小学生师比和每千中小学生拥有中小学数；文化体育则主要是选取场馆设施和社区文体活动两个指标，并分别在最后对城市居民做了一个满意度的问卷调查，以得出更好的评价结果。

武占云、单菁菁和耿亚男在《中国城市健康发展评价》中则选用了文化设施和文化支出作为评价城市文化健康水平的指标。其中，文化设施主要包括万人公共图书馆藏书、万人拥有剧场、影剧院数、网络普及率。文化支出则是用文娱消费支出占总支出比重表示。潘家华、魏后凯在《中国城市发展报告》一书中也选用了与其同样的评价指标。

张亮、赵雪雁在《安徽城市居民生活质量评价及其空间格局分析》中把影响城市居民生活质量的因素分为经济方面、环境方面和社会方面三部分，社会方面又包括居住统计、基础设施、教育文化和医疗健康卫生，教育文化则主要选取了每万人在校大学生人数和每百人公共图书馆藏书数作为评价指标。

《中国健康城市评价框架及 2015 年度测评结果》一书中则选用了城区每平方公里剧场与影剧院数、每千人公共图书馆图书总藏量、每千人博物馆数和网络普及率作为城市健康文化的评价指标。其中，城区每平方公里剧场与影剧院数、每千人公共图书馆图书总藏量、每千人博物馆数，反映的是人们休闲娱乐的客观条件，是硬件水平；网络普及率，间接反映人们利用新手段获取健康知识和影响健康决策的渠道。

表1 文化健康评价指标体系

作者	论文	指标
范柏乃	《我国城市居民生活质量评价体系的构建与实际测度》	人均文化费用支出、人均旅游费用支出、人均报刊份数、每周休闲时间、每万人拥有公园数、文化休闲满意度
郑胜华、刘嘉龙	《城市休闲发展评估指标体系研究》	每十万人图书馆藏书量、每十万人影剧院数量、每十万人博物馆数量、每十万人超市数量、每十万人百货商场数量、每十万人休闲吧数量、每十万人美容美发场所数、国家历史文化名城、国家重点风景名胜区、城市旅游景点个数
侯惠勤、辛向阳、易定宏	《中国城市基本公共服务力评价》	财政投入、幼儿教育、小学教育、中学教育、场馆设施、社区文体活动
武占云、单菁菁、耿亚男	《中国城市健康发展评价》	万人公共图书馆藏书、万人拥有剧场影剧院数、网络普及率、文娱消费支出占总支出比重
张亮、赵雪雁	《安徽城市居民生活质量评价及其空间格局分析》	每万人在校大学生人数、每百人公共图书馆藏书数
潘家华、魏后凯	《中国城市发展报告》	万人公共图书馆藏书、万人拥有剧场影剧院数、网络普及率、文娱消费支出占总支出比重

（二）城市健康生活文化评价指标

城市文化是一个系统，概括来说，它包括人和环境两个子系统。要使城市文化系统整体保持稳定和向前发展，必须协调好这两个子系统的关系。影响城市文化健康水平的因素有很多，其中既有外部因素也有内部因素。一方面城市自身的文化基础设施的建设和人文资源是影响城市文化健康水平的主要因素，另一方面城市所处的政策环境、地理位置、信息化水平、自身的经济发展水平、教育水平和经费投入等也是影响城市文化健康的重要因素。由此可见，城市文化健康指标体系是由一系列相互关联、相互影响、相互作用、不可或缺的影响要素构成的有机整体。

在构建城市文化健康评价指标体系之前，需要对影响城市文化健康的因素进行分析。影响城市文化健康的因素很多，因此需要对此做些介绍和解释。

1. 文化投入

文化投入对城市健康的重要作用越来越被人们所熟知，据了解，近年来，在相关政策的推动下，各级财政对文化的投入有了很大增长，但是基数仍然偏小。文化投入费的年平均增长率低于同期财政支出增长率，与其他社会事业费增长速度更是有很大的差距。文化建设投入的不足对各城市居民的生活质量有很大的影响。文化投入的主要内容有科技经费投入、教育经费投入等。在知识与信息为基础的知识经济时代，科技进步与科技创新越来越成为一国或地区保持经济可持续发展的决定性力量。科技经费投入作为科技创新、科技进步的重要支撑条件，已经得到了各国各地方政府的高度重视。而创新的根本条件在于人，加强政府对研究与开发活动的引导，增加政府科技经费投入可以为人们充分发挥自主创新能力提供有效的经济支撑，充分激发人们的创新潜力。而创新的成果是服务于社会所有人，从而最终能提升人们的生活质量。

另外，教育经费投入不足，会导致人们的教育资源短缺，影响城市居民文化生活质量，制约我国教育事业的发展。近几年，国家加大了对义务教育经费的投入，但总体水平还是较低。全国很多学校教学楼和宿舍的数量仍然紧张，普通初中进行大班教学的比例偏高。很多中小学教学设备都没有达到国家规定的基本标准。随着教育的普及，高中教育在近年来发展得比较快，但因为没有相应的经费投入来分担高中教育的成本，所以，许多地方政府的经费投入只够保障教职工的基本工资。教育经费的投入水平，对于"实现更高水平的教育、形成全民共享的公平教育、提供更加充裕的优质教育"，将起到至关重要的作用，同时也将对促进城市文化的发展有着重要的作用。

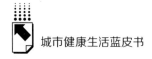

2. 教育水平

在 21 世纪的今天，教育水平是衡量一个城市居民素养和发展水平的重要因素，更是衡量一个国家是否强大的最重要依据。教育是民族振兴、社会进步的基石，是提高人民群众素质、促进人全面发展的根本途径，是中华民族最根本的事业。现如今，人才竞争成为提高国家国际竞争力的核心动力，教育成为国家竞争力的基础。在人类社会的不断发展过程中，教育的地位和作用显得越来越重要。教育兴，则民族兴；教育强，则国家强。我们国家现代化建设的不断推进、中华民族伟大复兴梦的实现，归根结底取决于教育。同样，城市居民素养的提升也离不开教育，城市文化的建设更离不开教育，一个城市教育水平的高低会影响其文化建设。通过对城市的教育水平进行排名，可以促使各个城市之间相互借鉴和学习，从而提升教育质量，为居民提供良好的教育资源。

文化是城市的明信片，文化氛围是城市健康氛围的重要组成部分，教育是影响城市文化水平的直接因素。一个充满文化气息的城市，必须有一个与当地发展相适应的教育体系，如果说中小学阶段的基础教育主要是为了提高城市居民的基本道德素质和文化知识，那么，高等教育则是为了培养城市居民的高端素养，进一步提升他们的知识和能力，同时作为平台，它还具有吸引技术人才、培育高端人才和促进人才创新的功能。因此，评价教育水平的最直接标准便是城市人口中大学生人数的占比。根据大学生在中国各城市中的分布，计算各城市大学生人数占城市总人口的比重，可以大概反映出一个城市高等教育水平在全国城市中所处的位置。大学生人数占城市人口的比重越高，说明城市居民接受的教育越多，城市居民的文化素养越高，城市的教育水平也就越高。

3. 文化设施

文化基础设施，是指由各级政府或者社会力量投资建设，并由文化主管部门控制，对公众开放用于举办文化活动的场所。文化设施是文化服务体系建设的基础平台和首要任务，是展示文化建设成果、开展群众文化活动的重要阵地。其具体内容主要包括城镇影剧院、博物馆、图书馆、群艺馆、文化馆和文化站等文化设施。

文化基础设施，是熔铸人民的生命力、创造力和凝聚力的必要载体，在一定程度上体现了一个城市文化建设的水平。同时，文化基础设施建设是一个地区、一个城市文明程度的重要体现，是体现城市文化底蕴的靓丽名片；是发展文化事业和文化产业的重要保障和平台，是构建公共文化服务体系的重要支柱；也是建设城市形象、提高城市品位、提高城市竞争力、增强文化软实力的重要手段。文化基础设施的建设不仅仅有利于民生，而且极大地提高了群众的文化生活水平，有效完善了城市公共服务职能，提升了城市的文化品位。加快建立覆盖全市的文化基础设施，是维护好和发展好人民群众基本文化权益的主要途径，对于促进国民的全面发展、提高广大干部群众的思想道德和文化素质，实现"福民强市"目标具有重要的意义。

没有好的图书馆，怎么让老百姓看书？没有好的大剧院、大戏院，怎么让世界级的芭蕾舞剧、歌剧或交响乐团来演出？没有互联网、没有通信工具、没有手机，怎么让人们跟上高速发展的信息时代？从以上描述中不难看出，衡量文化设施的标准有很多，本报告选择了五个具有代表性的指标来对文化设施进行评价，分别为：城市图书馆的藏书，剧场和影院、城市互联网的用户数、电话年末用户数。

健康的生活方式需要健康的文化理念去引导，要学会主动拒绝不健康的文化知识，进而推动政府部门走可持续发展道路。城市人均科技经费支出、人均教育经费支出则反映了各城市政府对文化投入的程度；万人拥有大学生人数则反映了城市的教育水平；万人拥有的剧场与影剧院数、人均公共图书馆藏书数，反映的是人们对文化基础设施的可获得性；万人拥有国际互联网用户数、人均电话年末用户数，反映了人们利用网络获取健康知识的情况。各项指标的具体解释如下：

（1）人均科技经费支出。它等于各城市总的科技经费支出除以城市总人口数。

（2）人均教育经费支出。它是各城市的总教育经费支出除以城市总人口数。

（3）万人拥有大学生人数。它是指一万城市人口中大学生的人数。

（4）人均公共图书馆藏书数。它等于公共图书馆图书总藏量除以城市总人口数。

（5）万人拥有剧场影院数。它是以剧场与影剧院数除以城市的总人口数再乘以 10000 计算得出。

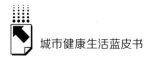

（6）万人拥有国际互联网用户数。它等于国际互联网用户数除以城市总人口数再乘以10000计算得出。

（7）人均年末电话用户数。它等于电话年末用户数除以城市总人口数。

将以上7个指标，按照一、二、三级指标进行汇总，建立城市文化健康评价指标体系，如表2所示。

表2 城市文化健康评价指标体系

一级指标	二级指标	权重	三级指标	权重
文化健康	A 文化投入	0.371	A1 人均科技经费支出	0.540
			A2 人均教育经费支出	0.460
	B 教育水平	0.350	B1 万人拥有大学生人数	1.000
	C 文化设施	0.279	C1 人均公共图书馆藏书数	0.130
			C2 万人剧场影院数	0.170
			C3 万人拥有国际互联网用户数	0.320
			C4 人均年末电话用户数	0.380

（三）评价指标数据来源

本报告选取了全国289个城市（市辖区）作为研究对象，基本涵盖了全国的所有城市，根据表2所列的指标体系，选取2015年中国289个城市相关的文化健康评价数据。原始数据来源于2016年《中国城市统计年鉴》、各个城市统计公报、统计年鉴等。

五 城市健康生活文化评价结果

（一）城市健康生活文化城市排名

我们根据289个地级以上城市的健康生活文化指数综合得分及排名，将其分为健康生活文化评价50强城市及其他城市两个部分进行具体的分析，同时，比较了不同城市、不同省份及不同区域的差别，具体情况如表3所示。

表 3　城市健康生活文化评价 50 强城市

总排名	城市	所属省份	得分
1	深圳市	广东省	85.13
2	珠海市	广东省	80.86
3	东莞市	广东省	73.71
4	北京市	北京市	70.82
5	广州市	广东省	70.72
6	武汉市	湖北省	69.72
7	厦门市	福建省	66.98
8	合肥市	安徽省	65.72
9	杭州市	浙江省	64.92
10	上海市	上海市	64.05
11	长沙市	湖南省	63.84
12	南京市	江苏省	63.52
13	济南市	山东省	62.90
14	太原市	山西省	62.67
15	宁波市	浙江省	62.00
16	中山市	广东省	59.43
17	郑州市	河南省	59.28
18	呼和浩特市	内蒙古自治区	59.25
19	福州市	福建省	59.02
20	青岛市	山东省	58.58
21	佛山市	广东省	58.34
22	兰州市	甘肃省	58.26
23	苏州市	江苏省	58.01
24	克拉玛依市	新疆维吾尔自治区	57.74
25	西安市	陕西省	57.58
26	昆明市	云南省	57.50
27	贵阳市	贵州省	57.49
28	鄂尔多斯市	内蒙古自治区	57.34
29	丽水市	浙江省	56.80
30	三亚市	海南	56.57
31	银川市	宁夏回族自治区	56.53
32	南宁市	广西壮族自治区	56.14
33	天津市	天津市	55.96
34	铜陵市	安徽省	55.49

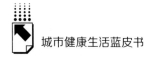

续表

总排名	城市	所属省份	得分
35	三明市	福建省	55.43
36	秦皇岛市	河北省	55.19
37	九江市	江西省	55.15
38	哈尔滨市	黑龙江	54.88
39	大连市	辽宁省	54.68
40	桂林市	广西	54.43
41	海口市	海南	54.37
42	嘉兴市	浙江省	54.20
43	南昌市	江西省	53.95
44	烟台市	山东省	53.48
45	无锡市	江苏省	53.46
46	漳州市	福建省	53.22
47	温州市	浙江省	53.10
48	拉萨市	西藏自治区	52.83
49	舟山市	浙江省	52.57
50	芜湖市	安徽省	52.48
平均值	—	—	59.73

从评价结果来看，排名前 50 的城市的健康生活文化指数平均得分为 59.73，排在首位的为深圳市，其得分为 85.13，末位则为芜湖市，得分为 52.48，健康生活文化得分最高的城市和得分最低的城市之间相差 32.65，差值较大，可以看出文化发展水平高的城市之间两极分化现象较突出。其中，仅有 15 个城市的健康生活文化指数超过平均得分，占总数的 30%。从具体排名来看，排名前五位的城市分别为深圳市、珠海市、东莞市、北京市和广州市，其得分依次为 85.13、80.86、73.71、70.82、70.72。健康生活文化水平较高的城市相互之间存在的差距较大，如珠海市与东莞市之间的得分相差 7.15，而北京市与广州市则存在 0.1 的差值，存在较明显的断层。而从第四名的北京市开始至第四十四名的烟台市，每两个城市之间的得分差值近似在区间 1~2，得分分布相对较均匀。

从城市健康生活文化评价 50 强城市的省份分布来看，广东省和浙江省拥有的位列前 50 强的城市数量最多，其中广东省包括深圳市、珠海市、东莞市、

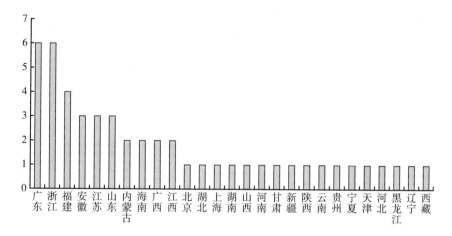

图1 城市健康生活文化评价50强城市的分省份分布

广州市、中山市和佛山市等6个城市，浙江省拥有杭州市、宁波市、丽水市、嘉兴市、温州市和舟山市等6个城市，其中广东省排名最靠前的是位居第一的深圳市，浙江省排名最靠前的是位居第九位的杭州市，可见，广东省和浙江省整体的文化建设水平相对较高；其次为福建省，拥有4个位列50强的城市，其中排名最靠前的是厦门市；再次是安徽省、江苏省和山东省，分别有3个位居前50强的城市，其中安徽省中排名最靠前的是排名第8的合肥市，江苏省中排名最靠前的是排名第12的南京市，山东省中排名最靠前的是排名第13的济南市；内蒙古、海南、广西和江西等四个省份，各占2个名额；北京市、湖北省、上海市、湖南省、山西省、河南省、甘肃省、新疆、陕西省、云南省、贵州省等17个省份，各占1个名额。而吉林省、重庆市、四川省和青海省4个地区未在前50强城市中占有名额。

表4 城市健康生活文化评价50强城市的地区分布

地区分类	主要省份	代表城市	平均得分
东部	广东、北京、福建、浙江、上海、江苏、山东、海南、天津、河北、辽宁	深圳、珠海、东莞、北京、广州、厦门、杭州、上海、南京、济南、宁波、中山、福州、青岛、佛山、苏州、丽水、三亚、天津、三明、秦皇岛、大连、海口、嘉兴、烟台等29个城市	60.97

地区分类	主要省份	代表城市	平均得分
中部	湖北、安徽、湖南、山西、河南、江西、黑龙江	武汉、合肥、长沙、太原、郑州、铜陵、九江、哈尔滨、南昌、芜湖等10个城市	59.32
西部	内蒙古、甘肃、新疆、陕西、云南、贵州、宁夏、广西、西藏	呼和浩特、兰州、克拉玛依、西安、昆明、贵阳、鄂尔多斯、银川、南宁、桂林、拉萨等11个城市	56.83

从区域角度分析，在城市健康生活文化指数综合排名前50位的城市中，位于东部地区的城市有29个，占总数的58%，这25个城市的健康生活文化指数平均得分为60.97，高于前50位城市的平均得分。位于中、西部地区的城市分别有10个和11个，中西部整体占总数的42%，位于这两个区域的城市的健康生活文化指数平均得分分别为59.32和56.83，均低于前50位城市的平均得分。其中，排名第1的深圳的健康生活文化综合得分位居东部地区首位，排名第6的武汉市的健康生活文化综合得分位居中部地区首位，排名第18的呼和浩特市的健康生活文化指数则位居西部地区首位，深圳的得分较武汉高出15.41，较呼和浩特市高出25.88，东部与中部的平均得分差值为1.65，东部与西部的平均得分差值为4.14，而中部和西部的平均得分差值为2.49。因此，从健康生活文化评价50强城市的区域分布来看，我国城市的健康生活文化发展存在不平衡现象，东部的平均发展水平较好，而中、西部地区则相对落后于东部地区，还需要继续努力提高文化建设水平。

表5 城市健康生活文化评价其他城市

总排名	城市	所属省份	得分
51	镇江市	江苏省	52.40
52	乌鲁木齐市	新疆维吾尔自治区	52.29
53	沧州市	河北省	52.23
54	成都市	四川省	52.13
55	泉州市	福建省	52.07
56	廊坊市	河北省	51.83
57	肇庆市	广东省	51.68
58	潍坊市	山东省	51.55
59	长春市	吉林省	51.24

总排名	城市	所属省份	得分
60	沈阳市	辽宁省	51.16
61	惠州市	广东省	50.90
62	三门峡市	河南省	50.77
63	新乡市	河南省	50.74
64	黄冈市	湖北省	50.59
65	许昌市	河南省	50.28
66	怀化市	湖南省	50.22
67	衡阳市	湖南省	50.20
68	东营市	山东省	50.14
69	焦作市	河南省	50.02
70	开封市	河南省	49.85
71	石家庄市	河北省	49.72
72	金华市	浙江省	49.66
73	绍兴市	浙江省	49.48
74	威海市	山东省	48.91
75	绵阳市	四川省	48.86
76	湘潭市	湖南省	48.82
77	韶关市	广东省	48.78
78	晋中市	山西省	48.70
79	柳州市	广西壮族自治区	48.62
80	包头市	内蒙古自治区	48.45
81	荆州市	湖北省	48.42
82	承德市	河北省	48.36
83	西宁市	青海省	48.00
84	河源市	广东省	47.59
85	锦州市	辽宁省	47.34
86	常州市	江苏省	47.32
87	嘉峪关市	甘肃省	47.32
88	攀枝花市	四川省	47.18
89	咸阳市	陕西省	47.06
90	景德镇市	江西省	47.03
91	南通市	江苏省	46.94
92	株洲市	湖南省	46.91
93	马鞍山市	安徽省	46.71
94	张家口市	河北省	46.33
95	黄山市	安徽省	46.32
96	安阳市	河南省	46.16
97	湖州市	浙江省	45.75
98	滁州市	安徽省	45.75

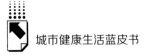
续表

总排名	城市	所属省份	得分
99	德阳市	四川省	45.72
100	晋城市	山西省	45.65
101	台州市	浙江省	45.54
102	丽江市	云南省	45.41
103	鹰潭市	江西省	45.10
104	宜昌市	湖北省	45.07
105	洛阳市	河南省	44.93
106	江门市	广东省	44.86
107	乌兰察布市	内蒙古自治区	44.83
108	大庆市	黑龙江	44.78
109	云浮市	广东省	44.57
110	吕梁市	山西省	44.40
111	牡丹江市	黑龙江	44.37
112	衡水市	河北省	44.31
113	四平市	吉林省	44.31
114	乌海市	内蒙古自治区	43.96
115	玉溪市	云南省	43.94
116	雅安市	四川省	43.94
117	黄石市	湖北省	43.86
118	安庆市	安徽省	43.85
119	湛江市	广东省	43.83
120	莆田市	福建省	43.79
121	蚌埠市	安徽省	43.64
122	吉林市	吉林省	43.56
123	呼伦贝尔市	内蒙古自治区	43.55
124	百色市	广西壮族自治区	43.46
125	黑河市	黑龙江	43.46
126	遵义市	贵州省	43.45
127	铜仁市	贵州省	43.36
128	保定市	河北省	43.30
129	长治市	山西省	43.25
130	运城市	山西省	43.25
131	泰安市	山东省	43.19
132	唐山市	河北省	43.13
133	衢州市	浙江省	43.11
134	淄博市	山东省	43.08
135	泰州市	江苏省	43.06
136	延安市	陕西省	43.03
137	海东市	青海省	42.84

总排名	城市	所属省份	得分
138	赣州市	江西省	42.83
139	滨州市	山东省	42.81
140	周口市	河南省	42.72
141	岳阳市	湖南省	42.47
142	石嘴山市	宁夏回族自治区	42.40
143	邢台市	河北省	42.38
144	扬州市	江苏省	42.33
145	龙岩市	福建省	42.31
146	双鸭山市	黑龙江	42.29
147	新余市	江西省	42.27
148	阜新市	辽宁省	42.00
149	辽阳市	辽宁省	41.94
150	娄底市	湖南省	41.81
151	临汾市	山西省	41.78
152	张掖市	甘肃省	41.77
153	庆阳市	甘肃省	41.47
154	通化市	吉林省	41.34
155	济宁市	山东省	41.32
156	郴州市	湖南省	41.30
157	营口市	辽宁省	41.28
158	荆门市	湖北省	41.27
159	徐州市	江苏省	41.04
160	齐齐哈尔市	黑龙江	41.03
161	崇左市	广西壮族自治区	40.99
162	常德市	湖南省	40.98
163	白城市	吉林省	40.96
164	金昌市	甘肃省	40.94
165	阳泉市	山西省	40.89
166	梅州市	广东省	40.85
167	平顶山市	河南省	40.83
168	佳木斯市	黑龙江	40.79
169	榆林市	陕西省	40.71
170	吉安市	江西省	40.63
171	宁德市	福建省	40.61
172	汉中市	陕西省	40.58
173	淮北市	安徽省	40.53
174	驻马店市	河南省	40.48
175	鞍山市	辽宁省	40.46
176	北海市	广西壮族自治区	40.32

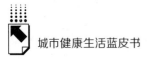

城市健康生活蓝皮书

续表

总排名	城市	所属省份	得分
177	六盘水市	贵州省	40.26
178	十堰市	湖北省	40.26
179	鹤壁市	河南省	40.22
180	本溪市	辽宁省	40.17
181	盐城市	江苏省	40.16
182	日照市	山东省	40.13
183	酒泉市	甘肃省	40.12
184	重庆市	重庆市	40.11
185	孝感市	湖北省	40.08
186	乐山市	四川省	40.00
187	抚顺市	辽宁省	39.85
188	普洱市	云南省	39.85
189	池州市	安徽省	39.83
190	聊城市	山东省	39.61
191	连云港市	江苏省	39.61
192	宝鸡市	陕西省	39.58
193	盘锦市	辽宁省	39.51
194	通辽市	内蒙古自治区	39.51
195	淮南市	安徽省	39.48
196	丹东市	辽宁省	39.48
197	濮阳市	河南省	39.46
198	铜川市	陕西省	39.40
199	萍乡市	江西省	39.36
200	上饶市	江西省	39.35
201	大同市	山西省	39.33
202	南平市	福建省	38.95
203	襄阳市	湖北省	38.93
204	铁岭市	辽宁省	38.90
205	泸州市	四川省	38.85
206	中卫市	宁夏回族自治区	38.79
207	临沧市	云南省	38.58
208	宜宾市	四川省	38.44
209	巴彦淖尔市	内蒙古自治区	38.44
210	宜春市	江西省	38.37
211	辽源市	吉林省	38.35
212	邯郸市	河北省	38.34
213	张家界市	湖南省	38.33
214	曲靖市	云南省	38.33
215	天水市	甘肃省	38.29

210

总排名	城市	所属省份	得分
216	梧州市	广西壮族自治区	38.11
217	临沂市	山东省	38.09
218	咸宁市	湖北省	38.09
219	赤峰市	内蒙古自治区	38.08
220	朔州市	山西省	38.02
221	忻州市	山西省	37.99
222	商洛市	陕西省	37.97
223	南充市	四川省	37.95
224	德州市	山东省	37.94
225	淮安市	江苏省	37.93
226	商丘市	河南省	37.92
227	邵阳市	湖南省	37.89
228	吴忠市	宁夏回族自治区	37.89
229	广元市	四川省	37.80
230	南阳市	河南省	37.79
231	随州市	湖北省	37.75
232	信阳市	河南省	37.55
233	玉林市	广西壮族自治区	37.37
234	朝阳市	辽宁省	37.28
235	鄂州市	湖北省	37.23
236	白银市	甘肃省	37.20
237	菏泽市	山东省	37.14
238	莱芜市	山东省	37.10
239	阳江市	广东省	37.09
240	潮州市	广东省	37.07
241	固原市	宁夏回族自治区	37.03
242	钦州市	广西壮族自治区	36.91
243	自贡市	四川省	36.89
244	贵港市	广西壮族自治区	36.86
245	清远市	广东省	36.73
246	汕头市	广东省	36.66
247	防城港市	广西壮族自治区	36.49
248	渭南市	陕西省	36.45
249	汕尾市	广东省	36.44
250	毕节市	贵州省	36.29
251	白山市	吉林省	36.27
252	宿迁市	江苏省	36.22
253	益阳市	湖南省	36.21
254	武威市	甘肃省	36.09

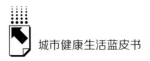
续表

总排名	城市	所属省份	得分
255	安康市	陕西省	36.02
256	伊春市	黑龙江	35.98
257	松原市	吉林省	35.97
258	内江市	四川省	35.90
259	眉山市	四川省	35.71
260	葫芦岛市	辽宁省	35.71
261	茂名市	广东省	35.69
262	河池市	广西壮族自治区	35.63
263	平凉市	甘肃省	35.60
264	抚州市	江西省	35.58
265	安顺市	贵州省	35.57
266	宿州市	安徽省	35.54
267	枣庄市	山东省	35.54
268	六安市	安徽省	35.51
269	鹤岗市	黑龙江	35.40
270	七台河市	黑龙江	35.17
271	永州市	湖南省	35.12
272	宣城市	安徽省	35.04
273	定西市	甘肃省	34.84
274	广安市	四川省	34.67
275	保山市	云南省	34.54
276	漯河市	河南省	34.46
277	鸡西市	黑龙江	34.42
278	贺州市	广西壮族自治区	34.34
279	遂宁市	四川省	34.25
280	绥化市	黑龙江	34.20
281	陇南市	甘肃省	34.13
282	阜阳市	安徽省	34.09
283	达州市	四川省	33.92
284	揭阳市	广东省	33.44
285	巴中市	四川省	33.35
286	资阳市	四川省	33.30
287	亳州市	安徽省	33.27
288	来宾市	广西壮族自治区	33.18
289	昭通市	云南省	32.48
平均值	—	—	41.41

从第 51 名的镇江市至第 289 名的昭通市来看，其平均得分为 41.41，且各城市得分呈现缓慢平稳的下降趋势，不同城市之间健康生活文化的发展水平差距不大。从整体的评价结果来看，289 个地级城市健康生活的平均得分为 44.58，其中最高为深圳市的 85.13，其次是珠海市的 80.86，两者得分相差 4.27，而排在第三的东莞市得分为 73.71，与珠海市存在 7.15 的差距，差值较大，可见健康生活文化水平较高的城市相互之间存在的差距较大。而健康生活文化建设处于一般水平的城市，得分呈现缓慢平稳的下降趋势，相互之间的差距较小，而健康生活文化水平较高的城市与健康生活文化水平较低的城市差距悬殊。此外，近一半的地级以上城市得分分布在 40~55 这个区间。健康生活文化评价综合得分高于平均得分的地级以上城市共有 108 个，约占所有地级以上城市数量的 37%。这表明，我国城市健康生活文化建设的整体表现较弱，还有需要加强和完善的地方，处于平均分以下的城市的健康生活文化建设还存在很大的发展空间。综上可以看出，各个城市的文化评价得分总体偏低，说明我国各城市在文化建设这一块还需要做出很大的努力。

（二）城市健康生活文化评价的省际分析

为了解不同省份的文化健康生活的水平，将同一省份各城市的文化健康指数综合得分相加求平均来反映各个省份的城市文化健康水平，各地区文化健康指数综合得分及排名如表 6 所示。

表 6　我国 31 个省份城市健康生活文化评价平均得分及排名

排名	地区	得分
1	北京市	70.82
2	上海市	64.05
3	天津市	55.96
4	海南省	55.47
5	新疆维吾尔自治区	55.01
6	西藏自治区	52.83
7	浙江省	52.47
8	福建省	50.27

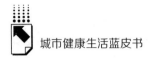

续表

排名	地区	得分
9	广东省	50.21
10	河北省	46.83
11	江苏省	46.31
12	内蒙古自治区	45.94
13	青海省	45.42
14	山东省	44.79
15	河南省	44.32
16	湖北省	44.27
17	山西省	44.18
18	湖南省	44.16
19	江西省	43.60
20	安徽省	43.33
21	贵州省	42.74
22	宁夏回族自治区	42.53
23	辽宁省	42.12
24	陕西省	41.84
25	吉林省	41.50
26	云南省	41.33
27	广西壮族自治区	40.92
28	黑龙江省	40.56
29	甘肃省	40.50
30	重庆市	40.11
31	四川省	39.38
平均值	—	46.90

　　为了更加清楚地分析各个城市的文化健康水平，将表的评价结果画成条形图，如图2所示。

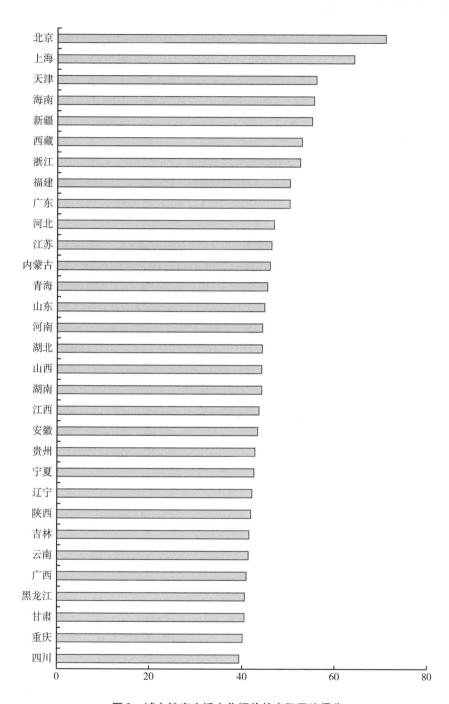

图2　城市健康生活文化评价的省际平均得分

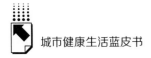

根据评价结果，前5个省份排名由高到低依次是北京市、上海市、天津市、海南省、新疆维吾尔自治区。这31个省份文化健康水平得分的平均值为46.90，超过平均值的省份共有9个。其中北京市的得分为70.82，以绝对优势高居排名的第一位，遥遥领先于其他省份。说明北京在文化健康建设方面比其他省份较完善。同时，北京作为首都，也为其他城市做了榜样。

（三）城市健康生活文化评价的区域分析

按照各个省份所处的区域，本部分将我国31个省份划分为三个大区域，分别为东部地区、中部地区和西部地区。同样，根据这31个省份的所属区域，计算各个区域文化健康指数的平均得分，并进行排序，三大区域文化健康指数平均得分及排名如表7所示。

表7 我国东、中、西地区城市健康生活文化评价平均得分及排名

排名	区域	地区	组合得分	平均得分
1	东部	北京市	70.82	52.66
		天津市	55.96	
		河北省	46.83	
		上海市	64.05	
		江苏省	46.31	
		浙江省	52.47	
		福建省	50.27	
		山东省	44.79	
		广东省	50.21	
		辽宁省	42.12	
		海南省	55.47	
2	西部	内蒙古自治区	45.94	44.05
		广西壮族自治区	40.92	
		重庆市	40.11	
		四川省	39.38	
		贵州省	42.74	
		云南省	41.33	
		西藏自治区	52.83	

续表

排名	区域	地区	组合得分	平均得分
2	西部	陕西省	41.84	44.05
		甘肃省	40.50	
		青海省	45.42	
		宁夏回族自治区	42.53	
		新疆维吾尔自治区	55.01	
3	中部	山西省	44.18	43.24
		安徽省	43.33	
		江西省	43.60	
		河南省	44.32	
		湖北省	44.27	
		吉林省	41.50	
		黑龙江省	40.56	
		湖南省	44.16	
平均值	—	—	—	46.65

同样，为了更加清楚地分析三个区域文化健康的情况，将表7的评价排名结果画成柱状图，如图3所示。

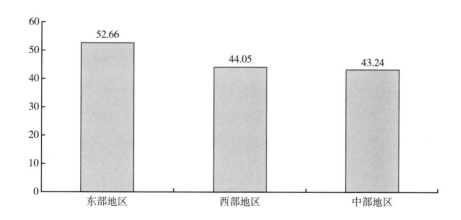

图3 我国东、中、西地区城市健康生活文化评价平均得分情况

根据评价结果，三大区域排名由高到低依次是东部、西部和中部，其得分依次为52.66、44.05、43.24。三大区域文化健康得分的平均值为46.65。总

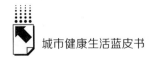

体来看，这三个区域中东部地区的城市居民文化健康发展态势较好，其他两个区域还有继续进步和提升的空间。

六　城市健康生活文化评价指标深度分析

（一）指标深度分析

1. 文化投入二级指标均值分析

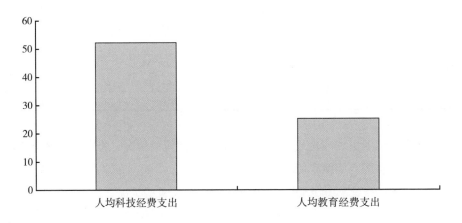

图4　健康生活文化评价文化投入二级指标均值

在文化投入二级指标中，人均科技经费支出均值为52.19，其次为人均教育经费支出，均值为25.26。创新是引领发展的第一动力，是建设现代化经济体系的战略支撑。党的十九大报告进一步明确了创新在引领经济社会发展中的重要地位，标志着创新驱动作为一项基本国策，在新时代中国发展的行程上，将发挥越来越显著的战略支撑作用。各城市也越来越注重创新，通过增加科技经费的支出来鼓励创新。从科技经费的均值可以看出，不同经济发展水平的城市之间差距较小，人均科技经费支出的权重又较大，会在很大程度上提高文化投入的最终得分。百年大计，教育为本。党的十九大报告围绕"优先发展教育事业"作出新的全面部署，明确提出："建设教育强国是中华民族伟大复兴的基础工程，必须把教育事业放在优先位置，深化教育改革，加快教育现代化，办好人民满意的教育。"为实现这一目标，让每个人尽可能地享受到平等的教育资源，各地区加大对教育经费的支出。从人均教育经费的均值来看，其低于人均科技经费，可见人均教育经费的支出地区差距较大。虽然人均教育经费支出的权重较小，但是也对文化投入的最终得分有重要影响。

2. 教育水平二级指标均值分析

教育水平的二级指标用万人拥有大学生人数表示，其最终的平均得分为65.21，是所有二级指标中得分最高的。首先，随着我国九年义务教育的普及、教育资源的优化和高等教育的快速发展，人们所获得的教育机会越来越多；其次，我国的教育事业比较发达，社会信息发展迅猛，为了适应社会的发展，人们必须要不断地丰富自己的知识；最后，国家政策开始放宽，各大高校纷纷扩招，所以我国的大学生人数越来越多。这些是万人拥有大学生人数得分偏高的主要原因，这也是提高教育水平最后得分的直接因素，可以看出我国的教育在向着更好的方向发展。

3. 文化设施二级指标均值分析

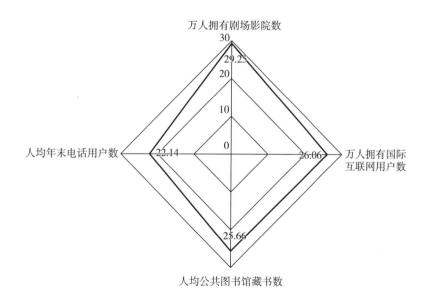

图5 城市健康生活文化评价文化设施二级指标均值

在文化设施二级指标中，万人拥有的剧场与影剧院数的均值最高，随着生活水平不断提高，人们的生活需求已不仅仅停留在温饱这个层面上，而更多地追求精神上的愉悦。电影和戏剧等越来越成为人们生活娱乐的一种重要方式。人们需求的增大也使得城市的剧场和影院数量不断增加，且大部分城市之间的剧场影院数差距较小，所以其均值相对较高。其次为万人拥有国际互联网用户数，其均值为26.06。电信产业的快速发展，带来了互联网的普及，现如今，人们的生活也越来越离不开网络，大到国家，小到企业以及个人的生活等。互联网与传统行业结合，为用户、企业、政府提供更好的平台、更多的服务。对于普通网民来说，互联网使人们的生活更加方便快捷，对企业来说，网络电商的兴起，减少了企业的成本，同时也使企业获得了更多的消费者。总之，随着互联网的迅速发展，其对人们生活、企业发展和社会进步产生了巨大影响，这很好地体现了"以信息化带动工业化，工业化促进信息化"的科学发展思路。随着网民群体的不断扩大与渗透，中国的信息化进程必将因互联网的推动而加速，社会的受益也将越来越大。再次为人均公共图书馆藏书数，其均值为25.66，较万人拥有国际互联网用户数的均值仅差0.40。随着电子产品的发展和网络的普及，人们通过电脑和手机等便可查阅自己想要的资料，阅读自己想要的书，这种方便快捷的阅读方式使人们越来越少去图书馆，也因为受此冲击，很多相对较小的图书馆选择了关闭，这也是导致人均公共图书馆藏书数得分较低的主要原因。最后为人均电话年末用户数，其最终均值为22.14。随着科学技术的快速发展，短短几年智能手机就已经在人们的生活中普遍存在，改变着我们的生活方式，为我们的生活提供了便利。打开手机我们便可以搜索到想要的商品，播放想看的电视节目，随时随地获取海量的信息，了解世界各地的最新资讯。微信、微博等软件的出现更是丰富了人们的生活。手机已经成为人们生活中非常重要的组成部分，加上电子产品的普遍化，使得人们对手机的可获得性增大，但在一些欠发达地区手机电话的使用远不及发达地区，这样的差距在一定程度上拉低了整个指标的均值，其所占权重又较大，同时也将拉低文化设施的最终得分。

4.二级指标均值分析

教育水平的均值为65.21，其次为文化投入，均值为39.80，最后为文化设施，均值为25.06。教育水平的均值最高，主要是由于教育在全国各地的普

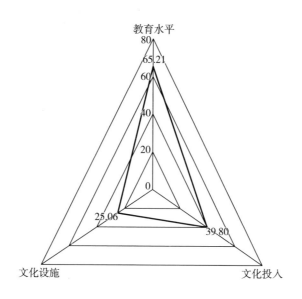

图6 健康生活文化评价二级指标均值

及和教育资源的可获得性增加，其权重为0.35，较文化设施要高，将会在一定程度上提高健康生活文化评价的总体得分。文化投入均值相对较低，不同经济发展水平的城市投入的科技经费和教育经费不同，经济发达的城市投入的相对较多，而经济发展落后的城市投入相对较少，这些差距导致了文化投入的得分低，文化投入的权重较大，这将会在很大程度上拉低评价得分。最后为文化设施，主要是由于电子产品对图书馆等类似的文化设施冲击较大，另外，发达地区和欠发达地区在互联网和手机电话的使用上存在差距，这些因素都会在一定程度上拉低其均值，虽然文化设施的权重最低，但它对评价结果依然有一定的影响。

（二）地区差异分析

根据二八定律，为了分析各级指标的地区差距，先将指标从低到高排序，然后计算前20%城市的总值占所有指标汇总值的百分比，得到该指标的地区差距系数。该指标越大，说明地区差距越小，指标越小，说明地区差距越大。

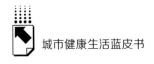

表8 城市健康生活文化评价二级指标和三级指标的地区差距系数

一级指标	二级指标	差距系数（%）	三级指标	差距系数（%）
生活健康	A 文化投入	17.19	A1 人均科技经费支出	19.95
			A2 人均教育经费支出	10.27
	B 教育水平	16.81	B1 万人拥有大学生人数	16.81
	C 文化设施	10.22	C1 人均公共图书馆藏书数	4.27
			C2 万人拥有剧场影院数	4.30
			C3 万人拥有国际互联网用户数	8.75
			C4 人均年末电话用户数	11.08

在文化投入项下的2个指标中，人均科技经费支出的差距系数相对较大，为19.95%，说明地区间的人均科技经费支出差距较小。科学技术是第一生产力，现阶段，我国注重自主创新，鼓励全民创新，各地区增加科技经费投入，依靠科技的力量实现经济的增长。人均教育经费支出的差距系数为10.27%，较科技经费支出的差距系数要低。经济发达的地区有较充足的资金，对教育经费的投入力度较大，人们可以获得相对公平的教育资源。但在经济欠发达的地区，由于资金的不足，对教育经费的投入较少，人们能享受到的资源有限，说明我国在文化投入方面仍然存在不平衡的状态。

万人拥有大学生人数的差距系数为16.81%，相比文化设施指标较高，说明不同地区的人才分布差距在减小，这一趋势将有利于各地区的经济发展。人才是影响城市发展的重要因素，人才要素的均匀流动以及合理分配可以缩小地区间的发展差距。

文化设施下的4个指标中，人均电话年末用户数的差距系数为11.08%，万人拥有国际互联网用户数的差距系数为8.75%，万人拥有的剧场与影剧院数的差距系数为4.30%，人均公共图书馆藏书数的差距系数为4.27%，4个三级指标差距系数的总体得分都较低，表明地区间的差异都较大。不同城市间的手机电话使用和人民互联网的普及率还有差距；人们的生活娱乐需求也受到地区差异和生活水平的影响，因此也影响到了供给，即剧场和影剧院的地区差异；由于电子产品和网络的快速发展，图书馆等受到较大冲击，导致很多规模较小的图书馆因压力较大而关闭，尤其是经济相对不发达地区的小图书馆，因此拉大了地区间的差异。

文化投入的差距系数为 17.19% ，教育水平的差距系数为 16.81% ，文化设施的差距系数为 10.22% ，文化设施的差距系数相比文化投入和教育水平较低。虽然各个指标有所差别，但是总体得分都较低，表明文化投入、文化设施和教育水平的地区间差异较大，这将导致健康生活文化评价的总体得分较低。各地区的经济发展不平衡，导致欠发达地区文化投入经费的不足，文化设施建设相对不完善，同时不能吸引较多的人才，人们更愿意在经济相对发达的地区工作或者学习，这些因素便直接导致了经济发展较好地区城市的文化投入、教育水平和文化设施与欠发达地区差异较大，这也是导致健康生活文化评价结果较低的主要原因。

（三）城市健康生活文化评价后50城市分析

与健康生活文化评价 50 强城市相对应，健康生活指数得分较低的后 50 个城市是从第 240 名的潮州市至排名第 289 名的昭通市等，其平均得分为 35.32，与前 50 强城市的平均得分相差 24.41，其中，30 个城市的得分高于平均水平，20 个城市的得分低于平均水平。总体来看，各个城市得分的差值不大，大多在区间 1~2 波动。可见，在健康生活文化发展较为落后的城市中，其文化发展水平差距较小。

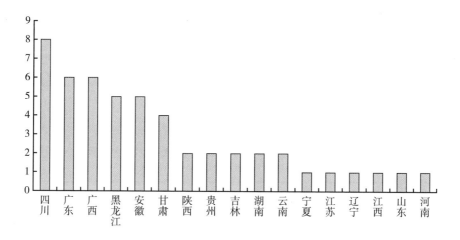

图 7　城市健康生活文化评价后 50 名城市的省际分布

在排名位于后 50 位的城市中，四川省占有 8 个城市，其中，排名最低的为第 286 名的资阳市。广东省和广西各占有 6 个城市，其中广东省包括潮州市、清远市、汕头市、汕尾市、茂名市、揭阳市，排名最靠后的是第 284 名的揭阳市，广东省前 50 名城市排名同样占有 6 个名额，可见广东省各地区之间文化健康发展水平差距较大，最终会拉低省的总体得分水平；广西排名最靠后的是第 288 名的来宾市。黑龙江省和安徽省则分别占有 5 个城市，黑龙江省排名最靠后的是排在第 280 名的绥化市，安徽省是排在第 287 名的亳州市。甘肃省占有 4 个城市，分别为武威市、平凉市、定西市、陇南市，其中排名最靠后的是排在第 281 名的陇南市。陕西省、贵州省、吉林省、湖南省和云南省分别占有 2 个城市，宁夏、江苏省、辽宁省、江西省、山东省和河南省分别占有 1 个城市。其中除北京、上海、天津、重庆等直辖市外，河北、浙江、福建、海南、山西、湖北、内蒙古、西藏、青海和新疆等省份也未在健康生活文化评价的后 50 名中。排在后 50 的城市还需要加大文化建设力度，缩小与其他城市的差距。

表 9　城市健康生活文化评价后 50 名城市的地区分布

地区分类	省份	城市	平均得分
东部	福建省、辽宁省、广东省、山东省	清远市、汕尾市、莆田市、莱芜市、葫芦岛市、潮州市、茂名市、枣庄市、揭阳市、汕头市等 10 个城市	5.55
中部	吉林省、山西省、湖南省、河南省、黑龙江省、江西省、安徽省、湖北省	松原市、大同市、永州市、漯河市、绥化市、抚州市、阜阳市、白山市、宿州市、鄂州市等 16 个城市	5.52
西部	甘肃省、陕西省、宁夏回族自治区、广西壮族自治区、四川省、贵州省、云南省	嘉峪关市、安康市、固原市、梧州市、内江市、武威市、毕节市、平凉市、安顺市、钦州市等 24 个城市	5.36

与前 50 强城市一样，在此也对后 50 名的城市进行区域分析。在健康生活文化发展较为落后的后 50 名城市中，有 24 个城市位于西部，占总数的 48%，其平均得分为 5.36，16 个城市位于中部，占总数的 32%，其平均得分为 5.52，而有 10 个城市位于东部，占总数的 20%，平均得分为 5.55，高于中部

地区的 5.52 和西部地区的 5.36，但差距值较小。由此可见，中西部地区城市居民的健康生活文化的发展情况还存在很多不足，中西部地区城市建设对于文化建设的重视程度不够，城市居民的文化生活质量与东部地区存在差距。也由此可见，中西部地区发展的差距，不仅体现在经济发展水平上，同时在城市居民的文化生活质量上也存在较大的差距。

B.6
城市健康生活医疗卫生服务评价

一 医疗卫生服务概述

（一）医疗卫生服务重要地位

2013 年，WHO（世界卫生组织）发布《2013 年世界卫生报告：全民健康覆盖研究》，其以 1948 年 WHO《组织法》和 1978 年《阿拉木图宣言》所确定的全民健康议程为基础，宣布健康为基本人权。《2013 年世界卫生报告：全民健康覆盖研究》认为，全民健康覆盖研究目标是，确保所有人都能不受财务困难影响获得其所需的医疗卫生服务，全面获得高质量高效率的预防、治疗和风险保护服务。一个国家或社区要实现全民健康覆盖，需要一个以人为本、良好有力、高效运转、综合保健、满足重点卫生需求（如艾滋病毒、非传染性疾病、常见疾病、孕产妇和儿童健康等）服务的卫生系统，包括为人们提供卫生信息，鼓励人们保持健康、预防控制；及时察觉健康方面的不良状况；有能力治疗疾病以及帮助患者康复；一个为医疗健康供资的体系；一些掌握基本医理、药物和技术，受到专业培训并积极工作的卫生工作者。WHO 在《2013 年世界卫生报告》发起之际，呼吁各国继续对本地的医疗卫生研究投资，以制定与各自国家情况相符合的全民健康覆盖体系。WHO 总干事陈冯富珍博士将全民健康覆盖称为："公共卫生能够提供的一个最强有力的概念，是对过去 10 年取得的卫生成果的最佳巩固方式。是强大的社会均衡器，也是社会公平性的体现。"

在我国，随着医改不断推进，《"健康中国 2030"规划纲要》《"十三五"卫生与健康规划》《"十三五"深化医药卫生体制改革规划》相继出台，"一纲要两规划"标志着健康中国建设顶层设计的基本形成。《"健康中国 2030"规划纲要》确立了"以促进健康为中心"的"大健康观"，在此基础上提出以下要求，以人民健康为中心、以基层为重点、以创新为动力，预防为主、中西医结合，把健康观念融入所有行政政策。这是中华人民共和国成立以来，第一次在国家层面提出的中长期关于健康的战略规划。2016年6月，国务院办公厅印发《关于促进和规范健康医疗大数据应用发展的指导意见》提出，到2020年我国基本上实现居民拥有规范健全的电子健康档案以及功能完备的健康卡，要从人民群众最迫切需求的卫生领域入手，重点推进电子化预约分诊、检验检查结果共享认可等便民惠民应用，确立了改革基本遵循路线。2016年10月，国家卫生计生委确定福州、厦门、南京、常州四市作为健康医疗大数据中心及产业园建设国家第一批试点。目前正在编制完善《国家卫生计生委数据资源管理服务办法》《互联网医疗服务管理办法》《健康医疗大数据管理服务小法》《健康医疗大数据安全管理办法》《健康医疗大数据标准管理办法》等相关标准规范。2017年3月，国家卫生和计划生育委员会发布"以健康中国建设为引领，打好医改攻坚战"，提出医疗卫生改革坚持"三个转变""四个意识""五大发展理念""六项原则"。3月16日，国家卫生计生委党组迅速传达学习贯彻全国"两会"精神，牢牢把握"健康中国"建设这条主线，持续深化医改，加快基本医疗卫生制度建立，推开城市公立医院改革，取消药品加成，抓好健康扶贫工程、爱国卫生运动，落实全面"二孩"政策，推进计划生育管理改革，加强生育全程基本医疗保健服务，完善中医药发展政策，培育发展健康产业等，满足群众多层次差异化健康需求。总而言之，以上规划着力建设科学合理的分级诊疗制度；解决"看病难"，着力建立高效全民医疗保障制度；解决"看病贵"，着力建立规范有序的药品保障制度；确保"良药多"，着力建立严格规范的综合监管制度，实现"全覆盖"。

（二）医疗卫生界定

长期以来，人们对于"基本医疗卫生服务"概念没有定论。公共卫生和基本医疗服务是基本医疗卫生制度的重要内容，卫生部前部长陈竺曾指出"基本医疗卫生服务"包括两大部分，因此首先明确"公共卫生服务""基本医疗服务"的概念及其内涵，是对该领域研究的基础，因此更显得尤为重要。"基本医疗"是一个不断发展变化的概念，在不同的经济社会条件下，随着人们健康需求的不断增加其内涵也会随之变化。要明确基本医疗服务的范围，制定其服务标准，需要从三个方面来考虑：一是界定基本医疗保险范围，即为劳动者提供基本的医疗保障，保证劳动群体患病时在一定条件下能够得到医疗服务，并且是劳动者能支付得起的、适宜的治疗和服务；二是确保基本医疗保险基金支出的有效控制，我国基本医疗保险基金有限，只有在有效的控制下，才能充分发挥医疗保险的效用；三是强化医疗服务的管理，管理内容包括基本的药品目录、诊疗项目及诊疗内容、医疗服务设施标准及对其的维护管理等。根据卫生部《基本公共卫生服务2011版规范》中的描述，公共卫生服务主要体现在以下三个方面：一是针对劳动人群或人民群众的公共卫生服务任务；二是针对一些所谓重点人群的公共卫生服务任务；三是针对民众疾病预防控制的公共卫生服务任务。

综上所述，医疗服务可以概述为：一个国家和有关机构根据一国当下经济以及社会总体发展水平，在公平公正原则的基础上，制定适宜的制度保障措施，在财政能力允许范围内，依靠一定的医疗服务能力，建立基本医疗服务设施，采用科学药物、运用适宜医疗技术，为居民身体健康需要提供基本的医疗保障服务，且努力使其成本—效益较好。

二 医疗卫生服务与健康生活

1978年，WHO提出：将基本卫生保健作为实现"人人享有健康"的千年发展目标，随着其理念的延伸，2013年WHO提出了"全民健康覆盖"的概念。长期以来，传统健康观念认为，健康是指身体上没有疼痛疾病，健康即无病，无病就是健康。世界卫生组织将健康定义为：个体在身体方面、心理方面、社会方面的良好表现状态，一般而言，身体健康指身体结构完好及机体各项功能正常；心理健康及精神健康指人的心理状态完好，包括对自我的正确认识、对各种情绪的自主调节、对所处周围社会环境的正确认识和及时适应、对世界的正确认知；社会适应能力即每个人社会系统内能充分发挥自己的各项能力，履行其相应的责任义务，扮演适当的社会角色。另外，道德健康也是健康的一个方面，指具有正确的道德观念，能够辨别是非、善恶和美丑，并能够控制自己的行为举止，符合社会主流道德观。《中国的医疗卫生事业》白皮书指出，"健康是促进人的全面发展的必然要求"，有效地预防、控制及治疗疾病，提高健康水平，是全人类的共同理想追求。《"十三五"规划纲要》中也指出："推进健康中国建设、深化医药卫生体制改革，坚持预防为主的方针，建立健全基本医疗卫生制度，实现人人享有基本医疗卫生服务，推广全民健身，提高人民健康水平。"人类对健康生活的不懈追求以及当今世界各种疾病的爆发蔓延，都反映了医疗卫生服务的重要性以及对人们生活的无可替代的重要地位。综上所述，医疗卫生服务与人民群众的身体健康密切相关，是人们拥有健康生活的前提基础，是保障居民健康生活的重要条件，更是促进健康生活的有效措施。中国是一个拥有13亿多人口的发展中大国，医疗卫生服务状况与亿万人民的生命安全、生活健康密不可分，是一个意义重大的民生问题。

（一）医疗卫生是决定健康生活的重要前提

疾病、衰老、死亡是人类与生俱来面临的不可逃避的严峻挑战，人类追寻健康的步伐从未停歇，我国当今社会，从需求方面来看，医疗卫生服务依然面临诸多挑战，如老龄化趋势加快、人均期望寿命延长、慢性病发病率以及死亡率等逐年不断提高；从供给方面看，医疗体制改革、医疗技术改进、医院数量增加、医疗人才培养等带来巨大成本，医疗服务供需双方面临的挑战均要求其服务体系的连续、协同，以此提高整体效率、控制综合成本，从而达到促进人们健康的目的。21世纪以来，许多国家和地区立足自身医疗卫生服务情况，推进不同内容和形式的医疗卫生服务改革，医疗卫生服务不断发展，日渐成熟。内容上主要包括医疗服务政策制定、资源配置规划、服务提供、治理机制、筹资支付机制、监督评价体系、组织管理等方面，形式上也分为水平整合、垂直整合、虚拟和实体结合等模式。新医改实施以来，我国许多地方，特别是一些公立医院改革的试点城市，在医疗卫生服务体系改革方面取得了显著进步，另外，以政府主导的、联合兼并式的、以技术为纽带的、医疗市场开放等的整合形式灵活，为提高居民健康生活做出明显贡献。然而，目前我国医疗卫生服务仍存在诸多问题，如医保自由就医、医疗分级管理体制、持续质量改进、转诊管理、信息系统等。面对这些障碍，国家不断寻求应对的策略，注重政府的行政调控能力，发挥市场机制结合等，集思广益、因地制宜地推动医疗卫生服务事业不断优化发展，由此可见，医疗卫生是健康生活的重要前提。

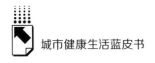

（二）医疗卫生是保障健康生活的重要条件

统计显示，2006～2015年，我国城市居民主要疾病（呼吸道结核、血液造血器官及免疫疾病、肌肉骨骼和结缔组织疾病、妊娠分娩产褥期并发症、先天畸形变形和染色体异常、神经系统疾病、泌尿生殖系统疾病、围生期疾病、诊断不明）等，其综合死亡率平均值分别为3.81/10万、3.72/10万、3.65/10万、3.59/10万、3.55/10万、3.40/10万、3.14/10万、3.09/10万、3.45/10万、3.34/10万。另外，十年间孕妇及婴儿死亡率呈明显下降趋势，到2015年底，我国婴儿死亡率由19‰降低到8.7‰，降低了约11个千分点；我国孕妇死亡率由47.7‰降低到21.7‰，降低了约26个千分点，孕妇死亡率环比减少率平均值为9.21‰，婴幼儿及孕妇死亡率整体呈减少趋势。同时，在医疗卫生服务投入方面，截至2015年底，每万人拥有城市卫生技术人员102人，每万人拥有城市执业（助理）医师37人，每万人拥有城市注册护士46人，相比2006年，平均增长67%、42%、109%；全国医疗卫生机构数由2006年的918097个增加到983528个。全国每万人口医疗卫生机构床位数由2006年的26.3张增加到48.45张。全国医疗卫生支出由2006年的9843.34亿元增长到2015年的40974.64亿元，如图1所示。

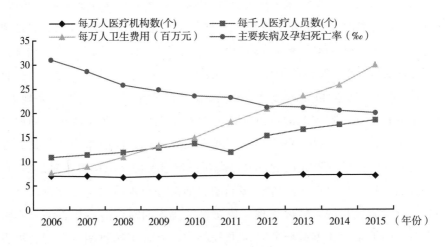

图1　2006～2015年城市主要疾病及孕妇死亡率与医疗卫生投入

由图1可见，随着医疗卫生服务整体投入不断增加，医疗卫生综合水平不断提高，城市居民死亡率呈现明显下降趋势。综上所述，人们生命健康状况得到提高，医疗卫生服务给予健康生活重要保障，是居民拥有健康生活的重要条件。

（三）医疗卫生有效促进健康生活

随着我国经济不断发展、国家综合实力不断增强，我国医疗保险覆盖率不断提升，确保居民病有所医，杜绝没钱看病等医疗经济问题，保障居民基本健康生活需求。综合医院、公立医院、私营医院、专科医院、公私合营、研究所等各种医疗机构不断发展完善，注册医师、注册护士、护理医师、专科医师、医疗卫生技术人员等不断增加，医疗卫生人才逐渐满足社会需求，政府医疗卫生支出、医院自营收入、社会资本等不同资本持续涌入，由此可知，我国医疗卫生服务质量不断提高，保障居民健康促进健康生活。另外，通过医疗卫生宣传、医疗卫生服务不断推进与深化、医疗卫生体制不断发展完善，人民健康意识不断提高，较高水平的健康意识不仅能继续推动医疗卫生服务各方面深化，更会促使人们追求环境健康、文化健康、经济健康、制度健康等，从而进一步促使政府提供更和谐的医疗卫生服务环境，完善社会基础设施建设，优化公共服务，推进制度改革等，如此效果不断良性循环，有效促进居民健康生活。最后，居民能够获得"以健康为中心"的公平的、同质的、一体化的医疗卫生服务，不仅促进居民身体健康，并且彰显社会公正平等，维护了居民社会心理健康，从而有效促进居民健康生活。

三　城市健康生活医疗卫生服务评价研究意义

改革开放30多年，我国经济持续增长，基于经济发展水平的地区差异及不同地区间的综合情况，我国医疗卫生服务水平的地区差距不断扩大，我国正面临经济转型升级，人们对经济社会协调发展的要求愈加明显。十八大报告明确表示，推进医疗卫生公共服务、医疗保障等综合服务改革，推进医疗卫生改革，完善国民健康政策，为广大人民群众提供安全价优、方便有效的基本医疗卫生服务。目前，我国医药卫生体制改革已进入关键时期，2017年3月，国家卫生和计划生育委员会发布"以健康中国建设为引领，打好医改攻坚战"，报告指出，我国医改已经到了"啃硬骨头"的攻坚期，在这个"深水区"里，首先我们必须认识到，坚定不移地深化医改是实现一切中国梦的必然要求，是推动经济持续增长的重要措施，是推进健康与医疗卫生事业发展的强大动力，是参与国际标准卫生治理的重要举措，是增强我国国际话语权的有效途径，不仅有利于实现"两个一百年"的奋斗目标，对于推进健康中国建设更具有重大意义。然而，目前我国医疗卫生服务事业依然存在诸多障碍，随着人口老龄化加剧，人均期望寿命延长，传染病及一些罕见疾病不断暴发，居民对医疗服务需求不断增加；然而，医院数量不断增加、医疗人才持续紧缺，医疗卫生服务成本愈加庞大，医疗资源和服务水平在城乡之间、不同地区之间存在明显的不平衡，面对新的形势和挑战，我们必须从实际出发，不仅要注重总体谋划，更要努力在分级诊疗、现代医疗机构管理、全民医保、药品保障、综合监管等基本制度建设上取得重大突破。本文在此基础上对医疗卫生服务进行评价研究具有重要意义。

（一）明确推进医疗卫生服务改革的重大意义

中华人民共和国成立以来，我们开始创建初级卫生保健制度，发展医疗科学技术，鼓励开展群众性爱国卫生运动，人民健康水平不断提高。改革开放后，医疗卫生事业随之迈入探索改革阶段。1996年，我国召开第一次全国卫生工作大会，颁布《关于卫生改革与发展的决定》，会议明确规定全国卫生工作方针。2009年，开始启动新一轮医改，中央颁布《关于深化医药卫生体制改革的意见》，明确提出医疗卫生基本理念即把基本医疗卫生作为公共产品向全民提供，提出到2020年我国应实现人人享有基本医疗卫生服务的战略性目标。党的十八大以来，党中央推进"五位一体"协调"四个全面"的总体战略布局，坚持为人民服务的发展思想，将人民健康放在优先发展的战略位置，正确引领、科学指导，深化医药卫生体制改革、分科诊疗，发现控制新疾病，引进研发先进医疗技术人工智能医疗，增加医疗投入等持续推动并深化医疗卫生改革，习近平总书记先后7次主持召开领导小组部署研究医改工作会议。2016年，21世纪以来第一次全国卫生健康大会召开，中央明确新形势下的医疗卫生健康工作方针，指出全面深化医疗卫生体制各项改革，并以建全机制为重点，围绕关键领域环节，努力在基础性、标志性改革上取得新突破。卫生与

健康是维护人民群众健康的基石，

没有民众健康，就没有小康社会，深化医疗卫生改革是推进健康中国建设、实现全民健康的重要支撑和有力保障。本文在此基础上，对我国各个城市医疗卫生投入做出客观评价分析，为持续推动医疗卫生改革、明确其重大意义提供支持。

（二）分析医疗卫生服务现状，深化医疗体制改革，保障居民健康生活

实施医改以来，随着医疗市场竞争无序、分层、断裂等一系列"非整合性"和服务"碎片化"问题的出现，我国医疗卫生健康服务体系日益呈现分层次、多元化特征。新一轮医改实施以来，一些地方特别是公立医院改革试点城市，在医疗卫生服务体系整合方面进行了大胆探索。本文对医疗卫生服务现状进行研究评价，不仅符合目前我国医疗卫生健康体系的迫切需要，也是对"两会"精神的具体学习贯彻。采用各个城市医疗卫生服务发展的真实数据，根据影响医疗卫生的各个评价指标，最后对各个城市的医疗卫生事业做出科学评价，有利于掌握各个城市医疗卫生的发展状况和发展动向，有利于决策者掌握科学的分析方法，对制定医疗卫生发展战略深化医疗卫生体制改革提供依据，从而进一步保障了其对居民健康的决定性作用，且对于国家从宏观角度制定健康生活战略也具有重要的意义。本文在此基础上，通过对全国城市医疗卫生服务的研究，从科学指标体系中得到可靠的评分，分析数据，客观评价分析我国医疗卫生服务现状，有助于客观认识我国现阶段医疗卫生服务发展，从而进一步明确医疗卫生改革进程，为医疗卫生事业进一步发展，建设现代化的居民健康生活提供参考。

（三）激励落后城市向先进城市学习，推动全民健康生活

通过比较分析全国 289 个城市的医疗卫生服务状况评价结果，营造良好的竞争氛围，评价结果的公布可以使那些医疗卫生事业发展不是很好的城市认识到自身与其他城市的差距，促使各个城市寻找自身存在的问题并向先进地区学习，最终促使医疗卫生水平的提升和健康生活的建设。各个城市可以相互比较分析自身医疗卫生服务在全国的状况，努力向先进城市学习。制定相应财政及

税收优惠政策吸引各种优质资本进入医疗卫生服务领域，鼓励并引导医疗卫生服务相关部门根据自身状况不断完善发展；培养科技研发人员，增加研发经费支出，提高研发强度，推动技术进步，培育医疗服务核心竞争力；地方政府与医疗卫生服务相关部门根据行业特点，引进先进管理机制，建立和谐的医疗卫生服务环境与良好的人文机制。另外，迄今为止，国内还未全面、客观地对各城市医疗卫生做出发展评价，本文研究评价成果宣传城市医疗卫生服务，有利于城市提高医疗服务效率、营造良好的健康生活环境，对于推动全民健康生活具有重要意义。

（四）优化资源配置，提高医疗服务效率，促进社会和谐

2009 年，中共中央、国务院《关于深化医药卫生体制改革的意见》指出，要建立城市与基层卫生服务机构的分工协作机制，逐步实现社区首诊、分级医疗和双向转诊，促进医疗卫生资源合理配置。医疗卫生服务评价提供直接、客观、准确的数据，利用真实数据和评价方法与工具，评价医疗卫生服务现行发展状况，总结其发展的优缺点，发现其中存在的问题，进而对阻碍医疗卫生事业发展进步的因素进行调整，趋利避害，以实现人民健康水平的不断提高。通过研究医疗卫生服务，为我国的城市健康生活指明方向，有针对性地提出城市健康生活的提升对策，优化布局，避免重复建设和资源浪费，推进我国现代化健康城市建设，促进城市健康生活最优发展。

四　评价指标体系构建与数据选取

（一）国内外医疗卫生服务评价指标体系

WHO 健康城市指标中涉及医疗卫生服务的指标有：期望寿命、年龄校正的总死亡率、婴儿死亡率、围产期死亡率、5 岁以下儿童死亡率、死胎率、低出生体重婴儿死亡率、患重病住院率、不同性别及重性疾病发病率、儿童完成所有法定预防接种的比率、平均每位基层健康照护专业人员服务的人口数、每位护理人员服务的人口数、有健康保险的人口百分比、每年市议会审查有关健康议题的案数。

《中国城市基本公共服务力评价》一书中关于基本医疗、公共卫生方面的指标体系有 4 个二级指标 10 个三级指标，其中二级指标包括财政投入，医院、卫生院建设，防疫活动，满意度；三级指标包括财政投入占 GDP 比重、人均财政投入、每万人医院拥有数、每万人执业（助理）医师、每万人床位数、问卷（等待时间）、问卷（医院分布合理度）、问卷（医院运行管理有效性）、每万人防疫站拥有数、问卷整体满意度。

根据《健康北京"十二五"发展建设规划》的要求，"十二五"时期健康北京建设主要指标中涉及医疗卫生服务的指标有 2 个二级指标 20 个三级指标。其中二级指标包括：健康人群和健康服务，三级指标包括：出生期望寿命，城乡期望寿命差距，婴儿率，孕产妇死亡率，损伤和中毒年龄别死亡率，恶性肿瘤年龄别死亡率，心脏病年龄别死亡率，脑血管病年龄别死亡率，成人吸烟率，中小学生肥胖率控制比例，每千常住人口实有床位数，每千常住人口执业（助理）医生数，平均急救反应时间，城镇职工、居民医疗保险参保率，城镇居民健康档案建档率，中性精神疾病规范管理率，0～6 岁儿童系统管理率，居民基本健康知识知晓率，药品抽样合格率。

于海宁、成刚等对我国健康城市建设指标体系进行比较分析，其中城市建设指标体系的服务指标中，选取每千人拥有床位数、每千人拥有执业医师（助理）数、重性精神疾病患者管理治疗率三项指标。

许燕、郭俊香等构建国家卫生城市综合评价指标体系，最终形成一级指标 5 个二级指标 22 个三级指标 85 个，其中涉及医疗卫生服务的指标有 3 个二级指标：人群健康状况、社会、传染病预防与控制；13 个三级指标：儿童窝沟封闭率，孕产妇死亡率，5 岁以下儿童死亡率，平均期望寿命，每千人拥有执业医师（助理）数，每千人拥有床位数，医疗保险覆盖率，儿童计划免疫"五苗"全程接种率，居住期限 3 个月以上流动人口儿童建卡、建证率，计划免疫安全注射率，甲、乙类传染病报告发病率，医疗机构法定传染病漏报率，临床用血来自无偿献血比例。

阮师漫在国家卫生城市创建综合评价研究中设置的健康主要指标有 10 个，其中核心指标有 2 个：肠道传染病报告发病率、病媒和自然疫源性疾病报普发病率；主要指标有 4 个：法定传染病报告发病率、中小学生健康知识知晓率、居民健康基本知识知晓率、居民健康生活方式与行为形成率；一般指标有 4

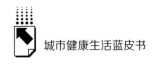

个：肿瘤报告发病率、平均期望寿命、婴儿死亡率、孕产妇死亡率。

孙德超在地区医疗卫生服务均等化评价指标体系的构建中涉及医疗卫生服务的指标有投入、产出、结果3个二级指标，人均医疗卫生支出、人均卫生技术人员数、人均医疗机构床位数、医师人均每日担负诊疗人次、卫生人员平均负担住院人数、医师人均每日担负住院床日、甲/乙类法定报告传染病病死率、婚前检查率8个三级指标。

常敬一在中国医疗卫生服务水平评价研究中表示医疗卫生服务水平的指标包括2个二级指标14个三级指标，其中二级指标有投入、产出；三级指标有人均卫生费用、人均医疗保健支出、每千人口医疗机构床位数、每千人口卫生人员数、卫生机构数量、等级医院所占比重、产出指标、治愈率、平均每日诊疗人次、医师日均担负诊疗人次、病床使用率、危重病人抢救成功率、入院人数比例、入院与出院诊断符合率。

余澄指出我国各地区医疗卫生服务水平评价研究中选取的医疗卫生服务水平指标有2个二级指标：服务条件、服务效果；7个三级指标：每万人拥有的医疗卫生人员数、每万人拥有的医疗卫生机构床位数、出院者平均住院日、医师日均担负诊疗人次、病床使用率、孕产妇死亡率和平均期望寿命。

（二）城市健康生活医疗卫生服务评价指标体系构成

WHO将评价指标定义为"直接或间接地衡量质量、数量和时间特性的变量，反映健康及与健康有关的状况，并评价其进展，为制定规划提供依据"，根据医疗卫生服务的影响因素，结合以上提出指标体系选取的三个原则，兼顾多方面要素，并借鉴国内外文献关于医疗卫生服务评价指标的研究，本文选取2016年我国289个城市相关的医疗卫生数据构建本文的医疗卫生服务评价指标体系（见表1）。该体系包括医疗资源和医疗投入两个二级指标，三级指标分别为万人医院数、每千人拥有医院床位、每千人拥有执政医师、每千人拥有卫生技术人员、每千人拥有注册护士、卫生事业经费占财政支出的比重。该评价体系从不同角度表示我国医疗卫生服务的完善程度，在一定程度上反映了我国综合医疗卫生服务的基本状况。

各指标权重采用专家会议法确定，邀请了相关领域的20多名专家，第一轮打分后将权重均值反馈后进行第二轮打分，如此经过三轮后权重趋于稳定。

表 1　城市健康生活医疗卫生服务评价指标体系

一级指标	二级指标	权重	三级指标	权重
医疗服务	医疗资源	0.629	万人医院数(家)	0.225
			每千人拥有医院床位(张)	0.275
			每千人拥有执政医师(人)	0.175
			每千人拥有卫生技术人员(人)	0.125
			每千人拥有注册护士(人)	0.200
	医疗投入	0.371	卫生事业经费占财政支出的比重(%)	1.000

1. 医疗资源

（1）万人医院数：指每一万人享有的医院数量（单位：家）。公式表示如下：

$$万人医院数 = \frac{医院总数}{人口总数} \times 10000$$

（2）每千人拥有医院床位：指每一千人享有的医院床位数量（单位：张）。公式如下：

$$千人床位数 = \frac{床位总数}{人口总数} \times 1000$$

（3）每千人拥有执政医师：指每一千人享有的执政医生人数（单位：人）。公式如下：

$$每千人拥有执政医师 = \frac{执政医生总数}{人口总数} \times 1000$$

（4）每千人拥有卫生技术人员：指一千人享有的卫生技术人员人数（单位：人）。公式如下：

$$每千人拥有卫生技术人员 = \frac{卫生技术人员总数}{人口总数} \times 1000$$

（5）每千人拥有注册护士：指每一千人拥有的注册护士人数（单位：人）。公式如下：

$$每千人拥有的注册护士 = \frac{注册护士人员总数}{人口总数} \times 1000$$

2. 医疗投入

（1）人均医疗保健支出占人均总支出的比例（%）：指每人平均医疗保健

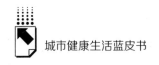

支出费用占每人平均总支出费用的比例。公式如下：

$$人均医疗保健支出比例 = \frac{人均医疗保健支出}{人均总支出} \times 100\%$$

（2）卫生事业经费占财政支出的比重（%）：指卫生事业经费投入占总财政支出的百分比。公式如下：

$$卫生事业经费占财政支出比重 = \frac{卫生事业经费}{财政总支出} \times 100\%$$

（三）城市健康生活医疗卫生服务评价指标数据来源

本文选取了全国 289 个城市（地级市以上）作为研究对象，基本涵盖我国所有人口聚集城市，根据表 1 所列的指标体系，选取 2016 年中国 289 个城市相关的医疗卫生数据。原始数据来源于《中国统计年鉴》、各省份统计年鉴、国家统计局等。部分年份由于数据缺失，根据以往数据所占的比重对相关数据进行了估算。

五　城市健康生活医疗卫生服务评价结果

通过对健康生活医疗卫生服务各级指标赋予权重，利用线性加权法，得到 289 个城市的健康生活医疗卫生服务评价得分，并按得分高低得到 289 个城市的环境健康医疗卫生服务排名，排前 50 名的为医疗卫生服务 50 强城市，排名靠后的为其他城市。在此基础上，将每个省的各个城市的得分加总平均成省级得分，对 31 个省份进行排名。最后将 31 个省份分成东、中、西三个区域，加总平均，分区域进行排名。

（一）城市健康生活医疗卫生服务城市排名

表 2　城市健康生活医疗卫生服务评价 50 强城市

总排名	城市	所属省份	得分
1	衡阳市	湖南省	72.58
2	东莞市	广东省	69.72
3	鄂尔多斯市	内蒙古自治区	67.28
4	大庆市	黑龙江省	66.84

续表

总排名	城市	所属省份	得分
5	开封市	河南省	66.63
6	济宁市	山东省	64.17
7	六盘水市	贵州省	62.68
8	西宁市	青海省	61.75
9	运城市	山西省	61.10
10	遵义市	贵州省	61.02
11	海口市	海南省	60.79
12	广州市	广东省	60.79
13	怀化市	湖南省	60.21
14	三门峡市	河南省	60.11
15	济南市	山东省	60.05
16	邵阳市	湖南省	59.33
17	沧州市	河北省	59.31
18	许昌市	河南省	58.89
19	秦皇岛市	河北省	58.87
20	上饶市	江西省	58.56
21	吴忠市	宁夏回族自治区	58.46
22	濮阳市	河南省	58.25
23	北京市	直辖市	58.12
24	黄冈市	湖北省	57.93
25	长治市	山西省	57.91
26	齐齐哈尔市	黑龙江省	57.55
27	桂林市	广西壮族自治区	57.50
28	长沙市	湖南省	57.25
29	邢台市	河北省	57.22
30	漳州市	福建省	57.10
31	晋城市	山西省	55.98
32	柳州市	广西壮族自治区	55.69
33	南阳市	河南省	55.61
34	乌海市	内蒙古自治区	55.44
35	成都市	四川省	55.43
36	温州市	浙江省	55.38
37	湛江市	广东省	55.29
38	玉溪市	云南省	54.96

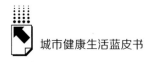

续表

总排名	城市	所属省份	得分
39	汉中市	陕西省	54.83
40	株洲市	湖南省	54.32
41	攀枝花市	四川省	54.22
42	菏泽市	山东省	53.86
43	忻州市	山西省	53.85
44	周口市	河南省	53.83
45	岳阳市	湖南省	53.74
46	韶关市	广东省	53.73
47	武汉市	湖北省	53.34
48	娄底市	湖南省	53.28
49	惠州市	广东省	53.22
50	广元市	四川省	53.13
平均得分	—	—	58.34

从评价结果来看，排名 50 强的城市医疗卫生服务平均得分为 58.34 分，前 21 个城市的医疗卫生服务指数超过平均得分，超过半数的城市低于平均分，从接近平均分城市个数来看，50 强城市医疗卫生服务水平差距大（见表 2）。从具体排名来看，排名第一的湖南省衡阳市得分为 72.58 分，与平均分相差 14.24 分，排名第二、第三、第四、第五的东莞市、鄂尔多斯市、大庆市、开封市得分分别为 69.72 分、67.28 分、66.84 分、66.63 分，与平均分分别相差 11.38 分、8.94 分、8.5 分、8.29 分，前五名城市医疗卫生服务水平与前 50 名平均水平差别不大，且相互之间差别亦不明显；排名 50 的四川省广元市得分为 53.13 分，与平均分相差 5.21 分，排名 49 的广东省惠州市与平均分相差 5.12 分，排名 48 的城市为湖南省娄底市得分 53.28 分，与平均分相差 5.06 分，排名后三位城市之间差距微乎其微，与平均分也没有太大差距。从第 8 名的西宁市开始至第 50 名的广元市的得分则更为均匀，总之，50 强城市之间医疗卫生服务水平整体平缓下降，相差不大。另外，各省份 50 强城市中的所占份额各有不同如图 2 所示。

湖南省有衡阳市、怀化市、邵阳市等 7 个城市位列 50 强城市，拥有 50 强城市数量最多，且衡阳市排名第一，另外怀化市排名 13，邵阳市排名 16，湖

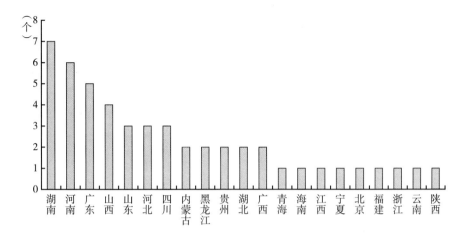

图 2 城市健康生活评价 50 强城市的分省市分布

南省位于中部地区，医疗卫生服务水平在规模上领先其他城市；河南省有可开封市、三门峡市、许昌市等 6 个城市位列 50 强城市，拥有数量仅次于湖南，排名最靠前的是居第 5 名的开封市；其次，广东省有东莞市、广州市、湛江市等 5 个城市位列 50 强，广东省位于东部地区，医疗卫生水平在先进城市中名列前茅；另外，山西省也有运城市、长治市、晋城市、忻州市 4 个城市位列 50 强，排名最靠前的是位居第 9 名的运城市。再次，位列前 50 强城市中，拥有 3 个城市的省份有山东省、河北省、四川省；拥有 2 个城市的省份有内蒙古自治区、黑龙江省、贵州省、湖北省、广西壮族自治区；拥有 1 个城市的省市有青海省、海南省、江西省、宁夏回族自治区、浙江省、福建省、云南省、陕西省和北京市。另外，天津、辽宁、上海、江苏、吉林、重庆、西藏、宁夏共 8 个省市未在前 50 强城市中占有名额。最后，50 强城市的地区分布如表 3 所示。

表 3 城市健康生活评价 50 强城市的地区分布

地区分类	主要省份	代表城市	平均得分
东部	广东、山东、海南、河北、北京、福建、浙江	东莞、济宁、海口、济南、沧州、漳州、温州等 15 个城市	58.51
中部	湖南、黑龙江、河南、山西、江西、湖北	衡阳、大庆、开封、运城、上饶、黄冈等 22 个城市	58.50

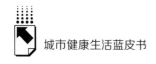
续表

地区分类	主要省份	代表城市	平均得分
西部	内蒙古、贵州、青海、宁夏、广西、四川	鄂尔多斯、六盘水、西宁、吴忠、桂林、成都等13个城市	57.88

从区域角度来看，医疗卫生服务水平排名50强的城市中，位于东部地区的城市有15个，占总数的30%，这15个城市的医疗卫生服务水平平均得分为58.51分，高于50强城市的平均得分58.34分，其中东莞市、济宁市、海口市位列50强城市排第2名、第6名、第11名，在名次排列上不具有明显优势。位于中部地区的城市有22个，占总数的44%，平均得分为58.50分，比与平均成绩高出0.16分，比东部地区高出0.01分，不仅在城市数量上占优势，且衡阳市、大庆市、开封市分别位列50强城市的第1名、第4名、第5名，中部地区在50强城市数量及城市排名中均有明显优势。50强城市中东部、中部地区城市医疗卫生服务平均得分均高于50强城市平均得分，区域间相差微乎其微。位于西部地区的城市分别有13个，占总数的26%，平均得分为57.88分，与平均分相差0.46分，与中部地区相差0.62分，与东部地区相差0.63分。可见，50强城市中部地区医疗卫生服务水平较高，优于中、西部地区，且所占份额较多；中、东部地区在城市得分上差距微小，在城市数量上略有差距；西部地区无论城市得分还是城市数量均低于中部、东部地区。综上所述，50强城市中西部地区城市间的医疗卫生服务水平发展空间较大，中部地区尚具有较大协调发展空间，东部地区整体发展潜力明显。

表4　城市健康生活医疗卫生服务评价其他城市

总排名	城市	所属省份	得分
51	南宁市	广西壮族自治区	52.77
52	宜宾市	四川省	52.71
53	银川市	宁夏回族自治区	52.69
54	随州市	湖北省	52.67
55	兰州市	甘肃省	52.53
56	泉州市	福建省	52.48
57	贵阳市	贵州省	52.46
58	深圳市	广东省	52.25

总排名	城市	所属省份	得分
59	内江市	四川省	52.10
60	绵阳市	四川省	51.88
61	龙岩市	福建省	51.81
62	鸡西市	黑龙江省	51.55
63	阳泉市	山西省	51.42
64	郑州市	河南省	51.37
65	普洱市	云南省	51.11
66	百色市	广西壮族自治区	50.96
67	平顶山市	河南省	50.96
68	衡水市	河北省	50.89
69	聊城市	山东省	50.89
70	嘉峪关市	甘肃省	50.75
71	铜仁市	贵州省	50.73
72	河池市	广西壮族自治区	50.49
73	安阳市	河南省	50.34
74	玉林市	广西壮族自治区	50.33
75	金华市	浙江省	50.33
76	郴州市	湖南省	50.33
77	哈尔滨市	黑龙江省	49.88
78	新乡市	河南省	49.85
79	白银市	甘肃省	49.76
80	宁波市	浙江省	49.73
81	吕梁市	山西省	49.64
82	丽江市	云南省	49.63
83	肇庆市	广东省	49.49
84	梧州市	广西壮族自治区	49.43
85	德阳市	四川省	49.26
86	驻马店市	河南省	49.25
87	资阳市	四川省	49.04
88	三明市	福建省	49.02
89	南昌市	江西省	49.01
90	洛阳市	河南省	48.94
91	莆田市	福建省	48.90
92	阳江市	广东省	48.81
93	临沂市	山东省	48.79

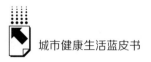

续表

总排名	城市	所属省份	得分
94	石嘴山市	宁夏回族自治区	48.54
95	平凉市	甘肃省	48.36
96	湖州市	浙江省	48.28
97	东营市	山东省	48.10
98	湘潭市	湖南省	48.07
99	九江市	江西省	47.62
100	焦作市	河南省	47.58
101	贵港市	广西壮族自治区	47.49
102	荆门市	湖北省	47.37
103	自贡市	四川省	47.33
104	泰安市	山东省	47.26
105	牡丹江市	黑龙江省	47.10
106	鹤岗市	黑龙江省	47.01
107	河源市	广东省	46.95
108	清远市	广东省	46.90
109	钦州市	广西壮族自治区	46.65
110	呼和浩特市	内蒙古自治区	46.52
111	潍坊市	山东省	46.51
112	乐山市	四川省	46.49
113	铜川市	陕西省	46.45
114	乌鲁木齐市	新疆维吾尔自治区	46.42
115	巴彦淖尔市	内蒙古自治区	46.37
116	南充市	四川省	46.23
117	眉山市	四川省	46.20
118	宁德市	福建省	46.12
119	滨州市	山东省	46.08
120	太原市	山西省	46.03
121	昆明市	云南省	45.91
122	承德市	河北省	45.90
123	鹰潭市	江西省	45.86
124	永州市	湖南省	45.84
125	揭阳市	广东省	45.68
126	德州市	山东省	45.61
127	中山市	广东省	45.59
128	北海市	广西壮族自治区	45.56

续表

总排名	城市	所属省份	得分
129	毕节市	贵州省	45.24
130	双鸭山市	黑龙江省	45.10
131	漯河市	河南省	45.09
132	唐山市	河北省	45.01
133	遂宁市	四川省	45.01
134	云浮市	广东省	44.88
135	泸州市	四川省	44.83
136	酒泉市	甘肃省	44.70
137	包头市	内蒙古自治区	44.50
138	天水市	甘肃省	44.28
139	嘉兴市	浙江省	44.24
140	常州市	江苏省	44.19
141	晋中市	山西省	43.99
142	广安市	四川省	43.99
143	佛山市	广东省	43.96
144	南平市	福建省	43.96
145	苏州市	江苏省	43.88
146	佳木斯市	黑龙江省	43.81
147	江门市	广东省	43.67
148	庆阳市	甘肃省	43.67
149	梅州市	广东省	43.66
150	保定市	河北省	43.61
151	淄博市	山东省	43.56
152	曲靖市	云南省	43.39
153	舟山市	浙江省	43.28
154	常德市	湖南省	43.16
155	黑河市	黑龙江省	43.13
156	达州市	四川省	43.04
157	无锡市	江苏省	42.92
158	南京市	江苏省	42.92
159	烟台市	山东省	42.80
160	青岛市	山东省	42.66
161	赣州市	江西省	42.62
162	汕头市	广东省	42.61
163	临汾市	山西省	42.44

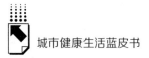

总排名	城市	所属省份	得分
164	汕尾市	广东省	42.40
165	鹤壁市	河南省	42.20
166	商丘市	河南省	42.11
167	南通市	江苏省	41.98
168	大连市	辽宁省	41.95
169	盘锦市	辽宁省	41.92
170	吉安市	江西省	41.72
171	益阳市	湖南省	41.68
172	合肥市	安徽省	41.67
173	沈阳市	辽宁省	41.55
174	廊坊市	河北省	41.46
175	临沧市	云南省	41.41
176	张掖市	甘肃省	41.26
177	来宾市	广西壮族自治区	40.87
178	锦州市	辽宁省	40.87
179	朝阳市	辽宁省	40.86
180	金昌市	甘肃省	40.58
181	茂名市	广东省	40.54
182	七台河市	黑龙江省	40.50
183	枣庄市	山东省	40.44
184	景德镇市	江西省	40.38
185	镇江市	江苏省	40.28
186	延安市	陕西省	40.28
187	辽阳市	辽宁省	40.21
188	安顺市	贵州省	40.18
189	阜新市	辽宁省	40.16
190	厦门市	福建省	40.15
191	邯郸市	河北省	40.07
192	徐州市	江苏省	40.01
193	莱芜市	山东省	39.98
194	日照市	山东省	39.73
195	咸阳市	陕西省	39.71
196	杭州市	浙江省	39.69
197	营口市	辽宁省	39.66
198	威海市	山东省	39.65

续表

总排名	城市	所属省份	得分
199	萍乡市	江西省	39.30
200	陇南市	甘肃省	39.25
201	铁岭市	辽宁省	39.18
202	赤峰市	内蒙古自治区	39.12
203	鄂州市	湖北省	39.04
204	武威市	甘肃省	39.01
205	信阳市	河南省	38.80
206	榆林市	陕西省	38.45
207	乌兰察布市	内蒙古自治区	38.36
208	铜陵市	安徽省	38.17
209	鞍山市	辽宁省	38.15
210	伊春市	黑龙江省	38.08
211	张家界市	湖南省	38.07
212	雅安市	四川省	38.07
213	张家口市	河北省	38.02
214	丽水市	浙江省	37.80
215	潮州市	广东省	37.54
216	上海市	直辖市	37.43
217	宜春市	江西省	37.41
218	拉萨市	西藏自治区	37.41
219	泰州市	江苏省	37.38
220	克拉玛依市	新疆维吾尔自治区	37.26
221	福州市	福建省	37.12
222	西安市	陕西省	37.12
223	固原市	宁夏回族自治区	37.03
224	丹东市	辽宁省	36.97
225	巴中市	四川省	36.96
226	盐城市	江苏省	36.85
227	天津市	直辖市	36.61
228	崇左市	广西壮族自治区	36.43
229	绍兴市	浙江省	36.41
230	贺州市	广西壮族自治区	36.40
231	吉林市	吉林省	36.35
232	朔州市	山西省	36.31
233	通辽市	内蒙古自治区	36.15

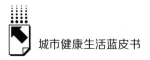

总排名	城市	所属省份	得分
234	珠海市	广东省	36.15
235	昭通市	云南省	36.02
236	长春市	吉林省	35.91
237	重庆市	直辖市	35.82
238	抚州市	江西省	35.81
239	定西市	甘肃省	35.64
240	保山市	云南省	35.50
241	襄阳市	湖北省	35.46
242	淮安市	江苏省	35.38
243	衢州市	浙江省	35.35
244	三亚市	海南省	35.05
245	扬州市	江苏省	34.83
246	四平市	吉林省	34.76
247	葫芦岛市	辽宁省	34.37
248	宜昌市	湖北省	33.67
249	黄石市	湖北省	33.47
250	防城港市	广西壮族自治区	32.82
251	海东市	青海省	32.68
252	本溪市	辽宁省	32.53
253	宿迁市	江苏省	32.42
254	中卫市	宁夏回族自治区	32.37
255	十堰市	湖北省	32.35
256	芜湖市	安徽省	31.95
257	新余市	江西省	31.63
258	呼伦贝尔市	内蒙古自治区	31.22
259	蚌埠市	安徽省	31.09
260	连云港市	江苏省	30.92
261	绥化市	黑龙江省	30.57
262	大同市	山西省	30.56
263	淮北市	安徽省	30.26
264	抚顺市	辽宁省	29.99
265	黄山市	安徽省	28.95
266	淮南市	安徽省	28.63

续表

总排名	城市	所属省份	得分
267	石家庄市	河北省	28.41
268	通化市	吉林省	27.74
269	安庆市	安徽省	26.83
270	辽源市	吉林省	26.80
271	渭南市	陕西省	26.64
272	荆州市	湖北省	26.38
273	白山市	吉林省	26.35
274	台州市	浙江省	25.61
275	马鞍山市	安徽省	25.38
276	宝鸡市	陕西省	25.04
277	咸宁市	湖北省	22.39
278	商洛市	陕西省	21.95
279	白城市	吉林省	21.88
280	安康市	陕西省	21.82
281	松原市	吉林省	21.68
282	滁州市	安徽省	21.40
283	孝感市	湖北省	18.63
284	池州市	安徽省	18.44
285	六安市	安徽省	17.81
286	宣城市	安徽省	16.35
287	宿州市	安徽省	15.81
288	阜阳市	安徽省	15.48
289	亳州市	安徽省	11.44
平均得分	—	—	40.58

从表4评价结果来看，医疗卫生服务其他239个城市平均得分40.58分，有130个城市得分大于平均分，其余109个诚实得分小于平均分，高于平均分的城市多于低于平均分的城市；从第51名的南宁市至第289名的亳州市，除最后一名外，其他城市得分情况呈现缓慢的下降趋势，排名相邻城市的医疗卫生服务发展水平差距不大；仅有26个城市的医疗卫生服务综合得分达到50分以上，排名51的南宁市得分为52.77分，没有城市达到60分；后五名城市分别为六安市、宣城市、宿州市、阜阳市、亳州市，得分分别为17.81分、

16.35 分、15.81 分、15.48 分、11.44 分。综合来看，我国城市医疗卫生服务
的整体表现较弱，具有较大的提升和改进的空间。

（二）城市健康生活医疗卫生服务的省际分析

为了了解不同省份的医疗卫生水平，将同一省市各城市医疗卫生指数综合
得分相加求平均值来反映各个省份的医疗卫生服务水平，各地区医疗卫生指数
综合得分及排名如表 5 所示。

表 5　我国 31 个省份城市健康生活医疗卫生服务评价平均得分及排名

序号	省份名称	平均得分
1	河南省	73.70
2	湖南省	71.55
3	贵州省	69.19
4	山东省	67.10
5	山西省	67.08
6	四川省	66.89
7	云南省	66.68
8	湖北省	66.24
9	河北省	64.11
10	福建省	63.46
11	甘肃省	62.99
12	青海省	62.30
13	北京市	62.28
14	陕西省	61.81
15	广东省	61.39
16	广西壮族自治区	61.28
17	浙江省	61.07
18	新疆维吾尔自治区	60.24
19	黑龙江省	59.55
20	宁夏回族自治区	59.42
21	安徽省	59.13
22	内蒙古自治区	58.94
23	吉林省	57.56
24	海南省	55.97
25	辽宁省	55.31
26	江苏省	54.95

续表

序号	省份名称	平均得分
27	西藏自治区	52.43
28	重庆市	50.98
29	天津市	50.86
30	江西省	48.55
31	上海市	48.04

由表5见，31个省份医疗卫生服务水平平稳下滑，医疗卫生指数得分排名前五的省份分别为河南省、湖南省、贵州省、山东省、山西省，得分分别73.70分、71.55分、69.19分、67.10分、67.08分，前五名省份差距不明显；排名后三的省份是天津市、江西省、上海市，得分分别为50.86分、48.55分、48.04分。综合来看，江西省、上海市两省市平均得分低于50分，其余29个省份高于50分，另外，仅有18个省份平均得分高于60分，不到总数的60%；河南省与上海市相差25.66分，与江西省相差25.15分。可见，我国整体医疗卫生服务水平尚有较大发展空间，地区之间医疗卫生水平亦存在缩小空间。为了更加清楚地分析各个城市的医疗卫生水平，将表5的评价结果画成柱状图（见图3）。

可以看到，河南、湖南两省在70~80分，有16个省份集中在60~70分，约占地区总数的60%，11个省份在50~60分，2个省份在40~50分。总体来看，河南省在医疗卫生服务方面处于全国领跑的地位，湖南省次之且与河南相差不大，我国医疗卫生服务水平整体偏低，省份间差距相对较小，医疗卫生服务尚有较大发展空间。

（三）城市健康生活医疗卫生服务的区域分析

按照各个省份所处的区域，本部分将我国31个省份划分为了三个大区域，分别为东部地区、中部地区、西部地区。东部地区包括北京、天津、河北、辽宁、上海、江苏、浙江、福建、山东、广东和海南等11个省（自治区、直辖市）；中部地区包括8个省级行政区，分别是山西、吉林、黑龙江、安徽、江西、河南、湖北、湖南；西部地区包括12个省级行政区，分别是四川、重庆、贵州、云南、西藏、陕西、甘肃、青海、宁夏、新疆、广西、内蒙古。同样，根据这31个省份的所属区域，计算各个区域健康生活医疗卫生服务指数的平

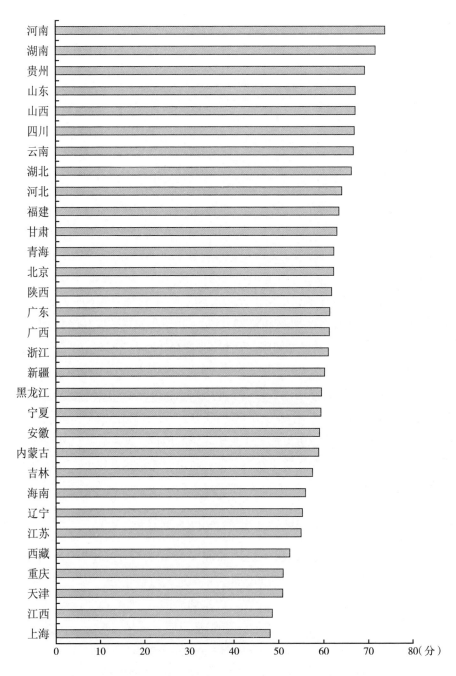

图3　城市健康生活医疗卫生服务评价的省级平均得分

均得分，并进行排序，三大区域健康生活医疗卫生服务指数平均得分及排名，如表6所示。

表6 我国东、中、西部地区城市健康生活医疗卫生评价平均得分及排名

排名	区域	地区	组合得分	平均得分
1	东部地区	北京市	62.28	58.59
		天津市	50.86	
		河北省	64.11	
		辽宁省	55.31	
		上海市	48.04	
		江苏省	54.95	
		浙江省	61.07	
		福建省	63.46	
		山东省	67.10	
		广东省	61.39	
		海南省	55.97	
2	中部地区	山西省	67.08	62.69
		吉林省	57.56	
		黑龙江省	59.55	
		安徽省	59.13	
		江西省	48.55	
		河南省	73.70	
		湖北省	66.24	
		湖南省	71.55	
3	西部地区	四川省	66.89	
		重庆市	50.98	
		贵州省	69.19	
		云南省	66.68	
		西藏自治区	52.43	
		陕西省	61.81	
		甘肃省	62.99	
		青海省	62.30	
		宁夏回族自治区	59.42	
		新疆维吾尔自治区	60.24	
		广西壮族自治区	61.28	
		内蒙古自治区	58.94	
平均值	—		—	60.87

为了更加清楚地分析各个城市的医疗卫生水平，将表 6 的评价结果画成柱状图（见图 4）。

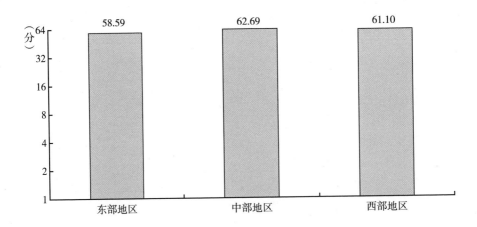

**图 4　我国东、中、西部地区城市健康生活医疗
卫生服务评价平均得分情况**

由表 6 可知，全国医疗卫生服务区域平均得分为 60.87 分，三大区域排名由高到低依次是中部、西部、东部，其得分依次为 62.69 分、61.10 分、58.59 分。根据评价结果，我国三大区域间的医疗卫生服务水平没有太大差距，中部地区略优于西部地区，西部地区优东部地区；东部地区经济相对较为发达，西部经济发展较为落后，然而从评价指标来看，万人医院数、千人床位数、千人医生数、千人医疗技术人员、千人注册护士数以及医疗财政投入比重，西部地区虽不如东部地区经济发达，相对人口稀少，人均医疗资源、医疗投入指标却高于东部地区，综合得分优于东部地区；中部地区各指标投入较为均衡，综合指标得分高于东部地区。由此看来，东部地区在注重经济发展的同时应兼顾医疗卫生服务水平，提高人们健康生活指数；我国整体医疗卫生服务水平处于及格边缘，尚有较大提升空间。

六 城市健康生活医疗卫生服务评价深度分析

（一）指标深度分析

1.医疗资源均值分析

根据以上医疗卫生服务得分情况综合分析，我国整体医疗卫生服务水平不高，区域得分在及格边缘，且不同区域之间存在明显的发展不平衡情况，经济发达的东部地区在医疗卫生服务上并没有优势，中部地区优于东、西部地区，且同一地区不同城市之间医疗卫生服务发展水平也存在不均衡。因此，有必要对医疗服务指标进行深度分析，进一步对我国医疗卫生服务进行客观评价。这里对原始医疗卫生服务数据进行标准化处理，选取各项三级指标标准化后的数据求得平均值，即三级指标的均值，如图5所示。

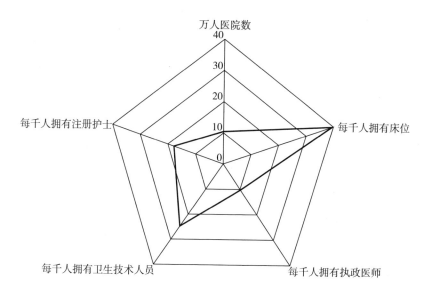

图5 医疗卫生服务三级指标均值

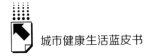

由图5可见，医疗资源中，每千人拥有的医院床位数均值为39.50分，领先于其他指标，随着我国医疗卫生改革不断深化，通过政策创新和相应的制度安排，确保了医改的顺利实施，分科诊疗等现代先进医疗方式逐渐普及，各医院治疗分科更加具体完善，床位数随之增加；第二是每千人拥有的卫生技术人员，均值为24.79分；位列第三的每千人拥有注册护士，均值为17.81分，第四是万人拥有医院数，均值为10.43分，第五是每千人拥有执政医生，均值为10.27分，千人医院床位数与千人卫生技术人员数均值差14.71分，与千人注册护士均值相差21.69分，与万人医院数均值相差29.07分，与千人执政医生均值相差29.23分，可见，医疗资源三级指标投入存在相当大的差距；随着医疗资源规模明显扩张，在目前医疗资源中，硬件设施在一定规模上优于软件设施，执政医师、卫生技术人员、注册护士属于医疗人才，人才的培养相对来说较为缓慢，因此，在增加医疗资源投入的同时，应更加注重医生、医疗技师及护士人员等决定性医疗资源的培养和投入；另外，虽然我国医疗资源不断投入、医疗规模不断扩大，万人医院数均值却依然落后，在医疗资源中处于明显的劣势，我国人口众多，地区间经济发展的差异，一定程度上引起人口地区间差距，发达城市人口密集，不发达城市及大多偏远农村地区人口稀疏，即使医院规模扩张，相对于过于密集的人口，人均拥有医院数仍然偏低。因此，在对医疗卫生投入的同时，要分地区分情况，综合各方面因素合理安排医疗资源分配。最后，我国医疗资源总体均值偏低，医疗资源各级指标均有巨大发展和改进空间。

2. 医疗投入均值分析

医疗投入三级指标，即医疗卫生事业经费占财政支出的比重，均值为48.05分，遥遥领先于医疗资源三级指标各均值。医疗卫生改革以来，我国财政部门通过调整支出结构，加大了对医疗卫生的投入力度，国家财政支持建成了全民的医疗保障制度、医药制度、公共卫生服务均等化体系、基层医疗卫生服务体系以及支持推进公立医院的改革。相比其他医疗投入，政府财政支出占据主导地位，为整体医疗卫生服务水平的提高做出重大贡献，并仍具有继续支持医疗卫生事业发展的需要和潜力。

3. 医疗卫生服务均值分析

医疗卫生服务二级指标数据来自三级指标标准化后乘以其各权重的得分加总，在此基础上计算其平均得分，结果如图6所示。

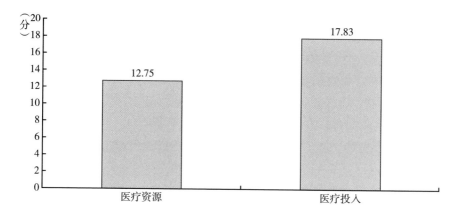

图6 医疗卫生服务二级指标均值

本书的医疗卫生服务水平评价主要体现在医疗资源与医疗投入两个方面，从平均水平来看，医疗资源均值为12.75分，医疗投入均值为17.83分，可见，虽然医疗卫生改革效果显著，然而我国医疗卫生服务整体水平仍然偏低，医疗经费不足，医疗投入的"初次分配""再分配"在不同省份、地区以及城乡之间仍然存在不平等、不均衡情况，医疗资源中，卫生人力资源总量勉强，整体人员素质不高，医疗机构垄断制度不合理、资源配置不均衡、管理相对滞后等问题制约了医疗卫生服务二级指标平均水平的提高。另外，医疗资源权重为0.629，远高于医疗投入权重的0.371，对医疗卫生服务综合得分具有较大影响，然而，医疗投入明显高于医疗资源，这说明医疗资源与医疗投入相比存在明显断层，相对于医疗投入，增加医疗资源使两者均衡发展。从各级指标均值分析来看，我国医疗卫生事业处于蓬勃发展阶段，仍需要不断改进和完善。

（二）地区差距分析

根据二八定律，为了分析医疗卫生服务各级指标的地区差距，先将289个城市的各指标得分从低到高排序，然后计算前20%城市（即前58个城市）的该指标总值占该指标289个城市总值的百分比，得到该指标的系数。该系数越大，说明地区差距越小，系数越小则反之。医疗卫生服务各级指标的地区差距系数结果如表7所示。

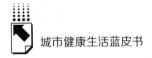

表7 城市健康生活医疗卫生服务各二级指标及综合指数的地区差距系数

单位:%

一级指标	二级指标	差距系数	三级指标	差距系数
医疗卫生服务	医疗资源	18.56	万人医院数	9.28
			每千人拥有医院床位	15.09
			每千人拥有执政医师	16.00
			每千人拥有卫生技术人员	19.32
			每千人拥有注册护士	19.31
	医疗投入	20.03	卫生事业经费占财政支出的比重	20.03

从表7可以看出,医疗资源三级指标中,首先,万人医院数、每千人拥有医院床位、每千人拥有执政医师、每千人拥有卫生技术人员、每千人拥有注册护士5个指标存在一定地区差距,除万人医院数外,其他指标差距系数差别不大。其中,卫生事业经费支出占财政支出比重差距系数最大,为20.03%,说明相对于其他指标,卫生事业经费比重地区差距最小,人们健康均等化意识越发明显,医疗资金投入的分配相对来说最为均衡。其次,每千人医院床位数、每千人执政医师、每千人拥有卫生技术人员、每千人注册护士差距系数分别为15.09%、16.00%、19.32%、19.31%,四个医疗资源指标差距系数相差不明显,说明相关指标地区差距分布均衡。最后,万人医院数的差距系数为9.28%,为指标中差距系数最小的,说明万人医院数地区间相差相对较大,虽然我国对医疗资源不断投入,医疗规模不断扩大,万人医院数均值却依然落后,在医疗资源中处于明显的劣势,我国人口众多,地区间经济发展的差异,一定程度上引起人口地区间差距,发达城市人口密集,不发达城市及大多偏远农村地区人口稀疏,即使医院规模扩张,相对于过于密集的人口,人均拥有医院数偏低。总之,我国医疗卫生服务指数差距系数整体偏低,即我国医疗卫生服务水平评价各指标地区间存在差距,其使用出现过度集中、分布不均衡等情况。

医疗卫生服务二级指标中,医疗资源、医疗投入差距系数分别为18.56%、20.03%,可见其存在明显地区差距,且差距系数差别较大,医疗资源地区差距小于医疗投入地区差距,结合医疗资源权重0.629,医疗投入权重0.371,对医疗卫生服务总体得分有一定影响。综上所述,我国医疗卫生服务发展空间巨大，整体供需不平衡，医疗资源以及医疗投入总量不足，分布不均衡，医疗制度有待进一步完善。

（三）城市健康生活评价后50城市分析

与医疗卫生服务评价50强城市相对应，医疗卫生服务水平得分较低的后50个城市是从第240名的云南省保山市至排名第289名的安徽省亳州市，其平均得分为27.78分，其中，有28个城市的得分高于平均水平，22个城市的得分低于平均水平，整体得分依然呈缓慢下降趋势，相差最大的为后两名的阜阳市与亳州市，相差4.04分，其他城市平均相差0.42分。可见，医疗卫生服务水平较为落后的城市，基本处在平衡的水平上。另外，各省份后50名城市中的所占份额也各有不同，如图7所示。

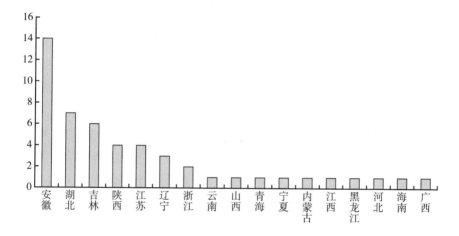

图7　健康生活评价后50名城市的省际分布

排名后50的城市中，安徽省有芜湖市、蚌埠市、淮北市等14个城市，是健康生活医疗卫生排名后50中入选城市最多的省份，且后6个城市均为安徽省城市，亳州市以最低的11.44分排名289；湖北省有襄阳市、宜昌市、黄石市等7个城市，在后50城市数量中所占比重仅次于安徽省，且孝感市位于第283名，除安徽省外排名最低的省份为吉林省，有四平市、通化市、辽源市等6个城市，有4个城市位于后15名。其次，山西省、江苏省有4个城市，辽宁省有3个城市，浙江省有衢州市、台州市2个城市，云南省、山西省、青海省、宁夏回族自治区、内蒙古自治区、江西省、黑龙江省、河北省、海南省、广西壮族自治区 10 个省份分别有 1 个城市。另外，北京、天津、上海、山东、河南、福建、湖南、广东、重庆、四川、贵州、西藏、甘肃、新疆共 14 个省份未在排名后 50 城市中占有名额。最后，为了进一步分析排名后 50 城市的地区分布状况，将评价结果制成表格列出，如表 8 所示。

表 8　城市健康生活评价后 50 名城市的地区分布

地区分类	主要省份	代表城市	平均得分
东部	江苏、浙江、海南、辽宁、河北	淮安、衢州、三亚、葫芦岛、石家庄等等 11 个城市	32.26
中部	湖北、吉林、安徽、江西、黑龙江、山西	襄阳、四平、芜湖、新余、绥化、大同等 30 个城市	25.80
西部	云南、广西、青海、宁夏、内蒙古、陕西	保山、防城港、海东、中卫、呼伦贝尔、渭南等 9 个城市	28.89

　　从区域角度观察，医疗卫生服务水平排名后 50 的城市中，位于东部地区的城市有 11 个，占总数的 22%，这 11 个城市的医疗卫生服务水平平均得分为 32.26 分，高于中部、西部地区；位于中部地区的城市有 30 个，占总数的 60%，平均得分为 25.80 分，低于东部、西部地区，后 50 名城市中，中部地区城市数量最多，医疗卫生服务水平得分最低，与 50 强城市中部地区医疗卫生服务规模与质量所具有的明显优势相比，中部地区城市间医疗卫生服务水平差距明显，好的在全国处于较高水平，差的在全国处于较差水平，呈两极分化趋势；位于西部地区的城市有 9 个，占总数的 18%，平均得分为 28.89 分，低于东部地区，高于中部地区，西部地区人口稀少、经济不发达，国家依然重点扶持，人均指标评价的医疗卫生服务得分优于中部地区。综上可知，从健康生活医疗卫生服务水平的落后地区分布来看，东部、西部地区应加强区域内的协调发展，中部地区不仅要注重整体发展水平，更要协调区域内部城市间的医疗卫生服务水平。

专题篇

Special Topics

B.7
环保重点城市健康生活综合评价

一 空气质量对居民健康生活的影响

空气对人类的生存乃至健康来说是至关重要的。一个成年人，每天呼吸 2 万多次，吸入空气 20 千克左右，比一天摄入的食物和水分多十倍以上。而现代医学也表明，呼吸自然新鲜的空气能促进血液循环，增强免疫能力，有益于人体神经系统功能，提高工作效率，反之则出现头晕乏力、精神不振等症状，受到污染的空气更是对人体健康产生威胁，引发各种人体疾病。

然而，多年来我国以煤炭为主的能源结构以及粗放式的发展方式使得环境污染日益严重，其中，以大气污染最为广泛。特别是，近年来大范围的雾霾天气更是引起公众热议，成为当前环境热点问题。随着城市化和工业化的不断推进，我国大气污染的类型已发生了深刻变化。传统的大气污染问题，如二氧化硫（SO_2）、悬浮物（TSP）和可吸入颗粒物（PM10）等污染物的排放，尚未得到解决，而以细颗粒物（PM2.5）、氮氧化物（NOx）、挥发性有机物（VOCs）、氨氮（NH_3）为代表的污染物的形势又日益严峻。其中，可吸入颗粒物已经成为影响城市空气质量的首要污染。而且由于我国城市群的大气污染呈现出从煤烟型污染向机动车尾气型过渡的特征，污染源和污染物更为复杂，出现了煤烟型和机动车尾气型污染并存的大气复合污染，呈现出多污染物共存、多污染源叠加、多尺度关联、多过程耦合、多介质影响的特征。尽管人们对大气污染问题越发关注，但是由于复杂多变的污染形势，给大气污染的治理带来了重重的困难，我国的空气质量并未得到显著的改善。

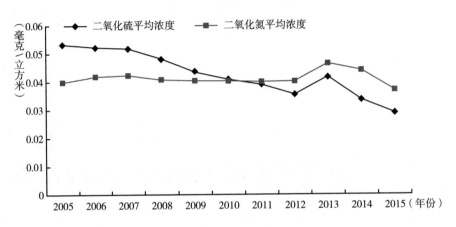

图1　2005～2015年主要城市二氧化硫和二氧化氮年平均浓度

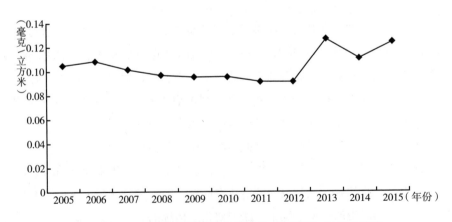

图2　2005～2015年我国可吸入颗粒物（PM10）年平均浓度

如图1所示，2005～2015年，我国主要城市的二氧化硫平均浓度逐渐下降，低于二类环境空气功能区（居住区、商业交通居民混合区、文化区、工业区和农村地区）年均浓度最高标准限值 0.06mg/m³，但二氧化氮的浓度并未改善，11 年里均高于二类区年均浓度最高标准限值0.04mg/m³，从 2013 年开始，二氧化氮的浓度有所下降。而图 2 显示我国可吸入颗粒物（PM10）的浓度在近年有所上升，而且可以看到每年均显著高于二类区的年均浓度限值 0.07mg/m³。有关研究表明，中国 PM10 和 SO_2 浓度约为欧美发达国家的4~6 倍，NO_2 浓度也接近或高于发达国家，PM2.5 浓度已是全球最高的区域之一。

目前，以可吸入颗粒物和可入肺颗粒物为主要构成的雾霾污染已经对城市居民的日常生活和健康造成严重威胁。据世界卫生组织估计，每年有 200 多万人因吸入室内和室外空气污染中的细小微粒而死亡。美国癌症协会研究发现，空气中的细颗粒物每升高 0.01mg/m³，总死亡率、肺心病死亡率、癌症死亡率的危险性分别增加4%、6%和8%。据统计，我国至少30%的国土、近 8 亿人口承受着不同程度的雾霾困扰，而京津冀地区、长三角和珠三角地区大气雾霾污染尤其严重。环境保护部监测结果显示，2016 年，京津冀区域 PM2.5 平均浓度为71μg/m³，同比下降7.8%，与2013 年相比下降33.0%，京津冀区域平均优良天数比例为 56.8%，同比上升 4.3 个百分点。该地区空气质量总体有所改善，但冬季重污染天气仍频发。大气雾霾污染造成了十分严重的大众健康危害和经济损失。《2013 年全球疾病负担评估》认为 2013 年影响中国人健康的三大风险因素是饮食习惯、高血压和空气污染，2013 年暴露在环境中的细颗粒物空气污染（PM2.5）导致中国有91.6 万人过早死亡。然而，我国对细颗粒物的连续监测工作在近几年才得到开展，缺乏细颗粒物与居民健康危害的前瞻性队列研究成果。

此外，雾霾对我国的经济发展也造成了一定的影响。一方面，雾霾已经成为中国吸引外商投资、国外人才以及游客的重要障碍。据在日本影响力较大的媒体《产经新闻》报道，空气污染可能导致日本对华投资成本增加，为避免风险，日企会加快向东南亚国家迁移的速度。《中国入境旅游发展年度报告2015》显示 2014 年接待入境游客和入境过夜游客分别同比下降 0.45% 和0.11%。入境游客对空气质量的敏感程度远大于国内游客，而大范围持续的雾霾天气无疑对入境游客满意度产生直接影响。另一方面，雾霾给我国的社会经济带来了直接的负效应。中国每年空气污染造成的经济损失约为 1.2% 的国内生产总值。对交通运输业来说，由于空气混浊、能见度低，交通事故发生的概率比平时高出几倍甚至几十倍，城市交通受阻，航班延误、停开的现象屡见不鲜，造成经济运行效率低下，阻碍全社会的有序运行。受到直接影响的还有旅游业，雾霾天气导致景区能见度降低，对游客的吸引力明显下降。因此，对于部分以旅游业为支柱产业的城市来说，雾霾对经济的影响基本是纯负面的。对农户来说，连续的雾霾天气使农作物生长减慢，收成减少，农产品价格上涨，农户利益受损。另外，因大气污染引发的居民健康危机，也将使劳动力市场产生明显折损，导致社会人力资源成本提高，增加经济社会运行成本。

可见，以雾霾为主要表现形式的大气污染无论是对城市居民的健康还是城市的健康发展都造成严重的影响，因此，雾霾指标应是评价城市居民健康生活的重要指标之一。由于缺少全部地级城市及以上建制市关于空气质量相关指标的数据，因此，下文将以113个环保重点城市作为评价对象，比较分析空气质量对各城市健康生活综合指数及排名的影响。

二 空气质量的评价对象及评价指标

随着经济社会的快速发展，以煤炭为主的能源消耗大幅攀升，机动车保有量急剧增加，经济发达地区氮氧化物（NOx）和挥发性有机物（VOCs）排放量显著增长，臭氧（O_3）和PM2.5污染加剧，在PM10和总悬浮颗粒物（TSP）污染依然严重的情况下，京津冀、长江三角洲、珠江三角洲等区域PM2.5和O_3污染加重，灰霾现象频繁发生，能见度降低。而以往的《环境空气质量标准》污染物监测项目偏少、限值偏低，已不能完全适应我国空气质量管理的需要，因此，2012年我国颁布了新的空气质量标准《环境空气质量标准》（GB 3095-2012）来监测大气质量。京津冀、长三角、珠三角等重点区域及直辖市、省会城市和计划单列市共74个城市作为新标准第一阶段监测实施城市，于2013年开始根据新标准开展空气质量的监测。到2014年环保重点城市已增加至113个。新的空气质量标准将作为细颗粒物（PM2.5）评价指标之一，而PM2.5也是这113个城市的首要污染物。因此，将2014年的113个环保重点城市作为评价对象，能够更加客观地分析雾霾等大气污染对于居民健康生活的影响。

基于相关文献的研究及数据的可得性，我们选取可吸入颗粒物（PM10）

年平均浓度（$\mu g/m^3$）、细颗粒物（PM2.5）年平均浓度（$\mu g/m^3$）和空气质量达到及好于二级天数的年占比作为影响居民健康的空气质量指标，数据主要来自《2015 年中国统计年鉴》。

可吸入颗粒物是指空气动力学当量直径小于等于 10 微米的颗粒物，又称PM10。可吸入颗粒物对人体健康的严重影响在于可以被人体吸入，并沉积在呼吸道、肺泡等部位从而引发各种呼吸道疾病。颗粒物的直径越小，进入呼吸道的部位越深。10 微米直径的颗粒物通常沉积在上呼吸道，5 微米直径的可进入呼吸道的深部，2 微米以下的可 100% 深入细支气管和肺泡。

细颗粒物是指空气动力学当量直径小于等于 2.5 微米的颗粒物，又称PM2.5。它能较长时间悬浮于空气中，对空气质量和能见度等有重要的影响。与较粗的大气颗粒物相比，PM2.5 粒径小、面积大、活性强，易附带有毒、有害物质，且在大气中停留时间长、输送距离远，因而对人体健康和大气环境质量的影响更大，2 微米以下的可深入细支气管和肺泡，直接影响肺的通气功能，使机体容易处在缺氧状态。

多项长期流行病学观察研究发现，城市居民的发病率和死亡率与大气颗粒物浓度和颗粒物尺寸密切相关，尺寸较小的颗粒物引起的较高死亡率增大。1982～1989 年，通过对全美 120 万人的长期人群流行病学研究，美国癌症协会发现大气中细颗粒物（PM2.5）浓度与全因死亡率、心肺源性死亡率和肺癌死亡率存在正相关性，前者每增加 $10\mu g/m^3$，长期暴露导致的后三者疾病死亡率分别增加 4%、6% 和 8%。近期的一些研究显示细颗粒物暴露对心肺之外的系统可能也存在不利影响，如加快成人糖尿病和神经系统疾病病程进展及影响儿童神经发育。2009 年，美国国家环保署（United States Environment Protection Agency，EPA）组织专家对已有的大气颗粒物短期暴露研究数据进行分析，发现室外大气中 PM2.5 对人体危害较 PM10 更大，前者的浓度每增加 $10\mu g/m^3$，短期暴露导致的全因死亡率增加 0.29%～1.21%；而后者浓度每增加 $10\mu g/m^3$所导致的全因死亡率增加 0.12%～0.84%。从以往的各项研究可见，城市居民的健康受到了大气污染的威胁，其中以尺寸较小的大气颗粒物尤甚。

空气质量达到及好于二级即空气质量达到国家质量二级标准，是指空气污染指数小于等于 100。空气污染指数是根据环境空气质量标准和各项污染物对人体健康和生态环境的影响来确定污染指数的分级及相应的污染物浓度值。我国目前采用的空气污染指数（API）分为五个等级，API值小于等于50，说明空气质量为优，相当于国家空气质量一级标准，符合自然保护区、风景名胜区和其他需要特殊保护地区的空气质量要求；API值大于50且小于等于100，表明空气质量良好，相当于达到国家质量二级标准，符合居住区、商业交通居民混合区、文化区、工业区和农村地区的空气质量标准；API值大于100且小于等于200，表明空气质量为轻度污染，相当于国家空气质量三级标准；API值大于200表明空气质量差，称为中度污染，为国家空气质量四级标准；API大于300表明空气质量极差，已严重污染。因此，空气质量达到及好于二级天数的全年比重是对一个城市空气质量评价的综合指标。

三 基于空气质量的城市健康生活评价指标体系

鉴于地级城市关于雾霾指标的数据缺失，因此，下文将以113个执行了新环境空气质量标准的环保重点城市作为评价对象，选取可吸入颗粒物（PM10）年平均浓度（$\mu g/m^3$）、细颗粒物（PM2.5）年平均浓度（$\mu g/m^3$）和空气质量达到及好于二级天数占全年比重（%）作为健康生活指标体系中衡量空气质量的重要指标，并基于专家意见重新赋予权重。在计算空气污染得分时，由于相对于PM10，PM2.5对人体健康危害更大，而空气质量达到及好于二级的天数是对空气质量的综合评价，因此，对PM10、PM2.5和空气质量达到及好于二级的天数分别赋予0.130、0.250、0.400的权重，由此得到新的健康生活指标体系，如表1所示。

表1　113个环保重点城市的健康生活指标体系

一级指标	权重	二级指标	权重	三级指标	权重
A 经济保障	0.220	A1 经济基础	0.543	A1-1 人均国内生产总值	0.196
				A1-2 人均可支配收入	0.394
				A1-3 人均储蓄年末余额	0.326
				A1-4 人均公共财政支出	0.084
		A2 生活消费	0.457	A2-1 人均住房面积	0.280
				A2-2 人均生活用水量	0.170
				A2-3 人均生活用电量	0.130

266

一级指标	权重	二级指标	权重	三级指标	权重
A 经济保障	0.220	A2 生活消费	0.457	A2－4 人均煤气用量	0.090
				A2－5 人均液化石油气家庭用量	0.100
				A2－6 人均社会消费零售总额	0.230
B 公共服务	0.150	B1 社会保障	0.471	B1－1 城市养老保险覆盖率	0.335
				B1－2 城市医疗保险覆盖率	0.393
				B1－3 城市失业保险覆盖率	0.272
		B2 社会稳定	0.286	B2－1 城市登记失业率	0.448
				B2－2 在岗人均工资	0.552
		B3 基础设施	0.243	B3－1 人均拥有铺装道路面积	0.224
				B3－2 城市维护建设资金占 gdp 比重	0.259
				B3－3 每万人拥有公共汽车辆	0.235
				B3－4 每万人地铁里程	0.141
				B3－5 每万人建成区面积	0.141
C 环境健康	0.183	C1 城市生态环境质量	0.427	C1－1 建成区绿化覆盖率	0.100
				C1－2 人均园林绿地面积	0.120
				C1－3 细颗粒物（PM2.5）年平均浓度	0.250
				C1－4 细颗粒物（PM10）年平均浓度	0.130
				C1－5 空气质量达到及好于二级的天数	0.400
		C2 城市污染治理状况	0.324	C2－1 工业固体废物处置利用率	0.208
				C2－2 城市污水处理率	0.112
				C2－3 生活垃圾处理率	0.293
				C2－4 二氧化硫排放量	0.152
				C2－5 工业粉尘处理率	0.235
		C3 城市环境基础设施	0.249	C3－1 每万人拥有排水管道长度	1.00
D 文化健康	0.100	D1 文化投入	0.371	D1－1 人均科技经费支出	0.540
				D1－2 人均教育经费	0.460
		D2 教育水平	0.350	D2－2 万人拥有大学生人数	1.000
		D3 文化设施	0.279	D3－1 人均公共图书馆藏书	0.130
				D3－2 万人剧场影院数	0.170

续表

一级指标	权重	二级指标	权重	三级指标	权重
D 文化健康	0.100	D3 文化设施	0.279	D3－3 万人拥有国际互联网用户数	0.320
				D3－4 人均年末电话用户数	0.380
E 医疗卫生	0.347	E1 医疗资源	0.629	E1－1 万人医院数	0.225
				E1－2 每千人拥有医院床位	0.275
				E1－3 每千人拥有执政医师	0.175
				E1－4 每千人拥有卫生技术人员	0.125
				E1－5 每千人拥有注册护士	0.200
		E2 医疗投入	0.371	E2－2 卫生事业经费占财政支出的比重	1.000

四 基于空气质量的城市健康生活评价结果

与原 289 个地级城市的健康生活指标评价体系相比，这 113 个环保重点城市的健康生活评价体系在环境健康评价中新增了可吸入颗粒物（PM10）年平均浓度、细颗粒物（PM2.5）年平均浓度和空气质量达到及好于二级天数占全年比重这三个指标，因此，113 个环保重点城市的环境健康得分与排名有了较大的变化，如表 2 所示。

表2　113 个环保重点城市包含空气质量评价的环境健康得分及排名

城市	所属省份	最终环境健康得分	排名
深圳市	广东省	71.69	1
广州市	广东省	55.85	2
北京市	北京市	53.76	3
宁波市	浙江省	50.37	4
长沙市	湖南省	49.93	5
温州市	浙江省	49.63	6
武汉市	湖北省	48.85	7
苏州市	江苏省	47.49	8
厦门市	福建省	47.49	9
无锡市	江苏省	47.44	10

城市	所属省份	最终环境健康得分	排名
济南市	山东省	47.29	11
泉州市	福建省	47.23	12
珠海市	广东省	47.22	13
开封市	河南省	47.19	14
海口市	海南省	47.13	15
上海市	上海市	45.93	16
合肥市	安徽省	45.73	17
青岛市	山东省	45.56	18
秦皇岛市	河北省	45.32	19
柳州市	广西壮族自治区	45.26	20
株洲市	湖南省	45.17	21
成都市	四川省	45.15	22
南宁市	广西壮族自治区	45.05	23
昆明市	云南省	45.00	24
南京市	江苏省	44.95	25
杭州市	浙江省	44.89	26
福州市	福建省	44.66	27
大连市	辽宁省	44.30	28
桂林市	广西壮族自治区	44.12	29
韶关市	广东省	44.08	30
贵阳市	贵州省	43.91	31
南昌市	江西省	43.88	32
呼和浩特市	内蒙古自治区	43.80	33
银川市	宁夏回族自治区	43.61	34
九江市	江西省	43.59	35
西宁市	青海省	43.41	36
遵义市	贵州省	43.39	37
济宁市	山东省	43.39	38
郑州市	河南省	43.25	39
克拉玛依市	新疆维吾尔自治区	42.88	40
绵阳市	四川省	42.83	41
兰州市	甘肃省	42.81	42
齐齐哈尔市	黑龙江省	42.42	43
湖州市	浙江省	42.40	44
攀枝花市	四川省	41.85	45

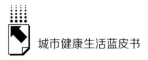

续表

城市	所属省份	最终环境健康得分	排名
湛江市	广东省	41.73	46
烟台市	山东省	41.70	47
常州市	江苏省	41.68	48
镇江市	江苏省	41.47	49
岳阳市	湖南省	41.31	50
乌鲁木齐市	新疆维吾尔自治区	41.01	51
南通市	江苏省	40.99	52
玉溪市	云南省	40.99	53
哈尔滨市	黑龙江省	40.94	54
湘潭市	湖南省	40.73	55
长治市	山西省	40.62	56
天津市	天津市	40.60	57
德阳市	四川省	40.44	58
包头市	内蒙古自治区	40.41	59
拉萨市	西藏自治区	40.29	60
三门峡市	河南省	40.28	61
太原市	山西省	40.00	62
北海市	广西壮族自治区	39.87	63
绍兴市	浙江省	39.84	64
沈阳市	辽宁省	39.81	65
西安市	陕西省	39.65	66
潍坊市	山东省	39.21	67
洛阳市	河南省	38.31	68
泰安市	山东省	38.25	69
宜宾市	四川省	37.99	70
曲靖市	云南省	37.29	71
牡丹江市	黑龙江省	37.27	72
阳泉市	山西省	37.12	73
汕头市	广东省	36.88	74
焦作市	河南省	36.85	75
芜湖市	安徽省	36.84	76
长春市	吉林省	36.78	77
安阳市	河南省	36.66	78
淄博市	山东省	36.64	79
平顶山市	河南省	36.53	80

城市	所属省份	最终环境健康得分	排名
南充市	四川省	36.40	81
石嘴山市	宁夏回族自治区	36.39	82
锦州市	辽宁省	36.29	83
泸州市	四川省	35.86	84
咸阳市	陕西省	35.79	85
金昌市	甘肃省	35.76	86
唐山市	河北省	35.74	87
常德市	湖南省	35.67	88
日照市	山东省	35.55	89
铜川市	陕西省	35.49	90
延安市	陕西省	35.41	91
扬州市	江苏省	35.19	92
徐州市	江苏省	34.56	93
自贡市	四川省	34.50	94
鞍山市	辽宁省	34.45	95
临汾市	山西省	34.32	96
马鞍山市	安徽省	34.28	97
重庆市	重庆市	34.05	98
宜昌市	湖北省	33.33	99
邯郸市	河北省	33.28	100
保定市	河北省	33.14	101
吉林市	吉林省	32.86	102
张家界市	湖南省	32.40	103
本溪市	辽宁省	32.09	104
连云港市	江苏省	32.08	105
抚顺市	辽宁省	32.07	106
枣庄市	山东省	31.87	107
石家庄市	河北省	31.60	108
赤峰市	内蒙古自治区	31.32	109
大同市	山西省	30.79	110
渭南市	陕西省	28.89	111
荆州市	湖北省	28.68	112
宝鸡市	陕西省	28.10	113

排名前 10 的城市中广东省、浙江省和江苏省分别占有 2 个名额，其中深圳市和广州市分别排第一名和第二名，湖南省、湖北省和福建省则分别占有一个名额，北京市排名第三。排名后 10 位的城市中，辽宁省和陕西省分别占有 2 个名额，其中抚顺市排 106 位，宝鸡市排 113 位。作为一线城市的"北上广"环境得分排名则分别居第 3 名、16 名、2 名，北京和广州均进入前三名，而上海未进入前十名，可见，在发展经济的同时，上海还应该加大环境保护力度。

为了分析新增空气质量指标对健康生活综合指数的影响，将根据原健康生活指标体系计算这 113 个环保重点城市的健康生活原得分及排名，并与根据新的健康生活指标体系计算所得的最终得分及排名进行比较，如表 3 所示。

表3　113 个环保重点城市包含空气质量评价的健康生活综合得分及排名

城市	所属省份	原得分	原排名	最终得分	最终排名	排名变化
深圳市	广东省	71.36	1	71.69	1	0
广州市	广东省	54.51	3	55.85	2	+1
北京市	北京市	54.82	2	53.76	3	−1
宁波市	浙江省	47.80	6	50.37	4	+2
长沙市	湖南省	47.97	5	49.93	5	0
温州市	浙江省	47.29	8	49.63	6	+2
武汉市	湖北省	48.40	4	48.85	7	−3
苏州市	江苏省	46.21	11	47.49	8	+3
厦门市	福建省	44.65	14	47.49	9	+5
无锡市	江苏省	46.50	9	47.44	10	−1
济南市	山东省	47.69	7	47.29	11	−4
泉州市	福建省	44.47	15	47.23	12	+3
珠海市	广东省	46.41	10	47.22	13	−3
开封市	河南省	46.03	12	47.19	14	−2
海口市	海南省	44.12	18	47.13	15	+3
上海市	上海市	44.19	16	45.93	16	0
合肥市	安徽省	45.19	13	45.73	17	−4
青岛市	山东省	43.89	21	45.56	18	+3
秦皇岛市	河北省	43.80	22	45.32	19	+3
柳州市	广西壮族自治区	42.97	26	45.26	20	+6
株洲市	湖南省	43.20	25	45.17	21	+4

城市	所属省份	原得分	原排名	最终得分	最终排名	排名变化
成都市	四川省	44.12	17	45.15	22	−5
南宁市	广西壮族自治区	42.66	28	45.05	23	+5
昆明市	云南省	42.08	32	45.00	24	+8
南京市	江苏省	43.99	19	44.95	25	−6
杭州市	浙江省	43.56	23	44.89	26	−3
福州市	福建省	42.03	33	44.66	27	+6
大连市	辽宁省	42.62	29	44.30	28	+1
桂林市	广西壮族自治区	41.77	34	44.12	29	+5
韶关市	广东省	41.20	38	44.08	30	+8
贵阳市	贵州省	40.78	41	43.91	31	+10
南昌市	江西省	41.46	37	43.88	32	+5
呼和浩特市	内蒙古自治区	42.48	30	43.80	33	−3
银川市	宁夏回族自治区	42.68	27	43.61	34	−7
九江市	江西省	42.36	31	43.59	35	−4
西宁市	青海省	41.65	35	43.41	36	−1
遵义市	贵州省	40.53	43	43.39	37	+6
济宁市	山东省	43.36	24	43.39	38	−14
郑州市	河南省	43.98	20	43.25	39	−19
克拉玛依市	新疆维吾尔自治区	40.49	44	42.88	40	+4
绵阳市	四川省	40.42	45	42.83	41	+4
兰州市	甘肃省	40.97	39	42.81	42	−3
齐齐哈尔市	黑龙江省	39.38	52	42.42	43	+9
湖州市	浙江省	41.50	36	42.40	44	−8
攀枝花市	四川省	38.76	60	41.85	45	+15
湛江市	广东省	38.60	61	41.73	46	+15
烟台市	山东省	40.96	40	41.70	47	−7
常州市	江苏省	40.25	47	41.68	48	−1
镇江市	江苏省	40.57	42	41.47	49	−7
岳阳市	湖南省	39.34	53	41.31	50	+3
乌鲁木齐市	新疆维吾尔自治区	40.25	46	41.01	51	−5
南通市	江苏省	39.68	50	40.99	52	−2
玉溪市	云南省	37.35	68	40.99	53	+15
哈尔滨市	黑龙江省	39.46	51	40.94	54	−3
湘潭市	湖南省	38.90	59	40.73	55	+4
长治市	山西省	39.75	49	40.62	56	−7

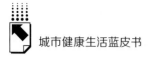

续表

城市	所属省份	原得分	原排名	最终得分	最终排名	排名变化
天津市	天津市	39.20	56	40.60	57	-1
德阳市	四川省	38.49	62	40.44	58	+4
包头市	内蒙古自治区	39.25	55	40.41	59	-4
拉萨市	西藏自治区	36.72	70	40.29	60	+10
三门峡市	河南省	40.15	48	40.28	61	-13
太原市	山西省	39.00	57	40.00	62	-5
北海市	广西壮族自治区	36.50	73	39.87	63	+10
绍兴市	浙江省	38.02	64	39.84	64	0
沈阳市	辽宁省	39.27	54	39.81	65	-11
西安市	陕西省	38.24	63	39.65	66	-3
潍坊市	山东省	38.96	58	39.21	67	-9
洛阳市	河南省	37.59	67	38.31	68	-1
泰安市	山东省	37.63	66	38.25	69	-3
宜宾市	四川省	35.76	75	37.99	70	+5
曲靖市	云南省	33.69	93	37.29	71	+22
牡丹江市	黑龙江省	34.12	84	37.27	72	+12
阳泉市	山西省	35.49	78	37.12	73	+5
汕头市	广东省	33.78	88	36.88	74	+14
焦作市	河南省	36.67	71	36.85	75	-4
芜湖市	安徽省	34.90	79	36.84	76	+3
长春市	吉林省	35.65	77	36.78	77	0
安阳市	河南省	36.60	72	36.66	78	-6
淄博市	山东省	37.77	65	36.64	79	-14
平顶山市	河南省	36.77	69	36.53	80	-11
南充市	四川省	34.67	81	36.40	81	0
石嘴山市	宁夏回族自治区	35.94	74	36.39	82	-8
锦州市	辽宁省	34.79	80	36.29	83	-3
泸州市	四川省	34.01	85	35.86	84	+1
咸阳市	陕西省	33.74	91	35.79	85	+6
金昌市	甘肃省	33.79	87	35.76	86	+1
唐山市	河北省	35.71	76	35.74	87	-11
常德市	湖南省	33.79	86	35.67	88	-2
日照市	山东省	34.62	82	35.55	89	-7
铜川市	陕西省	33.75	90	35.49	90	0
延安市	陕西省	33.35	96	35.41	91	+5

续表

城市	所属省份	原得分	原排名	最终得分	最终排名	排名变化
扬州市	江苏省	33.77	89	35.19	92	-3
徐州市	江苏省	33.57	94	34.56	93	+1
自贡市	四川省	33.02	97	34.50	94	+3
鞍山市	辽宁省	33.54	95	34.45	95	0
临汾市	山西省	32.34	99	34.32	96	+3
马鞍山市	安徽省	32.90	98	34.28	97	+1
重庆市	重庆市	32.08	101	34.05	98	+3
宜昌市	湖北省	32.13	100	33.33	99	+1
邯郸市	河北省	34.32	83	33.28	100	-17
保定市	河北省	33.70	92	33.14	101	-9
吉林市	吉林省	30.88	104	32.86	102	+2
张家界市	湖南省	29.96	108	32.40	103	+5
本溪市	辽宁省	30.66	105	32.09	104	+1
连云港市	江苏省	30.16	107	32.08	105	+2
抚顺市	辽宁省	30.52	106	32.07	106	0
枣庄市	山东省	32.05	102	31.87	107	-5
石家庄市	河北省	31.74	103	31.60	108	-5
赤峰市	内蒙古自治区	29.20	109	31.32	109	0
大同市	山西省	28.37	110	30.79	110	0
渭南市	陕西省	26.22	113	28.89	111	+2
荆州市	湖北省	27.35	111	28.68	112	-1
宝鸡市	陕西省	26.27	112	28.10	113	-1

注："+"表示排名上升；"-"表示排名下降；"0"表示排名不变。

　　由于不同城市空气质量的差异，这些城市健康生活综合指数的最终排名情况受到了影响。最终排名前三的城市依然为深圳市、广州市、北京市，北京原排名为第二，最终排名为第三，广州的最终排名则从原来的第三上升至第二。最终排名第四的宁波市，在环境健康得分的排名仅为85，未进入前50强城市，最终排名第六的温州在环境健康的得分排名为36。可见，环境问题已经成为城市发展健康生活的短板。最终排名在后五位的城市为赤峰市、大同市、渭南市、荆州市和宝鸡市。其中，排名变化较大的是郑州市和邯郸市，分别下降了19个和17个名次，济宁市和淄博市则均下降了14个名次，邯郸市也因

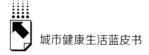

此落在了后 15 名的城市中。由此可见，严重的空气污染问题，拖累了邯郸市城市居民健康生活的发展进程。

比较原排名与最终排名，可以看到在 113 个环保重点城市中，有 11 个城市的名次未变，有 52 个城市的名次上升，平均上升 5.19 个名次，名次下降的城市有 50 个，平均下降 5.6 个名次。在名次上升的所有城市中，名次上升幅度最大的是曲靖市，从第 93 名上升至第 71 名，其次为攀枝花市、湛江市和玉溪市，均上升了 15 个名次。而在所有名次下降的城市中，郑州市下降幅度较大，从第 20 名降至第 39 名，而后是邯郸市，下降了 17 个名次，济宁市和淄博市则均下降了 14 个名次。同属于京津冀地区的天津市、保定市、唐山市、石家庄市均因较低的环境健康得分而名次下降。其周边地区（包括山西、山东、内蒙古和河南）城市，如济南市、太原市等也因严重的空气污染问题最终排名下降。由此可见，京津翼及周边地区的大气污染形势依然严峻，对居民的健康生活造成了严重的影响。

B.8
省级城市健康生活指数综合评价

一 省级城市健康生活指数综合评价

前几篇文章关于省级的评价其实反映的是辖内各城市的平均水平，而不是该地区健康生活评价的综合水平。为了解不同省市健康生活的发展情况，本文从经济保障、公共服务、环境健康、文化健康、医疗卫生及人口发展这几个方面，构建省级健康生活评价指标体系。该体系共由6个一级指标、14个二级指标及47个三级指标构成。各指标权重采用专家会议法确定，邀请了相关领域的20多名专家，第一轮打分后将权重均值反馈后进行第二轮打分，如此经过三轮后权重趋于稳定。具体权重设置如表1所示。

表1　城市健康生活综合评价指标体系及权重设置

一级指标	权重	二级指标	权重	三级指标	权重
A 经济保障	0.2	A1 经济基础	0.56	A1－1 人均国内生产总值	0.23
				A1－2 人均可支配收入	0.41
				A1－3 人均储蓄年末余额	0.37
		A2 生活消费	0.44	A2－1 人均住房面积	0.18
				A2－2 人均生活用水量	0.13
				A2－3 人均生活用电量	0.1
				A2－4 人均煤气用量	0.08
				A2－5 人均液化石油气家庭用量	0.08
				A2－6 人均社会消费零售总额	0.17
				A2－7 恩格尔系数	0.27
B 公共服务	0.13	B1 社会保障	0.38	B1－1 城市养老保险覆盖率	0.33
				B1－2 城市医疗保险覆盖率	0.39
				B1－3 城市失业保险覆盖率	0.28
		B2 社会稳定	0.32	B2－1 城市登记失业率	0.24
				B2－2 社会救济补助比重	0.46
				B2－3 在岗人均平均工资	0.3

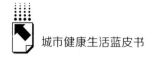

续表

一级指标	权重	二级指标	权重	三级指标	权重
B 公共服务	0.13	B3 基础设施	0.3	B3－1 人均拥有铺装道路面积	0.19
				B3－2 城市维护建设资金占 gdp 比重	0.22
				B3－3 常住人口城镇化率	0.14
				B3－4 每万人拥有公共汽车辆	0.22
				B3－5 每万人地铁里程	0.11
				B3－6 每万人建成区面积	0.11
C 环境健康	0.17	C1 城市生态环境质量	0.53	C1－1 建成区绿化覆盖率	0.5
				C1－2 人均园林绿地面积	0.5
		C2 城市污染治理状况	0.47	C2－1 工业固体废物处置利用率	0.19
				C2－2 城市污水处理率	0.13
				C2－3 生活垃圾处理率	0.27
				C2－4 二氧化硫浓度	0.16
				C2－5 工业粉尘浓度	0.25
D 文化健康	0.09	D1 文化投入	0.3	D1－1 人均科技经费支出	0.53
				D1－2 人均教育经费	0.47
		D2 教育水平	0.38	D2－1 平均教育年限	0.48
				D2－2 万人拥有大学生人数	0.52
		D3 文化设施	0.32	D3－1 人均公共图书馆藏书	0.28
				D3－2 万人剧场影院数	0.3
				D3－3 万人拥有国际互联网用户数	0.42
E 人口发展	0.08	E1 人口信息	0.46	E1－1 人均预期寿命	0.56
				E1－2 总抚养比	0.44
		E2 人口健康	0.54	E2－1 孕妇死亡率	0.4
				E2－2 传染病发病率	0.6
F 医疗卫生	0.33	F1 医疗资源	0.67	F1－1 万人医院数	0.23
				F1－2 每千人拥有医院床位	0.24
				F1－3 每千人拥有执政医师	0.24
				F1－4 每千人拥有卫生技术人员	0.14
				F1－5 每千人拥有注册护士	0.15
		F2 医疗投入	0.33	F2－1 人均医疗保健支出	0.55
				F2－2 卫生事业经费占财政支出的比重	0.45

根据表 1 中城市健康生活综合评价指标体系及权重设置，计算各地区城市健康生活各个一级指标的得分及综合指数得分，并根据综合指数得分得到其排名情况，如表 2 所示。

表2 31个省份城市健康生活评价的得分及综合排名

排名	省份	经济保障	公共服务	环境健康	文化健康	人口发展	医疗卫生	综合
1	北京	82.01	83.59	95.33	63.54	88.40	67.94	78.69
2	上海	77.01	67.28	75.18	55.46	87.99	58.51	68.27
3	浙江	62.25	55.35	74.32	54.92	88.36	61.05	64.44
4	广东	60.28	63.49	83.77	42.94	81.16	50.05	61.42
5	青海	51.88	38.10	63.70	41.41	75.64	77.03	61.36
6	新疆	57.33	48.38	73.16	53.36	60.92	64.72	61.22
7	海南	46.63	43.41	74.86	56.64	82.51	60.40	59.32
8	内蒙古	51.51	44.00	75.80	42.60	80.71	59.60	58.87
9	天津	57.71	56.97	68.56	51.21	88.59	47.66	58.03
10	江苏	53.01	47.52	74.42	42.46	93.63	51.71	57.81
11	福建	54.71	47.87	73.83	48.94	84.78	51.11	57.77
12	宁夏	40.93	41.50	75.40	38.61	84.87	62.52	57.30
13	山西	43.97	40.37	62.19	45.99	82.02	66.58	57.28
14	湖南	47.09	43.89	61.56	45.43	87.74	60.96	56.81
15	云南	42.12	40.07	66.41	48.05	82.64	61.27	56.07
16	山东	45.89	45.17	74.46	40.35	93.54	51.66	55.87
17	吉林	45.19	44.68	67.47	39.87	85.40	56.78	55.47
18	陕西	42.98	44.47	65.45	43.93	86.43	57.03	55.19
19	河北	45.01	44.56	55.88	41.90	90.52	59.36	54.89
20	河南	39.53	40.42	63.40	43.69	90.94	58.54	54.46
21	西藏	50.71	47.56	49.56	68.25	62.15	56.26	54.43
22	湖北	42.76	42.71	68.10	39.21	85.12	53.29	53.61
23	辽宁	49.59	51.70	55.42	39.54	86.00	51.54	53.51
24	黑龙江	40.39	42.32	59.50	39.65	83.28	55.06	52.10
25	江西	40.65	38.31	67.57	36.49	89.97	50.00	51.58
26	四川	39.82	41.85	63.28	28.00	89.05	52.44	51.11
27	安徽	35.93	42.23	72.60	39.67	86.77	44.58	50.24
28	广西	36.17	36.88	67.66	37.13	89.42	46.94	49.52
29	甘肃	33.21	38.02	58.94	37.73	85.58	52.82	49.28
30	重庆	37.30	45.39	74.30	27.72	87.14	41.06	49.01
31	贵州	33.80	29.01	46.29	36.42	83.60	61.74	48.74
平均得分	—	47.98	46.36	68.01	44.23	84.67	56.46	56.57

从评价结果来看，31 个省份城市健康生活综合指数的平均得分为 56.57，其中 21 个省份的得分分布在 50~60 这个区间，有 6 个省份的得分分布在 60~70 这个区间。健康生活综合得分高于平均得分的地区共有 14 个，约占所有地区的一半。从排名来看，排名前五的省份分别为北京、上海、浙江、广东和青海，其得分依次为 78.69、68.27、64.44、61.42 和 61.36。健康生活得分最低的五个省份依次是安徽、广西、甘肃、重庆和贵州。这五个城市的得分别为 50.24、49.52、49.28、49.01 和 48.74。根据评价结果显示，健康生活得分最高的北京和得分最低的贵州得分差距高达 29.95 分。此外，健康生活水平较高的城市相互之间存在的差距较大，如北京与上海之间出现了较大的断层，有 10.42 分的差距，而健康生活处于一般水平的城市，相互之间的差距则相对较小。由此可见，我国地区健康生活水平存在两极分化，健康生活水平较高的城市与健康生活水平较低的城市差距悬殊，处于平均分以下的城市的健康生活发展还存在很大的发展空间。

分地区来看，大部分东部地区城市健康生活综合指数得分较高，排名较靠前，如排名前五的省份中有四个城市为东部地区。根据东、中、西的地区划分，我们得到三大区域城市健康生活综合指数的平均得分，如图 1 所示。可见，东部地区显著高于其他地区的健康生活发展水平，而中、西部地区差距不大。

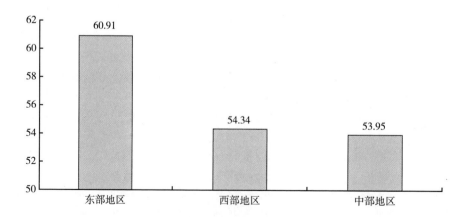

图 1　东、中、西部地区城市健康生活综合指数平均得分情况

从这一节的评价来看，我们得到了不同省份的健康生活综合指数得分及排名，但是对经济保障、公共服务、环境健康、文化健康、医疗卫生及人口发展的情况不甚了解，难以判断各个省份的"短板"在何处，因此，以下内容将展开对这几个方面的具体评价与分析。

二 城市健康生活经济保障指数评价

表3 经济保障评价指标体系及权重设置

二级指标	权重	三级指标	权重
A1 经济基础	0.56	A1－1 人均国内生产总值	0.23
		A1－2 人均可支配收入	0.41
		A1－3 人均储蓄年末余额	0.37
A2 生活消费	0.44	A2－1 人均住房面积	0.18
		A2－2 人均生活用水量	0.13
		A2－3 人均生活用电量	0.10
		A2－4 人均煤气用量	0.08
		A2－5 人均液化石油气家庭用量	0.08
		A2－6 人均社会消费零售总额	0.17
		A2－7 恩格尔系数	0.27

根据经济保障评价指标体系及权重设置（见表3），我们计算了31个省份的经济保障指数得分及排名，如表4所示。

表4 各地区经济保障指数得分及排名

排名	省份	得分
1	北京市	82.01
2	上海市	77.01
3	浙江省	62.25
4	广东省	60.28
5	天津市	57.71
6	新疆维吾尔自治区	57.33
7	福建省	54.71
8	江苏省	53.01
9	青海省	51.88

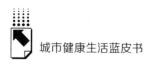

续表

排名	省份	得分
10	内蒙古自治区	51.51
11	西藏自治区	50.71
12	辽宁省	49.59
13	湖南省	47.09
14	海南省	46.63
15	山东省	45.89
16	吉林省	45.19
17	河北省	45.01
18	山西省	43.97
19	陕西省	42.98
20	湖北省	42.76
21	云南省	42.12
22	宁夏回族自治区	40.93
23	江西省	40.65
24	黑龙江省	40.39
25	四川省	39.82
26	河南省	39.53
27	重庆市	37.30
28	广西壮族自治区	36.17
29	安徽省	35.93
30	贵州省	33.80
31	甘肃省	33.21
平均得分	—	47.98

从表4可以看到，经济保障指数得分排名前五的省份为北京、上海、浙江、广东和天津，其得分分别为82.01、77.01分、62.25分、60.28分和57.71分。排名靠后的地区有安徽、贵州和甘肃，分别为35.93分、33.80分和33.21分，其中北京的得分与排名最后的甘肃得分相差了48.80分。经济保障指数的地区平均得分为47.98分，仅12个省份超过平均值。为了更好地体现健康生活评价中经济保障指数得分情况，我们将得分情况分为几个不同的范围，如图2所示。

我们可以看到，22.58%的省份的经济保障得分低于40分，高于60分的省份仅4个。可见，除了经济较发达的几个东部地区，从整体上来看，经济保障指数的平均水平较低，大多数省份的经济保障水平集中在中低水平。

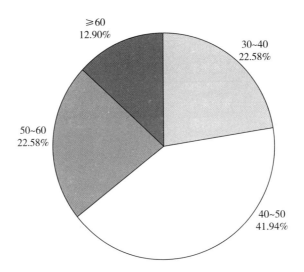

图2 城市健康生活经济保障指数得分分布范围

三 城市健康生活公共服务指数评价

表5 公共服务评价指标体系及权重设置

二级指标	权重	三级指标	权重
B1 社会保障	0.38	B1－1 城市养老保险覆盖率	0.33
		B1－2 城市医疗保险覆盖率	0.39
		B1－3 城市失业保险覆盖率	0.28
B2 社会稳定	0.32	B2－1 城市登记失业率	0.24
		B2－2 社会救济补助比重	0.46
		B2－3 在岗人均平均工资	0.30
B3 基础设施	0.30	B3－1 人均拥有铺装道路面积	0.19
		B3－2 城市维护建设资金占 gdp 比重	0.22
		B3－3 常住人口城镇化率	0.14
		B3－4 每万人拥有公共汽车辆	0.22
		B3－5 每万人地铁里程	0.11
		B3－6 每万人建成区面积	0.11

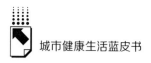

根据公共服务评价指标体系及权重设置（见表5），我们计算了31个省份的公共服务指数得分及排名，如表6所示。

表6　各省份公共服务指数得分及排名

排名	省份	得分
1	北京市	83.59
2	上海市	67.28
3	广东省	63.49
4	天津市	56.97
5	浙江省	55.35
6	辽宁省	51.70
7	新疆维吾尔自治区	48.38
8	福建省	47.87
9	西藏自治区	47.56
10	江苏省	47.52
11	重庆市	45.39
12	山东省	45.17
13	吉林省	44.68
14	河北省	44.56
15	陕西省	44.47
16	内蒙古自治区	44.00
17	湖南省	43.89
18	海南省	43.41
19	湖北省	42.71
20	黑龙江省	42.32
21	安徽省	42.23
22	四川省	41.85
23	宁夏回族自治区	41.50
24	河南省	40.42
25	山西省	40.37
26	云南省	40.07
27	江西省	38.31
28	青海省	38.10
29	甘肃省	38.02
30	广西壮族自治区	36.88
31	贵州省	29.01
平均得分	—	46.36

从表 6 可以看到，公共服务指数得分排名前五的省份为北京、上海、广东、天津和浙江，其得分分别为 83.59、67.28、63.49、56.97 和 55.35，北京与上海得分的差距高达 16.31，天津与浙江得分差距为 1.62。可见，北京在公共服务方面领跑在前，排名靠前的一些省份之间得分差距较大。排名靠后的省份有甘肃、广西和贵州，分别为 38.02、36.88 和 29.01，其中北京的得分与排名最后的贵州得分相差了 54.58。公共服务指数的地区平均得分为 46.36，有 10 个省份超过平均值。另外，我们还可以看到健康生活综合指数排名第七的海南在公共服务方面有所欠缺，仅排18 位，得分为 43.41。

为了进一步深入公共服务的得分情况，我们将各省份的公共服务得分划分为几个不同的范围，如图 3 所示。

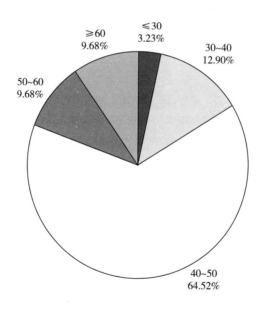

图3 城市健康生活公共服务指数得分分布范围

我们可以看到，有 80.64% 的省份的公共服务指数得分集中 0～50 这个范围内。总的来说，北京在公共服务方面远远超过其他地区，排名靠前的省份差距略大，大多数省份的公共服务水平集中在中间阶段。

四 城市健康生活环境健康指数评价

表7 环境健康评价指标体系及权重设置

二级指标	权重	三级指标	权重
C1 城市生态环境质量	0.53	C1-1 建成区绿化覆盖率	0.50
		C1-2 人均园林绿地面积	0.50
C2 城市污染治理状况	0.47	C2-1 工业固体废物处置利用率	0.19
		C2-2 城市污水处理率	0.13
		C2-3 生活垃圾处理率	0.27
		C2-4 二氧化硫浓度	0.16
		C2-5 工业粉尘浓度	0.25

根据环境健康评价指标体系及权重设置（见表7），各省份的环境健康指数得分及排名如表8所示。

表8 各省份环境健康指数得分及排名

排名	省份	得分
1	北京市	95.33
2	广东省	83.77
3	内蒙古自治区	75.80
4	宁夏回族自治区	75.40
5	上海市	75.18
6	海南省	74.86
7	山东省	74.46
8	江苏省	74.42
9	浙江省	74.32
10	重庆市	74.30
11	福建省	73.83
12	新疆维吾尔自治区	73.16
13	安徽省	72.60
14	天津市	68.56

排名	省份	得分
15	湖北省	68.10
16	广西壮族自治区	67.66
17	江西省	67.57
18	吉林省	67.47
19	云南省	66.41
20	陕西省	65.45
21	青海省	63.70
22	河南省	63.40
23	四川省	63.28
24	山西省	62.19
25	湖南省	61.56
26	黑龙江省	59.50
27	甘肃省	58.94
28	河北省	55.88
29	辽宁省	55.42
30	西藏自治区	49.56
31	贵州省	46.29
平均得分	—	68.01

从表8可以看到，环境健康指数得分排名前五的省份为北京、广东、内蒙古、宁夏和上海，其得分分别为95.33、83.77、75.80、75.40和75.18。排名靠后的省份有辽宁、西藏和贵州，分别为55.42、49.56和46.29。其中，北京与排名最后的贵州得分相差了49.04。整体来看，环境健康指数的地区平均得分为68.01，有15位城市超过平均水平。与经济保障和公共服务得分情况相比，环境健康指数得分平均较高，且更为均衡，各城市之间差距更小。具体的得分范围如图4所示。

从图4可见，38.71%的省份的环境健康指数得分集中在60~70分这个范围内，35.48%的省份的环境健康指数得分集中在70~80分这个范围内，低于60分的地区有黑龙江、甘肃、河北、辽宁、西藏和贵州。不同省份间环境健康指标得分差距较小，且在较高的水平，大部分省份得分在60分以上。各地区环境健康指数得分较为均匀，未出现较大的断层情况。

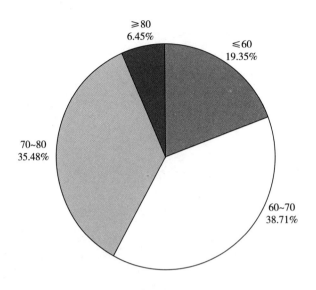

图 4 城市健康生活环境健康指数得分分布范围

五 城市健康生活文化健康指数评价

表 9 文化健康评价指标体系及权重设置

二级指标	权重	三级指标	权重
D1 文化投入	0.30	D1－1 人均科技经费支出	0.53
		D1－2 人均教育经费	0.47
D2 教育水平	0.38	D2－1 平均教育年限	0.48
		D2－2 万人拥有大学生人数	0.52
D3 文化设施	0.32	D3－1 人均公共图书馆藏书	0.28
		D3－2 万人剧场影院数	0.30
		D3－3 万人拥有国际互联网用户数	0.42

根据文化健康评价指标体系及权重设置（见表 9），各省份的文化健康指数得分及排名如表 10 所示。

表10　各省份文化健康指数得分及排名

排名	省份	得分
1	西藏自治区	68.25
2	北京市	63.54
3	海南省	56.64
4	上海市	55.46
5	浙江省	54.92
6	新疆维吾尔自治区	53.36
7	天津市	51.21
8	福建省	48.94
9	云南省	48.05
10	山西省	45.99
11	湖南省	45.43
12	陕西省	43.93
13	河南省	43.69
14	广东省	42.94
15	内蒙古自治区	42.60
16	江苏省	42.46
17	河北省	41.90
18	青海省	41.41
19	山东省	40.35
20	吉林省	39.87
21	安徽省	39.67
22	黑龙江省	39.65
23	辽宁省	39.54
24	湖北省	39.21
25	宁夏回族自治区	38.61
26	甘肃省	37.73
27	广西壮族自治区	37.13
28	江西省	36.49
29	贵州省	36.42
30	四川省	28.00
31	重庆市	27.72
平均得分	—	44.23

从表 10 可以看到，文化健康指数得分排名前五的省份为西藏、北京、海南、上海和浙江，其得分分别为 68.25、63.54、56.64、55.46 和 54.92，其中北京和海南的得分差距为 6.90，上海和浙江的得分差距为 0.54。排名靠后的地区有贵州、四川和重庆，分别为 36.42、28.00 和 27.72，其中西藏的得分与排名最后的重庆得分相差了 40.53。健康生活综合指数得分排名第 4 的广东在文化健康指标上的得分仅为 42.94，排名第 14。总体来看，文化健康指数的省份平均得分为 44.23，有 11 个地区超过平均值。

各省份文化健康指标得分的范围分布情况如图 5 所示。

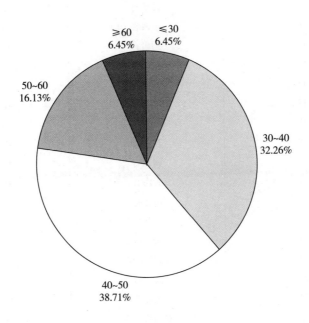

图5 城市健康生活文化健康指数得分分布情况

从图 5 中我们可以看到，低于 50 分的地区占全部的 77.42%，而 38.71% 地区集中在 40~50 分这个范围，可见文化健康指数大多处于较低的水平。总体来看，文化健康指数的总体水平同样偏低，西藏在文化健康方面远远领先于其他地区，排名靠前的地区和靠后的地区在文化健康水平上存在较显著的断层现象。

六　城市健康生活医疗卫生指数评价

表 11　医疗卫生评价指标体系及权重设置

二级指标	权重	三级指标	权重
E1 医疗资源	0.8	E1－1 万人医院数	0.2
		E1－2 每千人拥有医院床位	0.2
		E1－3 每千人拥有执政医师	0.3
		E1－4 每千人拥有卫生技术人员	0.15
		E1－5 每千人拥有注册护士	0.15
E2 医疗投入	0.2	E2－1 人均医疗保健支出	0.6
		E2－2 卫生事业经费占财政支出的比重	0.4

根据医疗卫生指标体系及权重设置（见表 11），各省份的医疗卫生指数得分及排名如表 12 所示。

表 12　各省份医疗卫生指数得分及排名

排名	省份	得分
1	青海省	77.03
2	北京市	67.94
3	山西省	66.58
4	新疆维吾尔自治区	64.72
5	宁夏回族自治区	62.52
6	贵州省	61.74
7	云南省	61.27
8	浙江省	61.05
9	湖南省	60.96
10	海南省	60.40
11	内蒙古自治区	59.60
12	河北省	59.36
13	河南省	58.54

排名	省份	得分
14	上海市	58.51
15	陕西省	57.03
16	吉林省	56.78
17	西藏自治区	56.26
18	黑龙江省	55.06
19	湖北省	53.29
20	甘肃省	52.82
21	四川省	52.44
22	江苏省	51.71
23	山东省	51.66
24	辽宁省	51.54
25	福建省	51.11
26	广东省	50.05
27	江西省	50.00
28	天津市	47.66
29	广西壮族自治区	46.94
30	安徽省	44.58
31	重庆市	41.06
平均得分	—	56.46

从表12可见，医疗卫生指数得分排名前五的省份为青海、北京、山西、新疆和宁夏，其得分分别为77.03、67.94、66.58、64.72和62.52。排名靠后的地区有广西、安徽和重庆，其得分分别为46.94、44.58和41.06。其中，青海与排名最后的重庆得分相差了35.97。可见，青海在医疗卫生上的表现明显好于其他地区，而健康生活综合指数得分排名第四的广东在医疗卫生指数上的得分为50.05，排名为26，综合排名第10的江苏在医疗卫生方面同样表现较弱，排在新疆、宁夏、贵州、云南等西部地区后面，仅为22名。总体来看，医疗卫生指数的地区平均得分为56.46，约有一半地区超过平均值。

各省份得分的范围分布情况如图6所示，有17个省份集中在50～60这个

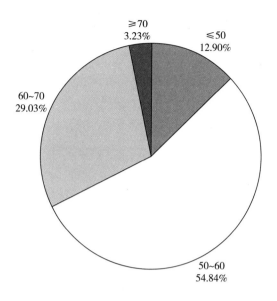

图6 城市健康生活医疗卫生指数得分分布情况

范围，9个省份在60~70这个范围内，得分高于70的有1个地区，相对来说，医疗卫生指数大多处于中等水平。总体来看，各个城市之间的医疗卫生得分差距相对较小。

七 城市健康生活人口发展指数评价

表13 人口发展评价指标体系及权重设置

二级指标	权重	三级指标	权重
F1 人口信息	0.46	F1-1 人均预期寿命	0.56
		F1-2 总抚养比	0.44
F2 人口健康	0.54	F2-1 孕妇死亡率	0.40
		F2-2 传染病发病率	0.60

根据人口发展指标体系及权重设置（见表13），各省份的人口发展指数得分及排名如表14所示。

表 14　各省份人口发展指数得分及排名

排名	省份	得分
1	江苏省	93.63
2	山东省	93.54
3	河南省	90.94
4	河北省	90.52
5	江西省	89.97
6	广西壮族自治区	89.42
7	四川省	89.05
8	天津市	88.59
9	北京市	88.40
10	浙江省	88.36
11	上海市	87.99
12	湖南省	87.74
13	重庆市	87.14
14	安徽省	86.77
15	陕西省	86.43
16	辽宁省	86.00
17	甘肃省	85.58
18	吉林省	85.40
19	湖北省	85.12
20	宁夏回族自治区	84.87
21	福建省	84.78
22	贵州省	83.60
23	黑龙江省	83.28
24	云南省	82.64
25	海南省	82.51
26	山西省	82.02
27	广东省	81.16
28	内蒙古自治区	80.71
29	青海省	75.64
30	西藏自治区	62.15
31	新疆维吾尔自治区	60.92
平均得分	—	84.67

从表 14 可以看到，人口发展指数得分排名前五的省份为江苏、山东、河南、河北和江西，其得分分别为 93.63、93.54、90.94、90.52 和 89.97。排名靠后的地区有青海、西藏和新疆，其得分分别为 75.64、62.15 和 60.92。从整

体来看，各省份之间的得分差值都较小。另外，广东在健康生活综合指数得分
较高，排名为第4，然而人口发展指标得分为81.16，排名仅为27，同样在健
康生活综合评价中排名为第2的上海的人口发展指标得分排名为第11，排名
第8的内蒙古的人口发展指标得分排名为第28。对于这三个地区来说，人口
发展方面是其发展健康生活的"短板"。总体来看，人口发展指数的地区平均
得分为84.67，有21个省份超过平均值，整体处于较高水平。各省份得分的范
围分布情况如图7所示。

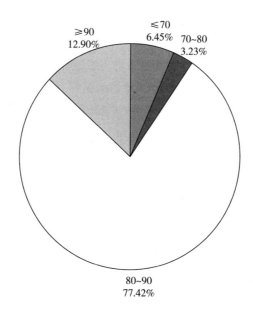

图7 城市健康生活人口发展指数得分分布情况

如图7所示，90.32%地区的得分超过80分，其中有24个地区集中在
80~90分区间，4个地区超过90分，相对来说，人口发展指数大多处于较高
的水平。总体来看，各地区在人口发展方面的差距不大，大多地区在人口发展
相关指标上的表现均较好。

B.9
城市健康生活年度指标比较分析

一　城市健康生活一级指标年度增长率比较分析

　　健康生活比较分析相关指标选取方面，2017 年健康生活评价一级指标同 2016 年一致，分别为经济保障、公共服务、环境健康、文化生活、医疗卫生 5 个指标。其中环境健康、医疗卫生所包含的三级指标 2017 年同 2016 年一致，且各三级指标的权重一致。2017 年经济保障指标相对于 2016 年增加三级指标人均公共财政支出，2017 年公共服务指标相对于 2016 年减少三级指标社会救助比重、城镇化率，2017 年文化生活指标相对于 2016 年增加三级指标人均电话年末用户数。由于 2016 年和 2017 年环境健康数据比较分析中，新增指标没有可比性，因此在此各一级指标使用两年不变的指标以及统一的权重进行比较分析。

　　为了更科学、客观呈现健康生活评价比较分析结果，数据处理应遵循客观性、一致性、科学性原则，所有相比较指标，数据均为客观数据且两年数据来源一致。个别不可得数据按照其所在城市、省份往年数据变化规律客观计算得出。

　　健康生活一级指标增长率计算。一级指标评价得分首先要对其三级指标原始数据进行标准化处理，然后使用标准化处理的数据进行线性加权计算，最后得出其三级指标得分总和即为一级指标得分。为了更科学地体现两年比较分析结果，在此各一级指标其三级指标均使用两年的数据即 289×2 个数据统一进行标准化处理，在此基础上分别得出其各三级指标两年的标准化数据，使用此数据分别进行两年的线性加权计算，得出其各三级指标两年的标准化得分，综合其各个三级指标线性加权得分总和，分别得出两年的一级指标最终得分，然后进行两年得分比较，得到一级指标增长率。由于所使用数据间隔一年，本文使用间隔增长率计算方法，即两年一级指标最终得分之比开方减去 1 得到最终增长率。如公式 1 所示：

$$\pi = \sqrt{\frac{\theta_3}{\theta_1}} - 1 \qquad (公式1)$$

其中，θ_3 为 2017 年一级指标得分，θ_1 为 2016 年一级指标得分，π 为增长率。

健康生活综合指数增长率计算。在健康生活一级指标增长率计算的基础上，得到 5 个一级指标经济保障、公共服务、环境健康、文化生活、医疗卫生两年的得分，分别对两年的 5 个一级指标进行标准化处理，使用标准化数据根据线性加权计算出每年的综合指数得分，然后比较两年的健康生活综合指数得分，得出其年度增长率。

表 1　城市健康生活年度比较分析指标体系

一级指标	权重	二级指标	权重	三级指标	权重
A 经济保障	0.22	A1 经济基础	0.543	A1－1 人均国内生产总值	0.250
				A1－2 人均可支配收入	0.410
				A1－3 人均储蓄年末余额	0.340
		A2 生活消费	0.457	A2－1 人均住房面积	0.280
				A2－2 人均生活用水量	0.170
				A2－3 人均生活用电量	0.130
				A2－4 人均煤气用量	0.090
				A2－5 人均液化石油气家庭用量	0.100
				A2－6 人均社会消费零售总额	0.230
B 公共服务	0.15	B1 社会保障	0.471	B1－1 城市养老保险覆盖率	0.335
				B1－2 城市医疗保险覆盖率	0.393
				B1－3 城市失业保险覆盖率	0.272
		B2 社会稳定	0.286	B2－1 城市登记失业率	0.448
				B2－2 在岗人均平均工资	0.552
		B3 基础设施	0.243	B3－1 人均拥有铺装道路面积	0.224
				B3－2 城市维护建设资金占 GDP 比重	0.259
				B3－3 每万人拥有公共汽车辆	0.235
				B3－4 每万人地铁里程	0.141
				B3－5 每万人建成区面积	0.141
C 环境健康	0.183	C1 城市生态环境质量	0.427	C1－1 建成区绿化覆盖率	0.475
				C1－2 人均园林绿地面积	0.525
		C2 城市污染治理状况	0.324	C2－1 工业固体废物处置利用率	0.208
				C2－2 城市污水处理率	0.112
				C2－3 生活垃圾处理率	0.293
				C2－4 二氧化硫排放量	0.152
				C2－5 工业粉尘处理率	0.235
		C3 城市环境基础设施	0.249	C3－1 每万人拥有排水管道长度	1.000

续表

一级指标	权重	二级指标	权重	三级指标	权重
D 文化生活	0.1	D1 文化投入	0.371	D1－1 人均科技经费支出	0.540
				D1－2 人均教育经费	0.460
		D2 教育水平	0.35	D2－2 万人拥有大学生人数	1.000
		D3 文化设施	0.279	D3－1 人均公共图书馆藏书	0.280
				D3－2 万人拥有剧场影院数	0.300
				D3－3 万人拥有国际互联网用户数	0.420
E 医疗卫生	0.347	E1 医疗资源	0.629	E1－1 万人拥有医院数	0.225
				E1－2 每千人拥有医院床位数	0.275
				E1－3 每千人拥有执证医师	0.175
				E1－4 每千人拥有卫生技术人员	0.125
				E1－5 每千人拥有注册护士	0.200
		E2 医疗投入	0.371	E2－2 卫生事业经费占财政支出的比重	1.000

（一）经济保障年度增长率比较分析

健康生活评价一级指标经济保障年度增长率比较分析使用人均国内生产总值、人均储蓄年末余额、人均可支配收入、人均住房面积、人均生活用水量、人均生活用电量、人均家庭液化石油气用量、人均煤气用量、人均社会消费零售总额共9个三级指标。两年数据均来源于《中国城市统计年鉴》。为了进一步分析经济保障指数年度变化情况，根据289个地级以上城市健康生活经济保障指数年度增长率的得分及排名，将其分为经济保障年度增长率50强城市及其他城市，具体情况如表2、表3所示。

表2　经济保障指数年度增长率50强城市

单位：%

序号	城市	所属省份	年度增长率
1	邢台市	河北省	29.66
2	梅州市	广东省	28.94
3	郑州市	河南省	28.89
4	韶关市	广东省	27.65
5	南充市	四川省	27.50
6	秦皇岛市	河北省	25.58

序号	城市	所属省份	年度增长率
7	成都市	四川省	24.91
8	眉山市	四川省	24.38
9	六盘水市	贵州省	23.17
10	汕头市	广东省	23.13
11	西安市	陕西省	21.03
12	延安市	陕西省	20.91
13	普洱市	云南省	20.80
14	青岛市	山东省	18.80
15	七台河市	黑龙江省	18.01
16	邵阳市	湖南省	17.49
17	河源市	广东省	16.50
18	咸阳市	陕西省	16.41
19	大同市	山西省	16.34
20	荆门市	湖北省	16.25
21	乌鲁木齐市	新疆维吾尔自治区	16.19
22	铜仁市	贵州省	16.02
23	开封市	河南省	15.72
24	拉萨市	西藏自治区	15.33
25	襄阳市	湖北省	14.12
26	巴中市	四川省	12.94
27	荆州市	湖北省	12.76
28	孝感市	湖北省	11.92
29	呼伦贝尔市	内蒙古自治区	11.64
30	贺州市	广西壮族自治区	11.39
31	舟山市	浙江省	11.07
32	巴彦淖尔市	内蒙古自治区	10.97
33	齐齐哈尔市	黑龙江省	10.87
34	随州市	湖北省	10.77
35	黄冈市	湖北省	10.24
36	陇南市	甘肃省	10.19
37	怀化市	湖南省	10.13
38	伊春市	黑龙江省	10.01
39	遂宁市	四川省	9.60
40	宣城市	安徽省	9.24
41	新余市	江西省	9.20

续表

序号	城市	所属省份	年度增长率
42	广安市	四川省	8.95
43	绵阳市	四川省	8.81
44	济宁市	山东省	8.80
45	益阳市	湖南省	8.77
46	南阳市	河南省	8.57
47	咸宁市	湖北省	8.41
48	兰州市	甘肃省	8.35
49	遵义市	贵州省	8.26
50	景德镇市	江西省	8.16
平均增长率			14.88

从评价结果来看，经济保障年度增长率50强城市增长率均为正，变化较平缓，经济保障指数较2016年较小幅度平稳上升。经济保障增长率排名前50强的城市的增长率平均得分为14.88%，而有24个城市的经济保障增长率得分超过平均得分，所占比例为48%。从具体的数据来看，排在前5位的城市分别为邢台市、梅州市、郑州市、韶关市、南充市，其增长率依次为29.66%、28.94%、28.89%、27.65%、27.50%。经济保障增长率较高的城市相互之间存在的差距不明显，如增长率差距最大的郑州市与韶关市之间相差也仅为1.24个百分点，其次邢台市与梅州市之间相差0.72个百分点，其他城市增长率平均差距为0.68个百分点，分布变化较为均匀。可见，在前50强城市中，2017年经济保障指数较2016年平稳均衡上升。

表3 经济保障指数年度增长率其他城市

单位：%

序号	城市	所属省份	年度增长率
51	张掖市	甘肃省	8.10
52	内江市	四川省	8.09
53	萍乡市	江西省	8.09
54	汕尾市	广东省	8.09
55	吉安市	江西省	8.09
56	揭阳市	广东省	8.09

续表

序号	城市	所属省份	年度增长率
57	宜昌市	湖北省	7.93
58	双鸭山市	黑龙江省	7.75
59	牡丹江市	黑龙江省	7.61
60	抚州市	江西省	7.54
61	佳木斯市	黑龙江省	7.54
62	广元市	四川省	7.34
63	定西市	甘肃省	7.27
64	廊坊市	河北省	7.27
65	雅安市	四川省	7.27
66	濮阳市	河南省	7.27
67	株洲市	湖南省	7.27
68	三亚市	海南省	7.27
69	泸州市	四川省	7.27
70	聊城市	山东省	7.27
71	汉中市	陕西省	7.27
72	黑河市	黑龙江省	7.27
73	岳阳市	湖南省	7.27
74	崇左市	广西壮族自治区	7.27
75	焦作市	河南省	7.27
76	武威市	甘肃省	7.13
77	张家界市	湖南省	7.09
78	铜陵市	安徽省	7.08
79	滁州市	安徽省	6.98
80	防城港市	广西壮族自治区	6.80
81	宜春市	江西省	6.66
82	德阳市	四川省	6.60
83	永州市	湖南省	6.57
84	商丘市	河南省	6.56
85	保山市	云南省	6.43
86	自贡市	四川省	6.41
87	黄山市	安徽省	6.40
88	嘉兴市	浙江省	6.32
89	信阳市	河南省	6.31
90	阜新市	辽宁省	6.30
91	乐山市	四川省	6.30

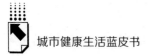

续表

序号	城市	所属省份	年度增长率
92	庆阳市	甘肃省	6.24
93	日照市	山东省	6.24
94	驻马店市	河南省	6.24
95	合肥市	安徽省	6.24
96	沧州市	河北省	6.24
97	安阳市	河南省	6.24
98	吴忠市	宁夏回族自治区	6.24
99	淮南市	安徽省	6.24
100	北海市	广西壮族自治区	6.24
101	沈阳市	辽宁省	6.14
102	玉林市	广西壮族自治区	6.09
103	丽江市	云南省	6.08
104	贵港市	广西壮族自治区	6.07
105	泰安市	山东省	6.07
106	菏泽市	山东省	6.07
107	南宁市	广西壮族自治区	6.07
108	洛阳市	河南省	6.07
109	百色市	广西壮族自治区	6.07
110	海口市	海南省	6.06
111	抚顺市	辽宁省	6.06
112	漯河市	河南省	6.06
113	九江市	江西省	6.06
114	莱芜市	山东省	6.06
115	三门峡市	河南省	6.06
116	西宁市	青海省	6.06
117	贵阳市	贵州省	6.06
118	新乡市	河南省	6.06
119	绥化市	黑龙江省	6.06
120	淄博市	山东省	6.06
121	资阳市	四川省	6.08
122	鹤壁市	河南省	6.09
123	衢州市	浙江省	6.09
124	长沙市	湖南省	6.09
125	金华市	浙江省	6.09
126	榆林市	陕西省	6.09

序号	城市	所属省份	年度增长率
127	鞍山市	辽宁省	6.09
128	运城市	山西省	6.07
129	临沂市	山东省	6.00
130	承德市	河北省	5.99
131	临沧市	云南省	5.99
132	平凉市	甘肃省	5.99
133	阜阳市	安徽省	5.99
134	渭南市	陕西省	5.99
135	蚌埠市	安徽省	5.99
136	芜湖市	安徽省	5.99
137	柳州市	广西壮族自治区	5.99
138	晋城市	山西省	5.99
139	宁波市	浙江省	5.98
140	淮北市	安徽省	5.97
141	天水市	甘肃省	5.94
142	周口市	河南省	5.94
143	莆田市	福建省	5.94
144	枣庄市	山东省	5.94
145	白银市	甘肃省	5.91
146	宜宾市	四川省	5.88
147	衡阳市	湖南省	5.88
148	上海市	上海市	5.88
149	钦州市	广西壮族自治区	5.88
150	潍坊市	山东省	5.88
151	鹰潭市	江西省	5.88
152	宿州市	安徽省	5.88
153	惠州市	广东省	5.87
154	南昌市	江西省	5.86
155	鸡西市	黑龙江省	5.84
156	济南市	山东省	5.81
157	来宾市	广西壮族自治区	5.79
158	固原市	宁夏回族自治区	5.62
159	中卫市	宁夏回族自治区	5.48
160	丽水市	浙江省	5.45
161	武汉市	湖北省	5.40

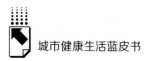
续表

序号	城市	所属省份	年度增长率
162	东营市	山东省	5.39
163	营口市	辽宁省	5.30
164	常德市	湖南省	5.30
165	杭州市	浙江省	5.30
166	娄底市	湖南省	5.30
167	湘潭市	湖南省	5.30
168	盘锦市	辽宁省	5.30
169	哈尔滨市	黑龙江省	5.30
170	台州市	浙江省	5.30
171	金昌市	甘肃省	5.30
172	三明市	福建省	5.30
173	丹东市	辽宁省	5.31
174	茂名市	广东省	5.31
175	湖州市	浙江省	5.31
176	毕节市	贵州省	5.31
177	忻州市	山西省	5.02
178	攀枝花市	四川省	4.93
179	北京市	北京市	4.91
180	昭通市	云南省	4.82
181	镇江市	江苏省	4.64
182	包头市	内蒙古自治区	4.62
183	扬州市	江苏省	4.53
184	宁德市	福建省	4.51
185	安庆市	安徽省	4.40
186	克拉玛依市	新疆维吾尔自治区	4.34
187	福州市	福建省	4.27
188	阳泉市	山西省	4.19
189	绍兴市	浙江省	4.18
190	烟台市	山东省	4.13
191	郴州市	湖南省	4.04
192	温州市	浙江省	3.91
193	鄂州市	湖北省	3.81
194	邯郸市	河北省	3.81
195	宿迁市	江苏省	3.67
196	安康市	陕西省	3.65

序号	城市	所属省份	年度增长率
197	泰州市	江苏省	3.63
198	大连市	辽宁省	3.63
199	南京市	江苏省	3.62
200	盐城市	江苏省	3.48
201	清远市	广东省	3.40
202	东莞市	广东省	3.38
203	朝阳市	辽宁省	3.13
204	河池市	广西壮族自治区	2.98
205	太原市	山西省	2.98
206	葫芦岛市	辽宁省	2.96
207	苏州市	江苏省	2.96
208	安顺市	贵州省	2.94
209	池州市	安徽省	2.90
210	徐州市	江苏省	2.79
211	嘉峪关市	甘肃省	2.78
212	大庆市	黑龙江省	2.71
213	本溪市	辽宁省	2.70
214	酒泉市	甘肃省	2.69
215	赤峰市	内蒙古自治区	2.66
216	呼和浩特市	内蒙古自治区	2.54
217	平顶山市	河南省	2.01
218	张家口市	河北省	1.99
219	吉林市	吉林省	1.98
220	通化市	吉林省	1.98
221	淮安市	江苏省	1.97
222	滨州市	山东省	1.96
223	六安市	安徽省	1.96
224	唐山市	河北省	1.94
225	许昌市	河南省	1.94
226	石嘴山市	宁夏回族自治区	1.94
227	朔州市	山西省	1.93
228	泉州市	福建省	1.92
229	常州市	江苏省	1.91
230	宝鸡市	陕西省	1.90
231	乌海市	内蒙古自治区	1.88

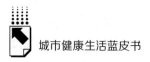

序号	城市	所属省份	年度增长率
232	昆明市	云南省	1.81
233	厦门市	福建省	1.63
234	晋中市	山西省	1.30
235	辽阳市	辽宁省	1.11
236	南通市	江苏省	1.02
237	长治市	山西省	0.59
238	漳州市	福建省	0.30
239	黄石市	湖北省	0.18
240	铁岭市	辽宁省	− 0.05
241	临汾市	山西省	− 0.39
242	重庆市	重庆市	− 0.46
243	马鞍山市	安徽省	− 0.56
244	鄂尔多斯市	内蒙古自治区	− 1.14
245	湛江市	广东省	− 1.24
246	锦州市	辽宁省	− 1.34
247	亳州市	安徽省	− 1.35
248	广州市	广东省	− 1.38
249	银川市	宁夏回族自治区	− 1.42
250	无锡市	江苏省	− 1.47
251	乌兰察布市	内蒙古自治区	− 1.54
252	衡水市	河北省	− 1.80
253	梧州市	广西壮族自治区	− 1.89
254	吕梁市	山西省	− 2.32
255	通辽市	内蒙古自治区	− 2.34
256	天津市	天津市	− 2.56
257	曲靖市	云南省	− 2.66
258	长春市	吉林省	− 2.77
259	鹤岗市	黑龙江省	− 3.58
260	潮州市	广东省	− 3.59
261	德州市	山东省	− 3.63
262	四平市	吉林省	− 3.74
263	铜川市	陕西省	− 4.21
264	威海市	山东省	− 4.71
265	南平市	福建省	− 4.82
266	辽源市	吉林省	− 5.13

续表

序号	城市	所属省份	年度增长率
267	桂林市	广西壮族自治区	-5.41
268	阳江市	广东省	-5.98
269	玉溪市	云南省	-6.15
270	深圳市	广东省	-7.13
271	松原市	吉林省	-7.50
272	石家庄市	河北省	-8.21
273	白城市	吉林省	-8.32
274	珠海市	广东省	-9.71
275	白山市	吉林省	-10.38
276	中山市	广东省	-10.81
277	佛山市	广东省	-11.77
278	达州市	四川省	-12.11
279	云浮市	广东省	-13.94
280	赣州市	江西省	-13.02
281	龙岩市	福建省	-14.77
282	商洛市	陕西省	-14.58
283	海东市	青海省	-14.17
284	连云港市	江苏省	-14.07
285	江门市	广东省	-14.03
286	保定市	河北省	-13.18
287	上饶市	江西省	-12.84
288	十堰市	湖北省	-12.21
289	肇庆市	广东省	-11.23
平均增长率			0.82

从其他城市的得分情况看，从51名的张掖市到第289名的肇庆市，共计239个城市，平均增长率为0.82%，顺序相邻不同城市之间的经济保障增长率水平差距不大，这反映出我国大部分城市2017年健康生活经济保障指数较2016年整体小幅度平稳上升。其中，有186个城市高于平均增长率，占比为77.8%，有189个城市增长率为正数，占比为79.1%。另外有50个城市增长率为负数，说明在整体经济保障增长的情况下，尚有50个城市经济保障指数较2016年有所下降，其中排名最后的十堰市与肇庆市增长率最小，分别为-12.21%、-11.23%。

从总体的评价结果来看，289 个地级城市经济保障指数年度平均增长率为 5.42%，且顺序相邻不同城市之间的经济保障增长率水平差距不明显，由此可见，我国 2017 年城市健康生活经济保障指数较 2016 年整体小幅度平稳上升。其中，有 160 个城市经济保障指数增长率高于平均增长率，占比为 55.4%，有 239 个城市增长率为正数，占比为 82.7%，有 50 个城市增长率为负数，占比为 17.3%。另外，健康生活经济保障增长水平较高的城市相互之间存在的差距不大。总体可见，我国城市健康生活经济保障增长较平缓，整体发展水平尚存在较大的提升空间。

（二）公共服务年度增长率比较分析

健康生活评价一级指标公共服务年度增长率比较分析使用城市养老保险覆盖率、城市医疗保险覆盖率、城市失业保险覆盖率、城市登记失业率、在岗人均平均工资、人均拥有铺装道路面积、城市维护建设资金占 GDP 比重、每万人拥有公共汽车辆、每万人地铁里程、每万人建成区面积共 10 个三级指标。两年数据均来源于《中国城市统计年鉴》、各省份统计年鉴。为了进一步分析公共服务指数年度变化情况，根据 289 个地级以上城市健康生活公共服务指数年度增长率的得分及排名，将其分为公共服务年度增长率 50 强城市及其他城市，具体情况如表 4、表 5 所示。

表 4　公共服务指数年度增长率 50 强城市

单位：%

序号	所属省份	地级城市	增长率
1	广西壮族自治区	百色市	39.59
2	浙江省	金华市	38.77
3	浙江省	舟山市	38.74
4	辽宁省	铁岭市	38.36
5	河南省	开封市	38.28
6	贵州省	毕节市	38.17
7	贵州省	六盘水市	38.15
8	江西省	上饶市	37.39
9	浙江省	丽水市	37.36
10	安徽省	安庆市	37.04

续表

序号	所属省份	地级城市	增长率
11	山西省	运城市	37.00
12	河南省	郑州市	36.45
13	内蒙古自治区	鄂尔多斯市	36.26
14	贵州省	遵义市	35.69
15	安徽省	宿州市	35.44
16	广东省	河源市	34.29
17	福建省	宁德市	34.25
18	黑龙江省	双鸭山市	34.03
19	湖北省	荆州市	33.82
20	安徽省	合肥市	33.71
21	山东省	聊城市	33.56
22	山东省	济宁市	32.62
23	浙江省	温州市	31.18
24	吉林省	四平市	30.54
25	浙江省	衢州市	30.28
26	湖南省	长沙市	29.50
27	江苏省	镇江市	28.55
28	安徽省	池州市	28.52
29	江苏省	扬州市	27.81
30	宁夏回族自治区	吴忠市	27.75
31	广西壮族自治区	北海市	27.62
32	河南省	三门峡市	27.60
33	江苏省	无锡市	27.33
34	四川省	宜宾市	27.32
35	福建省	泉州市	26.63
36	四川省	雅安市	26.51
37	河南省	信阳市	26.38
38	湖南省	衡阳市	26.15
39	山东省	东营市	25.64
40	云南省	丽江市	25.47
41	天津市	天津市	25.25
42	四川省	眉山市	25.13
43	广西壮族自治区	崇左市	25.09
44	江西省	鹰潭市	24.69
45	江苏省	盐城市	24.55

续表

序号	所属省份	地级城市	增长率
46	河北省	廊坊市	24.51
47	江西省	吉安市	23.72
48	广东省	深圳市	23.37
49	浙江省	台州市	23.25
50	浙江省	湖州市	23.05
平均增长率			28.32

从评价结果来看，公共服务年度增长率前50强城市增长率均为正数，变化较平缓，公共服务指数较2016年较小幅度平稳上升。公共服务增长率排名前50强的城市平均增长率为28.32%，而有28个城市的公共服务增长率得分超过平均得分，所占比例约为56%。从具体的数据来看，排在前5位的城市分别为百色市、金华市、舟山市、铁岭市、开封市，其增长率依次为39.59%、38.77%、38.74%、38.36%、38.28%。公共服务增长率较高的城市相互之间存在的差距不明显，如增长率差距最大的百色市与金华市之间相差仅为0.82个百分点，其次舟山市与铁岭市之间相差为0.38个百分点，其他城市增长率平均差距为0.42个百分点，分布变化较为均匀。可见，在前50强城市中，2017年公共服务指数较2016年平稳均衡上升。

表5 公共服务年度增长率其他城市

单位：%

序号	所属省份	地级城市	增长率
51	江苏省	宿迁市	22.97
52	湖北省	襄阳市	22.70
53	山东省	青岛市	22.52
54	宁夏回族自治区	银川市	22.35
55	江苏省	淮安市	22.05
56	江西省	抚州市	22.04
57	广西壮族自治区	贵港市	22.02
58	浙江省	嘉兴市	21.79
59	江西省	南昌市	21.74
60	陕西省	榆林市	21.66
61	山西省	朔州市	21.60

续表

序号	所属省份	地级城市	增长率
62	山西省	忻州市	21.45
63	广东省	清远市	21.40
64	江苏省	苏州市	21.16
65	陕西省	汉中市	21.05
66	广西壮族自治区	河池市	21.03
67	福建省	莆田市	20.70
68	云南省	玉溪	20.60
69	内蒙古自治区	乌兰察布市	20.60
70	云南省	普洱市	20.58
71	宁夏回族自治区	固原市	20.58
72	山东省	日照市	20.24
73	广西壮族自治区	玉林市	20.17
74	河南省	周口市	20.09
75	云南省	昭通市	19.99
76	广东省	惠州市	19.75
77	湖南省	郴州市	19.74
78	陕西省	安康市	19.68
79	安徽省	滁州市	19.29
80	四川省	内江市	19.21
81	甘肃省	酒泉市	18.87
82	福建省	福州市	18.85
83	陕西省	渭南市	18.84
84	广西壮族自治区	梧州市	18.78
85	湖北省	荆门市	18.42
86	四川省	绵阳市	18.35
87	福建省	三明市	18.35
88	江苏省	徐州市	18.29
89	广西壮族自治区	南宁市	18.24
90	四川省	成都市	17.87
91	广东省	东莞市	17.81
92	广西壮族自治区	钦州市	17.76
93	四川省	巴中市	17.71
94	陕西省	咸阳市	17.62
95	新疆维吾尔自治区	乌鲁木齐市	17.53
96	重庆市	重庆市	17.53

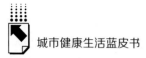

序号	所属省份	地级城市	增长率
97	青海省	西宁市	17.52
98	河北省	沧州市	17.47
99	广东省	梅州市	17.46
100	内蒙古自治区	乌海市	17.38
101	广东省	湛江市	17.35
102	湖北省	孝感市	17.25
103	四川省	广元市	17.14
104	安徽省	宣城市	17.11
105	福建省	漳州市	16.90
106	江苏省	南京市	16.86
107	江西省	九江市	16.83
108	甘肃省	张掖市	16.82
109	河北省	石家庄市	16.76
110	浙江省	绍兴市	16.64
111	甘肃省	兰州市	16.59
112	广东省	佛山市	16.59
113	湖南省	株洲市	16.33
114	辽宁省	大连市	16.32
115	安徽省	芜湖市	15.88
116	山东省	济南市	15.55
117	江苏省	南通市	15.41
118	云南省	曲靖市	15.38
119	广东省	汕尾市	15.36
120	山东省	烟台市	15.34
121	安徽省	黄山市	15.30
122	河南省	南阳市	15.25
123	陕西省	西安市	15.18
124	贵州省	贵阳市	15.14
125	山东省	泰安市	14.89
126	河南省	许昌市	14.87
127	北京市	北京市	14.67
128	黑龙江省	黑河市	14.51
129	河北省	衡水市	14.48
130	广西壮族自治区	贺州市	14.45
131	河北省	承德市	14.43

序号	所属省份	地级城市	增长率
132	甘肃省	庆阳市	14.39
133	安徽省	铜陵市	14.20
134	河南省	洛阳市	14.10
135	江西省	新余市	13.66
136	广东省	韶关市	13.65
137	湖北省	咸宁市	13.45
138	云南省	临沧市	13.24
139	福建省	龙岩市	12.84
140	福建省	南平市	12.74
141	湖北省	武汉市	12.70
142	江苏省	泰州市	12.70
143	河南省	新乡市	12.46
144	四川省	广安市	12.44
145	宁夏回族自治区	中卫市	12.36
146	四川省	南充市	12.36
147	广东省	云浮市	12.33
148	四川省	达州市	12.33
149	山西省	临汾市	12.27
150	吉林省	松原市	12.16
151	广西壮族自治区	来宾市	12.04
152	山东省	菏泽市	12.00
153	河南省	鹤壁市	11.96
154	黑龙江省	齐齐哈尔市	11.90
155	广西壮族自治区	柳州市	11.86
156	河南省	平顶山市	11.74
157	甘肃省	金昌市	11.71
158	河南省	驻马店市	11.65
159	内蒙古自治区	呼伦贝尔市	11.55
160	上海市	上海市	11.54
161	四川省	泸州市	11.46
162	山东省	潍坊市	11.41
163	甘肃省	平凉市	11.33
164	海南省	三亚市	11.32
165	山西省	长治市	11.07
166	河北省	邯郸市	10.96

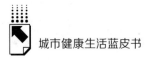
续表

序号	所属省份	地级城市	增长率
167	广西壮族自治区	防城港市	10.86
168	河南省	安阳市	10.85
169	湖北省	宜昌市	10.80
170	湖北省	黄冈市	10.52
171	河南省	漯河市	10.40
172	吉林省	辽源市	10.39
173	四川省	遂宁市	10.35
174	浙江省	宁波市	10.17
175	吉林省	白城市	10.09
176	四川省	资阳市	10.03
177	贵州省	铜仁市	9.73
178	黑龙江省	佳木斯市	9.73
179	四川省	攀枝花市	9.52
180	湖南省	邵阳市	9.28
181	甘肃省	白银市	9.25
182	海南省	海口市	9.09
183	江苏省	连云港市	9.01
184	安徽省	马鞍山市	8.94
185	云南省	保山市	8.94
186	贵州省	安顺市	8.51
187	甘肃省	武威市	8.28
188	广东省	珠海市	8.23
189	山东省	滨州市	8.17
190	安徽省	淮南市	7.95
191	山东省	枣庄市	7.95
192	河南省	濮阳市	7.81
193	河南省	商丘市	7.73
194	四川省	德阳市	7.66
195	安徽省	亳州市	7.61
196	辽宁省	丹东市	7.35
197	吉林省	长春市	7.31
198	湖南省	永州市	7.29
199	内蒙古自治区	赤峰市	7.00
200	浙江省	杭州市	6.93
201	西藏自治区	拉萨市	6.35

序号	所属省份	地级城市	增长率
202	云南省	昆明市	6.31
203	山东省	德州市	6.12
204	黑龙江省	哈尔滨市	6.04
205	内蒙古自治区	巴彦淖尔市	6.00
206	黑龙江省	绥化市	5.72
207	湖南省	湘潭市	5.68
208	广东省	揭阳市	5.66
209	黑龙江省	大庆市	5.60
210	安徽省	阜阳市	5.37
211	辽宁省	沈阳市	5.33
212	广东省	阳江市	5.33
213	广西壮族自治区	桂林市	4.97
214	新疆维吾尔自治区	克拉玛依市	4.86
215	黑龙江省	牡丹江市	4.79
216	福建省	厦门市	4.73
217	江西省	景德镇市	4.66
218	甘肃省	陇南市	4.55
219	甘肃省	定西市	4.53
220	河北省	唐山市	4.19
221	陕西省	延安市	4.03
222	辽宁省	营口市	3.81
223	安徽省	蚌埠市	3.65
224	山东省	淄博市	3.62
225	湖北省	随州市	3.61
226	山东省	临沂市	3.57
227	黑龙江省	伊春市	3.49
228	安徽省	淮北市	3.42
229	内蒙古自治区	通辽市	3.28
230	甘肃省	嘉峪关市	3.27
231	广东省	汕头市	3.23
232	山西省	晋城市	2.63
233	陕西省	商洛市	2.53
234	四川省	乐山市	2.42
235	湖南省	常德市	2.25
236	江苏省	常州市	1.86

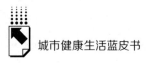

续表

序号	所属省份	地级城市	增长率
237	吉林省	吉林市	1.85
238	广东省	茂名市	1.77
239	江西省	赣州市	1.72
240	内蒙古自治区	呼和浩特市	1.70
241	广东省	广州市	1.70
242	内蒙古自治区	包头市	0.26
243	广东省	潮州市	0.01
244	河北省	邢台市	-0.93
245	安徽省	六安市	-1.25
246	辽宁省	阜新市	-1.34
247	山西省	晋中市	-1.41
248	甘肃省	天水市	-1.42
249	山东省	威海市	-1.74
250	陕西省	宝鸡市	-1.91
251	湖南省	娄底市	-1.98
252	河北省	保定市	-2.06
253	广东省	中山市	-2.26
254	辽宁省	朝阳市	-2.46
255	青海省	海东市	-2.49
256	湖南省	张家界市	-2.55
257	湖南省	益阳市	-2.68
258	四川省	自贡市	-2.73
259	江西省	萍乡市	-3.68
260	湖南省	岳阳市	-3.89
261	江西省	宜春市	-4.15
262	辽宁省	鞍山市	-4.30
263	河南省	焦作市	-4.32
264	广东省	江门市	-4.94
265	湖北省	黄石市	-4.97
266	湖北省	鄂州市	-4.98
267	吉林省	白山市	-5.18
268	陕西省	铜川市	-5.36
269	辽宁省	葫芦岛市	-5.61
270	辽宁省	盘锦市	-5.69
271	吉林省	通化市	-7.23

续表

序号	所属省份	地级城市	增长率
272	辽宁省	辽阳市	-7.23
273	山东省	莱芜市	-7.78
274	黑龙江省	七台河市	-8.50
275	辽宁省	本溪市	-9.62
276	山西省	阳泉市	-11.23
277	湖北省	十堰市	-11.28
278	黑龙江省	鹤岗市	-12.71
279	河北省	秦皇岛市	-13.02
280	山西省	大同市	-14.21
281	广东省	肇庆市	-14.24
282	黑龙江省	鸡西市	-15.99
283	辽宁省	抚顺市	-17.31
284	辽宁省	锦州市	-17.47
285	山西省	太原市	-17.73
286	河北省	张家口市	-20.77
287	湖南省	怀化市	-22.89
288	宁夏回族自治区	石嘴山市	-23.69
289	山西省	吕梁市	-30.30
平均增长率			8.43

从其他城市的得分情况看，从51名的宿迁市到第289名的吕梁市，共计239个城市，平均增长率为8.43%，顺序相邻不同城市之间的公共服务增长率水平差距不大，这反映了我国大部分城市2017年健康生活公共服务指数较2016年整体小幅度平稳上升。其中，有136个城市高于平均增长率，占比为56.9%，有193个城市增长率为正数，占比为80.8%。另外有46个城市增长率为负数，说明在整体公共服务增长的情况下，尚有46个城市公共服务指数较2016年有所下降，其中排名最后的石嘴山市与吕梁市增长率最小，分别为-23.69%、-30.30%。

从总体的评价结果来看，289个地级城市公共服务指数年度平均增长率为12.73%，且顺序相邻不同城市之间的公共服务增长率水平差距不明显，由此可见，我国2017年城市健康生活公共服务水平较2016年整体小幅度平稳上升。其中，有140个城市公共服务指数增长率高于平均增长率，占比为

48.44%，有243个城市增长率为正数，占比为84.08%，有46个城市增长率为负数，占比为15.92%。另外，健康生活公共服务增长水平较高的城市相互之间存在的差距不大。总体可见，我国城市健康生活公共服务增长较平缓，整体发展水平尚存在较大的提升空间。

（三）文化生活年度增长率比较分析

健康生活评价一级指标文化生活年度增长率比较分析使用人均科技经费支出、人均教育经费、万人拥有大学生人数、人均公共图书馆藏书、万人拥有剧场影院数、万人拥有国际互联网数户数共6个三级指标。两年数据均来源于《中国城市统计年鉴》、各省份统计年鉴。为了进一步分析文化生活指数年度变化情况，根据289个地级以上城市健康生活文化生活指数年度增长率的得分及排名，将其分为文化生活年度增长率50强城市及其他城市，具体情况如表6、表7所示。

表6 文化生活年度指数增长率50强城市

单位：%

序号	所属省份	地级城市	增长率
1	四川省	内江市	60.00
2	江西省	抚州市	59.87
3	安徽省	宿州市	59.00
4	江西省	宜春市	58.98
5	黑龙江省	绥化市	58.43
6	安徽省	亳州市	57.75
7	广西壮族自治区	贺州市	51.42
8	四川省	雅安市	50.11
9	辽宁省	葫芦岛市	49.29
10	安徽省	六安市	47.90
11	江西省	景德镇市	45.63
12	安徽省	淮南市	44.75
13	青海省	西宁市	44.04
14	山西省	晋中市	43.79
15	河南省	郑州市	40.51
16	四川省	达州市	39.05
17	安徽省	淮北市	38.55

续表

序号	所属省份	地级城市	增长率
18	黑龙江省	齐齐哈尔市	36.64
19	福建省	莆田市	36.33
20	黑龙江省	鸡西市	36.18
21	安徽省	宣城市	35.70
22	甘肃省	陇南市	35.13
23	湖南省	张家界市	34.50
24	江西省	上饶市	34.11
25	山东省	济南市	34.09
26	安徽省	阜阳市	33.23
27	云南省	保山市	33.08
28	广西壮族自治区	防城港市	32.64
29	陕西省	安康市	32.12
30	海南省	海口市	30.54
31	陕西省	汉中市	30.46
32	江西省	九江市	30.44
33	安徽省	池州市	29.24
34	浙江省	湖州市	29.18
35	广西壮族自治区	崇左市	29.02
36	辽宁省	阜新市	28.60
37	湖北省	鄂州市	28.43
38	黑龙江省	牡丹江市	28.35
39	四川省	眉山市	27.94
40	甘肃省	平凉市	27.53
41	安徽省	滁州市	27.21
42	陕西省	商洛市	26.99
43	湖北省	孝感市	26.87
44	甘肃省	武威市	26.56
45	湖北省	荆州市	26.36
46	广西壮族自治区	南宁市	26.05
47	山西省	太原市	25.55
48	江西省	赣州市	25.44
49	江西省	吉安市	25.28
50	湖南省	株洲市	25.11
平均增长率			32.46

从评价结果来看，文化生活增长率排名50强的城市的平均增长率为32.46%，即2017年文化生活年度增长排名50强城市的文化生活水平较2016年增长约30%，文化生活水平显著提高。另外，有28个城市的文化生活指数增长率得分超过平均得分，所占比例约为56%，且前15个城市增长率差距略明显，说明文化生活水平快速提高的城市之间的文化生活水平存在明显断层。从具体的数据来看，排在前5位的城市分别为内江市、抚州市、宿州市、宜春市、绥化市，其增长率依次为60.00%、59.87%、59.00%、58.98%、58.43%，文化生活指数增长率排名前5位的城市与平均增长率相差较大且与其他城市之间存在明显差距，如增长率最大的内江市与平均值相差27.54个百分点，抚州市与平均值之间相差27.41个百分点。其他城市增长率平均差距为1.8个百分点，变化较为均匀，增长水平相差不大。可见，在50强城市中，排名前15的城市文化生活水平增长较快且相互之间存在明显断层，其他城市文化生活水平增长明显且相互之间增速较为均衡。

表7 文化生活年度增长率其他城市排名

单位：%

序号	所属省份	地级城市	增长率
51	浙江省	舟山市	25.66
52	江西省	南昌市	25.55
53	贵州省	安顺市	25.38
54	湖南省	衡阳市	25.20
55	黑龙江省	双鸭山市	25.02
56	内蒙古自治区	呼和浩特市	25.01
57	贵州省	贵阳市	24.97
58	福建省	南平市	24.71
59	福建省	漳州市	24.66
60	广西壮族自治区	钦州市	24.63
61	湖南省	邵阳市	24.60
62	辽宁省	抚顺市	24.53
63	四川省	南充市	24.34
64	黑龙江省	佳木斯市	24.28
65	黑龙江省	七台河市	23.85
66	浙江省	衢州市	23.64

序号	所属省份	地级城市	增长率
67	黑龙江省	鹤岗市	23.50
68	江西省	萍乡市	23.46
69	安徽省	蚌埠市	23.34
70	四川省	自贡市	23.22
71	海南省	三亚市	23.09
72	福建省	宁德市	23.05
73	吉林省	白山市	22.92
74	河南省	信阳市	22.65
75	宁夏回族自治区	中卫市	22.45
76	浙江省	绍兴市	22.24
77	湖南省	湘潭市	21.85
78	广东省	揭阳市	21.40
79	江西省	新余市	21.29
80	甘肃省	金昌市	21.28
81	黑龙江省	哈尔滨市	21.20
82	黑龙江省	伊春市	21.11
83	浙江省	丽水市	20.80
84	湖南省	岳阳市	20.71
85	广东省	清远市	20.56
86	广西壮族自治区	来宾市	20.38
87	甘肃省	兰州市	20.35
88	宁夏回族自治区	石嘴山市	20.30
89	陕西省	宝鸡市	20.22
90	山东省	聊城市	20.10
91	浙江省	台州市	20.01
92	福建省	福州市	20.00
93	湖南省	益阳市	19.93
94	四川省	遂宁市	19.88
95	陕西省	铜川市	19.54
96	河北省	秦皇岛市	19.35
97	辽宁省	丹东市	19.33
98	湖南省	永州市	19.32
99	陕西省	渭南市	19.15
100	江西省	鹰潭市	19.10
101	河南省	商丘市	18.99

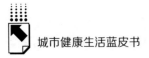
续表

序号	所属省份	地级城市	增长率
102	四川省	资阳市	18.91
103	山西省	大同市	18.72
104	河北省	张家口市	18.58
105	贵州省	毕节市	18.56
106	吉林省	白城市	18.36
107	安徽省	铜陵市	18.34
108	甘肃省	天水市	18.30
109	安徽省	马鞍山市	18.27
110	辽宁省	辽阳市	18.22
111	宁夏回族自治区	吴忠市	17.81
112	安徽省	安庆市	17.81
113	宁夏回族自治区	固原市	17.61
114	广东省	江门市	17.58
115	江苏省	南京市	17.52
116	广东省	阳江市	17.50
117	四川省	成都市	17.40
118	安徽省	合肥市	17.32
119	湖北省	襄阳市	17.15
120	广西壮族自治区	贵港市	17.11
121	辽宁省	锦州市	17.02
122	山东省	枣庄市	16.95
123	云南省	曲靖市	16.86
124	内蒙古自治区	赤峰市	16.60
125	四川省	巴中市	16.34
126	浙江省	金华市	16.31
127	重庆市	重庆市	16.29
128	安徽省	黄山市	16.26
129	湖南省	常德市	16.24
130	辽宁省	鞍山市	16.19
131	内蒙古自治区	乌海市	16.08
132	江苏省	泰州市	15.98
133	河南省	焦作市	15.84
134	吉林省	辽源市	15.74
135	广东省	湛江市	15.71
136	河北省	廊坊市	15.63

续表

序号	所属省份	地级城市	增长率
137	河北省	保定市	15.51
138	甘肃省	嘉峪关市	15.45
139	甘肃省	庆阳市	15.35
140	山东省	泰安市	15.26
141	浙江省	温州市	15.25
142	广东省	广州市	15.24
143	湖北省	黄石市	14.95
144	辽宁省	盘锦市	14.91
145	云南省	玉溪市	14.89
146	吉林省	吉林市	14.84
147	吉林省	长春市	14.37
148	广东省	梅州市	14.30
149	福建省	厦门市	14.30
150	黑龙江省	黑河市	14.12
151	山西省	忻州市	14.08
152	甘肃省	张掖市	14.07
153	四川省	乐山市	13.90
154	山东省	临沂市	13.81
155	山东省	淄博市	13.81
156	山西省	临汾市	13.78
157	广东省	珠海市	13.72
158	内蒙古自治区	通辽市	13.65
159	福建省	泉州市	13.57
160	河南省	漯河市	13.48
161	浙江省	嘉兴市	13.25
162	湖北省	武汉市	13.13
163	云南省	昭通市	13.01
164	陕西省	咸阳市	12.99
165	贵州省	遵义市	12.92
166	贵州省	铜仁市	12.89
167	江苏省	淮安市	12.83
168	湖北省	宜昌市	12.82
169	山西省	运城市	12.71
170	四川省	广安市	12.54
171	陕西省	西安市	12.51

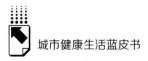

序号	所属省份	地级城市	增长率
172	湖北省	咸宁市	12.47
173	天津市	天津市	12.38
174	河南省	安阳市	12.30
175	云南省	临沧市	12.25
176	广西壮族自治区	河池市	12.14
177	湖北省	荆门市	12.03
178	黑龙江省	大庆市	12.02
179	辽宁省	沈阳市	11.79
180	江苏省	镇江市	11.76
181	湖北省	黄冈市	11.64
182	江苏省	徐州市	11.49
183	广西壮族自治区	梧州市	11.48
184	山东省	济宁市	11.39
185	内蒙古自治区	巴彦淖尔市	11.37
186	辽宁省	本溪市	11.29
187	山东省	德州市	11.10
188	山东省	日照市	11.01
189	云南省	昆明市	10.85
190	内蒙古自治区	呼伦贝尔市	10.79
191	广东省	韶关市	10.76
192	甘肃省	酒泉市	10.64
193	安徽省	芜湖市	10.60
194	山东省	菏泽市	10.35
195	四川省	泸州市	10.32
196	山东省	莱芜市	10.21
197	江苏省	扬州市	10.01
198	山东省	青岛市	10.01
199	四川省	德阳市	10.00
200	福建省	三明市	9.84
201	福建省	龙岩市	9.68
202	江苏省	南通市	9.52
203	浙江省	杭州市	9.36
204	辽宁省	铁岭市	9.10
205	广东省	惠州市	8.94
206	内蒙古自治区	包头市	8.83

序号	所属省份	地级城市	增长率
207	甘肃省	白银市	8.77
208	广东省	河源市	8.29
209	湖南省	长沙市	8.04
210	江苏省	苏州市	7.86
211	云南省	丽江市	7.84
212	广东省	中山市	7.75
213	辽宁省	朝阳市	7.73
214	山东省	烟台市	7.52
215	四川省	广元市	7.33
216	河南省	南阳市	7.27
217	吉林省	通化市	7.08
218	吉林省	四平市	7.05
219	西藏自治区	拉萨市	7.02
220	江苏省	常州市	6.70
221	陕西省	延安市	6.56
222	广东省	佛山市	6.52
223	山西省	阳泉市	6.48
224	河南省	新乡市	6.44
225	吉林省	松原市	6.38
226	内蒙古自治区	乌兰察布市	6.36
227	四川省	攀枝花市	6.16
228	广东省	汕头市	6.11
229	四川省	宜宾市	5.93
230	广东省	汕尾市	5.76
231	河南省	平顶山市	5.56
232	河南省	驻马店市	5.39
233	新疆维吾尔自治区	克拉玛依市	5.36
234	江苏省	宿迁市	5.34
235	宁夏回族自治区	银川市	5.27
236	河南省	洛阳市	5.23
237	贵州省	六盘水市	4.86
238	浙江省	宁波市	4.77
239	江苏省	盐城市	4.08
240	湖北省	随州市	3.99
241	江苏省	无锡市	3.96

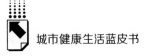

续表

序号	所属省份	地级城市	增长率
242	广西壮族自治区	桂林市	3.95
243	湖北省	十堰市	3.89
244	辽宁省	营口市	3.89
245	河南省	鹤壁市	3.68
246	甘肃省	定西市	3.62
247	四川省	绵阳市	3.54
248	山东省	东营市	3.49
249	辽宁省	大连市	3.35
250	河北省	承德市	3.34
251	广西壮族自治区	北海市	3.22
252	河北省	邯郸市	3.14
253	广东省	东莞市	2.97
254	河北省	邢台市	2.96
255	湖南省	郴州市	2.95
256	河北省	唐山市	2.89
257	山东省	滨州市	2.74
258	青海省	海东市	2.65
259	山东省	潍坊市	2.58
260	上海市	上海市	2.26
261	山东省	威海市	1.92
262	广西壮族自治区	玉林市	1.83
263	北京市	北京市	1.76
264	河南省	开封市	1.40
265	云南省	普洱市	1.33
266	江苏省	连云港市	1.32
267	湖南省	娄底市	1.09
268	河北省	石家庄市	1.07
269	河南省	许昌市	0.83
270	山西省	长治市	0.13
271	河南省	濮阳市	− 0.05
272	广西壮族自治区	柳州市	− 0.19
273	河南省	周口市	− 0.22
274	新疆维吾尔自治区	乌鲁木齐市	− 0.39
275	湖南省	怀化市	− 0.64
276	广西壮族自治区	百色市	− 0.67

序号	所属省份	地级城市	增长率
277	广东省	潮州市	-1.16
278	广东省	茂名市	-2.05
279	河北省	沧州市	-2.73
280	陕西省	榆林市	-2.99
281	山西省	晋城市	-3.52
282	山西省	吕梁市	-3.71
283	内蒙古自治区	鄂尔多斯市	-4.07
284	山西省	朔州市	-4.69
285	河南省	三门峡市	-5.56
286	广东省	云浮市	-5.63
287	广东省	深圳市	-5.84
288	广东省	肇庆市	-7.42
289	河北省	衡水市	-9.97
平均增长率			11.86

从其他城市的得分情况看，从51名的舟山市到第289名的衡水市，共计239个城市，平均增长率为11.86%，除第289名的衡水市，其他顺序相邻不同城市之间的文化生活指数增长率水平差距不大，这反映了我国大部分城市2017年健康生活文化生活指数较2016年整体以约20%的速度均衡上升。另外，衡水市文化生活指数增长率与平均增长率相差明显，且与排名第288位的肇庆市相差2.55个百分点，在整体文化生活快速增长的情况下，存在"断层"。

从总体的评价结果来看，289个地级城市健康生活文化生活指数年度平均增长率为15.89%，除前15位城市与最后一名衡水市增长率出现明显"断层"，其他顺序相邻的不同城市之间的文化生活增长率水平差距不明显，由此可见，我国2017年城市健康生活文化生活水平较2016年绝大部分城市平稳上升。其中，有132个城市文化生活指数增长率高于平均增长率，占比为45.67%。总体可见，我国城市健康生活文化生活水平增长较快，整体增长速度均衡，排名前15位城市增长水平远超其他城市，衡水市文化生活水平较其他城市尚有较大发展空间。

相对于经济、政治而言，文化是人类全部的精神活动及其产品，在人们认识、改造世界过程中，文化作为一种精神力量可以通过转化为物质力量来对社会发展产生深刻影响。健康先进的文化有效促进社会的发展。腐朽落后的文化则会阻碍社会的发展。随着世界多极化、经济全球化竞争越来越激烈以及我国经济新常态的发展，文化在综合国力竞争中的重要地位愈加突出，文化生活建设作为社会主义现代化建设的重要战略任务，其地位愈加重要。因此要促进文化生活不断发展，有效增强综合国力。

（四）环境健康年度增长率比较分析

健康生活评价一级指标环境健康年度增长率比较分析使用建成区绿化覆盖率、人均园林绿地面积、工业固体废物处置利用率、城市污水处理率、生活垃圾处理率、二氧化硫排放量、工业粉尘处理率7个三级指标。两年数据均来源于《中国城市统计年鉴》、各省份统计年鉴。为了进一步分析环境健康指数年度变化情况，根据289个地级以上城市健康生活环境健康指数年度增长率的得分及排名，将其分为环境健康年度增长率50强城市及其他城市，具体情况如表8、表9所示。

表8 环境健康年度增长率50强城市

单位：%

序号	所属省份	地级城市	增长率
1	吉林省	白山市	23.65
2	天津市	天津市	21.89
3	甘肃省	陇南市	20.25
4	内蒙古自治区	呼伦贝尔市	20.13
5	河北省	唐山市	20.01
6	山西省	忻州市	19.70
7	吉林省	四平市	19.62
8	山西省	阳泉市	19.58
9	河北省	石家庄市	19.57
10	广东省	清远市	19.57
11	吉林省	吉林市	19.42
12	山西省	大同市	19.37
13	湖北省	荆州市	19.35
14	山西省	临汾市	18.64
15	河北省	保定市	18.53

续表

序号	所属省份	地级城市	增长率
16	北京市	北京市	18.36
17	河北省	邢台市	18.33
18	黑龙江省	牡丹江市	18.25
19	辽宁省	朝阳市	17.63
20	河北省	廊坊市	17.08
21	山西省	运城市	17.02
22	吉林省	白城市	16.89
23	黑龙江省	齐齐哈尔市	16.28
24	河北省	张家口市	16.03
25	广东省	揭阳市	15.91
26	河北省	秦皇岛市	15.77
27	辽宁省	鞍山市	15.33
28	河北省	沧州市	13.99
29	黑龙江省	伊春市	13.23
30	辽宁省	葫芦岛市	13.06
31	湖北省	孝感市	12.99
32	安徽省	阜阳市	12.88
33	山西省	长治市	12.71
34	山西省	晋城市	12.63
35	河北省	承德市	12.56
36	山西省	吕梁市	12.55
37	内蒙古自治区	赤峰市	12.50
38	山西省	太原市	12.41
39	黑龙江省	佳木斯市	12.35
40	辽宁省	辽阳市	12.17
41	湖北省	黄冈市	11.85
42	黑龙江省	绥化市	11.54
43	云南省	昭通市	11.43
44	河北省	衡水市	11.11
45	四川省	达州市	10.69
46	广西壮族自治区	贵港市	10.58
47	陕西省	商洛市	10.09
48	黑龙江省	鸡西市	10.07
49	辽宁省	本溪市	10.00
50	辽宁省	锦州市	9.73
平均增长率			15.01

从评价结果来看，健康生活环境健康指数增长率排名 50 强的城市平均增长率为 15.01%，有 27 个城市的经济保障增长率得分超过平均得分，所占比例约为 54.89%。健康生活环境健康指数年度增长率 50 强城市增长率均为正数，变化较平缓，环境健康水平较 2016 年较小幅度平稳上升。从具体的数据来看，排在前 5 位的城市分别为白山市、天津市、陇南市、呼伦贝尔市、唐山市，其增长率依次为 23.65%、21.89%、20.25%、20.13%、20.01%。环境健康指数增长率较高的城市相互之间存在的差距不明显，如增长率差距最大的白山市与天津市之间相差也仅为 1.76 个百分点，其他城市增长率平均差距为 0.34 个百分点，增长率变化较为均衡。可见，在 50 强城市中，2017 年环境健康指数较 2016 年平稳均衡上升。

表9　环境健康年度增长率其他城市排名

单位：%

序号	所属省份	地级城市	增长率
51	河北省	邯郸市	9.29
52	山西省	朔州市	9.10
53	辽宁省	营口市	8.84
54	湖北省	十堰市	8.46
55	黑龙江省	哈尔滨市	8.10
56	安徽省	亳州市	7.91
57	江西省	赣州市	7.83
58	辽宁省	丹东市	7.65
59	贵州省	贵阳市	7.43
60	湖北省	襄阳市	7.42
61	河南省	三门峡市	7.06
62	辽宁省	抚顺市	7.06
63	安徽省	六安市	6.95
64	江西省	上饶市	6.88
65	内蒙古自治区	呼和浩特市	6.82
66	安徽省	宿州市	6.66
67	山西省	晋中市	6.24
68	贵州省	毕节市	5.87
69	河南省	南阳市	5.85
70	吉林省	辽源市	5.84

续表

序号	所属省份	地级城市	增长率
71	云南省	保山市	5.51
72	福建省	南平市	5.44
73	内蒙古自治区	通辽市	5.25
74	湖南省	怀化市	5.22
75	黑龙江省	七台河市	4.94
76	贵州省	六盘水市	4.84
77	内蒙古自治区	巴彦淖尔市	4.76
78	安徽省	淮南市	4.76
79	吉林省	通化市	4.67
80	江苏省	淮安市	4.65
81	广西壮族自治区	来宾市	4.51
82	湖南省	邵阳市	4.51
83	江苏省	泰州市	4.38
84	湖南省	衡阳市	4.20
85	辽宁省	阜新市	4.06
86	广西壮族自治区	防城港市	4.02
87	江苏省	连云港市	3.89
88	江苏省	宿迁市	3.81
89	江西省	宜春市	3.44
90	湖北省	宜昌市	3.36
91	内蒙古自治区	包头市	3.36
92	贵州省	铜仁市	3.17
93	河南省	洛阳市	3.14
94	福建省	莆田市	3.03
95	湖北省	鄂州市	3.02
96	四川省	乐山市	2.92
97	河南省	安阳市	2.75
98	河南省	焦作市	2.73
99	辽宁省	盘锦市	2.73
100	云南省	临沧市	2.72
101	广东省	茂名市	2.71
102	广西壮族自治区	百色市	2.70
103	江苏省	盐城市	2.65
104	辽宁省	沈阳市	2.52
105	福建省	宁德市	2.48

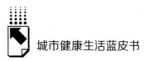

续表

序号	所属省份	地级城市	增长率
106	辽宁省	大连市	2.43
107	西藏自治区	拉萨市	2.31
108	河南省	信阳市	2.25
109	辽宁省	铁岭市	2.15
110	江西省	萍乡市	2.01
111	河南省	平顶山市	2.00
112	黑龙江省	鹤岗市	1.93
113	四川省	攀枝花市	1.91
114	湖南省	益阳市	1.83
115	湖北省	咸宁市	1.82
116	内蒙古自治区	乌海市	1.78
117	湖北省	黄石市	1.73
118	河南省	商丘市	1.35
119	广西壮族自治区	崇左市	1.32
120	广西壮族自治区	河池市	1.13
121	广西壮族自治区	钦州市	1.05
122	浙江省	衢州市	0.92
123	福建省	龙岩市	0.90
124	安徽省	宣城市	0.87
125	吉林省	长春市	0.85
126	青海省	海东市	0.77
127	江苏省	徐州市	0.60
128	黑龙江省	黑河市	0.35
129	安徽省	蚌埠市	0.34
130	浙江省	舟山市	0.34
131	江西省	抚州市	0.32
132	湖南省	株洲市	0.30
133	甘肃省	兰州市	0.14
134	浙江省	宁波市	0.11
135	河南省	濮阳市	0.10
136	河南省	开封市	0.05
137	安徽省	池州市	0.00
138	广东省	肇庆市	−0.21
139	广东省	湛江市	−0.34
140	四川省	内江市	−0.61

序号	所属省份	地级城市	增长率
141	河南省	许昌市	-0.65
142	广东省	中山市	-0.72
143	江苏省	扬州市	-0.72
144	山东省	菏泽市	-0.72
145	吉林省	松原市	-0.74
146	四川省	自贡市	-0.74
147	甘肃省	庆阳市	-0.79
148	浙江省	金华市	-0.90
149	湖南省	娄底市	-0.96
150	河南省	新乡市	-1.02
151	甘肃省	定西市	-1.03
152	上海市	上海市	-1.05
153	河南省	鹤壁市	-1.13
154	浙江省	绍兴市	-1.37
155	甘肃省	平凉市	-1.37
156	陕西省	渭南市	-1.38
157	贵州省	遵义市	-1.42
158	湖南省	永州市	-1.45
159	安徽省	芜湖市	-1.46
160	甘肃省	张掖市	-1.52
161	广西壮族自治区	梧州市	-1.53
162	河南省	驻马店市	-1.55
163	甘肃省	武威市	-1.57
164	浙江省	杭州市	-1.60
165	四川省	遂宁市	-1.61
166	浙江省	台州市	-1.69
167	山东省	枣庄市	-1.72
168	浙江省	丽水市	-1.98
169	山东省	济南市	-2.00
170	安徽省	淮北市	-2.07
171	江苏省	南京市	-2.16
172	湖南省	张家界市	-2.22
173	湖南省	长沙市	-2.35
174	浙江省	嘉兴市	-2.36
175	江苏省	常州市	-2.40

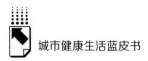

续表

序号	所属省份	地级城市	增长率
176	湖北省	随州市	−2.47
177	广东省	阳江市	−2.49
178	贵州省	安顺市	−2.57
179	四川省	资阳市	−2.61
180	湖南省	岳阳市	−2.67
181	湖北省	荆门市	−2.70
182	云南省	玉溪省	−2.74
183	广东省	佛山市	−2.86
184	福建省	三明市	−3.02
185	江西省	南昌市	−3.12
186	湖南省	郴州市	−3.14
187	河南省	郑州市	−3.17
188	安徽省	安庆市	−3.34
189	海南省	三亚市	−3.41
190	四川省	雅安市	−3.43
191	广东省	云浮市	−3.51
192	山东省	烟台市	−3.53
193	浙江省	温州市	−3.57
194	山东省	济宁市	−3.59
195	安徽省	黄山市	−3.63
196	黑龙江省	大庆市	−3.64
197	河南省	漯河市	−3.64
198	福建省	漳州市	−3.79
199	广东省	汕头市	−3.90
200	广西壮族自治区	桂林市	−3.95
201	广东省	汕尾市	−4.01
202	四川省	南充市	−4.01
203	江西省	鹰潭市	−4.15
204	山东省	泰安市	−4.28
205	四川省	泸州市	−4.29
206	四川省	眉山市	−4.31
207	广西壮族自治区	玉林市	−4.44
208	四川省	广安市	−4.63
209	四川省	广元市	−4.66
210	江苏省	镇江市	−4.68

续表

序号	所属省份	地级城市	增长率
211	安徽省	马鞍山市	-4.70
212	江苏省	南通市	-4.77
213	广西壮族自治区	贺州市	-4.91
214	四川省	巴中市	-5.02
215	山东省	潍坊市	-5.08
216	四川省	宜宾市	-5.10
217	广东省	梅州市	-5.20
218	湖南省	湘潭市	-5.26
219	河南省	周口市	-5.33
220	山东省	聊城市	-5.50
221	山东省	莱芜市	-5.55
222	内蒙古自治区	乌兰察布市	-5.57
223	江苏省	苏州市	-5.58
224	山东省	淄博市	-5.59
225	广东省	韶关市	-5.60
226	福建省	福州市	-5.81
227	安徽省	滁州市	-5.82
228	江西省	九江市	-5.99
229	福建省	泉州市	-6.08
230	广西壮族自治区	柳州市	-6.08
231	甘肃省	天水市	-6.10
232	陕西省	咸阳市	-6.16
233	湖南省	常德市	-6.30
234	山东省	青岛市	-6.32
235	江西省	吉安市	-6.44
236	陕西省	宝鸡市	-6.49
237	江西省	新余市	-6.49
238	山东省	临沂市	-6.53
239	福建省	厦门市	-6.82
240	广东省	河源市	-7.12
241	山东省	日照市	-7.22
242	甘肃省	白银市	-7.40
243	广西壮族自治区	北海市	-7.45
244	重庆市	重庆市	-7.75
245	浙江省	湖州市	-7.85

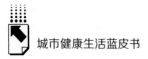

续表

序号	所属省份	地级城市	增长率
246	云南省	曲靖市	−7.92
247	广西壮族自治区	南宁市	−8.10
248	广东省	潮州市	−8.36
249	四川省	德阳市	−8.39
250	宁夏回族自治区	吴忠市	−8.55
251	广东省	江门市	−8.59
252	云南省	普洱市	−8.66
253	安徽省	铜陵市	−9.13
254	山东省	滨州市	−9.17
255	陕西省	汉中市	−9.20
256	山东省	德州市	−9.42
257	云南省	昆明市	−9.49
258	湖北省	武汉市	−9.78
259	四川省	绵阳市	−9.95
260	甘肃省	金昌市	−10.01
261	四川省	成都市	−10.15
262	安徽省	合肥市	−10.17
263	甘肃省	嘉峪关市	−10.60
264	陕西省	延安市	−10.76
265	陕西省	安康市	−10.84
266	江西省	景德镇市	−11.01
267	山东省	东营市	−11.04
268	宁夏回族自治区	固原市	−11.32
269	海南省	海口市	−11.33
270	黑龙江省	双鸭山市	−11.54
271	陕西省	铜川市	−11.67
272	江苏省	无锡市	−11.68
273	甘肃省	酒泉市	−13.03
274	陕西省	西安市	−13.38
275	陕西省	榆林市	−13.60
276	山东省	威海市	−14.13
277	广东省	惠州市	−14.14
278	广东省	广州市	−16.80
279	云南省	丽江市	−17.59
280	青海省	西宁市	−18.53

续表

序号	所属省份	地级城市	增长率
281	宁夏回族自治区	中卫市	-21.62
282	内蒙古自治区	鄂尔多斯市	-22.89
283	广东省	珠海市	-23.43
284	宁夏回族自治区	石嘴山市	-24.13
285	宁夏回族自治区	银川市	-24.98
286	广东省	东莞市	-25.27
287	新疆维吾尔自治区	乌鲁木齐市	-26.82
288	广东省	深圳市	-31.72
289	新疆维吾尔自治区	克拉玛依市	-43.69
平均增长率			-2.94

从其他城市的得分情况看，从 51 名的邯郸市到第 289 名的克拉玛依市，共计 239 个城市，平均增长率为 -2.94%，这反映了我国大部分城市 2017 年健康生活环境健康水平指数较 2016 略有下降，大部分城市环境健康水平有待提高。

从总体的评价结果来看，289 个地级城市健康生活环境健康指数年度平均增长率为 5.58%，且顺序相邻不同城市之间的环境健康增长率水平差距不明显，由此可见，我国 2017 年城市健康生活整体环境健康水平较 2016 年增长较为平缓。其中，有 70 个城市环境健康指数增长率高于平均增长率，占比为 24.22%，有 137 个城市增长率为正数，占比为 47.4%，有 152 个城市增长率为负数，占比为 52.60%。另外，健康生活环境健康城市相互之间增长率差距不大。总体可见，我国城市健康生活环境健康水平变化不大，整体发展水平尚存在较大的提升空间。

（五）医疗卫生年度增长率比较分析

健康生活评价一级指标医疗卫生年度增长率比较分析使用万人拥有医院数、每千人拥有医院床位数、每千人拥有执证医师、每千人拥有卫生技术人员、每千人拥有注册护士、卫生事业经费占财政支出比重共 6 个三级指标。两年数据均来源于《中国城市统计年鉴》、各省份统计年鉴。为了进一步分析医疗卫生指数年度变化情况，根据 289 个地级以上城市健康生活医疗卫生指数年

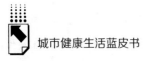

度增长率的得分及排名，将其分为医疗卫生年度增长率 50 强城市及其他城市，
具体情况如表 10、表 11 所示。

表 10 医疗卫生指数年度增长率 50 强城市排名

单位：%

序号	所属省份	地级城市	增长率
1	贵州省	六盘水市	9.68
2	湖南省	衡阳市	8.07
3	内蒙古自治区	鄂尔多斯市	7.89
4	宁夏回族自治区	吴忠市	6.37
5	黑龙江省	齐齐哈尔市	6.04
6	河南省	许昌市	6.09
7	河南省	三门峡市	5.80
8	黑龙江省	大庆市	5.80
9	福建省	漳州市	5.44
10	云南省	普洱市	5.21
11	河北省	沧州市	5.04
12	辽宁省	锦州市	5.03
13	云南省	丽江市	5.03
14	贵州省	遵义市	5.03
15	山西省	吕梁市	5.03
16	山西省	长治市	5.03
17	浙江省	温州市	5.01
18	河南省	南阳市	4.96
19	辽宁省	铁岭市	4.92
20	河南省	开封市	4.87
21	西藏自治区	拉萨市	4.66
22	湖北省	黄冈市	4.48
23	福建省	泉州市	4.39
24	山东省	济宁市	4.38
25	广东省	韶关市	4.37
26	甘肃省	庆阳市	4.35
27	河北省	邢台市	4.25
28	河南省	濮阳市	4.25
29	湖南省	邵阳市	4.16
30	内蒙古自治区	乌兰察布市	4.13

序号	所属省份	地级城市	增长率
31	广东省	肇庆市	4.09
32	青海省	西宁市	3.98
33	贵州省	铜仁市	3.91
34	福建省	龙岩市	3.91
35	湖南省	娄底市	3.89
36	广西壮族自治区	百色市	3.89
37	四川省	绵阳市	3.76
38	广东省	阳江市	3.75
39	四川省	宜宾市	3.75
40	山西省	晋城市	3.75
41	广东省	河源市	3.68
42	湖北省	荆门市	3.67
43	黑龙江省	鸡西市	3.63
44	甘肃省	白银市	3.58
45	湖南省	岳阳市	3.53
46	黑龙江省	哈尔滨市	3.50
47	福建省	宁德市	3.44
48	福建省	三明市	3.40
49	江西省	上饶市	3.17
50	山西省	忻州市	3.07
	平均增长率		4.71

从评价结果来看，健康生活医疗卫生指数增长率排名50强的城市平均增长率为4.71%，有20个城市的经济保障增长率得分超过平均得分，所占比例为40%。健康生活医疗卫生指数年度增长率50强城市增长率均为正数，变化较平缓，医疗卫生水平较2016年平稳上升。从具体的数据来看，排在前5位的城市分别为六盘水市、衡阳市、鄂尔多斯市、吴忠市、齐齐哈尔市，其增长率依次为9.68%、8.07%、7.89%、6.37%、6.04%，其中，六盘水市、衡阳市之间相差1.61个百分点，且排名前五位城市与50强城市平均增长率相差分别为4.97个、3.36个、3.18个、1.66个、1.33个百分点。可见，医疗卫生水平增长较快的城市之间其医疗卫生增长水平差距明显。另外，其他城市增长率平均差距为0.34个百分点，增长率变化较为均衡。可见，在50强城市中，

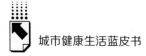

排名前几位城市医疗卫生水平发展显著，其他城市医疗卫生水平平稳均衡上升。

表11 医疗卫生年度增长率其他城市排名

单位：%

序号	所属省份	地级城市	增长率
51	内蒙古自治区	巴彦淖尔市	2.98
52	河南省	洛阳市	2.96
53	广东省	惠州市	2.95
54	四川省	雅安市	2.91
55	浙江省	嘉兴市	2.89
56	甘肃省	平凉市	2.85
57	浙江省	湖州市	2.84
58	云南省	玉溪市	2.81
59	广西壮族自治区	桂林市	2.81
60	辽宁省	朝阳市	2.81
61	四川省	德阳市	2.66
62	陕西省	汉中市	2.66
63	宁夏回族自治区	固原市	2.50
64	山东省	青岛市	2.46
65	内蒙古自治区	乌海市	2.39
66	四川省	广元市	2.39
67	黑龙江省	牡丹江市	2.39
68	湖南省	长沙市	2.39
69	云南省	临沧市	2.39
70	广东省	湛江市	2.39
71	河南省	安阳市	2.39
72	福建省	莆田市	2.39
73	湖北省	随州市	2.35
74	四川省	内江市	2.35
75	浙江省	宁波市	2.34
76	河南省	周口市	2.31
77	河南省	驻马店市	2.30
78	河南省	焦作市	2.30
79	山东省	聊城市	2.17
80	河南省	新乡市	2.16

序号	所属省份	地级城市	增长率
81	广东省	梅州市	2.16
82	宁夏回族自治区	银川市	2.15
83	湖北省	武汉市	2.16
84	广西壮族自治区	梧州市	2.09
85	辽宁省	鞍山市	2.04
86	湖南省	株洲市	2.04
87	黑龙江省	七台河市	2.04
88	辽宁省	阜新市	2.05
89	辽宁省	大连市	2.05
90	内蒙古自治区	包头市	2.05
91	广东省	汕尾市	2.06
92	广西壮族自治区	柳州市	2.06
93	广西壮族自治区	南宁市	2.09
94	河北省	秦皇岛市	1.96
95	云南省	曲靖市	1.86
96	江苏省	常州市	1.69
97	四川省	攀枝花市	1.55
98	河南省	平顶山市	1.54
99	四川省	眉山市	1.42
100	甘肃省	陇南市	1.42
101	黑龙江省	伊春市	1.41
102	山东省	济南市	1.41
103	江苏省	镇江市	1.41
104	湖南省	怀化市	1.41
105	山东省	菏泽市	1.40
106	广东省	清远市	1.40
107	辽宁省	丹东市	1.40
108	湖南省	湘潭市	1.40
109	江苏省	徐州市	1.37
110	甘肃省	天水市	1.34
111	湖北省	鄂州市	1.32
112	河南省	信阳市	1.32
113	河北省	衡水市	1.32
114	辽宁省	盘锦市	1.32
115	广东省	广州市	1.32

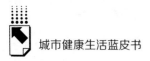

续表

序号	所属省份	地级城市	增长率
116	安徽省	合肥市	1.32
117	山西省	运城市	1.31
118	河南省	郑州市	1.21
119	山东省	德州市	1.21
120	内蒙古自治区	呼和浩特市	1.19
121	广东省	江门市	1.15
122	甘肃省	定西市	1.13
123	海南省	三亚市	1.13
124	重庆市	重庆市	1.13
125	江西省	鹰潭市	1.13
126	黑龙江省	佳木斯市	1.13
127	浙江省	舟山市	1.12
128	广东省	云浮市	1.10
129	四川省	泸州市	1.08
130	广西壮族自治区	河池市	1.07
131	四川省	资阳市	1.07
132	江苏省	南通市	1.06
133	甘肃省	酒泉市	1.06
134	四川省	乐山市	1.05
135	浙江省	金华市	1.02
136	辽宁省	辽阳市	1.02
137	山东省	东营市	1.01
138	河南省	鹤壁市	1.00
139	江西省	景德镇市	1.00
140	山东省	临沂市	1.00
141	四川省	南充市	1.00
142	江苏省	连云港市	0.76
143	内蒙古自治区	通辽市	0.61
144	宁夏回族自治区	石嘴山市	0.61
145	山东省	滨州市	0.52
146	河北省	邯郸市	0.48
147	河北省	廊坊市	0.45
148	黑龙江省	双鸭山市	0.26
149	山东省	威海市	0.26
150	山东省	枣庄市	0.17

续表

序号	所属省份	地级城市	增长率
151	四川省	自贡市	0.10
152	广西壮族自治区	玉林市	0.09
153	甘肃省	张掖市	0.85
154	四川省	遂宁市	0.75
155	江西省	九江市	0.69
156	山东省	日照市	0.60
157	山西省	阳泉市	0.58
158	甘肃省	兰州市	0.33
159	四川省	成都市	0.22
160	江苏省	淮安市	0.88
161	贵州省	安顺市	0.51
162	河南省	漯河市	0.21
163	陕西省	延安市	0.16
164	湖南省	郴州市	0.10
165	福建省	南平市	0.08
166	山东省	潍坊市	0.97
167	江苏省	泰州市	0.95
168	宁夏回族自治区	中卫市	0.85
169	黑龙江省	黑河市	0.80
170	湖北省	襄阳市	0.70
171	贵州省	毕节市	0.53
172	河北省	保定市	0.46
173	广东省	揭阳市	0.32
174	海南省	海口市	0.23
175	内蒙古自治区	赤峰市	0.21
176	辽宁省	沈阳市	0.20
177	山东省	泰安市	0.08
178	贵州省	贵阳市	0.07
179	四川省	达州市	0.02
180	山西省	朔州市	0.00
181	广西壮族自治区	北海市	− 1.14
182	山西省	晋中市	− 1.31
183	辽宁省	营口市	− 1.32
184	江西省	赣州市	− 1.49
185	江苏省	扬州市	− 1.63

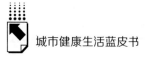

续表

序号	所属省份	地级城市	增长率
186	江苏省	无锡市	−1.78
187	河北省	唐山市	−2.05
188	广东省	中山市	−2.06
189	江西省	南昌市	−2.38
190	广西壮族自治区	崇左市	−2.67
191	山东省	莱芜市	−2.69
192	江苏省	盐城市	−2.81
193	河北省	承德市	−2.83
194	甘肃省	嘉峪关市	−3.00
195	陕西省	铜川市	−3.03
196	山东省	烟台市	−3.12
197	广东省	茂名市	−3.19
198	河南省	商丘市	−3.24
199	河北省	张家口市	−3.26
200	山东省	淄博市	−3.23
201	江苏省	苏州市	−3.93
202	广东省	佛山市	−3.93
203	广东省	汕头市	−3.92
204	辽宁省	葫芦岛市	−4.51
205	甘肃省	武威市	−4.52
206	江苏省	南京市	−4.60
207	安徽省	铜陵市	−4.60
208	辽宁省	抚顺市	−4.78
209	湖南省	益阳市	−4.79
210	新疆维吾尔自治区	克拉玛依市	−4.84
211	甘肃省	金昌市	−4.92
212	四川省	广安市	−4.96
213	黑龙江省	鹤岗市	−5.08
214	广东省	潮州市	−5.16
215	辽宁省	本溪市	−5.24
216	陕西省	榆林市	−5.38
217	湖南省	永州市	−5.48
218	四川省	巴中市	−5.63
219	广东省	东莞市	−5.66
220	广西壮族自治区	钦州市	−5.53

续表

序号	所属省份	地级城市	增长率
221	江西省	萍乡市	-5.72
222	广西壮族自治区	贵港市	-5.86
223	福建省	厦门市	-5.86
224	福建省	福州市	-5.91
225	黑龙江省	绥化市	-6.02
226	山西省	临汾市	-6.05
227	安徽省	芜湖市	-6.05
228	广西壮族自治区	来宾市	-6.10
229	浙江省	丽水市	-6.14
230	浙江省	绍兴市	-6.19
231	北京市	北京市	-6.22
232	浙江省	衢州市	-6.37
233	江西省	吉安市	-6.48
234	天津市	天津市	-6.49
235	云南省	昆明市	-6.56
236	江西省	宜春市	-6.80
237	江西省	新余市	-6.85
238	江苏省	宿迁市	-7.05
239	湖南省	常德市	-7.07
240	云南省	保山市	-7.10
241	吉林省	长春市	-7.13
242	青海省	海东市	-7.19
243	湖北省	宜昌市	-7.25
244	上海市	上海市	-7.28
245	新疆维吾尔自治区	乌鲁木齐市	-7.29
246	吉林省	四平市	-7.35
247	广东省	珠海市	-7.36
248	云南省	昭通市	-7.41
249	湖北省	黄石市	-7.48
250	广西壮族自治区	防城港市	-7.54
251	吉林省	吉林市	-7.60
252	陕西省	咸阳市	-7.65
253	陕西省	西安市	-7.68
254	江西省	抚州市	-7.72
255	湖北省	十堰市	-7.72

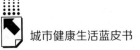

序号	所属省份	地级城市	增长率
256	广西壮族自治区	贺州市	− 8.03
257	湖南省	张家界市	− 8.11
258	山西省	太原市	− 8.12
259	浙江省	杭州市	− 8.18
260	安徽省	黄山市	− 8.24
261	广东省	深圳市	− 8.30
262	山西省	大同市	− 8.34
263	浙江省	台州市	− 8.34
264	安徽省	蚌埠市	− 8.36
265	安徽省	马鞍山市	− 8.41
266	吉林省	通化市	− 8.46
267	安徽省	淮南市	− 8.52
268	内蒙古自治区	呼伦贝尔市	− 8.59
269	吉林省	辽源市	− 8.93
270	吉林省	白山市	− 9.10
271	陕西省	渭南市	− 9.49
272	安徽省	淮北市	− 9.75
273	湖北省	荆州市	− 10.08
274	河北省	石家庄市	− 10.54
275	安徽省	安庆市	− 10.37
276	陕西省	宝鸡市	− 10.45
277	吉林省	松原市	− 10.62
278	湖北省	咸宁市	− 10.64
279	陕西省	安康市	− 10.70
280	吉林省	白城市	− 10.75
281	湖北省	孝感市	− 10.76
282	陕西省	商洛市	− 10.79
283	安徽省	滁州市	− 11.34
284	安徽省	池州市	− 11.42
285	安徽省	六安市	− 12.29
286	安徽省	宣城市	− 20.53
287	安徽省	阜阳市	− 21.51
288	安徽省	宿州市	− 21.71
289	安徽省	亳州市	− 21.65
平均增长率			− 2.11

从其他城市的得分情况看，从第 51 名的巴彦淖尔市到第 289 名的亳州市，共计 239 个城市，平均增长率为 −2.11%，且顺序相邻不同城市之间的医疗卫生增长率水平差距不大，这反映了我国大部分城市 2017 年健康生活医疗卫生指数较 2016 年整体变化不明显。其中，有 138 个城市高于平均增长率，占比为 57.74%。另外有 109 个城市增长率为负数，说明在整体医疗卫生水平增长的情况下，尚有 109 个城市医疗卫生水平较 2016 年有所下降，其中排名最后的亳州市增长率为 −21.65%。

从总体的评价结果来看，289 个地级城市健康生活医疗卫生指数年度增长率平均为 0.35%，排名前几位城市医疗卫生水平增长较为显著，其他顺序相邻不同城市之间的医疗卫生增长率差距不明显，由此可见，我国 2017 年城市健康生活医疗卫生水平整体发生小幅度变化。其中，有 161 个城市医疗卫生指数增长率高于平均增长率，占比为 55.71%，有 180 个城市增长率为正数，占比为 62.28%，有 109 个城市增长率为负数，占比为 37.72%。总体可见，我国城市健康生活医疗卫生水平变化不明显，整体发展水平尚存在较大的提升空间。

二 城市健康生活综合指数年度增长率分析

通过对健康生活各一级指标赋予权重，利用线性加权法，得到 289 个城市的健康生活综合指数的两年得分，并按得分高低对 289 个城市的综合指数增长率进行排名，排名前 50 名作为城市健康生活综合指数年度增长率 50 强城市，排名靠后的被列入其他城市，即第 51 名至第 289 名作为其他城市。在此基础上，将每个省的各个城市的增长率加总平均成省级得分，对 31 个省区市进行排名。最后将 31 个省区市分成东、中、西三个区域，加总平均，分区域进行排名。

表 12　城市健康生活评价一级指标体系

	一级指标	权重
综合指数增长率	经济保障	0.220
	公共服务	0.150
	文化生活	0.100
	环境健康	0.183
	医疗卫生	0.347

（一）综合指数年度增长率50强城市排名及分析

我们根据289个地级以上城市的健康生活综合指数年度增长率得分及排名，将其分为健康综合指数年度增长率50强城市及其他城市两个部分进行具体的分析，同时，比较不同城市、不同省份及不同区域的差别，具体情况如表13所示。

表13　健康生活综合指数年度增长率50强城市

单位：%

序号	所属省份	地级城市	增长率
1	贵州省	六盘水市	54.05
2	湖南省	衡阳市	49.64
3	黑龙江省	齐齐哈尔市	46.06
4	湖北省	黄冈市	37.97
5	宁夏回族自治区	吴忠市	37.38
6	河北省	邢台市	36.92
7	贵州省	遵义市	36.74
8	河南省	开封市	36.73
9	甘肃省	陇南市	35.24
10	河北省	沧州市	34.31
11	河南省	南阳市	33.72
12	河南省	三门峡市	33.21
13	福建省	漳州市	32.95
14	广东省	韶关市	32.94
15	山西省	忻州市	32.70
16	湖南省	邵阳市	32.58
17	山东省	济宁市	31.48
18	贵州省	铜仁市	31.40
19	西藏自治区	拉萨市	31.37
20	黑龙江省	牡丹江市	31.03
21	河南省	许昌市	30.96
22	辽宁省	铁岭市	30.95
23	甘肃省	庆阳市	30.95
24	云南省	普洱市	30.77
25	河南省	郑州市	30.63

序号	所属省份	地级城市	增长率
26	山西省	长治市	30.27
27	浙江省	温州市	29.50
28	黑龙江省	大庆市	29.47
29	广西壮族自治区	百色市	29.31
30	黑龙江省	哈尔滨市	28.46
31	辽宁省	锦州市	28.28
32	河北省	秦皇岛市	28.24
33	广东省	清远市	27.76
34	四川省	雅安市	27.51
35	福建省	宁德市	27.28
36	河北省	廊坊市	26.97
37	山西省	运城市	26.95
38	广东省	河源市	26.76
39	江西省	上饶市	26.59
40	福建省	泉州市	26.34
41	湖北省	荆门市	26.31
42	福建省	莆田市	26.17
43	四川省	内江市	25.91
44	河南省	濮阳市	25.72
45	青海省	西宁市	25.62
46	浙江省	舟山市	25.53
47	山东省	青岛市	25.42
48	广东省	梅州市	25.34
49	黑龙江省	鸡西市	25.02
50	云南省	丽江市	24.90
平均增长率			31.17

从评价结果来看，排名前50的城市健康生活综合指数年度增长率平均为31.17%。50强城市健康生活水平有所提高。排在首位的是贵州省的六盘水市，其增长率为54.05%，末位则为云南省丽江市，增长率为24.90%，排名前50的城市健康生活综合指数年度增长率最高的城市和最低的城市之间相差约30个百分点，由此可见，排名前50的城市健康生活水平提高程度存在一定差距。其中，仅有19个城市的健康生活文化指数超过平均得分，占总数约

城市健康生活蓝皮书

40%。从具体排名来看，排名前五位的城市分别为六盘水市、衡阳市、齐齐哈尔市、黄冈市、吴忠市，其增长率依次为 54.05%、49.64%、46.06%、37.97%、37.38%，健康生活综合指数年度增长率相邻城市相互之间存在的差距不大，如增长率差距最大的六盘水市与衡阳市增长率相差 4.41 个百分点。另外，各省份 50 强城市中的所占份额各有不同，如图 1 所示。

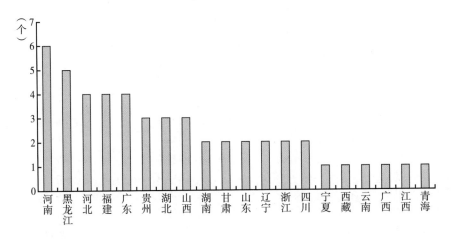

图 1　城市健康生活综合指数年度增长率 50 强城市的部分省区市分布

从城市健康生活综合指数年度增长率 50 强城市的省区市分布来看，河南省和黑龙江省拥有的位列 50 强的城市数量最多，其中河南省拥有开封市、南阳市、三门峡市、许昌市、郑州市、濮阳市 6 个城市，黑龙江省拥有齐齐哈尔市、牡丹江市、大庆市、哈尔滨市、鸡西市 5 个城市。其中河南省排名最靠前的是位居第八的开封市，黑龙江省排名最靠前的是位居第三的齐齐哈尔市，可见，河南省和黑龙江省整体的城市健康生活水平相对较为显著。其次为河北省、福建省、广东省，分别拥有 4 个位列 50 强的城市，其中排名最靠前的是排名第六位的河北省邢台市。贵州省、湖北省、山西省分别有 3 个位居 50 强的城市，其中贵州的六盘水市排名第一，湖北省排名最靠前的是排名第四的黄冈市，山西省排名最靠前的是排名第十五的忻州市。另外，湖南省、甘肃省、山东省、辽宁省、浙江省、四川省 6 个省，各占 2 个名额，其中湖南省的衡阳市排名第二。宁夏回族自治区、西藏自治区、广西壮族自治区、江西省、青海省、云南省各占 1 个名额。而北京市、天津市、上海市、

350

江苏省、安徽省、吉林省、内蒙古自治区、重庆市、新疆维吾尔自治区、海南省、重庆市 11 个省区市未在 50 强城市中占有名额。最后，50 强城市的地区分布，如表 14 所示。

表 14 城市健康生活综合指数增长率 50 强城市的省份分布

地区分类	主要省份	代表城市	平均得分
东部	河北、福建、广东、山东、浙江	邢台市、漳州市、韶关市、济宁市、温州市等 16 个城市	28.99
中部	河南、黑龙江、湖北、山西、湖南、辽宁、江西	开封市、齐齐哈尔市、黄冈市、忻州市、邵阳市、铁岭市、上饶市等 22 个城市	31.85
西部	贵州、甘肃、四川、宁夏、西藏、云南、广西、青海	六盘水市、陇南市、雅安市、吴忠市、拉萨市、普洱市、百色市、西宁市等 12 个城市	32.80

从区域角度来看，健康生活综合指数增长率排名 50 强的城市中，位于东部地区的城市有 16 个，占总数的 32%，这 16 个城市的健康生活综合指数增长率平均 28.99%，低于 50 强城市健康生活综合指数增长率平均得分 31.17%，其中邢台市、沧州市、漳州市位列 50 强城市排名第六名、第十名、第十三名，在名次排列上不具有优势。位于中部地区的城市有 22 个，占总数的 44%，增长率平均为 31.85%，比 50 强城市平均增长率高出 0.68 个百分点，比东部地区高出 2.86 个百分点，不仅在城市数量上占优势，且齐齐哈尔市、开封市分别位列 50 强城市排名第三名、第八名，中部地区在 50 强城市数量及城市排名中相对有明显优势。位于西部地区的 50 强城市有 12 个，占总数的 24%，平均增长率为 32.8%，高于 50 强城市平均增长率 1.63 个百分点。可见，50 强城市西部、中部地区健康生活综合指数增长率高于 50 强城市东部平均增长率，即 50 强城市西部地区城市健康水平增长较快，优于中、东部地区；中、东部地区在增长率上差距微小，在城市数量上略有差距。综上所述，50 强城市中西部地区城市健康生活水平发展空间较大，中部地区尚具有较大协调发展空间，东部地区整体发展潜力有待提高。

（二）综合指数年度增长率其他城市排名及分析

城市健康生活年度增长率其他城市排名如表 15 所示。

表15 城市健康生活年度增长率其他城市排名

单位：%

序号	所属省份	城市	增长率
51	山西省	吕梁市	24.73
52	内蒙古自治区	巴彦淖尔市	24.63
53	黑龙江省	伊春市	24.56
54	辽宁省	朝阳市	24.47
55	湖南省	长沙市	24.17
56	黑龙江省	佳木斯市	24.15
57	四川省	宜宾市	24.12
58	甘肃省	平凉市	24.08
59	湖南省	株洲市	23.93
60	河南省	安阳市	23.91
61	浙江省	嘉兴市	23.86
62	云南省	临沧市	23.64
63	福建省	三明市	23.59
64	山东省	济南市	23.57
65	辽宁省	鞍山市	23.56
66	河南省	焦作市	23.55
67	河南省	洛阳市	23.52
68	四川省	绵阳市	23.34
69	山西省	晋城市	23.21
70	湖南省	岳阳市	23.03
71	四川省	眉山市	22.88
72	陕西省	汉中市	22.80
73	河南省	信阳市	22.23
74	海南省	三亚市	22.15
75	内蒙古自治区	乌海市	22.06
76	辽宁省	阜新市	22.04
77	山东省	聊城市	22.00
78	甘肃省	兰州市	21.95
79	湖北省	襄阳市	21.94
80	广西壮族自治区	南宁市	21.90

序号	所属省份	城市	增长率
81	贵州省	贵阳市	21.85
82	黑龙江省	七台河市	21.83
83	湖南省	娄底市	21.77
84	广东省	阳江市	21.75
85	广东省	湛江市	21.54
86	福建省	龙岩市	21.49
87	内蒙古自治区	呼和浩特市	21.47
88	天津市	天津市	21.42
89	河南省	新乡市	21.38
90	安徽省	合肥市	21.25
91	辽宁省	丹东市	20.96
92	云南省	玉溪市	20.91
93	浙江省	湖州市	20.88
94	浙江省	金华市	20.82
95	四川省	广元市	20.70
96	内蒙古自治区	鄂尔多斯市	20.66
97	甘肃省	白银市	20.54
98	湖北省	武汉市	20.51
99	浙江省	宁波市	20.32
100	广东省	揭阳市	20.32
101	内蒙古自治区	乌兰察布市	20.07
102	四川省	南充市	19.96
103	河南省	驻马店市	19.86
104	贵州省	毕节市	19.57
105	四川省	攀枝花市	19.51
106	宁夏回族自治区	固原市	19.47
107	四川省	德阳市	19.41
108	湖北省	随州市	19.38
109	江苏省	镇江市	19.19
110	辽宁省	大连市	19.11
111	河北省	唐山市	19.10
112	广西壮族自治区	崇左市	19.09
113	四川省	成都市	18.93
114	山西省	阳泉市	18.68
115	广西壮族自治区	梧州市	18.68

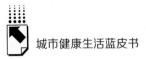
续表

序号	所属省份	城市	增长率
116	内蒙古自治区	赤峰市	18.68
117	内蒙古自治区	包头市	18.64
118	湖北省	鄂州市	18.62
119	江西省	九江市	18.57
120	江西省	鹰潭市	18.52
121	甘肃省	张掖市	18.51
122	江苏省	徐州市	18.48
123	山东省	菏泽市	18.46
124	湖南省	湘潭市	18.38
125	辽宁省	辽阳市	18.24
126	河南省	平顶山市	18.19
127	湖南省	怀化市	18.15
128	广西壮族自治区	桂林市	18.14
129	四川省	乐山市	18.12
130	广东省	惠州市	18.10
131	广东省	汕尾市	17.99
132	山西省	晋中市	17.89
133	河南省	周口市	17.70
134	江苏省	淮安市	17.31
135	广西壮族自治区	河池市	17.31
136	河北省	承德市	17.21
137	江苏省	泰州市	17.09
138	黑龙江省	黑河市	16.85
139	江西省	南昌市	16.84
140	甘肃省	天水市	16.75
141	四川省	达州市	16.72
142	黑龙江省	绥化市	16.69
143	辽宁省	葫芦岛市	16.64
144	内蒙古自治区	通辽市	16.59
145	辽宁省	沈阳市	16.57
146	四川省	遂宁市	16.41
147	河北省	邯郸市	16.39
148	四川省	泸州市	16.32
149	福建省	南平市	16.30
150	江西省	景德镇市	16.05

序号	所属省份	城市	增长率
151	四川省	资阳市	16.04
152	广西壮族自治区	柳州市	15.96
153	甘肃省	定西市	15.93
154	辽宁省	盘锦市	15.83
155	江苏省	南京市	15.55
156	四川省	自贡市	15.52
157	云南省	曲靖市	15.25
158	黑龙江省	双鸭山市	15.20
159	河北省	保定市	15.20
160	江苏省	扬州市	15.11
161	山东省	枣庄市	15.04
162	河南省	鹤壁市	15.02
163	辽宁省	营口市	14.88
164	河北省	张家口市	14.78
165	江苏省	常州市	14.74
166	浙江省	丽水市	14.63
167	海南省	海口市	14.57
168	贵州省	安顺市	14.55
169	山东省	泰安市	14.45
170	江西省	赣州市	14.26
171	重庆市	重庆市	14.17
172	山西省	临汾市	14.14
173	江苏省	南通市	13.95
174	江苏省	盐城市	13.94
175	河南省	商丘市	13.94
176	山东省	日照市	13.91
177	广西壮族自治区	贵港市	13.84
178	甘肃省	武威市	13.59
179	安徽省	铜陵市	13.45
180	陕西省	延安市	13.42
181	广西壮族自治区	玉林市	13.22
182	河南省	漯河市	13.06
183	山东省	临沂市	13.03
184	山西省	朔州市	12.97
185	山东省	东营市	12.96

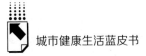

序号	所属省份	城市	增长率
186	浙江省	衢州市	12.88
187	山东省	潍坊市	12.72
188	山东省	烟台市	12.65
189	湖南省	郴州市	12.63
190	北京市	北京市	12.61
191	辽宁省	抚顺市	12.56
192	吉林省	四平市	12.44
193	安徽省	芜湖市	12.38
194	甘肃省	酒泉市	12.37
195	广东省	汕头市	12.31
196	广东省	广州市	12.27
197	湖南省	益阳市	12.23
198	福建省	福州市	12.22
199	江苏省	苏州市	12.07
200	广西壮族自治区	北海市	12.06
201	宁夏回族自治区	银川市	12.03
202	河北省	衡水市	11.62
203	辽宁省	本溪市	11.44
204	江西省	萍乡市	11.35
205	浙江省	绍兴市	11.15
206	广西壮族自治区	钦州市	10.92
207	山东省	德州市	10.60
208	山东省	淄博市	10.59
209	湖北省	宜昌市	10.34
210	山东省	滨州市	10.19
211	湖北省	荆州市	10.17
212	四川省	巴中市	10.15
213	江西省	宜春市	10.10
214	云南省	保山市	10.08
215	广东省	肇庆市	9.89
216	广西壮族自治区	来宾市	9.88
217	四川省	广安市	9.78
218	甘肃省	嘉峪关市	9.75
219	湖南省	永州市	9.73
220	江苏省	连云港市	9.73

序号	所属省份	城市	增长率
221	福建省	厦门市	9.64
222	吉林省	吉林市	9.59
223	甘肃省	金昌市	9.54
224	内蒙古自治区	呼伦贝尔市	9.36
225	广东省	中山市	9.22
226	广东省	茂名市	9.06
227	江苏省	无锡市	9.02
228	江西省	新余市	8.99
229	山东省	莱芜市	8.90
230	江苏省	宿迁市	8.52
231	广东省	佛山市	8.51
232	广东省	云浮市	8.50
233	宁夏回族自治区	中卫市	8.19
234	山西省	大同市	8.18
235	江西省	吉安市	8.02
236	广西壮族自治区	防城港市	7.93
237	上海市	上海市	7.83
238	黑龙江省	鹤岗市	7.77
239	广东省	江门市	7.65
240	吉林省	长春市	7.45
241	云南省	昭通市	7.15
242	陕西省	铜川市	6.49
243	陕西省	西安市	6.34
244	江西省	抚州市	6.16
245	浙江省	台州市	5.85
246	吉林省	白山市	5.85
247	陕西省	咸阳市	5.60
248	湖北省	孝感市	5.55
249	山东省	威海市	5.11
250	云南省	昆明市	5.04
251	宁夏回族自治区	石嘴山市	4.85
252	山西省	太原市	4.84
253	广东省	东莞市	4.80
254	陕西省	榆林市	4.44
255	安徽省	黄山市	4.44

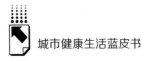

续表

序号	所属省份	城市	增长率
256	浙江省	杭州市	4.34
257	湖南省	常德市	3.85
258	湖北省	黄石市	3.74
259	安徽省	淮南市	3.45
260	广东省	潮州市	2.61
261	安徽省	蚌埠市	2.09
262	广西壮族自治区	贺州市	1.86
263	河北省	石家庄市	1.80
264	安徽省	马鞍山市	1.47
265	湖南省	张家界市	0.91
266	青海省	海东市	0.84
267	广东省	珠海市	0.27
268	新疆维吾尔自治区	乌鲁木齐市	-0.47
269	吉林省	白城市	-0.47
270	吉林省	通化市	-0.81
271	陕西省	渭南市	-0.91
272	吉林省	辽源市	-0.99
273	安徽省	安庆市	-1.10
274	新疆维吾尔自治区	克拉玛依市	-1.66
275	安徽省	淮北市	-2.26
276	湖北省	咸宁市	-2.72
277	湖北省	十堰市	-3.38
278	吉林省	松原市	-6.02
279	陕西省	商洛市	-6.21
280	安徽省	滁州市	-6.21
281	陕西省	宝鸡市	-7.15
282	陕西省	安康市	-7.40
283	安徽省	池州市	-8.68
284	广东省	深圳市	-8.91
285	安徽省	六安市	-9.84
286	安徽省	宿州市	-12.25
287	安徽省	阜阳市	-12.87
288	安徽省	宣城市	-13.58
289	安徽省	亳州市	-19.62
平均增长率			12.87

从其他城市的得分情况看，从第 51 名的吕梁市到第 289 名的亳州市，共计239 个城市，平均增长率为 12.87%，且顺序相邻不同城市之间的医疗卫生增长率水平差距不大，这反映了我国大部分城市 2017 年健康生活综合指数增长率较2016 年整体变化不存在明显"断层"。其中，有 136 个城市高于平均增长率，占比为 56.9%。另外有 22 个城市增长率为负数，说明在整体城市健康生活综合水平提高的情况下，尚有 22 个城市健康生活综合水平较 2016 年有所下降。

从总体的评价结果来看，289 个地级城市健康生活综合指数年度增长率平均得分为16.03%，2017 年城市健康生活综合水平较 2016 年整体水平有所提高。排名前几位城市健康生活综合水平增长率较为显著，其他顺序相邻不同城市之间的健康生活综合指数增长率差距不明显，由此可见，我国 2017 年城市健康生活综合水平较 2016 年整体小幅度平稳上升。其中，有 151 个城市健康生活综合指数增长率高于平均增长率，占比为 52.2%，有 267 个城市增长率为正数，占比为92.4%，有 22 个城市增长率为负数，占比为 7.6%。总体可见，我国城市健康生活综合水平增长较平缓，整体发展水平尚存在较大的提升空间。

三　城市健康生活综合指数年度增长率省际及区域分析

（一）综合指数年度增长率省际排名及分析

为了解不同省份的健康生活综合指数年度增长水平，将同一省份各城市的健康生活综合指数增长率相加求平均值来反映各个省份的城市健康生活综合增长水平。各地区城市健康生活综合指数增长率及排名如表 16 所示。

表 16　我国 31 个省份健康生活综合指数增长率排名

单位：%

序号	省份	增长率
1	西藏自治区	57.06
2	贵州省	39.19
3	青海省	38.44
4	河南省	32.77
5	云南省	31.00
6	河北省	29.18

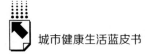

续表

序号	省份	增长率
7	浙江省	28.48
8	福建省	26.78
9	江西省	26.63
10	湖南省	26.25
11	甘肃省	25.91
12	湖北省	25.50
13	海南省	25.25
14	四川省	24.57
15	安徽省	24.39
16	宁夏回族自治区	24.33
17	黑龙江省	24.14
18	新疆维吾尔自治区	24.04
19	山西省	23.58
20	广西壮族自治区	22.65
21	陕西省	22.53
22	重庆市	22.39
23	内蒙古自治区	21.94
24	辽宁省	21.26
25	山东省	20.56
26	江苏省	19.97
27	吉林省	19.46
28	广东省	17.90
29	天津市	12.52
30	上海市	10.46
31	北京市	6.25
平均增长率		25.01

为了更加清楚地分析各个城市的健康生活综合增长水平，将表16的评价结果画成条形图，如图2所示。

由图2可以看到，西藏地区健康生活综合指数增长率在50%～60%，贵州、青海、河南、云南地区健康生活综合指数增长率在30%～40%，江苏、吉林、广东、天津、上海地区健康生活综合指数增长率在10%～20%，北京市健康生活综合指数增长率在0～10%，其余20个地区健康生活综合指数增长率在20%～30%，约占地区总数的64.5%。总体来看，西部地区西藏、贵州、青海、云南等健康生活综合水平提升较大，河南省健康生活提高水平在中

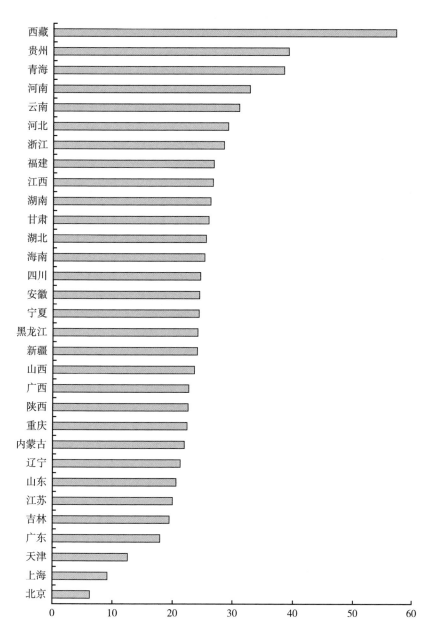

图2 城市健康生活综合指数增长率的省际平均得分

部地区处领跑地位，发达省市北京、上海、天津、广东等健康生活综合水平提升有限。

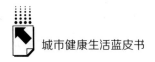

（二）综合指数年度增长率区域排名及分析

按照各个省份所处的区域，本部分将我国 31 个省份划分为三个大区域，分别为东部地区、中部地区和西部地区。同样，根据这 31 个省份的所属区域，计算各个区域健康生活综合指数的平均增长率，并进行排序，如表 17 所示。

表 17　我国东、中、西地区城市健康生活综合指数增长率

单位：%

排名	区域	地区	增长率
1	东部地区	北京市	11.57
		天津市	
		河北省	
		上海市	
		江苏省	
		浙江省	
		福建省	
		山东省	
		广东省	
		海南省	
2	中部地区	辽宁省	15.90
		吉林省	
		黑龙江省	
		山西省	
		安徽省	
		江西省	
		河南省	
		湖北省	
		湖南省	
3	西部地区	内蒙古自治区	24.16
		广西壮族自治区	
		重庆市	
		四川省	
		贵州省	
		云南省	
		西藏自治区	
		陕西省	
		甘肃省	
		青海省	
		宁夏回族自治区	
		新疆维吾尔自治区	
平均值	—	—	17.21

同样，为了更加清楚地分析三个区域文化健康的情况，将表17的评价排名结果画成柱状图，如下图所示。

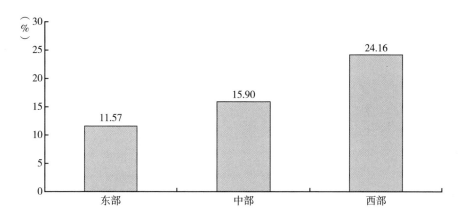

图3　我国东、中、西地区城市健康生活综合指数增长率

由以上分析可知，全国健康生活综合指数增长率平均为17.21%，三大区域排名由高到低依次是西部、中部、东部，其平均增长率依次为24.16%、15.9%、11.57%。根据比较结果，我国三大区域间的健康生活综合增长水平没有太大差距，西部地区优于中部地区，中部地区略优于东部地区；我国整体健康生活综合水平提升有限，尚有较大提升空间。

四　城市健康生活综合指数年度增长率深度分析

（一）指标年度增长率深度分析

综合经济保障指数、公共服务指数、环境健康指数、文化生活指数及医疗卫生指数的评价结果，我国城市健康生活综合水平提高有限，地域层面综合水平提高较为平衡，不同省份综合水平的提升出现不平衡。其中，经济保障、公共服务、环境健康、医疗卫生指数增长率均低于文化生活指数，环境健康与经济保障指数增长水平较为接近，公共服务指数略低于文化生活指数，医疗卫生指数增长水平不明显且远低于其他指数，这对于健康生活的整体发展是很不利的。另外，从具体排名来看，如健康生活综合指数增长率排名第 1 的六盘水市，经济保障、公共服务、医疗卫生增长率均排名前 10，而文化生活指数增长率排名在第 237，环境健康指数增长率排名第 76，因此，我们可以看到我国健康生活综合指数增长率排名靠前的城市不同指标增长率得分不均衡，存在着明显的"短板"，这是限制城市健康生活水平提高的重要因素。

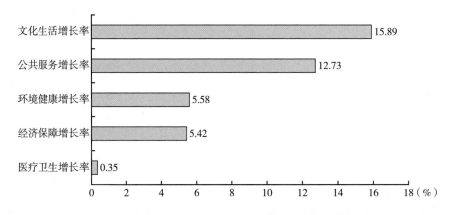

图 4　全国城市健康生活一级指标指数增长率均值

如图 4 所示，经济保障指数、环境健康指数、公共服务指数和医疗卫生指数增长率均偏低于文化生活指数增长率。文化生活是健康生活的重要组成部分，也是城市居民形成对城市的认同感与归属感的情感基础。但是目前大部分城市化建设更多的是追求现代化便利生活，文化建设更多的是作为公共基础建设的附属品进行，而不是作为健康生活的必需品。同时，随着我国城市化的迅速扩张，相配套的公共基础设施的建设跟不上其发展的速度，落后的公共服务难以满足城市居民日益增长的需求，公共服务平均得分也处于较低的水平，随着人们对文化需求的增加，文化生活指数随之迅速上升。

（二）指标年度增长率地区差异分析

根据二八定律，为了分析五个一级指标增长率的地区差距，先将 289 个城市的各指标增长率按照从低到高进行排序，然后通过计算前 20% 的城市的该指标增长率总值占该指标增长率汇总值的百分比，得到该指标的地区差距系数。该系数越大，则说明地区差距越小；系数越小，则说明地区差距越大。

表 18　城市健康生活一级指标年度增长率差距系数

评价目标	差距系数(%)	一级指标	差距系数(%)
健康生活综合指数年度增长率	11.60	经济保障	11.81
		公共服务	11.43
		环境健康	14.11
		文化生活	0.58
		医疗卫生	12.49

从表 18 中，我们可以看到城市健康生活综合指数年度增长率差距系数达到 11.60%，地区增长水平差距显著。经济保障、公共服务、环境健康、文化生活及医疗卫生这五个指标的差距系数存在明显差别。其中，环境健康指数增长率的差距系数最大，达到 14.11%，说明环境健康指数增长率的地区差距较小，由此可见，保护生态、建设环境健康城市已成为健康城市建设的共识。其次为医疗卫生指数增长率差距系数，达到 12.49%，经济保障、公共服务指数增长率的差距系数，分别达到 11.81%、11.43%，这三个指标增长率差距系数与健康生活综合指数增长率差距系数相差不大，说明我国经济保障、公共服务、医疗卫生指数增长率水平的地区差距与健康生活综合指数增长率水平相对一致。另外，文化生活指数增长率的差距系数为 0.58%，远低于其他四个指标增长率差距系数。各地区文化发展呈现明显的区域差异，欠发达地区的城市居民在文化生活上处于弱势，导致文化生活增长率的区域差异性较为显著。尽管文化生活指数增长率的差距系数较大，但是由于其权重相对较小，对于综合指数增长率的差距系数影响相对有限。

（三）综合指数年度增长率后50名城市排名及分析

与城市健康生活综合指数增长率排名 50 强城市相对应，健康生活综合指数增长率较低的后 50 名城市是从第 240 名的长春市至排名第 289 名的亳州市，如表 19 所示。

表19 城市健康生活年度增长率后50名城市排名

单位：%

序号	所属省份	地级城市	增长率
240	吉林省	长春市	7.45
241	云南省	昭通市	7.15
242	陕西省	铜川市	6.49
243	陕西省	西安市	6.34
244	江西省	抚州市	6.16
245	浙江省	台州市	5.85
246	吉林省	白山市	5.85
247	陕西省	咸阳市	5.60
248	湖北省	孝感市	5.55
249	山东省	威海市	5.11
250	云南省	昆明市	5.04
251	宁夏回族自治区	石嘴山市	4.85
252	山西省	太原市	4.84
253	广东省	东莞市	4.80
254	陕西省	榆林市	4.44
255	安徽省	黄山市	4.44
256	浙江省	杭州市	4.34
257	湖南省	常德市	3.85
258	湖北省	黄石市	3.74
259	安徽省	淮南市	3.45
260	广东省	潮州市	2.61
261	安徽省	蚌埠市	2.09
262	广西壮族自治区	贺州市	1.86
263	河北省	石家庄市	1.80
264	安徽省	马鞍山市	1.47
265	湖南省	张家界市	0.91
266	青海省	海东市	0.84
267	广东省	珠海市	0.27
268	新疆维吾尔自治区	乌鲁木齐市	−0.47
269	吉林省	白城市	−0.47
270	吉林省	通化市	−0.81
271	陕西省	渭南市	−0.91
272	吉林省	辽源市	−0.99
273	安徽省	安庆市	−1.10

序号	所属省份	地级城市	增长率
274	新疆维吾尔自治区	克拉玛依市	-1.66
275	安徽省	淮北市	-2.26
276	湖北省	咸宁市	-2.72
277	湖北省	十堰市	-3.38
278	吉林省	松原市	-6.02
279	陕西省	商洛市	-6.21
280	安徽省	滁州市	-6.21
281	陕西省	宝鸡市	-7.15
282	陕西省	安康市	-7.40
283	安徽省	池州市	-8.68
284	广东省	深圳市	-8.91
285	安徽省	六安市	-9.84
286	安徽省	宿州市	-12.25
287	安徽省	阜阳市	-12.87
288	安徽省	宣城市	-13.58
289	安徽省	亳州市	-19.62
平均增长率			-0.33

从评价结果来看,排名后50的城市健康生活综合指数年度增长率平均为 -0.33%。后50名城市健康生活水平有所下降。其中,有28个城市的增长率高于平均增长率,22个城市的增长率低于平均增长率。另外,城市间增长率区分度不大,甚至仅仅是细微的差别。可见,健康生活水平发展较为缓慢的城市,其发展水平基本处在相似的水平上。

从城市健康生活综合指数年度增长率后50名城市的省份分布来看,安徽省和陕西省拥有的位列后50名城市数量最多,其中安徽省拥有黄山市、淮南市、蚌埠市、马鞍山市、安庆市、淮北市、滁州市、池州市、六安市、宿州市、阜阳市、宣城市、亳州市13个城市,且排名最后5位的城市均属安徽省,可见,安徽省无论是城市数量还是城市排名上均处于劣势。另外,陕西省拥有铜川市、西安市、咸阳市、榆林市、渭南市、商洛市、宝鸡市、安康市8个城市;吉林省拥有长春市、白山市、白城市、通化市、辽源市、松原市6个城市;湖北省和广东省分别拥有4个城市;云南省、浙江省、湖南省、新疆维吾

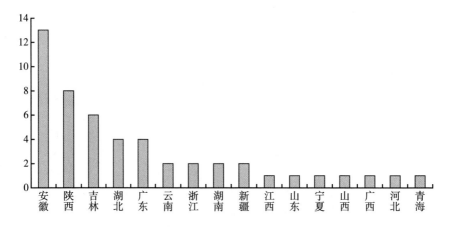

图5　城市健康生活评价后50名城市的省际分布

尔族分别拥有 2 个城市；江西省、山东省、宁夏回族自治区、山西省、广西壮
族自治区、河北省、青海省分别拥有 1 个城市。而北京市、天津市、上海市、
江苏省、福建省、辽宁省、河南省、黑龙江省、内蒙古、重庆市、四川省、贵
州省、甘肃省、西藏 15 个省份未在后 50 名城市中占有名额。后 50 名城市的
地区分布，如表 20 所示。

表20　城市健康生活综合指数增长率后50名城市的地区分布

地区分类	主要省份	代表城市	平均增长率(%)
东部	广东省、浙江省、山东省、河北省	东莞市、台州市、威海市、石家庄等 8 个城市	2.01
中部	吉林省、江西省、湖北省、山西省、安徽省、湖南省	长春市、铜川市、抚州市、孝感市、太原市、黄山市、常德市等 35 个城市	-0.76
西部	云南、陕西、宁夏、广西、青海、新疆	昭通市、石嘴山市、贺州市、海东市、乌鲁木齐市等 7 个城市	2.51

　　从区域角度来看，城市健康生活综合指数增长率排名后 50 的城市中，位
于东部地区的城市有 8 个，占总数的 16%，这 8 个城市的健康生活综合指数增
长率平均为 2.01%，低于 50 强城市健康生活综合指数平均增长率 23 个百分
点。位于中部地区的城市有 35 个，占总数的 70%，增长率平均为 -0.76%。
位于西部地区的城市有 7 个，占总数的 14%，增长率平均为 2.51%，比后 50

名城市平均增长率高出 2.84 个百分点，比中部地区高出 3.27 个百分点。中部
地区在综合指数增长率后 50 名城市中占有城市数量最多且平均增长率最低，
东部地区与西部地区无论是所占城市数量还是增长率平均得分上都相差不大。
可见，后 50 名城市中，中部地区城市健康生活水平有所下降，东、西部地区
健康生活水平稍有提高。综上所述，后 50 名城市中部地区城市健康生活水平
发展空间较大，东、西部地区尚具有较大协调发展空间。

案例篇：政府视角
Case Studies

B.10
上海市闵行区全面推进养老
服务及保障体系建设

从 2017 年开始，上海市闵行区紧紧围绕养老服务业综合改革试点这条主线，从改革体制、机制入手，积极发挥区养老服务体系建设领导小组的决策、指导与监督作用，积极破解养老服务与管理瓶颈，着力保障日益增长的多元养老服务需求，全面推进养老服务及保障体系建设各项重点工作。

一　以"改"促"放"，理顺监督管理机制

1.改革运营机制，让市场"活"起来

针对公办养老机构职能定位、运行机制、发展活力等面临的问题，按照积极稳妥、循序渐进的工作思路和社会化、市场化运营方向，积极探索公办养老机构改革试点，逐步扩大公建民营试点范围，更好地发挥公办养老机构在保障基本公共服务中的功能和作用。目前，区社会福利院社会化运行改革实质性启

动，资产清算工作全面展开，人员分流、转岗和安置工作有序推进，委托运营方案已进入研讨和论证阶段。同时，积极做好改制过程中管理人员、专业技术人员（医务人员）和住养老人的思想引导工作，并通过多种渠道消除信息不对称带来的负面影响，确保人心不散、管理不松、服务不降、安全工作有保障。新成立的"闵行区养老机构管理中心"，作为公办养老机构运营模式改革的主体，重点推进区、镇两级公办养老机构资产管理和运营管理分离改革，同步实施闵行区社会福利院社会化委托运营改革，分项目、分步骤引入社会优质服务资源。

2. 改革准入机制，让刚需"轮"起来

为解决政府养老资源一床难求的问题，闵行区主要通过三条途径解决。一是建立需求评估机制。坚持以需求为导向，以身体为要素，以评估结论为依据，按照 1~6 级锁定社区、居家、机构养老目标群体，力求把社区养老与机构养老做一个精准切割，着力解决刚需与弱刚需的问题。二是建立入住轮候机制。对身体符合机构入住条件的老年人，按照登记先后入住保基本养老机构。2017 年 7 月 28 日，民政部社会福利和慈善司，邀请北上广的 4 个区到民政部进行座谈，听取各单位开展公办养老机构入住轮候的做法，《闵行区公办养老机构入住轮候办法》得到了与会领导的肯定，为民政部修改完善《关于建立健全公办养老机构入住评估和轮候制度的指导意见》提供了合理化建议。三是建立保基本床位增长机制。按照市政府确立 2% 的比例落实街镇的保基本养老床位。目前，全区 15 家公办机构的 3239 张床位已列入保基本床籍管理，并做到每年调整一次，确保刚需群体得到满足。

3. 改革统筹机制，让管理"强"起来

按照区委、区政府推进政府职能转变、加强养老机构统筹管理的要求，进一步深化管理机制改革，依托新成立的闵行区养老机构管理中心（全额拨款的副处级事业单位），对全区公办养老服务设施建设、运营进行统筹指导，对区级公办养老机构的人、财、物实行统一管理；加强对全区公办养老服务设施落实与本市老年照护统一需求评估制度、长期护理保险制度相对接的养老机构管理机制；对全区养老机构运行进行行业监管，加强养老行业人才队伍建设等职能。

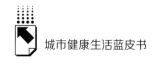

二 以"实"促"供"，全面推进养老服务项目

1. 细化"三年行动"计划，保障需求持续供给

认真贯彻市委、市政府关于加强养老服务供给和设施建设的要求，对标全面建成生态宜居现代化主城区的目标，经过半年多的调研和反复研究，出台了《统筹推进闵行区养老服务设施建设三年行动计划（2017～2019年）》，突出强调基本养老服务设施建设，加大扶持，强化统筹，切实发挥好政府保障基本和引导市场的作用。

（1）目标确定上突出"保基本"指标。以加强保基本设施供给为核心，落实政府责任，计划用三年时间，到2019年全面完成"十三五"期间保基本养老床位建设任务（2%的部分），全区将达到7858张。同时，完成80%的其他床位建设（3.5%的部分），以及每千人40平方米的社区居家养老服务设施建设。

（2）任务落实上采取"多渠道"并举。对养老设施布局专项规划已明确的31幅地块，2017年三季度内全部排定三年具体建设计划，在没有完成2%保基本床位指标前，规划地块全部锁定用于保基本养老机构；对规划地块不足的街镇，主要通过调整规划性质、存量资源改造、提高项目容积率、向民办机构购买床位，以及区级机构床位属地分摊等多种方式，增加街镇保基本床位，确保养老基本公共服务需求"应保尽保"。

（3）政策导向上注重"引逼"结合。一是加大区级财政配套支持力度，按照教育和卫生公共设施建设的标准和要求，提高补贴标准和补贴比例，对保基本养老机构建设的区级补贴标准从市级4600元/平方米提高至5000元/平方米；大居内项目补贴比例从市级75%提高至100%，大居外项目补贴比例从市级50%提高至75%。二是加大转移支付和以奖代补力度，切实推动街镇层面落实主体责任，强化底线管控。对于"十三五"末没有完成养老床位总体建设任务和保基本床位建设任务的镇，分别按照一张床位55万元、82万元的标准，向区级财政上缴统筹建设资金；对于三年内超额完成本区域保基本养老床位建设指标的街镇，按照每张超额床位4万元的标准予以奖励。三是鼓励社会资本和市场主体参与，以PPP模式与政府合作，或参与机构运营。

2. 强化实事项目推进，保障规划精准落地

2017 年，市政府目标管理关于养老服务体系建设共安排了 39 项工作，其中涉及区级的共 11 项。闵行区结合市政府工作要求，梳理分解了 51 项任务。其中纳入市政府实事项目安排的有五项［新增 746 张公办养老床位（已完成 362 张）、1 家长者照护之家、8 家老年人日间服务中心，新增养老机构设置医疗机构 3 家，为 9 家存量养老机构实施电气线路安全改造］。区政府实事项目两项（区财政资助 3 家民办养老机构完成失智失能护理区域功能性改造；新增 6 家社区综合为老服务中心），为抓好实事项目的推进，主要做了如下三项工作。

一是抓任务分解，强化主体责任。结合各街镇养老设施配置和服务需求紧缺程度，落实任务分解指标，明确建设要求。二是抓监督检查，强化目标管理。按照实事项目月推进计划，及时派出工作人员进行项目检查与督查，积极主动协调推进中遇到的问题和困难，确保工作推进规范有序。三是抓项目验收，确保建设质量。严格按照养老服务设施建筑设计规范的要求，对已完成的项目逐项抓好验收，对不符合要求的项目提出整改和完善意见，确保在设施建设上不留下服务隐患。目前，各项任务指标正在有序推进中。

3. 优化养老资源配置，保障需求选择多元化

闵行区在完成基本公共养老服务设施的同时，从满足多元养老选择需求出发，主动放开养老服务市场，鼓励社会资本投资养老事业，逐步推动社会力量成为发展养老服务业的"主角"，形成"低端有保障、中端有选择、高端有市场"的服务格局。

一是引导社会力量投入基本养老服务。鼓励社会力量参与投资运营保基本养老机构，并纳入全区保基本养老机构运营监管体系。以招投标方式，吸引专业社会力量运营公办养老设施，实行契约管理、第三方评估、运营补贴。

二是构建竞争充分的中端养老市场。引导社会资本在政府养老保障体系之外，面向普通市民需求，自主开办和经营养老机构。鼓励大型社区开发商开办社区养老机构。借鉴大型居住社区建设模式，引导大型商品房社区开发商全额投资、独立建设和运营社区嵌入式养老服务设施。按照 PPP 模式，由政府与社会力量共同出资兴建养老设施，通过合同约定双方权责，社会力量在约定期限内享有特许经营权，独立进行运营。

三是引入和培育高端养老品牌。一方面，利用闲置商业和工业用地，引入

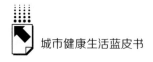

国内外知名养老企业在区内开办分支机构，针对中高收入老年群体，提供高品质个性化的养老服务。如，复星集团和美国峰堡集团共同投资1亿元在浦江镇建设申堡养老院，总计有740张床位，目前已签约近500张床位，入住超过90人。另一方面，依托区位优势，在配套设施完备、交通便利的重点区域预留专项用地，引导本地企业投资养老事业，面向海内外高收入群体提供高端养老服务。如新东苑集团在华漕镇投资10亿元兴建新东苑·快乐家园，采用多元化经营模式，打造综合性养老社区，可为1700位老人提供从居家颐养、社交休闲、文化娱乐到健康护理的一站式服务。

三　以"质"促"能"，着力提升专业服务水准

1.扎实开展养老服务质量建设专项行动

落实习近平总书记关于"开展质量提升行动的部署要求"，扎实开展"养老服务机构质量年"活动。印发了《闵行区养老机构服务质量建设专项行动实施方案》的通知，重点聚焦"补短板、破瓶颈、促长效"三个方面，力争用三年时间，在养老院服务质量上有明显改善。一是制定养老机构星级管理标准和相应的评价、监管办法，将星级管理与政府监管、财政奖补、价格核定相衔接，促进养老机构服务品质提升。二是加强养老机构服务质量监管，实施政府监管力量联动整合，落实第三方评估机制，推动行业监管、社会监管，建立养老机构诚信档案，坚决依法依规从严惩处欺老、虐老行为。三是推进养老机构信息化监管体系建设。通过信息化平台，加强对运营管理过程、基本服务包以及服务对象、服务内容等信息的统计和大数据分析，实现从静态数据统计分析向动态实时监管升级转型。

2.制定《闵行区养老机构监督管理标准》

启动了全区养老机构现状评估调研和"养老机构实施标准化监管"的研究项目，围绕养老机构监管要求，梳理和整合现有的各类国家标准、地方标准、行业标准（设计、建筑、服务、食品安全、消防等），按照浓缩精练、面向实践、便于实施、便于操作、便于监管的原则，进一步明确政府对养老机构服务质量实施标准化监管的依据和操作路径，重点聚焦养老服务业全过程监管的标准化，编制具有规范性和强制性的事中、事后监管标准参考手册和服务验

收、服务监管的操作标准，完善监管体系。

3. 构建养老服务人员职业成长激励机制

出台了《闵行区关于进一步加强养老服务人员队伍建设的实施意见（试行）》，明确了三个方面政策措施：一是完善养老服务人员教育培训体系，提高养老服务人员专业技能；二是加大养老服务人员就业扶持力度，进一步建立养老服务从业人员岗位工资指导价位发布机制，加强就业援助和职业指导，落实专项就业补贴政策；三是建立养老服务人员薪酬激励机制，合理制定养老服务人员的分级薪酬水平，建立养老服务就业和岗位补贴、职业技能补贴和养老服务专业技术人员津贴以及养老护理员绩效奖励等制度。通过一定阶段的政策扶持，确保养老服务人员队伍的稳定性，提高养老服务人员队伍的整体素质，促进养老服务的职业化、专业化、规范化发展，为老年人提供更加优质的服务。

四 以"备"促"衔"，提前谋划长期护理保险

长期护理保险作为一个新生事物，是上海市委、市政府积极应对人口老龄化的重要举措，也是打破传统思维、大胆改革的重大创新，目前，闵行区着重围绕四个方面来做好准备工作。

1. 技术支撑准备

在统一需求评估信息管理平台的基础上，整合医保长护险相关业务模块，建立闵行区养老公共服务平台。平台主要通过方便快捷的申请渠道、友好高效的管理平台、保障与定点评估机构和定点护理服务机构的连接互通，实现闵行区长期护理保险申请、评估、审核、服务分派的信息化。目前，此项目由三个试点区的"华懋信息技术有限公司"承接与推进，2017年底完成。

2. 从业人员准备

目前闵行区共有护理人员2600余人，其中持等级证的占25%。按照长护险结算要求，今后护理人员均需持证开展服务。为此，闵行区一方面抓紧开展培训工作，上半年已组织200多名护理员参加等级培训鉴定。另一方面，已制定出台《闵行区关于进一步加强养老服务人员队伍建设的实施意见（试行）》，正在制定具体操作细则。同时，通过建立健全养老服务人员职业教育、技能培

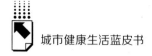

训机制等措施，进一步稳定和提升养老护理员队伍，促进养老服务队伍的职业化、专业化和规范化发展。

3. 需求评估准备

考虑到长护险实施后可能出现的评估申请高峰，按照"便民、高效"的原则，闵行区计划在2017年四季度对养老机构内没有经过评估的存量住养老人，集中开展一次统一需求评估工作，既做好提前分流准备，也确保长护险推出后，尽可能缩短住养老人享受长护险待遇的过渡期，尽量做到无缝衔接。

4. 宣传发动准备

为推进长护险在闵行区有序展开，让老年群体和老人家属充分了解长护险实施的意义，熟悉申请、审批流程，闵行区通过闵民发布、闵行发布以及区内一报二台等多种途径向社会予以公布，切实将好事做好。同时，目前闵行区公办养老机构平均入住率已达到89%，部分机构出现了轮候，而民办机构平均入住率才60%，部分空置率较高，为减少轮候，拟在媒体上积极开展宣传，引导有需求的老年人关注和入住空置率较高的机构，对均衡公办、民办机构的发展有一定的效果。

五 多措并举积极构建养老服务保障体系

1. 用质量建设培育合格供应商

全面贯彻落实习近平总书记关于"开展质量提升行动"的部署要求，积极开展养老服务机构服务质量提升行动。

（1）以实事项目完善服务设施。一是调整功能定位，对3家存量养老机构开展失智失能护理区域功能性改造，提升养老机构对失智失智长者的照护能力。二是坚持安全底线，对9家存量养老机构开展电气线路安全改造，占全区存量养老机构的2/3。三是大力推进医养结合，实现一定规模的养老机构设置医疗机构全覆盖，6家街镇公办养老机构委托社区卫生服务中心管理运营。

（2）以行业规范强化能绩提升。一是完善养老机构管理标准和监管办法，监管、考核结果与财政奖补、价格核定等相衔接。二是开展养老机构服务质量建设专项行动。委托第三方专业机构对全区养老机构开展全面评估和辅导，规范养老机构管理，促进养老机构安全运营，提升服务质量。三是通过信息化平

376

台，实现从静态数据统计分析向动态实时监管升级转型。

（3）以加快培育助推社区养老。积极加大社区养老开放力度，培育和引进优质为老服务资源，通过主体双向培育，机构与社区互动等途径，加快社区养老力量的聚集，着力打造开放式、枢纽型的为老人服务综合体。

2. 用制度设计打造队伍专业化

制定出台了《闵行区关于进一步加强养老服务人员队伍建设的实施意见（试行）》，积极推进养老服务队伍专业化、职业化建设。健全养老服务人员激励机制，安排 800 余万元专项资金，加大对养老服务人员的教育培训、就业扶持和薪酬激励力度，稳定养老服务从业人员队伍。

一是设立艰苦岗位补贴。对入职本区经民政部门许可的养老机构，持有初级及以上国家职业资格证书且从事一线养护理工作满五年、满十年的养老护理员，分别给予一次性 5000 元、20000 元的艰苦岗位补贴。

二是设立护理绩效奖励。对养老服务机构持证上岗的养老护理员，根据对养老服务机构的考评结果，给予每人每月 100～400 元的绩效奖励。

三是设立职业技能补贴。鼓励养老服务人员积极参加职业资格培训鉴定，对与本区养老服务机构依法签订劳动合同并缴纳社会保险费，且在一线岗位从事具体护理及相关服务的人员中持有国家职业资格证书的养老服务人员，按照初级、中级、高级、技师等级，分别给予每人每月 200 元、400 元、600 元、800 元的职业技能补贴。

3. 用特色活动营造敬业服务群

一是开展两个"最美"评选，让典型有光彩。每两年开展一次"最美养老护理员"和"最美为老服务志愿者"评选活动，用身边鲜活的人物和事迹教育引导养老服务和老龄条线从业人员，展示和树立为老服务领域良好的道德形象。

二是开展职业技能竞赛，让同行有竞争。不断健全养老护理员培训工作体系，区民政局、区人保局协同组织开展养老护理专场技能竞赛。首次竞赛的 8 名优胜者获得养老护理员三级（高级）职业资格证书，在推动整个养老护理人员队伍"比学赶超"的良性竞争氛围的同时，有利于培育和挖掘养老护理高技能人才，优化养老护理人员队伍技能结构，提升养老服务行业整体服务质量和水平。

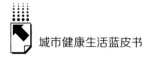

　　三是引导参加学历教育，让专业有发展。市民政局与上海开放大学合作开展的首批"老年服务与管理专业（专科）"定向培养工作，得到了区内养老服务机构的积极响应，目前已有35人报名参加，其中不乏大学本科学历的养老服务从业人员。

（本文根据上海民政官网公布信息资料整理形成）

B.11
北京市以医联体为载体推进
分级诊疗制度建设

北京市委、市政府高度重视以医联体为载体的分级诊疗制度建设，严格贯彻党中央、国务院决策部署，立足首都实际情况，以提升基层医疗服务能力为重点、以公立医院下沉优质资源为发力点、以四类慢病患者双向转诊为突破口，扎实推进以医联体为载体的分级诊疗制度建设。

一　立足首都实际，突出医联体建设特点

北京市医联体紧贴医改方向，立足首都实际情况，主要有以下四个特点。

1. 突出政府主导原则

医联体建设具有明显的公共利益导向，超越了个别医疗机构的利益，要处理复杂的协调问题、外部性问题，必须坚持政府主导的作用。这是医联体建设的内在要求。通过医联体的建立，推进大医院带社区服务模式的建立，推进医疗、康复、护理有序衔接的服务体系建设，从而更好地发挥三级医院专业技术优势及区域医疗中心的带头作用，加强基层医疗机构能力建设，构建以医联体为主要载体的分级诊疗模式，方便群众就医。

2. 突出区域概念

北京市医联体建设以16个区域为界限，各区卫生计生行政部门结合本区实际情况，按照医疗机构分布情况和群众就医需求牵头组建有规划的跨行政隶属关系、跨资产所属关系、层级清晰、布局合理、各级各类医疗机构密切协作的医联体。2016年底各区实现医联体服务辖区内居民全覆盖，努力满足其基本医疗卫生服务需求，方便其看病就医，提高其健康水平。

3. 重要制度安排

北京市医联体建设是医疗机构关系模式的重大变革，是对医疗服务格局和

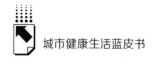

秩序的重大调整。

4. 以分工协作机制为核心

医联体的核心和实质在于分工协作机制，强调明确不同层次、不同类别医疗机构分工，大医院为社区卫生服务机构逐步让出服务空间，促进资源纵向流动，加强社区卫生服务机构和康复护理机构能力建设，医联体作为一个整体提供协调连贯、有序衔接的服务机构，从而实现优化配置资源、合理利用资源，最大限度地保障辖区居民健康权益的最终目标。

二 持续稳步推进，医联体建设初见成效

经过四年多的医联体建设工作，北京已建成 58 个医联体，包括核心医院 55 家［包括委（部）属、委（部）管医院 9 家、市属医院 9 家、厂矿企业办医院 3 家，部队医院 1 家，社会办医院 2 家，区域医疗中心 16 家、其他区医院 15 家］，合作医疗机构 528 家，覆盖了北京市 16 个区。在 528 家合作医疗机构中，有 45 家三级医院、66 家二级医院、415 家一级医院及社区卫生服务中心、2 家社区卫生服务站，基本形成了以医联体为主体的分级诊疗格局。58 个医联体医疗机构通过病床、设备、人员的综合统筹、调整，优化配置资源、合理利用资源，最大限度保障辖区居民健康权益。

各医联体主要开展了双向转诊、定期派出专家到基层医疗机构出诊查房带教、基层医师到上级医院进行专业培训及免费进修、基层预约大医院专家号源、远程会诊等信息化建设、推进检查结果互认等帮助基层提升水平的工作，并突出了高血压等四类慢病管理内容、强化基层医疗服务考核绩效等工作。2017 年 1~12 月，医联体内双向转诊患者共计 16.9 万人次，比上年同期增加 6.3%，其中医联体内上转患者 13.6 万人次，较上年同期增加 2.6%，下转患者 3.3 万人次，较上年同期增加 10.3%；下级医院医师到大医院进修约 3700 人，派出专家约 2.3 万人次。

三 强化政策设计，不断完善分级诊疗机制建设

北京市分级诊疗将本着强基层、建机制、搭平台、管长远的总体思路，加

强分级诊疗建设，明确了 7 个方面的重点工作。

1. 医药分开综合改革促进分级诊疗

2017 年，北京市医药分开综合改革就注重分级诊疗政策设计，以重构医疗服务体系为目的，通过医事服务费的差异化分级设置，引导患者就医下沉，尤其是推出 60 岁以上慢病患者两个月长处方、先诊疗后结算等服务举措，很大程度上促进了分级诊疗格局的实现。从改革以来的数据看，三级、二级医院门急诊诊疗人次分别减少 12% 和 3%，一级医院及基层医疗卫生机构增长了 16%，城区部分社区卫生服务机构诊疗量增加 25% 左右。一些普通病常见病逐步分流到基层机构，扭转了十多年来基层诊疗量下降或徘徊的局面，大医院人满为患的战时状态得到有效缓解。副主任、主任医师门急诊人次分别减少 8.6% 和 23%，患者选择专家看病更加理性，"看专家难"的问题有所缓解。

2. 明确医疗卫生机构的功能定位

明确分级诊疗医疗卫生机构范围包括所有公立医院（含中医、中西医结合、民族医、部队、行业等医疗卫生机构），鼓励民营医疗卫生机构积极参与。明确区域医疗中心的功能定位和医联体内各医疗卫生机构的功能定位。2018 年底前各区明确各区属医疗卫生机构在分级诊疗工作中的定位和任务，2020 年底前进一步优化提升功能。

3. 加强基层卫生体系建设

主要包括加强各区基层医疗卫生机构建设水平、完善基层医务人员激励机制、推进"四个一批"工作充实基层队伍等。各区根据本区常住人口状况及基层医疗卫生机构建设情况完善 15 ~ 30 分钟社区卫生服务圈建设，按照辖区服务人口状况，优化调整社区卫生服务机构设置规划，使社区卫生服务中心达到良好运行状态。到 2020 年各区社区卫生服务中心全部实现家庭医生团队服务接诊新流程。

4. 有效提升基层医疗服务能力

积极参与创建国家级群众满意卫生院及优质社区卫生服务中心的工作。落实基层医疗卫生机构床位设置要求，并加强基层医疗卫生机构儿科服务能力建设。积极推进家庭医生签约服务。在家庭医生签约服务的方式、内容、收付费、考核、激励机制等方面创新突破，到 2020 年建立基层医务人员家庭医生服务考核与激励机制，重点人群实现签约全覆盖。推进实施基层中医药服务能力提升工程"十三五"行动计划、提升基层医疗卫生机构辅助检查水平、增

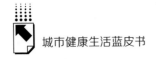

加社区卫生服务机构长处方病种和调整长处方用药。

5. 推动居家及社区康复护理服务体系建设

推进康复医院、护理院等机构建设，研究完善康复、护理医保支付政策。2018年各区将在每个医联体内确定一家医疗卫生机构，能够为辖区内疾病稳定期患者提供专业、综合的康复治疗，并具备其他疾病的一般诊疗、处置能力和急诊急救能力，承担本辖区康复患者诊疗、转诊等延续性医疗服务功能。到2020年，各区通过多种方式加快补充专业护理院，提供医疗、康复、护理等连续性医疗服务。鼓励社会办诊所、门诊部等机构参与分级诊疗工作。结合北京市实际情况，研究制定有利于北京市康复、护理医疗机构发展的医保支持政策。

6. 发挥医联体在分级诊疗工作的主导作用

各区结合辖区居民分布和医疗卫生机构分布情况，按照全部三级公立医院纳入医联体建设的要求，对辖区内综合医联体布局进行调整。2018年各区至少建立1个紧密型医联体。在2017年启动专科医联体建设的基础上，启动构建疑难疾病转会诊为重点的专科医联体工作，建立疑难复杂专科疾病的诊治渠道。到2020年实现北京地区纵向贯通、横向衔接的疾病救治及转会诊体系。

7. 加强信息化建设构建电子化诊疗平台

在2017年完成市级临床会诊中心和市级医技会诊中心（影像、血液检测、病理诊断、心电监测）建立工作的基础上，2018年启动标准化服务建设，实现与全市医疗卫生机构的有效对接，2020年实现远程会诊服务的常态化。各医联体要加强信息的互联互通，实现诊疗信息的传送和审阅网络化。鼓励各级医院探索通过互联网、物联网等形式，开展健康监测、疾病监控、紧急救治应对指导等服务。

四 持续改善医疗服务 提升百姓就医获得感

为改善广大人民群众的就医感受，近年来，北京市积极推出多项改善医疗服务举措。

1. 改进预约服务，百姓就医时间更精准

北京市大力推进医院门诊服务供给侧改革。为方便患者，医院先后推出自助机、手机App、市属医院京医通就诊卡、医生诊间预约、医联体内预约等多种挂号方式，形成多渠道预约格局。目前，三级医院均将门诊预约时间精确到

1 小时之内，40 余家医院已精确到 30 分钟，北大第一医院、北大第六医院、朝阳医院等医院的部分科室可精确到 15 分钟。2018 年争取将 80% 的三级医院门诊预约时间精确到 30 分钟。

2. 运用互联网＋医疗服务，百姓就医方式更便捷

北京市 90% 的三级医院可以提供健康知识普及、费用查询、检验单自助打印、检查结果推送等服务，大医院在挂号条、检查单上都印有简明扼要的引导信息和注意事项。多数三级医院可自助打印 X 光胶片；60 余家医院可实现电子支付；人民医院、东直门医院、北京儿童医院、北京口腔医院可提供短信提醒；友谊医院、北大六院、西苑医院等近 20 家医院已实现院内电子地图导航。

3. 探索一站式服务，百姓就医流程更简化

目前，80 家三级医院设立门诊服务中心，集中接待患者咨询、投诉事项；60 家三级医院设立住院服务中心，做好出入院手续办理及结算时间预约安排，严格探视和陪护制度，为行动不便的住院患者提供陪检服务；超过 60 家三级医院设立后勤服务中心，实现后勤管理一体化。全市 16 个区 180 所社区卫生服务机构实行了"先诊疗、后结算"的服务新方式；对 60 岁以上本市老年人减免医事服务费个人负担部分，已有 1800 余万人次受益；打通高血压等四类慢性病患者在一级、二级、三级医院和社区就诊的用药目录，使 300 万人受益，并对符合要求的患者开具两个月用量的常用药品，已有 1.7 万多人次收益，减少了患者往返医疗机构的次数。

4. 持续改进医疗质量，百姓就医更放心

北京市成立院感、检验血液净化、肿瘤、消化、护理等 32 个质量控制与改进中心，每年开展相关专业医疗质量与安全检查，不断改善医疗质量，深入推进临床路径、检查结果互认、优质护理服务等工作。目前北京市实施医学检验结果互认的检测项目总数近 40 项，具有互认资质医疗机构共 145 家。北京市已开展日间手术的医疗机构 106 个，开展日间手术总例数为 214745 例。宣武医院等 15 家市属医院知名专家团队已达 70 个，通过京医通服务平台挂知名专家团队门诊号的患者达到 8.6 万人次，知名专家接诊疑难重症患者比例明显提高。

（本文是根据北京市卫生和计划生育委员会网站资料整理而成的，网址为：wjw. beijing. gov. cn／）

B.12
贵阳：以"大数据"为引领
为全民健康插上信息化"翅膀"

　　"没有全民健康，就没有全面小康。"健康，是最大的民生工程。贵阳市乌当区大力推进"大数据＋大健康"融合发展，进一步强化基层卫生信息化对基层卫生服务能力的提升作用，建设覆盖全区所有医疗机构的卫生信息化体系，改善群众就医体验，更好地服务城乡居民，为全面建设小康社会提供优质的健康服务保障。

一　卫生信息化建设优势得天独厚

　　医疗卫生信息化建设，医疗是基础，信息化是关键。作为贵州省大健康医药产业发展示范区、国家智慧城市试点、贵州大数据大健康融合发展产业基地的乌当区，大健康与大数据已形成产业集聚发展的良好态势。强劲发展的医药产业、逐步增强的医疗服务、发展迅速的药食材产业、自主可控的天地双网、快速集聚的大数据产业……这些基础条件，无疑让乌当区的卫生信息化建设具有了得天独厚的优势。

1. 大健康

　　乌当大健康产业规模、集聚度全省领先，初步形成了集健康养生养老、健康药食材及康体运动为支撑的产业体系；医药产业发展势头强劲，目前共有规上制药企业 12 家，其中 1 家全国百强，3 家全省领军；医疗服务逐步增强，全区现有医疗卫生机构 155 家，床位数 1409 张，其中，三级医院 1 所、二级 3 所、一级 4 所，贵州医科大学附属乌当医院、贵州福万康康复医院、贵阳市公共卫生救治中心正落地建设，西南心血管病医院、贵州妇女儿童国际医院、中广核肿瘤质子医院、新民骨科中医院、广州白云精康医院等项目正加快推进。

2. 大数据

乌当区从2013年起即着手打造"数据乌当、智慧乌当"，目前，已建成数据源采集、应用和自主可控的"天地双网"，初步建成覆盖全区的光纤网和新天主城区无线WiFi；城市管理迈入智慧阶段，已建成智慧城市综合智慧管理平台及数据中心，数据中心已建成存储量为500tb，可满足呼叫坐席2万线，最大承载云桌面用户端2万个；创新能力逐步增强，建设双创基地和平台6个，其中，国家级平台2个，省级平台4个，大数据产业高层次人才451人；"大数据产业"应用推广迅速，大数据产业快速集聚，呼叫服务、电子商务发展迅猛，有力地推动了智慧农业、智慧旅游、电商医药的快速发展，有效提高了教育、医疗、公共文化服务平台的提质增效。

3. 大健康 + 大数据

乌当区大数据与大健康医药产业融合创新，衍生出了多种健康服务和健康管理新业态，有力助推了大健康医药产业发展。众致合一心电远程监护云平台、乌镇互联网医院贵阳微医等医药制造、医患互动与大数据分析相结合的智慧医疗陆续投运。康心药业是全省最大的医药物流企业，是全国医药商业百强企业，公司以大数据为引领，以"互联网大健康"为手段，充分发挥专业医药物流的配送效率和集团带量采购的优势，通过减少中间环节，有效降低药价。

二　卫生信息化建设成效风生水起

2014年，国家卫计委确定乌当区为全国基层卫生综合改革重点联系点，通过三年改革，乌当区"积极探索'111'模式，信息化助推基层卫生服务能力提升"作为典型经验，在全国基层卫生工作会上进行推广。

目前，全区基层卫生机构全面完成标准化建设任务，基层卫生服务能力和管理水平已基本满足辖区群众日益增长的健康需求，基本实现了60%常见病不出乡镇、90%常见病不出区的目标，"健康乌当"格局正在逐步形成。

分级转诊、电子处方、电子病历、健康信息"一卡通"……信息化建设正在为乌当区老百姓的生活带来变化，如今，"看病越来越方便!"已成为乌当区老百姓的普遍共识。

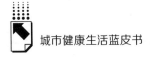

1. 信息得共享, 服务更方便

在乌当区, 小病不出社区乡镇, 常见病不用出区, 就能得到有效诊治。这样的便利, 得益于乌当区医疗信息化建设, 也得益于乌当区的区域卫生协同系统。

近三年来, 乌当区共投入 4000 余万元建立了区人民医院、区妇幼保健院和 10 家基层卫生机构协同使用医院信息化系统, 建立 "13x" 的区域卫生协同系统, 即一套 HIS (医院管理系统)、三个中心 (区域影像中心、区域心电诊断中心、区域检验中心), 覆盖所有公立医疗卫生机构, 实现了流程再造, 极大地提升了基层卫生机构服务能力和水平。

区域卫生协同系统的建设, 解决了基层卫生机构人才匮乏的问题, 通过医联体、远程诊疗等方式, 实现了乡镇卫生院与区人民医院等医疗机构专家的资源共享。同时, 乌当区投入 1000 万元为基层卫生机构配备了全自动生化分析仪、DR、彩超等设备, 通过已建立的放射、检验、心电三大中心, 实现乡镇卫生院与区人民医院的检验检查结果互认, 现已完成 500 余人次的远程影像、心电、检验等服务。此外, 通过区域协同, 将优质医疗资源共享到基层卫生机构, 既解决了群众看病难、看病贵的问题, 又解决了分级诊疗难的问题, 基层卫生机构的吸引力进一步提高。2016 年全区新农合门诊就诊 22.53 万人次, 区内就诊率为 98.31%。

2. 数据为 "核心", 管理更有效

对于医疗卫生这个时刻产生着大量数据的行业来说, 大数据 "有所为" 的空间很大。诊疗数据的汇聚、运用融合, 电子化的办公……这些都是乌当区 "大数据医疗" 的有益实践。

2016 年, 乌当区建成贵州省第一家县级区域卫生信息平台, 完成了健康档案调阅系统、双向转诊系统、居民公众健康门户、综合卫生管理系统、智能化区域卫生监管平台和基本药物监测监管信息等六大功能模块, 形成基层卫生机构、公立医院、民营医院的数据汇聚、互通、运用融合。上年该平台共采集门诊 10 万余人次、急诊 7 万余人次、入出院 28 万余人次的诊疗信息, 实现医疗行为的监管和医疗数据的汇聚。同时, 乌当区还与北京理工大学合作, 全方位、多角度对数据进行区域性分析与研究, 构建线上专家虚拟工作团队, 实现了三个方面的提高。

智慧医疗健康云平台的建设, 改变了手工填报、纸质收集等传统模式, 使资料翻查变为一键查询，并可以实现对基层医疗机构、医疗行为进行即时监管，使各基层医疗机构各项诊疗数据一目了然；实现医疗卫生机构内部管理流程再造，药品从采购、配送、入库到出库实行全程信息化管理，病人从进院到出院，所有费用均由平台管理，各种诊疗信息报表自动生成；电子处方、电子病历的应用，实现了医疗文书书写规范化，有效规避了医疗差错事故的发生，提高了服务效率，提升了医疗质量。

3. 数据为"桥梁"，生活更便捷

去医院看病，不少市民会遇到这样的小烦恼：每到一家医院就要办一张就诊卡，有时手里存着好几张卡。在乌当区，这样的烦恼就不会有了。

居民健康卡是依托智慧医疗健康云平台而发行，集健康管理、医保结算、金融支付等于一体的医疗健康一卡通。作为全省居民健康卡发行试点区，乌当区已累计发卡 80000 余张。通过这张卡，医生可调阅患者个人健康档案，及时更新就诊信息，完成了"居民—医院—政府"监管部门的信息相互流转；通过虚拟服务券形式，创新公共卫生服务模式。目前，全区已建居民健康档案 19.05 万份，建档率达 81.1%。

通过这张卡，还可以实现与家庭医生签约的服务，通过家庭医生签约平台，实现了家庭医生与居民线上签约，线下服务，及时为个人提供医疗服务，实现"一人一卡一家庭医生"的医疗健康环境建设。截至目前，全区已签约家庭医生 36566 人次。

此外，这张卡实现了区内基层卫生机构与上级医疗机构互联互通相结合，让居民足不出户就可以预约挂号，在医院健康卡自助终端实现自助挂号、费用结算、检查结果打印、自助查询等级服务，减少了排队等候时间，并实现跨机构调阅健康档案、医疗机构化验检查信息互认、诊间支付等功能，极大地减少了患者就诊风险，降低了就诊费用，缩短了就诊时间，使群众就诊更加方便快捷。

贵阳市乌当区以大数据为引领，抢抓创建全省大健康产业引领示范区的机遇，立足"大数据医疗"建设，在诊疗体系建设、"智慧医疗"建设等方面积极探索，统筹推进智慧医疗基层卫生信息化建设，全面提升基层卫生机构服务能力和管理水平，取得了显著成效，城乡居民健康水平得到显著提高。

（本文根据《贵阳日报》数字报 2017 年 3 月 29 日的报道整理而成）

B.13
杭州市借助"互联网＋智慧医疗"
实现医疗信息、资源共享

　　以互联网为依托的健康教育、医疗信息查询、电子健康档案、电子处方、远程医疗和康复等多种形式的医疗健康服务，正悄然改变着传统医疗服务模式。有数据显示，我国移动医疗市场未来将保持高速发展，至 2017 年市场规模达 200 亿元，未来三年年复合增长率超过 80%。2015 年 7 月初，《国务院关于积极推进"互联网＋"行动的指导意见》出台，提出加快发展基于互联网的医疗、健康等新兴服务；鼓励医药行业利用电子商务平台优化采购、分销体系，提升企业经营效率。如何顺势而为，借助"互联网＋"元素，提升医疗机构的经营效率和服务品质，乃至推动医改难题，破解"看病难、看病贵"的痼疾，成为上至国家，下至地方的重要命题。"互联网＋智慧医疗"是杭州破解命题的现行路径，或可带来一定的启示和借鉴意义。

　　从 2012 年 7 月开始，杭州推行"分时段预约诊疗"、市民卡"诊间结算"，到目前"互联网＋智慧医疗"推进已超过 4 年。通过借助大数据、物联网技术，以及微信、App、挂号网等载体，形成医疗智慧化建设，打破"信息孤岛"，助推实现医疗信息、资源共享。

一　"互联网＋智慧医疗"谋篇布局

　　"三长一短"（挂号时间长、等待时间长、候诊时间长、看病时间短）问题，是当下国内医疗痼疾，患者诉求一时难以得到相应满足，而医疗资源的紧缺和供需严重不匹配给这一现象提供了一定的理由。"三长一短"形成的原因不同，但彼此间并非孤立，而是有所关联、相互影响。

　　如此情势之下，杭州市希望通过"互联网＋智慧医疗"的方式优化诊疗全流程，尝试为患者提供更好的服务。这包括借助微信、手机 App、医院自助机、医生诊间和社区转诊等平台，通过预约诊疗等方式，缩短挂号候诊时间，减少患者扎堆排队现象。"智慧医疗"重要载体之一——"智慧医疗"APP（掌上医院），是杭州市属 11 家医院统一 App，在移动端提供了十多项功能服务：预约挂号、报告及费用查询、医信付、排队叫号、医院导航、门诊排班、医院简介、智慧药房、健康百科、智能分诊、医疗资讯等。

截至 2016 年底，"智慧医疗"手机 App 累计注册用户 93 万余人次，预约挂号服务 34 万余人次，查阅检查检验报告单 282 万人次。

目前，预约诊疗覆盖杭州所有市属医院、县医院、社区卫生服务机构。

2015 年 11 月底，杭州智慧医疗医护版 App 上线。这是便于医生护士对所诊疗的病人及其病情进行有效管理的智慧应用，更好地实现医患互动。智慧医疗 App 目前也嵌入"健康杭州"（杭州市卫计委官方微信），作为两者未来互通的前奏，后者为前者提供了一个连接窗口，实现跳转。在"健康杭州"微信号上，也开设了预约诊疗服务平台，用户可以手机挂号，还可以查询检验体检报告。微信号在杭州医疗智慧化方面，正发挥着更大作用。2016 年 9 月中旬，杭州市急救中心"微急救"上线，市民们可以通过微信呼叫救护车。通过关注微信号"浙江省杭州市急救中心"，在"我的"一栏里完善个人和亲友信息，每个账号最多可以添加五个亲友的信息；当遭遇紧急情况时，进入微信"微急救"界面，根据需要选择为本人、亲友或路人三种不同报警模式，微信呼叫 120 可实现实时定位。

除了"微急救"，微信号"浙江省杭州市急救中心"还提供其他服务，包括车辆甄别：输入救护车的车牌号码，就能得知车辆归属，避免碰上"黑救护车"；微信支付：通过微信支付功能，可方便市民支付急救费用；急救培训：定期发布培训信息，方便公众参与急救中心的各类急救培训；等等。

其实，微信 2016 年已在杭州提供了"互联网＋急救服务"。在微信城市服务中，具有智能呼叫、AED 导航、真假救护车查询、个人档案、急救知识等诸多功能的"急救服务"上线，这是腾讯互联网＋合作事业部在"互联网＋医疗"上的又一项创新服务，也是全国首个上线的智能急救服务。

此外，杭州市属医院在办理患者出院过程中，提供楼层结算服务、推车床边服务、自助机服务、市民卡护士站结算，实现出院"床边"解决，减少付费"长龙"。

进行结算时，患者难免遇到账户余额不足情况，但只要开通了"智慧医疗"App 上的"医信付"功能，其即可帮忙预先支付不足部分（最高额度为1000 元）。"医信付"是杭州市信用体系建设的首个征信服务应用。市民可在离院前，通过院内柜面、自助机充值还款，也可以离院后再通过杭州智慧医疗App、支付宝服务窗等进行还款，实现"先诊疗后还款"。

二 医生诊间功能多面化

医生诊间在传统上多是只负责医患诊治，但现在功能由单一走向多面化和系统化。"诊间结算"是其中重要表现，也是缓解看病"三长一短"问题、优化就诊流程的重要途径。其早在 2012 年下半年，即在杭州市属医院开始推行，把门诊费用结算端口开到医生的电脑上。病人在市民卡账户上预存一定金额的钱，实现"预交费"，医生开药、开化验单、开检查单后，在医生诊间一次刷卡（POS 机）就能同时完成医保和自费部分的付费，病人可直接去做检查或到药房拿药。

HIS 系统（Hospital Information System，医院信息管理系统）为诊间结算提供支持。这一系统连接患者和医保/社保中心，是医院的核心系统，对医院及其所属各部门的人流、物流和财流进行综合管理，围绕着医疗活动的各个阶段产生相关数据，包括各门诊数据及病房数据两大主流数据流。这一方面解决了病人在诊室和付费窗口来回奔走反复缴费问题，节省了患者排队付费的时间；另一方面延长了患者在诊间的时间，医生在此期间也可与患者进行更多交流，实际上延长了患者的看病时间，适度缓解就医时间短的矛盾。

数据显示，自开通应用至 2016 年底，杭州"智慧医疗"累计为 3560 万人次的门急诊就医者提供了"诊间结算"服务，按每一人次至少节约 1 小时计算，全杭州仅降低就医时间成本就超过 3560 万小时。

此外，患者如需再次诊疗，还可以在医生诊间预约下次诊疗时间，不用继续另行挂号。除了能够预约本医院医生外，医生诊间还提供另一种预约服务——预约北京、上海等大医院的专家，进行转诊治疗。这样有两个好处：一是避免了患者盲目预约这些大医院专家，也相当于为这些医院提前做了筛查，彼此都能更好地做到精准治疗，患者得到更有针对性的治疗，医院减少资源浪费；二是医生帮忙预约，提高患者预约到专家的可能性，缓解"看病难"问题。这一预约服务，主要依靠杭州市属医院与北京、上海等地医院的合作关系，另一个就是挂号网的资源。挂号网于 2010 年创建，腾讯等参与投资，是全国就医指导及健康咨询平台和国际领先的移动医疗服务平台，已成长为国内最大的互联网就医服务平台。此前，杭州市卫生计生委联合杭州市人社局、杭州市民卡公司及挂号网，推出了杭州市级医院诊间跨省转诊预约平台。该系统现已在 11 家杭州市属医院全面运行，病人不仅能在医生诊间预约到北京、上海的专家，还能在 38 家跨省转诊的医院享受异地医保。

三 大数据平台打破信息孤岛

2016 年全国"两会"期间，全国人大代表、腾讯董事会主席马化腾建议，建立分级诊疗体系并通过互联网技术打破"信息孤岛"。他指出，实现分级诊疗的一个重要条件是患者信息共享，只有让医务人员及时了解患者的健康、诊疗、用药情况，全程跟踪病人的健康信息，为患者提供连续的整合医疗服务，才能实现基层首诊、双向转诊、上下联动的分级诊疗体系，最终实现社会医疗服务效率提升。事实上，借助一些政务数据的开放和打通，杭州市已打造区域卫生信息平台。这一平台为智慧医业务的开展提供了实际支撑，相当于把各家医院部分资源和相关诊疗数据都收集过来，再提供相应的医疗服务。比如平台提供健康档案，共享调阅服务，对于患者个人的健康档案，包括在杭州市属医院的就诊信息、检查结果、用药情况等，以及社区卫生服务中心的慢性病随访记录，杭州所有市属医院的医生都可以调阅。现在，杭州市属医院的医生通过诊间共享系统可以查阅患者在本院及其他医院拍摄的影像资料；医生开检查单时，如果病人此前已有同类检查将会发出提醒，在确保医疗安全的前提下避免重复检查，节省患者的医疗费用支出和时间成本。

以杭州市下城区为例。下城区搭建的区域卫生信息化系统，采用区域一体化管理模式，实现居民健康信息共享。社区居民只要在市级、区内任何一家医疗机构就诊过，医生在电脑中就能看到病人在其他医院的电子就诊及检查检验记录，打破了医院间信息化系统各自独立导致的信息不共享、数据不能有效利用的孤岛模式。

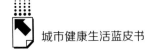

通过区域卫生信息化平台，不仅实现下城区局属医疗机构数据的有效整合，为绩效考核和决策分析提供依据，提升医疗卫生管理能力，还促进了医生用药智慧化，通过医院和卫计委两级用药智慧监管，实现了"事先提醒、事中拦截、事后分析、全处方点评"，较好地杜绝大处方。

四 分级诊疗促推医疗资源优化

建立分级诊疗制度，是促进医疗资源共享和优化配置，推动基本医疗卫生服务均等化的重要之举。杭州在全市层面进行制度设计，首创以城市为单位进行分级诊疗流程设计，杭州市卫计委、人社局、市民卡公司、医院等多个单位部门进行联动，并各自出台相应的文件政策予以配合推进。

在政府提供政策、财政资金等帮扶下，对实现"到社区看病、小病在社区、大病在医院"的分级诊疗，互联网元素或手段也发挥着重要作用。杭州市建设医养护综合信息服务平台，包括签约转诊子平台、远程会诊子平台、移动服务子平台、医保结算子平台，发挥智慧医疗助推作用。其中，杭州市希望通过建设会诊平台，推动优质医疗资源共享和"双下沉"。比如，杭州市主城区市级综合性医院与主城区的社区卫生服务中心对接，开展影像会诊、心电会诊、消毒供应和病理联合门诊。同时，杭州以县域当地医疗中心辐射下面乡镇卫生服务中心，同步推进县域五大医疗共享中心建设：区域检验中心、影像中心、心电中心、消毒供应中心、病理中心。中心之间的标本、资料可互相转运。

此外，杭州市以"2＋3"模式布局分级诊疗服务体系，主城区由省、市级医院和社区卫生服务机构两级构成；萧山、余杭、富阳三区及四县（市）由省、市、县（市）级医院和基层医疗机构三级构成。

杭州市的签约转诊一体化信息平台，与市医保系统、社区 HIS 系统和上级医院 HIS 系统打通，具备医养护签约、移动签约、转诊备案、检查预约、电子病历上载下传、转诊满意度评价等功能。主城区接入 26 家省、市、区级医院以及所有社区卫生服务机构，2016 年三区四县（市）启动县域分级诊疗信息平台建设，并统一接入杭州市分级诊疗信息平台。

杭州已建立区域一体化的优质资源诊疗体系，即上级大医院（市属医院）

按照属地划片对接社区医疗服务机构，县级医院对接当地的卫生院，提供医疗资源支持。

为将部分患者"引流"到社区医疗服务机构，杭州各市属医院的专家号资源都会向所对接的社区医疗服务机构"倾斜"或"下沉"，简单说就是部分"专供"给各社区医疗服务机构。相比各市属医院的专家号可提前一周预约，"专供"社区医疗服务机构的专家号可提前两周预约，渠道包括杭州"智慧医疗"App、相关网站等。目前，杭州市级医院的30%的专家号源"下沉"到基层医院，病人在社区首诊后，基层医生预先做出筛选判断，会帮助病人挑选合适的医院和专家。

数据显示，2016年，杭州市64.67%的签约病人选择了在社区就诊，11.84%的签约病人在社区就诊后由签约医生转诊到省市医院就诊，精准预约转诊3.8万余例。

杭州市基于多个"互联网＋"元素的聚合效应，已基本完成杭州"互联网＋智慧医疗"的谋篇布局。目前已基本实现了智慧结算"全院通"、智慧应用"全城通"、院内服务"全自助"、项目覆盖"全人群"，有效解决了老百姓"看病繁"问题，尤其是"三长一短"问题。而借由大数据平台、分级诊疗和诊间结算等，使得杭州市属医院优质医疗资源"下沉"至社区，也使得北京、上海等地大医院优质医疗资源"下沉"到杭州，缓解了当地老百姓"看病难""看病贵"等问题。

（本文根据杭州市卫生与计划生育委员会2017年3月1日的报道整理而成）

B.14

沈阳迈入"智慧医疗"时代

"智慧医疗"是沈阳智慧城市建设的重要抓手,是卫生行业的一次自我革命。智慧医疗正在逐渐改变人们的生活,使求医之路变得方便快捷。

随着经济条件不断改善,人民群众对于医疗保健服务需求日益增长。统计显示,沈阳市居民到医疗机构就诊的门(急)诊诊疗人次和住院人次每年均以可观的水平增长,但与快速增长的医疗服务需求相比,医疗服务能力增长相对滞后。为此,沈阳市卫计委全力打造"数字智能的管理环境、精准高效的服务环境、文明和谐的人文环境",建立健全"人口全覆盖、生命全周期、便捷全流程"的医疗卫生健康服务体系,构建以"区域人口健康信息平台"(以下简称"平台")为核心和枢纽,以"智慧医院"为基础和载体,以"互联网+医疗"为补充和延伸的协同、便捷、高效、安全、一流的"智慧医疗"顶层设计,全力创建智慧医疗的沈阳模式。

通过利用移动互联网、物联网、云计算、大数据等新技术手段,优化医疗流程、改善就医体验、提升医疗质量、加强医院管理、提高运行效率,最大限度实现"信息惠民、信息惠医"的目标,进而促进卫生健康各项事业又好又快发展,切实有效缓解百姓"看病贵、看病难、看病繁"等问题,满足人民群众日益增长的看病就医的需求。

一 "智慧医院"带来全新就医体验

在医疗模式划时代变革的历史时期,市卫计委按照市政府建设"智慧沈阳"的整体部署,2016年继续把打造"智慧医院"这一项关乎百姓切身利益的惠民工程作为推进"智慧卫生"工作的重要抓手和切入点,创新性地提出打造"智慧医院三大环境",即数字智能的管理环境、精准高效的服务环境和文明和谐的人文环境,在副省级城市率先制定《沈阳市智慧医院三级医院评审标准》和《沈阳市智慧医院二级医院评审标准》，整个评价指标体系的编制，历经几个阶段，通过前期起草以及征求专家意见后下发，该评价体系包括7大项内容、130余项指标，总体原则以解决问题为导向，通过智慧医院建设的稳步推进，以医疗机构的信息化、智能化、自动化建设来满足人民日益增长的医疗需求，来满足医务人员提供优质服务的需求，来满足医院管理者精益化管理的需求。这种模式为医疗卫生事业相关人群带来了全新的感受和体验，成为"平台"建设的重要基础，并成为平台发挥互联互通功能、打破信息"孤岛"的重要保障，将大大提升沈阳市医疗服务机构的能力和水平，是实现人人享有基本公共医疗卫生服务的重要支撑，也是缓解"看病贵、看病难、看病繁"等医改难题的重要措施和手段。有效提升沈阳市百姓的幸福指数，促进和谐沈阳发展。

目前，市胸科、妇婴、四院等医院通过手机 App、网站多路径实现预约诊疗；其中市妇婴实现手机智能导诊、诊间彩超预约、诊间支付、化验报告推送、出生证明预约，提升了特殊人群的就诊体验。截至 2017 年 9 月底，开通 9个月来，市妇婴 App 挂号 5 万余次，查询报告 26 万人次，诊间缴费 7 万人次，合计 1000 余万元。市一院、四院、胸科均建立自助影像、报告和化验单打印系统，减少了排队环节，改善了就医体验。市七院在健康卡应用方面取得了显著成效，极大地改善了门诊拥堵的状况。

"智慧医院"建设工作全面提升了医疗质量、提高了医院管理水平、优化了医疗流程、改善了百姓就医体验；使患者、医务人员和医院管理者都有了全新的感受。建设工作的稳步实施逐步形成了利用信息化手段结合医院科系、目标人群特征的精准"惠民、惠医"智慧医院建设新模式。

二 "信息化"强化基层服务能力

"新医改"提出要有效减轻居民就医费用负担，切实缓解"看病难、看病贵"的目标。有效手段之一是通过信息化手段强化基层服务能力。而"互联网＋医疗"是快捷筑牢基层卫生网底、促进分级诊疗模式形成，提高基层医疗水平的首选路径。为了能够进一步加强基层医疗水平、提升服务基层百姓的能力，沈阳市智慧卫生建设积极响应国务院"互联网＋"发展战略，试点医疗服务新模式，通过"互联网＋医疗"手段，打造优势医疗资源远程会诊中心，解决医疗卫生服务"最后一公里"问题。使医疗资源通过信息化手段贴近百姓，延伸到基层、延伸到社区。目前，沈阳已有十余家医院建成远程会诊中心，到2018年年底前，市级医院有望全部建成远程会诊中心。

市卫计委推动"互联网＋医疗"体系的建设，一是积极依托市级医院重点学科资源优势，打造专科远程会诊中心：将优质医疗资源共享到基层卫生服务机构，进行远程诊断和业务指导，实现大医院专科医生和基层医生工作协同，为基层百姓提供高水平远程医疗服务，同时也能不断提升基层医务人员业务能力和水平。有效缓解基层百姓"看病难"，促进分级诊疗模式形成。沈阳市第一人民医院与北京宣武医院实现远程连接。进行远程脑血管疾病、溶栓等脑病的会诊、指导及示教，另配备远程会诊推车，可进行移动远程会诊，如有溶栓病例复杂患者，可提供7×24小时服务。沈阳市第三人民医院即市老年病医院打造"互联网＋医疗＋养老"医养结合的新模式。通过远程会诊打破时空限制，为老年患者提供高水平诊疗服务200余次。市四院实现对辽中、沈北的远程影像会诊，建立专业影像工作站，对基层上传的图像进行运算重构，实现优质医疗资源共享和下沉，提升了基层医疗服务能力。开展远程影像诊断1.2万例，眼科会诊200余例，心电会诊121例。骨科医院利用信息化手段成立国家中医药管理局骨伤科远程会诊中心北部分中心，扩展了服务半径，提升了服务效能。通过微信平台答疑2.5万余次，开通绿色通道2500余次，网络直播手术过程、召开网络学术会议进行继续医学教育150余次，进行疑难远程会诊550次，实现双向转诊450例。

二是发挥市级三级医院区域医疗中心的帮扶作用，与基层医疗机构建立信息化联系：基层医疗机构与三级医院联系起来，病人不出社区做检查，通过远程医疗得到大医院专家协同门诊帮助诊断及处方指导，大大缩短就诊时间，改善基层患者就医体验，胸科医院和大东万泉社区卫生服务中心形成了全面的信息化支撑的医联体模式，打通HIS、电子病历和PACS、LIS系统，通过远程影像、心电、检验共享医疗资源，实现诊疗服务一体化。万泉社区的居民从此不出社区就享受到胸科医院的专家服务，急难危重患者的转诊也享受到绿色通道待遇。

三 建立区级影像会诊中心和检验中心

"'互联网＋医疗'在医疗机构之间、在医学专家和病人之间建立起了超越物理距离的联系。促使优质医疗资源共享和下沉，成为深化医改的重要抓手和载体，成为惠及民生的重要途径和手段，成为促进医疗健康服务模式转变的主要推动力。"市卫计委相关负责人介绍说，目前基层医疗单位大都没有完善的医院 PACS、LIS 系统，还处于信息孤岛状态，通过建设区域性数字化影像诊断和检验中心，提升区域内医疗机构为群众提供服务的能力和水平，促进医改目标的尽快实现。在信息安全得到保证的前提下，区域内可共享患者的历史影像检查和检验结果信息，减少重复检查，降低医疗费用。和平区中心医院建立区域影像和检验中心，通过区域卫生信息平台与下属多家社区卫生服务中心进行远程连接，共享优质医疗资源，社区卫生服务中心影像技师接受统一的培训，确保拍片工作标准化，保证拍片质量达到区域内统一的诊断要求。将影像即时上传、中心医院诊断后立即下传。患者在区域范围内享受高质量的影像诊断和检验服务，最终减少诊疗费用。患者可以实现在社区检查，减少了去中心医院排队检查的繁杂过程，并得到优质的转诊服务。每天在各社区卫生服务中心抽血化验的患者血样，由专车下收，据统计每天的检验标本量平均 400 人份，高峰期可达 1000 人份。检验报告可通过平台下传到社区卫生服务中心，充分体现信息化手段快捷、方便、高效的特性。

在试点基础上，还将拓展"沈阳市远程会诊中心"在沈北、康平所属社区卫生服务中心和乡镇卫生院接入。缓解百姓看病难、看病贵、看病繁，促进分级诊疗模式的形成。同时，在试点成效显著的基础上，复制胸科等医院便民模式，继续利用移动互联网、物联网、云计算、大数据等新技术手段，优化医疗流程、改善就医体验、提升医疗质量、加强医院管理、提高运行效率，并着手准备进行医院数据标准化、规范化建设，为与平台建设高度融合、相互呼应、互联互通，将信息"孤岛"连成"群岛"做好准备。

四 "互联网＋"推动"云医院"和蓝卡模式

"互联网＋医疗"模式下的沈阳云医院项目和蓝卡模式在 2015 年开始启

动，经过一年的试点运行，"云医院"格局在浑南已初步形成。目前在浑南区2家区级医院，11个乡（深井子、桃仙、满堂、高坎、望滨、汪家、王滨、祝家、李相、白塔、五三）和向下辐射的54个卫生站（室）（嘉华卫生服务站、桃仙二村卫生室、黄山村卫生室、郭英卫生室、李刚卫生室等）已完成云医院覆盖。同时已部署的平台系统有：云医院管理平台（开通了云诊室在线咨询、随诊，门诊远程协同业务，疑难重症会诊业务，区域检验，区域影像业务，处方流转业务等）；掌上云医院App实现居民在云医院覆盖区域实名制就医后诊疗记录个人查看、个人健康管理、个人检查信息记录跟踪服务等）。目前沈阳云医院试点阶段注册的用户已超过22万人，注册医生245人，已经为39071人提供了云医院相关服务，其中1275人通过云医院平台App签约了家庭医生服务，高血压人数23949人，糖尿病人数9390人。

蓝卡模式启动了辽中区分级诊疗体系建设，开展了辽中区人民医院、辽中区社区卫生服务中心及服务站、城郊镇乡镇卫生院、大邦牛村卫生室等医疗机构的分级诊疗及家庭医生签约服务，铁西区在原有开展的两家社区卫生服务中心基础上（七路社区、齐贤社区），新增加了路官社区、凌空社区启动蓝卡模式的家庭医生签约服务；蓝卡还与沈阳市传染病院开展全面合作，建立远程会诊、双向转诊及专科家庭医生签约服务的分级诊疗新模式；在医养结合方面，已经为9家养老院和社区护理站提供蓝卡医疗服务。"互联网＋医疗"模式实现了远程心电、家庭医生签约、特色云诊室、医养结合、动态健康管理、远程用药指导、远程健康教育等服务功能。

市卫计委还与新松机器人合作开发导诊、康复机器人，目前骨科医院门诊已引进一台智能导诊机器人试运行。在使用中不断积累经验，以利后续开发完善。

（本节是根据沈阳卫生和计划生育委员会网站资料整理而成）

B.15
厦门"三师共管"分级诊疗模式
实现量与质的双重飞跃

健康是幸福的基础，厦门市作为国家公立医院综合改革和分级诊疗试点城市，初步构建了患者愿意去、基层接得住、医院舍得放的分级诊疗制度基本框架。厦门市以"慢病先行"为切入点，以家庭医生签约服务为抓手，以健康医疗大数据应用和卫生信息化手段为支撑，具有厦门特色的"三师共管"分级诊疗模式在短期内实现了量与质的双重飞跃。

一 鼓励社区首诊，争取每个居民都有家庭医生

百姓看病，都爱往大医院挤，"看病难、不便捷"问题一直困扰着厦门。为解决这个难题，厦门市以病人健康需求为导向，实施"慢病先行、两病起步"的策略，创新以大医院专科医师、基层全科医师和健康管理师组合的"三师共管"分级诊疗模式，加强政策配套和机制创新，积极引导优质医疗资源向基层下沉。家庭医生成为居民签约服务与管理的核心主体，由家庭医生根据每个签约对象健康及疾病个性化需要，决定是否联系、预约三级医院专科医师，专科医师主要针对签约对象提供技术指导，不同的签约对象按需预约不同的适宜的专科医生；家庭医生根据签约对象的病情、服药情况及自我健康管理能力调配合适的健康管理师。签约之后，市民能够很明显地感受到"多快好省"的服务优势。

2015年，厦门的"三师共管"分级诊疗模式荣获"中国地方政府创新奖"；2016年，"三师共管"模式得到国务院医改办的认同，进一步构建了"1+1+N"三师共管家庭医生签约服务模式；2017年5月10日，在国家卫计委召开的新闻发布会上，厦门的"三师共管"家庭医生签约服务模式作为家庭医生签约探索中的五种经验和模式之一向全国推广。

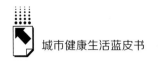

二 从跟跑到并跑，大医院优质服务走进社区

要让市民有小病自愿去基层医院看病，基层医生能给老百姓提供优质服务，基层医院的水平就必须跟上。

目前，厦门将三级医院医生职称晋升和下社区相挂钩，同时对专科医师下社区培训、带教给予专项补助。大医院积极开展人员下派、业务指导等多种帮扶，通过"传、帮、带"，全面带动基层医务人员的服务能力和业务水平的提升。2016年全市共计有195名专家下社区，共带教全科医师250人，增强了基层医疗服务能力。

岛内思明、湖里区以3家三甲综合性医院直管15家社区服务中心，建构了"院办院管"紧密型医疗集团；岛外四个区的23家基层医疗卫生机构在"区办区管"基础上，建立了以区域中心医院为中心的医联体；厦门市心血管病医院、妇幼保健院、儿童医院、仙岳医院、眼科中心等专科医院牵头组建全市各专病防治医联体。

通过医联体实施"双下沉、两提升"，"人才下沉、资源下沉"，支持基层医疗卫生机构"服务能力提升，服务效率提升"。通过医联体让群众就近就医，家门口享受到大医院一样的同质化服务。

三 就医习惯趋理性，享受健康就在身边的"小幸福"

厦门的分级诊疗，着力构建出彰显厦门特色优势的大健康格局，更好地回应居民对健康、生活质量的诉求。如今，厦门居民可以安心享受这种健康就在身边的幸福，在签约基层医疗机构的首诊意愿达85%，群众看病更为方便，就医负担、医保费用支出大为节省；治疗效果也更有保障。慢病签约病人可享受长处方用药，门诊费用一年可节约828元，既减轻了去大医院排队的辛苦，而且节省了门诊费用，医保报销比例更高，药费支出更少。

百姓满意，自然对医疗体系更有信心。据了解，自2015年以来，共计200余万诊疗人次"下沉"到社区首诊。基层医疗卫生机构门诊量大幅上升，

2015 年、2016 年连续两年基层门诊量分别较前一年同比增长 43.67%、36.96%。居民在基层医疗卫生机构就诊率明显提高，2016 年签约居民在社区卫生服务机构的就诊率达到了 60.77%。与此同时，2016 年基层医务人员的平均收入较 2010 年增长达 144.7%。医生干活更有劲头了。

分级诊疗不仅是厦门在惠民医疗道路上迈开的崭新一步，更是对症下药化解此前三级医院医疗压力的处方。两年间，厦门大医院以慢病为主的普通门诊量较大幅度下降，急慢分开，长期人满为患的"战时状态"明显缓解，三级医院逐步回归到以提供危重急症和疑难病症诊疗服务为主。2016 年，厦门医院总门诊量同比下降 3.13%，出现了医院下降，基层上升的黄金拐点，逐步形成合理就医秩序。

四 数据

截至 2017 年 8 月 25 日，厦门家庭医生签约服务 62 万人，签约覆盖率 28%，65 岁以上老年人签约服务的人数达 11.6 万人，签约覆盖率达 58.92%，居民总体满意度达 92%。

（本文是根据中国新闻网与厦门卫生和计划生育委员会网站资料整理而成，网址分别为：www.fj.chinanews.com/，www.xmhfpc.gov.cn/）

B.16
江门市大民政托起大民生

江门市民政局一直以来践行"民政为民,民政爱民"的理念,以民为本,为民解困,为民服务,在民政工作上取得了喜人成绩。江门市因为民政工作突出连续四年被评为全省民政工作综合评估优秀地市,2016 年代表全省接受民政部督查调研民政重点工作落实情况,获得高度评价。江门市民政局荣获 2015 年"江门市机关作风建设标兵单位",2016 年度市直机关绩效考核优秀等次。

一　创新推动"大民政"工作

2013 年,江门市委、市政府创新提出"大民政"工作理念,制定出台《江门市"大民政"工作方案》等一系列政策措施。2015 年,江门市把"大民政"综合保障体系建设纳入市"十三五"规划。2016 年 8 月,正式出台"大民政""十三五"规划并推动实施,建立了多元化养老服务体系、社会组织参与社会管理工作体系、功能完善的社区服务体系、综合型社会救助体系,推进实施了"大民政"信息化建设项目和政府购买服务制度化建设项目,构建了完善的"四个体系、两个项目"的大民生保障架构,形成了"政府牵头、全市统筹、财政倾斜、打破壁垒"的工作格局,还构建起"大民政"综合保障大平台,以"大民政"托起"大民生"。近年来,江门市以政府投入"千万资金、亿元资产"为基础,吸引各类社会资金参与。2014~2016 年,江门市级财政投入近 2.1 亿元,用于敬(养)老院和居家养老服务中心建设、社区网格化管理和大民政信息系统建设、市(区)社会养老服务设施布点规划编制、残疾人康复和救助项目,以及用于推进社工服务、公益创投等民生服务项目,从而推动底线民生保障水平不断提升,特困人员供养标准、城乡低保标准逐年提高,孤儿保障制度得到落实,医疗救助"一站式"即时结算服务基本实现全覆盖。近年,顾朝曦(现任民政部副部长)、宫蒲光(前任民政部副部长)在江门调研考察时均充分肯定了"大民政"综合保障体系。

二 全面开展社区"两个全覆盖"

江门市全面开展"邑家园""居家养老"两个全覆盖工作，使得全市所有村（居）都建设有"邑家园""居家养老"服务设施。

创新建设村（社区）"邑家园"综合服务中心。从2015年起，江门市已成功打造枢纽型邑家园"江门模式"，全市1325个村（居）邑家园、73个镇（街）枢纽型邑家园实现服务全覆盖，以"三社"（社区、社会组织、社工）联动、"三建"（党建、社建、群建）齐动、"三工"（党员义工、社工、义工）互动为模式，为群众提供党建服务、行政服务、社会服务和特色服务，实现村（社区）服务全覆盖。全市启动"邑家园"村（社区）公共服务信息系统（1.0版）建设工作，梳理出第一批"一门式"服务延伸至村（社区）"邑家园"的网上办理事项，实现服务就在家门口，该项目荣获2016年市直机关管理创新奖。

创新构建多层次的养老服务体系。建立健全以居家为基础、社区为依托、机构为补充、医养相结合的多层次养老服务体系，实现了各市、区民办养老机构全覆盖，以及居家养老服务设施各城镇社区、村镇居委会全覆盖。开展"长者食堂""医养结合"等养老工作的新探索，2016年江门市被确定为第一批国家级医养结合试点单位。广东省江门市融合"慈善冠名＋居家养老"理念推进长者食堂建设成为由国家发改委、民政部、老龄委评出的全国75个养老服务业典型案例之一。目前，全市累计养老床位26404张，每千名老人拥有养老床位34.2张。此外，江门市从2011年起建立高龄老人政府津贴制度，目前，江门市80～89周岁高龄老人每人每月获政府津贴30元；90～99周岁的高龄老人每人每月获政府津贴100元；100周岁及以上高龄老人每人每月获政府津贴300元。

江门市按照市委书记林应武专题调研民政服务机构时提出的要求，以推进养老机构标准化建设为主线，注重在"落细、落小、落实"方面下功夫，不断积小胜为大胜，从量变到质变，梯度式推进养老机构服务质量体系建设。2018年，江门市首次以市政府名义专门召开养老机构服务质量提升工程动员会，按照"立标准、严监督、促服务"的思路制定《江门市实施养老机构服务质量提升工程实施方案》，解决实施养老机构服务质量提升工程"干什么"

"谁来干""怎么干""如何落到实处""谁来监督"五个问题，找准着力点，牵住牛鼻子，确保目标清晰、任务精准。依据《广东省养老机构质量评价技术规范》，委托具有养老行业经验的社工机构对全市正在运营的养老机构的合同管理、人力资源、卫生环境、设施设备、员工权益保障、行政管理、医养结合、护理质量、生活照料等方面进行全面"体检"评估。按照广东省民政厅的工作部署，实施养老机构责任统保项目，已有13家养老机构投保，投保金额为12.08万元，保障金额为3.25亿元。积极推进政府建设的特困人员供养服务机构供给侧结构性改革，目前24家特困人员供养服务机构引入社会力量参与管理运营。深入挖掘先进典型，新会区幸福寿星安老之家（民办养老机构）和蓬江区居家养老服务中心获得全国老龄工作委员会颁发的"敬老文明号"称号。

三 织密织牢"民生保障网"

探索推进低保与扶贫标准"两线合一"。加强城乡低保制度与扶贫开发政策的衔接，切实发挥城乡低保政策对贫困户脱贫的兜底作用，打好脱贫攻坚战。协助做好扶贫医疗保障工作，在全市定点医疗救助机构推广扶贫医疗保障一站式结算工作，对重点帮扶对象进行"社保救助、民政救助、扶贫救助"三级救助，100%实施医疗保障精准扶贫，全额报销自付费用和个人自费部分。2017年江门市统一实施低保提标，全市城镇和东部三区一市农村低保标准提高到700元／（人·月），台山、开平、恩平三市农村低保标准提高到600元／（人·月），平均低保线已高于扶贫线。

底线民生保障水平不断提升。一是提高最低生活保障标准。至2016年，全市城镇和东部三区一市城乡低保标准实现一体化，统一提高到600元／（人·月），台山市、开平市、恩平市农村低保标准提高到500元／（人·月）。至2016年12月，全市城镇月人均补差达到469元，农村达到280元。各市（区）低保标准和低保月人均补差均超过省最低标准要求，低保实现应保尽保，应退尽退，动态管理。二是提高特困人员供养标准。2014年，各市、区的农村特困供养标准均已达到当地上一年度农村居民人均纯收入的60%以上。2016年江门市按2015年各市（区）当地农村居民人均可支配收入的70%提高特困供养标准，高出省按60%的标准提标的要求。三是落实孤儿保障和残疾人两项补贴制度。2014 年起，孤儿养育标准提标工作已连续两年被纳入江门市十件民生实事项目，并逐年得到落实。2017 年出台集中供养 1540 元/（人·月）、分散供养 900 元/（人·月）的新标准，分别高出省定标准 90 元和 80 元，比 2014 年分别提高 390 元和 200 元；以江海区为试点地区打造全国、全省适度普惠型儿童福利体系建设试点；2017 年实现困难残疾人生活补贴 1800 元/（人·年）、重度残疾人护理补贴 2400 元/（人·年），均比 2014 年提高 1200 元。

四　用心打造"慈善好品牌"

2004～2014 年，每年元宵节（农历正月十五）举办全市"慈善公益万人行活动"；2015 年，市委、市政府决定将江门市"慈善公益万人行活动"与省"扶贫济困日"合二为一，统一举办江门市慈善公益活动，并确定每年 6 月为全市"慈善公益活动月"。2012～2017 年累计筹集认捐善款人民币 9.4 亿元，累计投放善款 10 亿元用于开展"五助"等慈善援助活动，扶持敬老院、福利院等机构建设 140 间次，支持公益福利项目 1402 个，惠及人数超过 57 万人次。江门市慈善活动总指挥部因此获评 2015 年"广东扶贫济困优秀团队"，为全省当年度 7 个慈善活动优秀团队之一。

经过多年发展，江门市目前共建立慈善组织 90 家，其中市本级 16 家、区（县）级 16 家、镇（街）级 11 家、村（社区）级 47 家；7 个市（区）中已有 4 个市（区）建成市（区）、镇（街）、村（社区）三级联动慈善援助网络。全市建有慈善超市站点 10 个，实现各市（区）全覆盖。

全市福彩总销量在高位运行的基础上持续稳步增长，全市福彩年总销量由 2012 年的 5.49 亿元跃升到 2016 年的 7.08 亿元，年同比增幅达到 29%。2012 年至 2017 年 9 月，全市累计销售福利彩票 37.57 亿元，为国家筹集福彩公益金约 13 亿元，代征中奖个人偶然所得税 7300 多万元，取得经济和社会效益双丰收。

五　强化"社会稳定器"

深入推进社会治理。江门市通过加强基层治理、社会组织、社会工作服务等，推动社会治理工作，营造了和谐稳定的良好氛围。2017 年，江门市在全省率先完成 1050 个村、275 个社区的"两委"换届工作，村（社区）党组织书记和村（居）民委员会主任"一肩挑"比例达 96.2%；村（社区）"两委"班子成员交叉任职比例达 95.2%；基层民主参选率达 95.72%。积极推行"四议两公开""四民主"工作法，拓展广大农村党员、群众参与村民自治的渠道。逐步推动村务公开民主管理。改造升级全市村（居）党务、村（居）务公开栏，推进村务公开信息化平台建设。全市 1051 个村委会全部建立村务监督委员会，903 个村、246 个社区成功创建成为全省村（居）务公开民主管理示范单位，创建率分别达 86% 和 90%。培育社工人才，更好地为有需要的群众提供专业服务，不断提升基层民政工作专业化水平。目前，江门市有专业社会工作人才 3238 人，其中助理社会工作师（初级）2081 人，中级社会工作师 365 人。江门市社会组织类型日益多样，涉及领域不断拓展，社会组织已遍布全市城乡，业务范围覆盖经济、科技、教育、文化、体育、卫生、公益慈善、职业培训、社会工作等领域。全市现有社会组织 3780 个，十八大以来新增 2364 个，年平均增长率高达 21.7%，为江门市社会治理和社会和谐做出了贡献。

落实双拥优抚安置工作。一是全市实现退役士兵安置率达 100%，全面落实政策，做好复退军人方面的工作。2015 年，江门市大力推进市县镇村四级复退军人服务组织建设，全市投入资金约 800 万元，建成并挂牌运作市级中心 1 个，县级中心 7 个，镇级中心 73 个，村级平台 1325 个。江门市目前已初步建立起复退军人生活、医疗、住房、子女教育等方面的保障机制。二是十八大以来江门市各类优抚对象抚恤补助标准得到较大幅度提高，其中烈属抚恤金平均标准从 2012 年 9 月的每人每月 1038 元提高到 2017 年 9 月的每人每月 2161 元，增幅达 108%；乡复员军人生活补助平均标准从 2012 年 9 月的每人每月 666 元提高到 2017 年 9 月的每人每月 1182 元，增幅达 77.5%；参战（参核）生活补助标准从 2012 年 9 月的每人每月 370 元提高到 2017 年 9 月的每人每月 643 元，增幅达 73.8%。三是深入开展社会化双拥共建活动，连续八次荣获"广东省双拥模范城"称号，并积极发动部队与更多地方单位和社会组织参与双拥共建活动，探索适应新形势下的军民融合发展的路子，进一步巩固"同呼吸、共命运、心连心"的大好局面。

（本文是根据广东省民政信息网资料整理而成的，网址为 http：//www. hymz. gov. cn/newsshow. php？cid = 14&id = 1997）

B.17

镇江市：整体联动重点突破创新
建立分工协作、分级医疗服务模式

镇江市公立医院改革以重构健康服务体系为目标，以组建医疗集团为载体，不断推进区域医疗资源的优化配置与整合，整体联动，重点突破。经过三年努力，"上下联动、分工协作、分级医疗"和"小病在社区、大病进医院、康复回社区、健康进家庭"的健康服务体系初步形成。

一　主要做法

1. 创新管理体制，组建医疗集团

坚持以自愿为主，以管理、资产和技术为纽带，在市区以两个三甲综合医院为核心，将城区二级以上医院、专科医院和社区卫生服务中心全部整建制并入，组建了江苏康复医疗集团、江苏江滨医疗集团。通过以医疗集团为载体，推进管办分开、政事分开，理顺政府与医院关系，明确主体，分清职责，各尽其职。一是市政府委托市卫生局履行出资人职责，建立了医疗集团法人治理结构。发改、财政、人社、编办、物价等部门在各自职责范围内，为公立医院发展履行制订规划、财政投入、医保支付、人事管理、编制管理、物价调控等职责。二是明确市卫生局"管医"职能。依法实行全行业监管，建立公立医院绩效考核和监管评价机制。三是明确医疗集团"办医"职能。医疗集团成立理事会、监事会、管理层，实行理事会领导下的集团院长负责制，集团具有独立法人地位，履行促进医院发展、资产处置、收益分配、医院院长聘任等职权。医疗集团各医院作为自主经营的责任主体，履行医院的保障医疗质量、医疗安全及改善服务、成本控制等经营管理职责。

2. 创新管理机制，推进集团实体化运作

利用医疗集团资源优化配置与整合的优势平台，重点推进了集团学科建

设、后勤保障、信息化建设、人力资源等一体化管理。一是集团医院间的学科一体化管理，江苏康复医疗集团组建了心血管、儿科、产科三个临床诊疗中心和集团临检、影像、病理三个临床诊断中心。二是加强对基层医疗机构的管理帮扶，两大医疗集团均成立了社区管理中心，向社区卫生服务中心派出管理团队，对社区管理人员进行"传、帮、带"，把优质管理和服务理念与社区卫生服务有机结合起来，提高社区卫生服务中心服务能力。三是加强业务支持与合作，集团各医院间在业务和学术上加强交流与合作，建立了集团医院向每个社区卫生服务中心下派 2 名内儿科医生和 1 名中医师全日制坐诊、免费进修培训和全科医师规范化培训制度，不定期举办护士操作、急救技能等方面的比赛，提高社区卫生服务机构人员技术水平。四是实行资源共享，两大医疗集团成立影像中心、配供中心、消毒供应中心等，通过签订服务协议，将医用耗材、消毒器材等由医疗集团统一配供，设备维护、后勤服务由医疗集团统一提供，医疗集团各医院与社区卫生服务机构实行资源共享，既保证服务质量，又减少成本支出。五是大力推进区域卫生信息化建设，通过市级卫生信息平台，实现了医疗集团医院之间，医院与社区卫生服务中心、站，医疗与公共卫生，卫生与医保的全面联网和信息共享，建立了集团医院与社区卫生服务机构的远程会诊、PACS、LIS 远程诊断系统，实行居民健康档案动态管理。

3. 创新政策保障，提升改革成效

一是实施优质资源的纵向流动的"四个引导"，即引导专家进社区、引导技术进社区、引导资源进社区、引导病人进社区，促使集团医院向社区提供技术、人才、设备等多方面的支持。二是强化医保引导。明确二、三级医院需向社区卫生服务机构转诊的重点病种，社区卫生服务机构对下转病人提供家庭病床或住院康复治疗，对参保患者的医疗费用进行单独核算，从而引导集团医院将康复期病人下转到社区。三是分级定价引导。实施医药价格综合改革，充分发挥价格杠杆调节作用，适当拉开二、三级医院部分诊疗项目收费标准，引导患者到适宜的医疗机构就诊。

4. 创新联动服务模式，做强基层服务平台

集团在不断发挥自身优势、实现资源整合的同时，创新开展上下联动服务。一是开展"3 + x"家庭健康团队服务和网格化管理。由社区全科医生、社区护士和预防保健人员组成"3"人基本团队，集团医院专家、护士、志愿者等作为人力资源支持"x"，共同组成家庭健康团队，为居民提供契约式服务，建立健康服务、应急救治等网格化管理新模式，推动卫生服务由医疗向健康管理转变。二是开设联合康复病房。集团医院在托管社区开设"联合康复病房"，将康复期的病人转到社区治疗，医院选派专家和护理人员跟踪和指导临床诊疗及护理工作。同时，推行"社区首席健康顾问"进社区，让集团医院的专家为社区群众提供"上门"服务。三是强化保障措施。建立对医疗集团、医院、基层医疗卫生机构、服务团队的层级绩效考核体系。引导社区卫生服务机构逐步扮演好"健康守门人"和"费用守门人"的双重角色。四是完善转诊机制。制定集团社区双向转诊管理办法，集团各医院与社区分别签订双向转诊协议。对上转病人建立就诊绿色通道，实行"一免三优先"（免挂号费、优先预约专家门诊、优先安排辅助检查、优先安排住院）；对下转病人做好跟踪服务，提供患者基本信息和后续治疗方案。

二　取得的成效

1. 分工协作、分级医疗模式初步形成

通过上下联动和分工协作，将常见病、多发病患者下沉到社区卫生服务机构，充分发挥了社区卫生服务机构对常见病、多发病患者的诊治能力，让上级医院腾出更多资源和精力用于对住院病人和疑难杂症的诊治，提高了全市医疗服务机构的整体效益。2016年，全市基层医疗机构门急诊量占比达到61.2%，同比提高58个百分点。同时，已累计与279万社区居民签订健康服务协议，常住人口签约建档率为89.62%。

2. 充分发挥了社区卫生服务机构"健康守门人"的作用

社区卫生服务机构不仅为就诊群众提供医疗服务，还提供预防、保健、健康教育等多方面的知识。对于慢性病患者、老年人等重点人群，通过随访、体检等方式提供连续的健康管理服务，从而使社区卫生服务机构"健康守门人"的作用得到彰显。

3. 群众就医负担有效减轻

通过加强软硬件建设，规范双向转诊机制，辅以医保政策引导，群众小病就近能获得低廉便捷的基本医疗服务，大病能顺利转到上级医院，康复期患者

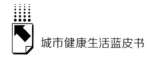

能放心回到社区接受后续治疗和服务，从而降低了就医成本，有效减轻了群众就医负担。2016年全市共下转病人6550人，通过团队向上级医院转诊病人177万人次，集团社区卫生服务机构门诊和住院均次费用比三级医院低50%以上。

4. 社会满意度明显提高

通过医疗集团一体化的推进、上下间的有序分工协作和整体联动服务，社区卫生服务能力快速增强，群众就诊更安全、更方便、医疗费用更低，社会满意度不断提高。2016年，江苏康复医疗集团市一院综合满意度达到了97.4%，排名位于江苏省前列。在江苏省社区居民健康服务满意度调查中，江苏康复医疗集团所在的镇江市润州区满意度名列前茅。

（本文根据镇江市卫生与计划生育委员会官方网站上2016年11月3日的报道整理而成）

B.18
重庆：医联体模式成效良好
县域实现100％覆盖

分级诊疗制度是一项解决群众看病难、看病贵的重要制度，目前重庆市正在积极推进该项制度。2017年上半年，制定了推进家庭医生签约服务的实施意见和参考服务项目；2017年7月21日，出台了《"健康重庆2030"规划》，并启动编写了2017年居民健康状况白皮书。重庆已初步形成首诊在基层、双向转诊等分级诊疗格局，医联体模式成效初现。

一 措施

1. 三级公立医院全部参与医联体建设

2017年7月21日，重庆市人民政府发布了《关于推进医疗联合体建设和发展的实施意见》（以下简称《意见》），对如何推进重庆市医联体建设，提出了一些措施。《意见》明确了重庆市医联体建设基本原则是：在方便群众就近就医，减轻患者经济负担，防止因病致贫返贫，促进健康产业发展和经济转型升级，增强群众获得感的大前提下，实行政府主导，统筹规划；坚持公益，创新机制；资源下沉，提升能力；便民惠民，群众受益。

医联体建设的阶段性目标是：2017年，基本搭建医联体制度框架，推动多种形式的医联体建设。三级公立医院要全部参与医联体建设并发挥引领作用，各区县和两江新区、万盛经开区至少各建成1个有明显成效的医联体。同时探索对纵向合作的医联体等分工协作模式实行医保总额付费等多种方式，引导医联体内部初步形成较为科学的分工协作机制和较为顺畅的转诊机制。到2020年，建成较为完善的医联体政策体系，所有二级及以上公立医院和政府办基层医疗卫生机构全部参与医联体建设。

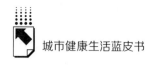

2. 探索构建多种形式、可跨区域合作的医联体

重庆市积极探索构建分区域、分层次、多种形式的医联体，推动优质医疗资源向基层和边远贫困地区流动。同时鼓励社会办医疗机构参与医联体建设，构建多种形式的医联体组织模式。

医联体组织模式大致分为四类，市办医疗机构组建医疗集团、区县级医疗机构组建医疗共同体、专科医疗机构和三级公立综合（中医）医疗机构优势专科跨区域组建专科联盟、对口支援医疗机构组建远程医疗协作网。

在医联组织体的模式上，《意见》给出了明确要求，城市与农村之间可以城市三级公立医院为主体单位，市属医疗机构可跨区域与若干医联体建立合作关系。在命名上，按照医联体组建形式加挂"××医疗集团医院""××医院远程协作医院"等牌子。

3. 建立卫生计生信息共享交换机制

重庆市完善人口健康信息平台体系建设，编制了"十三五"人口健康信息化专项规划，建立卫生计生信息共享交换机制，初步实现跨区域跨机构信息互阅。推广DRGs试点工作，加强信息统计数据分析应用。江津、荣昌、开州、巫山等6个区县开展区域医学影像中心医疗信息惠民项目试点，实现了以三甲医院为龙头的区域影像疑难会诊中心、以区县综合医院为龙头的区县影像报告中心、远程心电业务应用覆盖70%的区县。2017年，30个区县基层医疗机构管理信息系统项目完成验收，32个区县平台数据接入市级信息平台。

4. 医联体各医疗机构实行一体化服务

三级医院逐步减少常见病、多发病、病情稳定的慢性病患者比例。基层医疗卫生机构和专业康复机构、护理院等为诊断明确、病情稳定的慢性病患者、康复期患者、老年病患者、晚期肿瘤患者等提供治疗、康复、护理服务。

医联体主体单位要加大对各医疗机构临床重点专科的指导，重点发展急诊医学、重症医学、产科学、儿科学、全科医学、超声医学等急需专业，尤其是要加强对外转诊率较高的专科建设。

在医联体内加快推进家庭医生签约服务，优先覆盖老年人、孕产妇、儿童、残疾人等重点人群，以需求为导向做实家庭医生签约服务，2017年把全市所有贫困人口纳入签约服务范围。

医联体内可建立医学影像中心、检查检验中心、消毒供应中心、后勤服务中心等，为医联体内各医疗机构提供一体化服务。在加强医疗质量控制的基础上，医联体内医疗机构间互认检查检验结果，从经济账上显示出惠民的便利性。

二　成效

1. 家庭医生签约服务人数达900万

家庭医生签约服务是实施分级诊疗制度的突破口。2017 年，全市家庭医生签约服务人数达 900 万，城镇人口签约率达 20%，农村常住人口签约率达 45%，重点人群签约率达 60%，建卡贫困户、计生特殊家庭签约率达 100%。

除签约服务外，重庆市全面实施服务能力提升工程，新建乡镇（社区）"中医馆"66 个。建成后，98% 的社区卫生服务中心和乡镇卫生院、87% 以上的社区卫生服务站、83% 以上的村卫生室能够提供中医药服务，让群众能就近就医。

2. 为每位农村贫困人口发放1张健康卡

为了不让群众因病致贫、返贫，重庆市将实现每个贫困区县至少有 1 所二甲公立医院、每个乡镇有 1 所标准化乡镇卫生院、每个行政村有 1 个标准化卫生室。

同时，按照"大病集中救治一批、慢病签约服务管理一批、重病兜底保障一批"的要求，重庆市将对患食管癌、儿童白血病等 9 种大病的贫困患者进行专项救治；为每位农村贫困人口发放 1 张健康卡，每年开展 1 次免费健康体检，实现贫困人口家庭电子健康档案建档率达 100%；贫困患者县域内就诊率、医疗费用实际报销比例达 90%，确保因病致贫返贫人员减少 50% 以上。

此外，重庆市还将探索建立卫生计生违法行为"黑名单"制度。开展第三方评估，强化价格和医疗行为、计生服务等重点工作监管，并公示结果。加强非营利性社会办医财务监管，以及盈利医疗机构盈利率管控，将公立医院医疗费用增长率控制在 10% 以内。

3. 县域内实现医联体全覆盖，初步形成分级诊疗格局

重庆出台了区域医疗卫生服务体系规划纲要，推行了 50 个基层首诊病种，打造医疗集团、县域医疗共同体、区域专科联盟、远程医疗协作网 4 种医联体

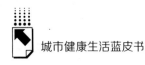

模式，打通双向转诊路径。目前，已建立家庭医生团队4790个，城镇、农村签约率分别达13.3%、30.6%，占任务数的67.2%。免费"两癌"检查45万人、享受减免检测费用的孕妇16.6万人，分别完成任务的64%和50.3%。建成医联体134个，县域内实现100%覆盖，远程诊疗覆盖70%的区县，基层医疗卫生机构诊疗量占总诊疗量的52.8%，县域内就诊率达90%，分级诊疗下转患者年增长50.4%。

（本文根据《重庆晨报》2017年7月25日第5版、《重庆日报》2017年8月3日第10版和新华网2017年8月4日的报道整理而成）

B.19
大病保险的"青海模式"：
让老百姓看得起病

　　青海省是全国首个大病保险实行全省统筹的省份，也是医改综合试点省份之一。在青海，城乡居民的住院费用在基本医保报销之后，超过5000元起付线的自付部分，还能按照80%的比例进行"二次报销"，且"上不封顶"。这让看病的老百姓吃了"定心丸"。自2012年初探索大病医疗保险制度以来，已为16.7万名患者支付大病医疗保险费用6.92亿元，有效地缓解了大病患者的医疗费用负担和避免了因病致贫、因病返贫现象的发生。

一　大病保险不让一个家庭"因病致贫"

　　青海省的城乡居民基本医保报销比例很高，青海省人力资源社会保障厅提供的资料显示，青海省城乡居民基本医疗保险人均筹资标准为610元；基本医疗住院费用政策范围内报销比例达78%，高于很多内陆省份和全国平均值。但由于青海省地处高原，平均海拔超过3000米，气候和环境恶劣，不仅常见病易发，高原病更是常见，农牧民中肿瘤、心脑血管疾病等患者较多，病程周期长、并发症多、医疗费用高，因此，结合青海地区居民人均收入较低的特点，青海省认为实施大病保险是有必要的。大病保险，针对的是超过5000元起付线的自付部分，这个5000元的起付线是在综合考虑农牧民年均纯收入水平和城乡居民医保基金承受能力等因素后测算出来的，5000元大致是农牧民有能力支配的金额，超出的部分农牧民可能无力承担。实施大病保险的目的在于切实解决城乡群众特别是低收入群体"小病扛、大病拖"的窘境，使得大病患者"治得起重病、进得了医院"。

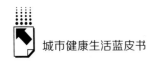

二 青海模式"四道防线"让老百姓敢于看病

在探索大病保险方面，青海省可以说是"起步早、起点高、创新足"。

2012年初，针对群众大病医疗费用负担重的实际，青海省探索建立大病医疗保险制度。在起始阶段，制定出台了《青海省城乡居民重特大疾病医疗保障办法（试行）》（以下简称《办法》），从城乡居民医保资金中按人均30元标准设立重特大疾病医疗保障资金，对儿童急性白血病、先天性心脏病等21类重特大疾病，年医保最高支付限额确定为20万元，患者住院费用报销比例达到70%。

同年8月，国家发展改革委等六部委《关于开展城乡居民大病保险工作的指导意见》下发后，青海省对《办法》进行了修改完善，印发了《青海省扩大城乡居民大病医疗保险范围的实施方案》，在全国率先实施覆盖全体城乡居民的大病医疗保险制度，按人均50元标准统筹建立大病医疗保险资金，所需资金从城乡居民医保统筹基金划转，不额外增加参保群众负担，并覆盖所有大病。按照"基本医保＋大病保险＋医疗救助"的方式，对城乡居民住院个人自负合理合规医疗费用在5000元以上的按80%的比例予以二次报销，不设最高封顶线。同时，为与城乡居民大病医疗保险政策相配套，2013年5月，省政府出台了《青海省城镇职工大病保险办法（试行）》，人均筹资60元，城镇职工住院医疗费用个人自付部分在7000元以上的，按85%的比例予以报销。同时，民政救助对象实际报销比例达到90%以上，五保户、特困户、重度残疾患者费用全额报销，由民政部门按相关医疗救助政策予以兑现。

如果说基本医保是第一道防线，那么大病保险就是第二道防线，民政救助就是第三道防线，让老百姓不会因为钱的问题而看不起病。甚至，在此之外，还有第四道防线——疾病应急救助制度，让那些极少数需要急救的患者不因身份不明、无能力支付医疗费用等原因丧失救治机会。

三 大胆创新，商业保险机构承办大病保险让三方获益

自探索大病保险制度伊始，青海省就大胆创新，引入了商业保险机构承办城乡居民大病保险措施。2012年，通过招标，两家有实力承办大病保险业务

的商业保险公司——中国人寿保险公司青海省分公司、中国财产保险公司青海省分公司中标，它们与青海省人力资源社会保障厅和省卫生厅签订3年服务协议和年度保险合同，承担青海省8个市州的大病保险业务，合同期间承办服务费用通过政府购买服务的方式全部纳入省级财政预算，由省财政统筹安排。

同时，省人力资源社会保障、卫生部门建立考核制度，按照协议和考核目标对商业保险机构进行年终考核，并通过日常抽查、建立投诉受理渠道等多种方式进行督查，督促商业保险机构履约，维护参保人信息安全，加强对商业保险机构偿付能力和市场行为的监管力度，对违法违约行为及时处理，确保大病医疗保险工作平稳运行。

2012年青海全省开始实施商业保险机构承办大病保险工作，距离西宁40公里的海东市互助土族自治县全面开展这项工作，该县的承办机构为中国财险互助分公司。2012年5月，青海省确定格尔木市和互助土族自治县为商业保险机构经办城乡居民医保服务试点地区。互助土族自治县不仅把大病保险交给商业保险机构，连城乡居民医保的经办工作也交给商业保险机构。这样做的效果非常明显，以前海东市互助土族自治县社保局设了4个审核人员，而全县参加新农合、城镇居民医保的人数近40万，工作量非常大，人员严重不足。现在由商业保险机构经办了，县社保局就成立了专门的稽核科，负责监督工作。人员编制不用增加，还能做更专业的管理、监督工作。有了商业保险机构，多一道审核，医疗管控工作也得到加强，专业化服务能力得到提升，杜绝了人情赔付、暗箱操作等现象。试点开始后，全县城乡居民医保经办管理网络得到进一步健全，引入商业保险机构参与医保医药费用的初审工作，政府医保部门进行复审工作，使得监管和业务经办分开进行，减少了社保局业务经办人员的医药费审核工作量，监管工作一定程度上得到加强。

同时，服务品质和工作效率有所提升。由于社保部门无专设的费用结算经办服务大厅，省外住院结算工作模式是由乡镇办事大厅接收，县社保局医保办审核支付，最后由乡镇付款。该模式一定程度上延长了结算周期，给参保群众造成了很大的不便。商业保险机构经办该业务后，对于费用结算业务设立了专门的服务大厅、档案室等，使原本结算周期较长的省外住院医药费结算周期明显缩短，极大地方便了患者。

由于效果显著，2015年，青海省医改领导小组扩大试点范围，确定将黄

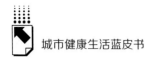

南藏族自治州和果洛藏族自治州纳入 2015 年商业保险机构经办城乡居民医保服务试点范围。

而对于商业保险公司来说，承办大病保险也是"摸着石头过河"的"新业务"。中国人寿青海省分公司为了承办大病保险业务，特别招聘了一批有医疗、医保经验的员工，在进行相关的培训之后才允许其上岗工作。鉴于青海省医疗资源集中在西宁市，且全省 80% 以上大额住院费用均出现在西宁地区的特点，设置了"一站式"即时结报：在西宁地区选择青海省人民医院等 10 家省、市级主要定点医疗机构设置结算窗口，开展"一站式"即时结报，即患者出院时统一在医疗机构结算窗口报销，公司定期与医疗机构结算。对于不能即时结算的，还在各县该公司的分支机构设置大病保险服务窗口（23 个），以及西宁市大病保险管理服务中心，方便患者结算。

"一站式"即时结报服务大大方便了患者。比如一个低保患者住院，基本医保报销完还有 6000 元的费用，超过 5000 元的部分可以报销，此外还有民政救助报销。参考现在的标准，假设他大病医保能报销 500 元，民政救助报销 300 元，如果没有"一站式"即时结报服务，为了这 800 元他需要往返跑县里社保局，再到民政部门，再到医疗机构，时间和精力消耗不说，还会产生路费、餐费等。现在方便了，在医院大厅里 15 分钟就全部结算完成。这一举措非常受老百姓欢迎。

在合理使用医保基金方面，由商业保险公司承办的模式也有有利之处。相比社保部门，商业保险公司拥有大量省外机构网点，在进行外伤案件（意外伤害产生的医疗费用）调查、省外就诊调查时更具优势。中国人寿青海省分公司统计数据显示，2012～2015 年，大病保险调查外伤案件 328 件，查出违规案件 12 件，涉及金额 67.49 万元；核查省外就诊案件 439 件，查处虚假病案 24 件，涉及金额 150.45 万元。

在承办大病保险业务时，商业保险公司赚取的不仅仅是政府购买服务的"管理费"，还有巨大的品牌效应。10 家"一站式"定点医疗机构的大厅内有商业保险公司的窗口，患者一眼就能看到。接受了大病保险报销的患者，拿到的大病医保补偿表也有商业保险公司的抬头和印章，承办人员也是商业保险公司的人，现在几个试点地区的城乡居民医保经办工作也交给了商业保险公司。从方方面面来讲，老百姓接受到的都是商业保险公司提供的服务。通过这些，

418

商业保险公司的服务、理念和品牌可以传递给患者，其所能得到的品牌效益是巨大的。

大病保险制度实施三年多来，得到了百姓的高度认可，这项利民政策为患者家庭减轻了经济负担，真实解决了百姓的实际困难。

当然，一种全新的模式出现后，还需要不断完善。商业保险公司承办大病保险、城乡居民医保经办业务还有进步空间，例如在信息化建设方面还需加强信息系统的更新升级和互联互通，此外，承办人员医疗技术水平也需要进一步提高。

（本文根据人民网 2016 年 4 月 8 日的报道整理而成）

B.20
黄山市突出社区服务功能，
构建和谐人居环境

　　近年来，安徽省黄山市城乡社区服务和管理工作坚持以突出社区服务功能和美丽社区建设为抓手，以居务、政务、服务"三务协同"为路径，以社区、社会组织、社会工作专业人才"三社联动"为手段，以信息化建设为支撑，进一步推进了社区服务管理理念、体制、机制和方法的创新，提升了社区服务和管理总体水平。

一　基本情况

　　黄山市辖 14 个乡镇、5 个城市社区和 79 个村（居）。其中，5 个城市社区（龙北、龙西、芙蓉、平东、仙源），常住人口 16524 户 48296 人，共有工作人员64 名。社区划分为 51 个网格（龙西、芙蓉社区各 14 个，龙北社区 12 个，平东社区 7 个，仙源社区 4 个）。社区服务中心面积均在 1000 平方米以上。先后荣获"全国平安家庭创建活动先进集体""全国和谐社区建设示范社区""全国社区商业示范社区""全国妇联基层组织建设示范社区""全国减灾示范社区""全国基层科普行动计划先进单位""全国家庭教育工作示范社区""安徽省文明社区""安徽省党建示范社区""安徽省百佳社区""安徽省和谐示范社区""安徽省商业示范社区""安徽省全民健身示范点"等荣誉称号。

二　主要做法

1. 城市社区服务和管理水平稳步提升

（1）着力创建美丽社区，共谋群众福祉

根据黄山市委、市政府提出的在"十三五"期间城市社区均要达到美丽社区标准的要求，紧紧围绕"三美四好"的总体要求，重点围绕社区减负（社区准入制）、社区工作者队伍建设、社区物业管理、社区网格化管理、社区协商民主、社区经费使用管理、社区信息化"一站通"平台建设、培育社区社会组织等几个方面做好工作。将为居民提供更加周到、便捷的服务，作为全面加强美丽社区建设的出发点和落脚点。

（2）全面推行网格化管理

通过整合社区现有公共服务信息资源，以网格化为切入点、户况为支撑，建立了统一的社区公共服务综合信息平台，形成集管理与服务为一体的"一网清"信息服务网络，实现"数据一次采集、资源多方共享"，逐步推进社区基本公共服务的全人群覆盖、全口径集成和全区域通办。一是明确网格化岗位工作职责，建立联系点制度，方便快捷收集居民的意见和诉求。完善基础信息数据库，使其涵盖综治、计生、社保、民政、环卫等信息，把网格内居民的情况及居民服务信息表进行分类汇总，实现信息动态化管理和共享。二是形成"组团服务"新格局，因地制宜，以社区干部、社区民警、社区志愿者为主体，广泛吸收社区党员群众参与，组成网格服务组，实现服务群众零距离。三是全面提升社区为民服务质量，创新公共服务模式。加强社区便民服务中心建设，建立"一站通"服务平台，探索建立"以社区党组织为核心，社区居委会、业主委员会、物业管理企业共同参与"的"四位一体"社区管理服务模式，通过推行错时工作制、全程代办制、上门服务等工作机制，为群众提供便捷高效的服务。

（3）健全社区人、财保障机制

黄山市出台了《城市社区专职工作者管理暂行办法》和《加强城市社区经费保障的意见》两个规范性文件，通过政策创新，加快提升城市社区管理和服务水平。就城市社区专职工作者选聘、职责、管理及工资福利待遇、经费保障范围、经费保障机制做了明确规定。按照省、市有关规定，社区专职工作者参加基本养老、基本医疗、失业、生育、工伤保险，并落实了住房公积金政策。

（4）积极创建和谐稳定的社区环境

黄山市结合创建全国文明城市，着力改善了环境卫生"脏、乱、差"的状况，围绕车辆乱停放、乱掉头、占道经营、出店经营、市场摊点外溢等突出现象，协同交通、城管、工商等部门，分阶段开展专项整治；通过宣传栏、公

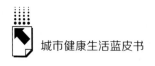

示栏、张贴宣传标语等形式强化宣传，增强了居民保护居住环境的意识，社区居民对社区工作及社区"两委"干部的满意度明显提高，社区居民的归属感得到增强，和谐社区建设成效显著。

（5）强化社区干部队伍建设

黄山市实施了社区工作者能力拓展计划、分阶段组织社区大讲堂活动、创办了《小巷之声》简报、开展了社区工作者技能大赛，通过点题培训、外出交流学习等方式，提升了社区干部队伍的素质，提升了社区干部的能力和水平。

2. 农村社区建设不断强化

（1）积极探索农村社区建设模式

黄山市出台了《黄山市深入推进农村社区建设试点工作实施意见》，年底农村社区建设试点村达46个，覆盖达标率超过58%。2017年力争将农村社区建设试点覆盖面扩大到80%。通过整合农村社区资源，不断加强农村社区建设，提升农村社区服务能力。

（2）围绕美丽乡村建设，完善农村社区服务体系

黄山市从农民群众现实需求出发，拓展服务项目，改进服务手段，设立服务窗口，实行"一站式"服务，为农民提供医疗卫生、社会救助、技术信息等公共服务，进一步建立完善了农村社区服务体系。

3. 探索建立城乡社区协商制度

黄山市出台了《加强城乡社区协商实施方案》（室〔2016〕47号）。按照协商于民、协商为民的要求，强化信息公开、拓宽协商范围和渠道、丰富协商内容和形式，积极发挥各级党代表、人大代表、政协委员在群众间的影响力，引导群众有事多协商、遇事多协商、做事多协商。保障了人民群众享有更多更切实的民主权利，促进了社会健康稳定。2016年，龙西社区申报成为湖北省第一批城乡协商示范点。同时，选择龙北社区及每个乡镇1个条件相对较好的农村社区申报为全市第一批城乡社区协商示范点。

4. 进一步加强社区治理和服务创新

黄山市出台了《进一步加强社区治理和服务创新实施意见》，紧扣"提升社区服务能力、共建美丽家园"主题，以"社区社会治理和公共服务标准化建设"为核心，通过党委领导、政府负责、社会协同、公众参与的工作格局，积极探索实施社区治理运行的新模式。紧紧围绕社区治理和公共服务项目，开

展标准化建设活动，力求建立健全一套治理规范、服务优质、工作便捷、流程规范、考核有效的标准化工作体系，全面提高社区工作质量水平，使广大居民的生活更加美好、社区更加和谐。

三 存在的问题

社区建设及管理工作虽然取得了一些成效，但面对和谐社区建设的新要求，还有不少困难和问题亟待解决。一是社区居民自治制度没有得到有效落实。虽然已推行社区公共服务事项准入制度，但因种种原因，社区居委会职能仍然未能厘清，社区干部绝大部分精力都被用于应付政府下派的工作任务（主要是参与考核的事项和任务太多），引导居民参与社区自治事务的作用发挥不够。二是社区居委会对社区社会组织培育、指导、管理、监督力度不够。社区公益服务型社会组织较少，居民参与度仍然不高。三是社区干部的工资待遇偏低。城市社区"两委"正职年平均收入为3.95万元（不含社保个人缴纳部分），社区专职工作者年平均收入为3.15万元（不含社保个人缴纳部分）；与湖北省提出的"社区居委会干部薪酬标准原则上不低于上年度当地社会平均工资水平"的要求仍有较大差距。待遇偏低既增加了社区工作吸纳"新鲜血液"的难度，也加剧了已有人员尤其是年纪轻、能力强的工作人员的流失，直接影响了人员的工作积极性和队伍的稳定性。不过社区工作者待遇调整工作已经启动，方案已经完成，将按照事业编制人员的工资标准进行确定，目前正在测算。

（本文是根据黄山市民政局网站的资料整理而成，网址为 mzj. huangshan. gov. cn/）

B.21
阜阳市"六举措"破解养老难题

安徽省阜阳市地处中原、位于江淮之间，总人口1061.5万，人均地区生产总值17642元，60岁以上老年人口152.37万，占总人口的14.35%，考虑到有300万青壮年常年外出务工因素，阜阳老龄化程度已经超过20%。面对财政收支逆差大、养老供需矛盾突出的困境，阜阳市以国发〔2013〕35号和国办发〔2016〕91号文件为指导，积极应对人口老龄化，强化养老市场引导作用，培育健康养老意识，加快推进养老服务业供给侧结构性改革，在保障基本需求，提升服务质量等方面取得了明显成效，广大老年群体服务可选性更高、获得感更强。

一 市场准入门槛——更低

支持社会力量举办养老机构，落实养老机构设立许可等90项工商登记前置审批事项改为后置审批要求，采取养老机构"一照多址""先照后证经营"的方式推进养老机构发展，简化设立许可手续，放宽社区社会组织备案条件，鼓励民间力量从事养老服务业。2016年以来，先后有6家大型养老机构入驻，新增民办养老床位5200张，民办养老床位数由不足总床位数的30%，迅速提高到42.9%，全市机构养老床位增加至56800张，常驻人口中千名老人床位数41.56张。如阜阳市万洁老年公寓项目，总建筑面积49616平方米，养老设置床位500张，医疗康复床位500张，合计床位1000张，投资规模近13800万元。

二 养老供给改革——更深

在确保国有资产不流失的前提下，出台社会力量运营公办养老机构管理办法，鼓励民间资本通过委托管理等方式，积极参与公有产权养老服务设施的管理和运营，建立起完善的法人治理结构和科学高效的管理运营模式推进公建民营、委托管理。2016 年以来，全市投入资金近 7000 余万元对敬老院进行消防改造升级，对改造后符合安全要求的敬老院采取公建民营方式进行转型，利用其富足床位开展社会养老服务。目前阜阳市 283 家敬老院，已完成消防改造120 家，成功转型 42 家，进入转型程序的 78 家，养老床位新增 15200 张。

三　政府托底保障——更牢

2015 年以来，阜阳先后投入 2300 万元，在持续加强社会福利院、农村敬老院、光荣院等托底保障性养老机构设施建设，完善配套服务功能，不断提高服务保障水平的同时，对农村"五保"对象、城市"三无"人员、孤老重点优抚对象实行政府供养，政府通过社区为经济困难家庭老人向社会组织购买养老服务。三年来，共为 6700 名老人购买养老服务，使用资金近 1500 万元；2017 年，建立经济困难失能老人护理补贴制度，全市共为近 18000 名经济困难失能老人发放护理补贴近 1200 万元，困难老人获得感更强。

四　财政扶持力度——更大

2016 年，阜阳市出台社会力量发展养老服务业鼓励办法，对企事业单位、社会团体和个人等社会力量投资兴办养老机构，除免征企业所得税和自用房产、土地、车船使用税，用水、用电、用气与居民用户实行同价外，对成功运营的机构，将按建设床位数给予每张 2200～3200 元的一次性建设补助（其中省级资金每张补助 1200 元），并根据机构实际签约入住老人数给予每人每月200 元运营补贴。2013 年以来，累计对 56 家民办养老机构发放一次性建设补助 4900 万元，发放床位运营补贴 8357 万元。

五　居家养老能力——更强

从 2016 年起，阜阳实施社区居家养老全设施全覆盖和孵化居家养老服务组织"双轮驱动"战略。在城市社区，按照新建的住宅小区每百户 20～30 平方米、已建成的住宅小区每百户 15～20 平方米的标准在一楼配套建设居家养老服务用房；在乡村，在修编完善县域美好乡村布点和村镇建设规划时，凡人口聚集地、中心村必须规划建设养老服务设施，积极推进社区、乡村养老设施全覆盖。同时，积极培育居家养老服务组织和完善社区养老服务功能，为老人提供助餐、助浴、助洁、助急、助医等定制服务，积极探索"互联网＋养老"模式，提供紧急呼叫、家政预约、物品代购、服务缴费等为老服务项目。目前，阜阳居家养老社会组织 5 家，阜城 3 个社区具备为老服务功能，近万名经济困难老人享受了居家养老服务。

六　健康养老布局——更快

随着经济社会的发展，阜阳市积极推进养老工作由"低端增床头"向"重质提服务"进行转变。2016 年市政府出台《关于推进医疗卫生与养老服务相结合实施意见》，按照"卫生准入、民政扶持、医保定点"的方式，鼓励养老院设立医院、医院举办养老院、养老院与医院联办等形式，构建养老与医疗相互融合的服务模式。同时明确 100 张床位以上的养老机构，可申请设置护理院、康复医院等医疗机构；其他具备条件的养老机构可申请设置卫生所、卫生室、门诊部等。2015 年以来，医养型养老机构由 8 家，迅速发展到 78 家，全市 71 家 150 张床位以上的养老机构均设立了医疗室或护理站，近 7 家医疗机构设立了养老院。医护型养老床位由不足 1000 张，发展到 13550 张，机构养护能力明显提升，供给服务趋于丰富。

（本文是根据安徽省民政厅和滁州市民政局网站的资料整理而成的，网址分别为 www. ahmz. gov. cn／，mzj. chuzhou. gov. cn／）

B.22
兰州市探索医养结合发展新模式

一 多种模式推进医养结合试点城市建设

2017 年，甘肃省兰州市卫生计生委以全国、全省医养结合试点城市建设为契机，高起点谋划，高质量联动，高标准试点，打造医养结合多种模式，积极探索医养结合发展新路径，全力推进医养结合试点城市建设。

1. 医疗机构"双资质"模式

城关区康乐医院、省第二人民医院、省第三人民医院、省中医药大学附属医院等 4 家医院持有双资质（《医疗机构执业许可证》《养老机构设立许可证》），共设置养老床位 1600 张。城关区康乐医院以信息化平台为支撑，建立完善了机构老年人医疗、养老互相转接的标准化运行机制，树立了医疗机构"医养结合、分类管理"和"医保、养老"费用科学结算的典型模式。

2. 街道社区"健康小屋"模式

城关区、七里河区、安宁区、西固区依托民政部门居家和社区养老试点城市建设平台，积极和街道协调配合，通过街道（社区）提供医疗用房、卫生计生提供人员和设备等形式，在街道为老服务中心（虚拟养老院、日间照料中心）设置"健康小屋"，开展老年人血糖、血压等监测和常见病多发病诊疗、健康体检、康复理疗、健康讲座等活动，为老年人社区养老提供健康保障服务，目前示范点已建成 19 个。

3. 养老机构"签约服务"模式

为贯彻落实政府兜底保障政策，体现政府公益性，兰州市印发了《关于进一步做好公立养老机构医疗服务工作的通知》，通过明确社会福利院提供医务室用房和基本医疗设备，邻近的医疗机构配备医务人员和基本药品，在福利院开展入院老年人健康评估、建立老年人健康档案和开展定期体检、巡诊、预约挂号、开辟就医绿色通道等措施，现全市 7 家政府兜底保障的社会福利院

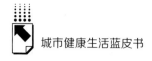

（敬老院）已全部和相应县级医院、社区卫生服务机构、乡镇卫生院开展了签约医疗服务，覆盖率达到100%。

4. 医疗机构"互联网＋居家养老"模式

"互联网＋医疗服务"是医疗服务信息化建设的核心，西固区先锋路街道花园小区社区卫生服务站将"居家养老健康服务信息"模块增加到"互联网＋医疗服务"信息系统中，建立了"互联网＋居家养老"服务平台，为居家老年人提供网上"适时监控、预约挂号、预约床位、上门诊疗、医疗急救"等医疗服务项目，目前已为80户老年人家庭配送了监控设备，是全市唯一一家开展"互联网＋居家养老"服务的医疗机构。

5. 医疗机构"进驻养老机构"模式

安宁区创新工作思路，将万里医院社区卫生服务站设置在美好家园（兰州安宁）孝慈苑养老服务中心内，社区卫生服务站为中心老年人提供基本医疗服务、建立健康档案、实施慢病管理、开展健康讲座，为残疾老年人、慢病老年人开展中医健康保健指导、饮食指导、传统中医按摩康复等，免费为入住老年人开展血压、血糖监测，密切关注指标异常老年人身体状况变化，及时向中心提供护理建议。社区卫生服务站与周边大医院签订就医绿色通道协议，对中心急危重症老年人实施及时救治和双向转诊。

6. 社区卫生机构"居家养老签约服务"模式

为规范和提升基层医疗机构为居家和社区老年人养老提供医疗服务，印发了《全市推进基层医疗卫生机构医养结合健康服务试点工作实施方案》，明确通过"六服务、一规范"提升基层医疗机构医养结合服务能力。全市依托家庭医师签约服务平台，加大65岁以上居家老年人健康体检和签约服务力度，截至目前，65岁以上老年人签约服务率达到73%。基层医疗机构内设置了中医诊疗室、老年人康复室、理疗室和健康教育室，印制了中医健康教育处方，为辖区老年人开展居家和社区养老提供全方位的中医医疗服务。

二 "六服务、一规范"提升基层医养结合服务能力

为规范指导基层医疗机构开展医养结合工作，促进基层医疗卫生服务和养老服务融合发展，更好地满足老年人健康服务需求，兰州市卫计委印发了

《全市推进基层医疗卫生机构医养结合健康服务试点工作实施方案》。该方案明确通过"六服务、一规范"重点工作，提升基层医疗机构医养结合服务能力。

1."六服务"

一是深化居家养老签约服务。以健康管理为基础，优化有效签约服务模式，使基本医疗卫生服务向居民家庭延伸。组织村医、全科医生或医师团队对辖区内常住户籍的65岁以上参保老年人开展自愿签约服务，按签约服务内容提供可及、连续、综合、有效、个性化的医养结合健康服务。根据签约对象的健康评估情况及实际需求，为居家重点人群提供上门巡诊、社区护理、家庭病床等个性化服务。

二是推进社区养老协同服务。在乡镇政府（街道办事处）的牵头组织和有关部门配合下，以社区养老服务日间照料中心为主体，因地制宜通过对流程与环境的改造，探索日托型养医结合健康服务模式。乡镇卫生院（社区卫生服务机构）将社区养老服务日间照料中心作为延伸服务点，协同开展健康随访、健康教育、保健咨询、心理慰藉等工作，使老年人不出社区就能享受到专业的照料指导、护理、保健服务。鼓励乡镇卫生院（社区卫生服务机构）托管和举办社区养老服务日间照料中心，政府可通过购买服务扶持其发展。

三是强化机构养老合作服务。积极推进基层医疗卫生服务向养老机构延伸，以各类养老、护理机构为主体，将养老机构作为"功能社区"，由所在地乡镇卫生院（街道社区卫生服务机构）定期派医务人员提供健康教育、巡诊、健康管理等服务。对暂不具备条件设置医疗机构的护理型和助养型等养老机构，按照就近就便、互惠互利原则，由所在地乡镇卫生院（街道社区卫生服务机构）在养老机构增设医疗卫生服务点或护理站，开展多种形式的养医合作服务。允许基层医疗机构执业医师到养老机构设置的医疗机构或卫生所（医务室）多点执业。

四是提升基层医养融合服务。健全社区卫生服务网络，调整站点布局，为居家养老提供更便捷的健康管理服务。在基层医疗卫生机构内为老年人特别是重点人群提供挂号、就诊、转诊、取药、收费、诊疗等就医便利服务，开通转诊绿色通道。具有一定规模的乡镇卫生院（街道社区卫生服务中心）可通过新建、改建、扩建，或利用闲置病房开设医疗护理型床位或老年病区，开设老

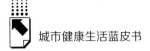

年医疗护理特色科室,适当增加舒缓疗护病床比例。

五是促进基层中医药健康服务。设置以老年病、慢性病防治为主的中医诊室。规范开展中医药养生保健服务,指导养老机构开展融入中医特色的健康管理。加强以体质辨识为基础的中医预防保健服务,开展社区居家中医药健康养老服务指导,提高基层医疗卫生机构为老年人提供中医药健康管理服务的能力。

六是拓展基层健康信息服务。围绕家庭医师、医师团队和全科医师签约服务、分级诊疗、医师多点执业等,利用区域卫生信息平台,提供远程会诊、远程影像检验诊断、上级医院预留专家号源和床位等服务。利用老年人基本信息档案、电子健康档案、电子病历等,推动社区养老服务信息与区域卫生信息共享。积极探索基于互联网的医养结合健康服务新模式,提高服务的便捷性和针对性,逐步实现对老年人医疗健康信息的动态管理。

2.“一规范”

规范服务内容与流程。规范医养结合健康服务内容,重点提供预约就诊、预约转诊、优先住院、优先检查、健康评估指导、健康信息送达、健康服务咨询、老年人健康管理、慢性病患者健康管理、康复理疗、中医药服务等服务。规范有效签约服务包,通过购买服务方式开展上门服务和特需医疗服务。积极探索日常服务、转诊服务、急诊服务、康复衔接等规范化服务流程。

截至目前,全市养老机构有 27 家,其中公办 7 家、民办 16 家、医养结合机构 4 家,床位总数 6107 张;18 家医院设置了老年病科和老年病床位,共设置床位 500 张,占医院总数的 69%;26 家县级以上医院均设置了老年人就医绿色通道,覆盖率达 100%;能提供医疗服务的养老机构 19 家,占养老机构的 70.4%;全市居家 65 岁以上老年人签约服务率达到 73%;医养结合试点示范机构推进顺利,目前比较成熟的试点示范机构达到 27 家。

(本文根据兰州市民政局官网及相关媒体上的报道整理而成)

B.23
大理实施医保健康扶贫
助推脱贫攻坚工作

一 实施医保健康扶贫的背景

为贯彻落实《云南省健康扶贫30条》，让建档立卡贫困人口看得起病、方便看病、看得好病、尽量少生病，有效防止因病致贫、因病返贫问题，大理制定了《贯彻落实云南省健康扶贫30条措施实施方案》，对医保保障、民政救助和政策兜底保障措施进行调整和提升，建立健全特殊保障制度，确保政策落实到位。方案明确建档立卡贫困人口城乡居民基本医疗保险（以下简称"基本医保"）个人缴费部分财政全额负担，确保建档立卡贫困人口100%参加基本医保和大病保险。

2016年，大理人社系统紧紧围绕省州党委、政府和省人社厅的统一安排部署，全面推进城乡居民医保整合，大力实施医疗保险健康扶贫，相关工作取得了阶段性成效。一是城乡医保制度整合基本完成，从2017年1月1日起，全州统一执行了城乡居民基本医保政策，覆盖范围、筹资政策、保障待遇、医保目录、定点管理、基金管理"六个统一"基本实现；二是医疗保障政策进一步向特殊困难群体倾斜，统一了特殊病、慢性病保障政策并对城乡居民实现全覆盖，对特殊困难群体基本医保住院起付线减半执行，取消了建档立卡贫困人员等基本医保住院起付线，提高了报销比例；三是建档立卡贫困户补充医疗保险工作顺利启动，州人社局、州扶贫开发领导小组办公室与人保健康大理中支签订了战略合作协议，筑牢合作基础，确保2017年建档立卡贫困户补充医疗保险各项惠民待遇落到了实处。

大理州自2017年1月1日起执行建档立卡贫困户补充医疗保险方案，并加大大病保险向贫困户倾斜力度，形成"基本医保+大病保险+民政救助+补充医疗"四重保障，对参保人经基本医疗、大病保险、民政救助报销后的个人合规医疗费用进行100%赔付，有效解决贫困户"看不起病"、"不敢看病"、因病加深贫困等问题。

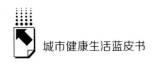
二 医保健康扶贫的方案内容

1. 落实基本医保、大病保险倾斜政策

建档立卡户在乡村两级协议管理医疗机构就诊免挂号费，免一般诊疗费，普通门诊基本医保年度最高报销限额提高5个百分点，达到525元；对高血压Ⅱ～Ⅲ期等28种慢性病和特殊病，门诊政策范围内医疗费用报销比例达到80%（其中，重性精神病和终末期肾病门诊报销比例达到90%）。州内各协议管理医院基本医保不设起付线，政策范围内住院费用报销比例分别达到一级医院的90%～95%、二级医院的80%～85%、三级医院的70%。大病保险起付线由现在的3000元降为0元，年度报销限额达到24.75万元，政策范围内大病保险报销比例为0～2万元（含）报销70%、2万～5万元（含）报销75%、5万～8万元（含）报销80%、8万元以上报销85%，并将保障范围扩大到癌症等25种疾病，确保2017年11月1日起正式实施。

2. 建立补充医疗保险制度，落实医疗救助制度，建立医疗费用兜底保障机制

由州县财政共同出资58元/人，为建档立卡贫困人口统一购买补充医疗保险，对经基本医保、大病保险报销后，剩余的政策范围内的费用由补充医疗保险全额兜底保障。取消建档立卡贫困人口医疗救助起付线，年度累计救助封顶线不低于10万元，政策范围内经基本医保、大病保险、补充保险报销后达不到90%的，通过医疗救助达到90%。严格执行州内一级、二级、三级医院政策范围外的费用分别不得超过3%、6%、10%的规定，对建档立卡贫困人口住院政策范围外的费用，由县级政府统筹省财政补助（人均60元）对贫困人口政策范围外的医疗费用全额兜底，确保州内住院费用全额兜底、州外住院兜底保障比例不低于90%。

三 中国人寿保险股份有限公司开展的
大病保险精准扶贫的成效

1. 制定大病保险倾斜政策

保险作为扶危济困的行业，在减少因灾因病返贫致贫、优化扶贫资源配

置、促进贫困地区产业发展方面有独特优势，中国人寿保险股份有限公司（下文简称"中国人寿"）聚焦大理脱贫攻坚工作重点难点领域，积极配合政府各项扶贫举措，主动创新大病保险机制。

2016年，中国人寿针对农村建档立卡贫困人口积极实施"提高保障程度、提升报销比例、降低大病起付线"的"两提一降"扶贫举措。

"两提一降"具体是指，"提高保障程度"，即将建档立卡贫困人口大病保险封顶线由16.5万元提高至20万元；"提升报销比例"，即建档立卡贫困人口大病保险每个报销段的比例提高5个百分点；"降低大病起付线"，即建档立卡贫困人口大病保险起付线由6000元降低至5000元。

2017年，中国人寿根据扶贫工作新形势和新要求，在"两提一降"扶贫举措基础上，实施"三免除、一降低、两提高"的新扶贫举措。

"三免除"是指"免排队"，建档立卡贫困人口住院通过"绿色通道"结算费用；"免住院门槛费"，建档立卡贫困人口住院免基本医保起付线；"免交住院押金"建档立卡贫困人口住院免交住院押金。

"一降低"是指"降低大病保险起付线"，即建档立卡贫困人口大病保险起付线由6000元降低至0元。

"两提高"是指"提高大病保险封顶点"，即将建档立卡贫困人口大病保险封顶线由16.5万元提高至24.75万元；"提高大病保险报销支付比例"，即建档立卡贫困人口大病保险每个报销段的比例分别为70%、75%、80%、85%（普通患者报销比例分别为56%、65%、75%、85%）。

通过两年来三次倾斜政策调整，目前建档立卡贫困人口在政策范围内的费用报销比例均达到70%及以上。

2. 创新大病保险精准扶贫服务模式

为落实国家关于金融助推脱贫攻坚的相关政策精神，实现大理精准扶贫对象更方便、更快捷地享受大病保险扶贫政策，提高大病保险扶贫服务水平。2016年下半年，中国人寿自筹资金56万元，开发完成"大病保险精准扶贫对象实时结算系统"，在新系统的支持下，对精准扶贫建档立卡贫困人口提供特殊大病保险医疗救助保障，即建档立卡贫困人口结算医疗费用时，定点医疗机构工作人员通过信息系统对扶贫对象实现精准识别，在大病保险报销初审后，交患者或其家属签字确认，即可完成即时结报。定点医疗机构对建档立卡贫困

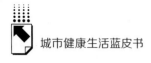

人口的报销资金统一实行垫付制，按照相关规定一律现场减免补偿，实现大病保险"一站式"结算。2016年底，该系统还被中国人寿总公司推荐并入选了中国保险行业协会举办的首期"保险扶贫服务先锋榜"。

3. 有效开展大病扶贫宣传工作

承办大病保险一年多来，中国人寿对大病扶贫工作取得的成效在《大理日报》进行了多次宣传，刊登过精准扶贫对象大病保险典型赔付案例、现场兑现赔款的新闻报道等。2017年8月，公司还通过《大理日报》，对2016年大病扶贫工作成果、十大精准扶贫对象大病案例、2017年健康扶贫的特殊政策等内容进行了专题报道，不断提升公司在当地的社会影响力。与此同时，公司还借助现有的近3000名员工及销售队伍，通过入户拜访的形式，持续宣传大病保险及扶贫政策。

4. 重点扶持大理精准扶贫点的卫生事业发展

中国人寿积极参与大理精准扶贫点的卫生事业发展，2016年，公司筹措资金89万元，按照每个卫生室5万元至10万元不等的标准，扶持大理7个县共计14个精准扶贫点标准化村卫生室建设工作。

2017年，为满足大理医疗保险信息系统建设的资金需求，中国人寿计划筹措资金698万元用于信息系统升级改造项目，通过项目实施，进一步提升了大理大病保险信息化服务水平和工作效率。与此同时，中国人寿不断加强大病保险服务团队建设，目前拥有60多人的专业服务队伍，服务遍及大理各县市医疗经办机构。截至目前，中国人寿已经与大理170余家医疗机构实现了基本险和大病保险"一站式"结算服务，经过近两年的运营工作，中国人寿在大病保险管理服务水平上得到了政府和参保群众的广泛认同。

5. 大病保险精准扶贫成效显著

截至2017年10月底，中国人寿共计为3287人次建档立卡贫困人口结报了大病保险补偿金，共计支付708.28万元，其中334.61万元是因政策倾斜多支付的大病保险理赔金，大大减轻了建档立卡贫困人口的医疗负担，有效地推动了大理脱贫攻坚工作的开展。

（本文是根据大理州政府官方网战上的报道整理而成）

B.24
合肥市多途径提升养老服务

随着社会逐步老龄化，关爱老年人，让他们老有所养、老有所乐，成为党和政府工作的一个重要组成部分。合肥市通过多种途径构建全方位的养老服务体系，提升养老服务。

一　村五保供养服务机构集约化、专业化、社会化运营

2017年以来，合肥市民政局坚持探索创新，积极推进农村五保供养服务机构转型升级，开展社会化发展试点，以保障五保对象养老服务需求为前提，扩大保障覆盖面，支持五保供养机构改善设施条件并向社会开放，提高运营效益，增强护理功能，使之成为区域性养老服务中心。市民政局于年初将该项工作列入2016年民政"十大惠民工程"，提出：提升农村五保供养服务机构区域性综合服务中心功能，探索集约化、专业化、社会化运营方式。2017年末，全市开展社会化运营的农村五保供养服务机构已达8家，其中，城区（含开发区）4家，县市4家（巢湖、肥西、肥东、长丰各1家），作为省级农村五保供养服务机构转型升级试点的包河区大圩镇敬老院全面完成基础设施改造。

1.加强基础设施建设，推动集约化

试点转型升级的农村五保供养服务机构，在硬件设施配备上实现了不断优化改造，一方面，对机构内的服务功能设施进行了改造、完善；另一方面，对老人房间进行了重新设计装修。如对作为省级农村五保供养服务机构转型升级试点的包河区大圩镇敬老院，包河区政府投入2000余万元，改造后总床位达到196张（其中单人间52间，双人间68间，四人间2间）。2016年10月改造完工。改造后的房间配有卫生间、医用床、液晶彩电、热水器、空调、床头柜等，还安装了床头呼叫器、烟感器，更换了天花板、地板。室外安装36个监

控器、路灯、无障碍设施，每两栋楼之间安装有电梯，方便老人上下楼，对室外大环境也进行了改造，增添了柏油路、晾晒场、花园、景观塘、文化舞台健身广场等。同时，全市组织实施了农村五保供养服务机构安全工程，将安全管理作为五保供养服务机构生命线，开展农村五保供养服务机构消防达标建设和改造，并配合食品、卫生等部门，加强指导监督和定期检查，消除各种安全隐患。在设施改造的基础上，市民政局坚持公益性服务与经营性服务相结合，通过公开招标的方式，推动经开区高刘镇五保供养服务中心、包河区康园敬老院、肥东县店埠镇敬老院等一批五保供养服务机构积极引入社会力量，充分利用空置床位，盘活资源存量，满足社会养老需求增量。

2. 提高服务水平，推动专业化

一是提升医疗护理功能。市民政局先后印发了《合肥市农村五保供养服务机构"特护区"建设试点方案（试行）》（合民〔2015〕196号）、《关于进一步推进合肥市农村五保供养服务机构"特护区"建设的通知》（合民〔2016〕172号），坚持因地制宜、经济适用的原则，支持农村五保供养服务机构建立独立的、功能完善的"特护区"，建设内容包括特护场所、特护设施、特护人员、特护管理和医疗护理能力建设，满足失能失智老年人和老年残疾人集中养护需求，提供基本医疗保健、康复训练等服务。在建设农村五保供养服务机构"特护区"的基础上，有条件的县（市、区）可以试点养老机构社会化服务改革工作。

二是培育养老人才队伍。大力开展养老服务机构从业人员岗前培训和在职技能提升培训，努力打造一支与养老服务业发展相适应的合格稳定的从业人员队伍，满足养老服务业发展需求。市民政、人社、财政三部门联合印发了《合肥市养老服务机构从业人员培训实施方案》，通过公开招标、委托等方式确定培训实施主体，对本市各类养老机构、社区养老服务设施内从事养老护理、日间照料等养老工作的管理人员、一线服务人员，以及已签订劳动合同（协议）的新入职人员，开展分类分层次培训，培训项目为养老护理员、社区照料服务和其他养老服务业相关岗位、专业培训。其中，职工岗前培训针对与养老服务机构签订6个月以上用人合同（协议）的新入职人员，使新入职人员熟悉和掌握岗位的基本要求，尽快胜任和适应岗位，增强就业稳定性；岗位提升培训针对养老服务机构管理人员和一线服务人员，促进养老服务机构员工取得中级以上职业资格，提高其职业能力水平，增强养老服务机构竞争力。参加培训人员可获得一定标准的补贴，对参加岗前培训取得培训合格证书的按人均不低于350元标准给予培训补贴（其中培训人员属于高校毕业生的，按人均500元标准给予补贴）。对培训后通过初次技能鉴定，取得专项职业能力证书或职业资格证书的分别给予个人100~150元技能鉴定补贴。对参加岗位技能提升培训取得中级、高级、技师国家职业资格证书的，分别按人均500元、1000元、2000元标准给予培训补贴。

三是突出社会参与。积极引进社会资助和大学生志愿服务。2017年以来，江苏隆力奇公司、安徽侨商联合会和安徽国信建设集团等企事业单位和社会团体先后开展了多次活动。安徽志愿者俱乐部定期到包河区大圩敬老院，开展志愿服务；交通银行安徽省分行、安徽省伊微美容职业培训学校、金谷医院定期赴高新区城西桥敬老院，开展健康保健、家政、心理疏导等服务；星之火志愿团携手绣溪黄梅戏艺术团来到庐江县郭河镇南圩敬老院进行演出；合肥一六八玫瑰园学校到经开区高刘镇五保供养服务中心开展慰问活动。此外，合肥市义城镇敬老院、大圩镇敬老院、金色家园养老中心、大杨镇敬老院、城西桥敬老院等成为安徽电气工程职业技术学院、安徽新闻出版职业技术学院、安徽医学高等专科学校、安徽工商职业学院、安徽财贸职业学院等高职院校的大学生社会实践基地，相关院校组织在校青年志愿者定期到定点联系的敬老院，开展长期、固定、经常化的志愿服务活动。

3.提升管理品质，推动社会化

为进一步提升敬老院管理品质，充分发挥敬老院设施利用效率，提升其社会示范效应，经开区、长丰县、肥东县等地试点敬老院"零租金公办民营"模式，吸引专业社会组织进驻农村五保供养服务机构进行管理，尝试利用专业养老护理员、社会工作者带动敬老院管理理念和业务水平的提升，取得了明显的效果。目前合肥市已实现规范社会化运营的农村五保供养服务机构，都已科学设置管理和服务岗位，配强配足管理人员和服务人员。采取岗前培训、岗位练兵和考核激励等办法，着重提高管理水平，深化服务理念，注重完善医疗保健、康复护理、紧急救援、心理慰藉、文化娱乐等功能，营造温馨和谐的家庭式氛围，使集中供养对象始终生活在像家一样温暖幸福的环境中。

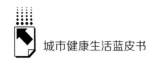
二　精准服务，打造居家养老新模式

以合肥市三孝口街道为例，三孝口街道现有常住人口85000人，其中60周岁以上的老年人口占总人口的14.9%，是一个老龄化问题较为显著的街道。三孝口街道辖区现有养老服务机构1个，居家养老服务站6个，老少活动家园6个，养老床位150张。为有效整合资源，全面推动居家养老服务全覆盖，三孝口街道多措并举，精准帮扶辖区有需求的老人。

1. 精准对接服务人群

为有效精准收集辖区需要重点帮扶的老人信息并进行服务对接，三孝口街道六个社区的老年专干和养老社工以网格化为依托，全面收集和了解辖区70周岁及以上的低保老人、空巢老人和90周岁以上的高龄老人信息，并为这些老人建立了服务档案和信息化管理平台，进行个案管理；通过定期走访和电话联系，在了解这些老人的基本情况和服务需求后，工作人员帮助老人申请了合肥市居家养老服务，每月可为他们再提供600元居家养老服务卡，用于购买居家养老服务。社区老年专干和养老社工除了定期追踪老人居家养老服务使用情况外，还定期上门探视这些老人，为他们提供精神陪护服务。通过上述服务实现了精准帮扶，使得这些老人通过居家养老服务，达到老有所养、老有所依。

2. 精准分析信息数据

为了全面、准确、动态跟进并了解街道辖区老人信息，三孝口街道社区居家养老服务站依托社区网格和信息化平台，在常规跟进社区老人信息的基础上，还通过开展为老服务，不断收集老人更为细化的需求数据和服务使用数据，并将这些汇总数据定期反馈到街道养老服务中心，为街道养老服务中心统筹开展居家养老服务提供重要的参考信息。养老服务中心通过精准分析数据，结合不同社区实际情况和老人个性化需求，通过设计，为社区老人提供家政、精神慰藉、医疗陪诊、外出购物、政策咨询、送餐等多项服务，确保服务输送及时、有效，提高社区居家养老服务质量。

3. 精准有效购买服务

为共同建设和发展社区居家养老服务，三孝口街道通过政府购买服务方式，为社区失独老人、低保老人等开展了"三元爱心餐"服务；另外通过政府购买服务（购买服务金额达到 65 万多元）的方式，引入了社会组织和专职社工，结合社区老人需求，依托社区服务场所，分别开展了"老少家园"、老年日托、特殊老人关怀、老年养老太极拳等 10 项居家养老服务；除此之外，街道在此时间段，共发放高龄津贴 1814400 元，有 3024 人享受了高龄津贴服务，居家养老服务卡发放 224400 元，受益人数达到 4480 人。

4. 精准整合社会资源

全面推进三孝口街道居家养老服务是一个系统工程，在充分发挥政府职能的基础上，还需不断整合社会组织、企业、辖区共建单位等多元社会资源，实现资源互补，优势整合，高效对接。三孝口街道 2016 年度联合了联合利华等爱心企业为老人捐赠物资约 20 万元，用于支持社区居家养老服务；通过与社区卫生服务站（中心）合作，免费为辖区老人开展健康体检和健康讲座活动，还举办"红色电影"展播等公益活动 30 多次。通过整合多元社会资源，既拓展了街道居家养老服务内容，又提高了居家养老服务的质量和社会影响力。

三 智能养老让老人生活更优质

一个"开关"遥控多种家电，防火防盗有了"隐形卫士"，发生意外可获紧急救助，健康数据实现动态监测、通过手机 App 向儿女推送……"国家智能养老物联网应用示范工程"的试点，让老人们享受到物联网技术带来的便利和安全。

1. 高新技术，改变晚年生活

老人手中的遥控器能够控制电灯、空调、电视和窗帘等开关，方便了老人生活。小巧的紧急呼叫报警器上，有一个紧急呼叫按钮与物联网服务平台连接，一旦平台接收到老人的呼叫，可第一时间安排人员提供救助。防火、防盗等自动报警装置，对空巢、独居老人来说，犹如"隐形卫士"，增加了他们的安全感。

在公建民营养老机构合肥庐阳乐年长者之家，作为全国 7 个承接"国家智能养老物联网应用示范工程"项目的试点单位之一，这家机构内已实现养老数据无纸化、云端化、标准化，运用智能床垫、体检一体机等设备，医护人员可对近百名老人的健康数据、睡眠质量长期动态跟踪分析，并可通过手机 App

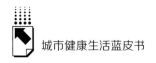

向老人家属推送相关信息。

2. 整合资源，突破服务瓶颈

大部分青壮年工作、家庭负担较重，没有充裕的时间陪伴和照顾父母；机构养老资源有限，一些人受传统观念影响，也不愿意选择机构养老。虽然有很多党员、基层干部和志愿者与老人建立了结对帮扶，但是在时间和精力上毕竟有限，难免会有所疏漏。老人生理、心理机能退化，如果无人在身边，遇到突发情况时自己又无力呼救，可能会造成难以挽回的后果。甚至有的空巢老人死在家中很长时间，也无人知道。

应用物联网技术，医护人员可对老人各项健康数据长期监测、跟踪分析，老人睡眠曲线图突然发生异常波动，或是起夜时间过长，医护人员在监测平台就能收到报警，可以及时查看、处置。老人生病就医时，也可以减少重复的检查项目，节省宝贵的时间。目前，乐年长者之家运用智能床垫采集的老人健康数据已经与综合管理信息平台对接完毕，与体检一体机等其他物联网设备的对接，也即将进行。

居家养老方面，乐年长者之家有自己的社工团队，并且与安徽医科大学、安徽大学等单位签订合作协议，共同做好居家老人的上门健康体检、精神慰藉服务和相关数据采集工作，并将数据与物联网平台对接。

3. 做好示范，推动家庭普及

在居家智能养老方面，按照民政部门早期设想，防走失设备必不可少，满足老人亲情需要的远程视频设备，也在优先采购之列。但是在实际入户调研中，却发现不少老人对防火、防盗等居家安全防护设备的需求，更加迫切。民政部门和承接单位尊重老人意愿，及时调整项目实施方案，优先为他们配备了烟雾、燃气、门窗及红外报警器等设备。首批享受智能养老服务的老人群体主要是政府保障对象，他们普遍收入较低，不少老人居住在老旧小区，条件简陋，家庭改造有一定难度。对此，省民政厅及时出面与相关单位协调，不计成本将所有试点老人家庭接入网络，完成改造工程。

一户老人家庭的物联网设备采购费用和3年试点期间的使用、维护费用，加起来需要1万多元。这部分费用主要由政府承担，承接单位也负担了一定的运行成本，如聘请技术人员等。市场上新技术产品的推广普及，大多是从高端收入群体开始，智能养老相关产品同样如此。根据民政部门掌握的情况，一般家庭收入在5000元至1万元之间，基本上可以承担智能养老相关设备的购买和维护费用。

四 "嵌入式"养老吸引社区老人

合肥市逍遥津街道认真学习上海等地社会养老的创新理念，结合合肥老城区实际，在全省打造出首个"社区＋机构＋居家"的"嵌入式"养老模式。

"嵌入式"养老利用良好的地缘优势，通过政府购买服务、街道整合场地、社区补充服务、机构专业功能相结合，为周边生活半自理、轻度失智失能老人提供全天候的护理照料，并通过日托、助餐、送餐等方式辐射到社区其他有需要的老年人群体。

1. "喘息"托养服务解决居民烦恼

逍遥津养老服务中心在50张床位中新开辟了5个短期托养床位，为遇到紧急困难的居民提供"喘息"服务。对于一些子女不在身边的独居老人来说，最麻烦的莫过于一天三顿饭，这个烦恼也在养老中心得到了解决。据介绍，中心开展低偿就餐服务，常年在中心就餐的老人有六七位，他们每天上午到家门口的逍遥津公园里吹拉弹唱、健身娱乐，中午就到中心解决午餐，特别省事。

2. 老人们赶时髦，玩微信改变生活

与普通的养老机构相比，逍遥津养老服务中心有一个最大的特点：入住的老人大多来自附近的小区，本来他们就是老邻居、老街坊，不存在陌生感，老人之间有说不完的共同话题。

中心为老人们安排的活动内容十分丰富，每周从周一到周五都有"松柏之声"等义仓社区艺术团体的志愿者们来上课，爱文艺的老人们可以学唱京剧、黄梅戏、越剧，爱健身的可以学八段锦、经络理疗，爱时尚的可以学习烘焙、DIY油画、电脑……

说起学电脑，中心里还有一位"洋老师"，他来自孟加拉国，他和同学汪姚强都是合肥工业大学老人福祉信息科技创新引智基地的研究生，正在从事一个国家级"111计划"的研究。工作之余，两位小伙子在中心开起了电脑培训班，义务教老人们学电脑。老人们的学习热情很高，有的已经会用微信跟子女视频聊天了。

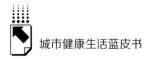
正在探索中的逍遥津居家养老中心近年来也一直得到各方关注，这一模式的特点是：一个街道一个养老中心，一个社区一个养老站，由中心提供全面的专业化服务，每个社区配套建立以日间照料为主的养老站，把居家养老服务延伸到每户有需要的居民家中，实现机构服务的家庭化、家庭照护的专业化。

（本文是根据合肥市卫生和计划生育委员会网站的资料整理而成的，网址为：hfwjw. hefei. gov. cn／）

B.25
盐城市：以过硬的业绩谱写"健康惠民"新篇章

2016年，盐城市明确提出了深化医药卫生综合改革，健全全民医疗保障体系，切实解决群众"看病难、看病贵"问题，有效推动"健康盐城"建设的工作任务。为此，市委、市政府高度重视，各部门通力协作，严格坚持保基本、强基层、建机制的原则和基本医疗卫生的公益性，坚持统筹安排、突出重点、循序渐进的路径，采取政策拉动、创新驱动、宣传发动、典型带动、考核推动的"五轮驱动"推进策略，以国家、省关于深化医改的决策部署为指导，做实"规定"动作，做优"自选"动作，出台政策、加大投入，攻坚克难、强势推进，较好地完成了各项目标任务，交出了解决世界性难题的"盐城答卷"，逐步形成了城乡医疗卫生统筹发展的新格局，初步探索出具有盐城特色的医改路子。

一 政策拉动 为医改提供保障

医改破题，源自顶层设计的科学决策。盐城市坚持把深化医改作为民生建设的工作重点，完善组织领导体系，强化政策保障，努力做到高位组织、强势推进，确保改革顺利进行。

盐城市委、市政府研究出台了《深化医改综合试点加快健康盐城建设的实施意见》，召开了全市深化医改试点工作推进会，推进先行先试，医改工作取得积极成效。探索构建投融资机制，设立健康产业发展基金，首期规模10亿元。坚持"三医"联动，通过取消药品加成、降低药品耗材费用、深化医保支付方式改革等措施，市区公立医院药占比由上年的46.3%下降到2016年的37%。制定分级诊疗市、县、乡医疗服务范围"三张清单"，建立一大批市、县医联体，推进分级诊疗制度建立，2016年以来全市已上转41360人次，

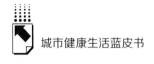

下转 7515 人次。

2015 年，盐城市卫计委联合市人才办、人社局、财政局出台了《加强医疗机构人才建设和对外合作的意见》，明确目标任务、支持政策和具体办法，2016 年还出台了《省级以上重点专科考核奖励暂行办法》。市卫计委、编办联合出台了《关于优化整合妇幼保健和计生技术服务资源的实施意见》。2016 年 8 月，盐城市专门在京举办盐城籍名医座谈会，就加强在京名医与盐城本地医疗机构合作达成一致意见。目前，市直 7 所公立医院建成 14 个名医工作室，专家及其团队来盐开设门诊 1379 次，开展各类手术 203 台，组织专题讲座 36 次。全市各地注重与全国知名医院的合作，先后成立了 29 个名医工作室，让群众在家门口就能享受到大城市医学专家的优质服务。

二　创新驱动　为医改注入活力

在按照上级部署做好规定动作的基础上，盐城市结合实际，创新改革举措，努力打造特色。盐城市家庭医生签约服务模式，入选"全国医改十大创新举措"，先后在国务院医改办举办的家庭医生签约服务培训班、江苏省政府分级诊疗制度建设暨家庭医生签约服务推进会上做经验交流。2016 年 9 月下旬在盐城市召开全国基层卫生工作现场会，国家卫计委领导察看现场并予以表扬，盐城市在会上做了经验介绍。2016 年 11 月中旬，国家卫计委在大丰举办了全国家庭医生签约服务现场培训班。盐城市人大常委会组织对全市基层医疗卫生体系建设工作专题询问并进行测评，满意度达 98%。

建湖作为江苏省深化医改"先行先试"县（市）之一，在优化资源配置、打造城乡医联体、强化县级公立医院对外合作和薪酬制度改革方面取得良好成效；东台在江苏省率先实现县、乡、村远程医疗全覆盖，远程会诊中心覆盖全市 14 个乡镇卫生院、328 个村卫生室，实现与居民健康档案、电话短信呼叫平台、视频系统自动对接，村民不出村就可享受到专家诊疗服务；响水创新公共卫生服务网格化管理，将县内 12 个镇区划成 1000 个四级网格，选聘老党员、老教师等担任网格长协助村医工作，形成了"县主导、院负责、室重抓、格参与"的新模式，受益人口达 50.19 万人；大丰、建湖、射阳、阜宁、亭湖等地实施"乡编村用"，通过公开考录，全市已有 67 名村医纳入卫生院编制管理。

三 宣传发动 为医改营造氛围

盐城市医改工作受到各方关注，国家、省主流媒体多次宣传报道，2016年全市已在国家、省、市新闻媒体刊播卫生改革与发展新闻2800余篇次。

2016年2月14日，《新华日报》一版头条刊发《让农村拥有好医院、好医生、好服务——盐城供给侧医改提升小康质量》；2016年5月中旬，新华社来盐城市开展"医改新动向"专题采访；2016年6月6日，央视"焦点访谈"以《家庭医生来了》为题，深度报道盐城市开展家庭医生签约服务的创新举措；《江苏医改动态》盐城市的采编信息量列全省首位。通过大力宣传医改典型经验和进展成效，及时回应社会关切，充分发挥宣传引导作用，为医改顺利实施营造了良好氛围。

四 典型带动 为医改引领方向

盐城市把典型带动作为推进工作的重要手段，培育先进典型，积极发现并总结其成熟经验，通过召开现场会、观摩会、推进会等方式在面上进行推广。

在前几年总结推广绩效考核、慢病防控、健康教育等方面的先进典型经验基础上，2015年在阜宁召开全市基层医疗卫生机构设施标准化建设工作现场会、在大丰召开全市乡村医生签约服务试点现场会。2016年，又在大丰召开家庭医生签约服务现场推进会、在响水召开沿边乡镇卫生院建设工作现场会、在盐都大纵湖召开卫生镇创建现场会、在射阳召开慢性病综合防控门诊建设现场会，观摩现场、推广经验，相互借鉴、比学赶帮，达到了预期效果。

五 考核推动 为医改凝聚力量

盐城市委、市政府将深化医改工作作为全市目标任务综合考核重要内容。市医改办主动协调，形成了由市委督查室和市政府督查室牵头督查、医改办专项督查、相关部门联合督查的全方位、多层级督查体系。

2015年，市委督查室、市政府分别组织了深化医改重点工作专项督查；

2016 年 4 月，市政府组织市财政局、市卫计委对各县（市、区）基层机构 2015 年基础设施标准化建设项目工作进行全面验收，经考核兑现上年项目奖补资金 1947 万元；2016 年 9 月，市政府办印发了《关于开展 2016 年全市深化医改综合试点考核评价工作的通知》，不久，又组织专项督查，切实把综合医改试点工作向纵深推进。

（本文根据《盐阜大众报》2016 年 12 月 22 日的报道整理而成）

案例篇：产业视角

Case Studies

瑞金医院：医联体升级，
优质医疗资源辐射全国

瑞金医院是一所集医疗、教学、科研为一体的三级甲等综合性医院，有着百年的深厚底蕴。该院在 2017 年 10 月正式启动了全国首个血液专科医联体，将与全国 28 家医院签约，今后在河北雄安新区、西藏日喀则、新疆喀什……血液病患者能接受与在上海瑞金医院血液科一样的诊疗方案。

瑞金医院血液科全球知名，这里诞生的急性早幼粒细胞白血病治疗"上海方案"，已成功拯救数以万计的患者，这里的床位也因此常年饱和。

优质医疗资源如何与广大老百姓的救命需求对接起来？医联体无疑是实现医疗资源再分配的创举，是实现医疗体制改革的积极探索，更利于保障分级诊疗的可持续性。但如何让不同隶属关系的医院走到一起，责任共担、利益共享？这一道道难题，考验着牵头医院的勇气、担当与智慧。

一 一张床就是一条命，破题"住院难"

一张床，就是一条命。这个道理最初是病人告诉瑞金医院血液科主任李军

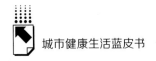

民的。由于血液系统恶性肿瘤初发治疗难度大、整体治疗次数多、随访治疗周期长，每接触一个病人，就意味着至少三年内要给足医疗资源。也正因如此，在多年前瑞金医院血液科就"一床难求"了。

有一天，一个老病人来找李军民，主动要求去北站医院接受后续治疗，瑞金医院血液科在那里设有联合病房。"我愿意'下去'（去下级医院），因为我知道这张床是救命的，初诊时我很渴望这张床，新病人一定跟我有同样的心情。"李军民忘不了这番话，这是一个有良心的病人。

能否让常见多发的血液疾病患者"就近"就医？能否让疑难复杂血液病患者在瑞金医院获得诊治后，回到家附近的医院继续治疗？"前提是，大家能获得与瑞金血液科同质的诊疗，这是对病人的最大保障，也是分级诊疗能推进的基础。"瑞金医院院长瞿介明说。优质医疗资源要在满足上海本地百姓就医需求的同时向外辐射，医联体或能破题。

在瑞金医院牵头的全国首个血液专科医联体地图上：河北、新疆、西藏、海南、山西、辽宁、江西、云南……28 家兄弟医院遍布全国。"一家医院如同一颗种子，它们往下再带起三五个县，那就是上百家医院，服务全中国"，李军民说。

二 "瑞金规范"，与兄弟医院同频共振

先行，但不盲目出发。给兄弟医院输送"血液"，瑞金医院先在上海"试水"。

2016 年 3 月，瑞金医院在上海成立首个专科医联体"上海瑞金血液病医联体"。它联合上海第九人民医院、新华医院、中医医院、北站医院、徐汇区中心医院、杨浦区中心医院的血液科，对每家成员单位创新开展"亚专业 + 医联体"分工，患者在瑞金医院进行诊断和首次治疗后，到相应成员单位接受后续治疗。

经过一年多的运行，目前超过 50% 的患者不用在瑞金医院血液科住院了，分流效果显著。医联体成员单位的床位使用率增加 10% ~ 30%，大家的治疗方案从"五花八门"变为"瑞金规范"，临床试验从"各自为政"变为"标准入组"。

"瑞金规范"更点燃了一种探寻未知的学术热情。该医联体成立后，区级中心医院科研课题申报数明显上升，一年不到，区级中心医院血液科由"零"课题到2016年获得区级课题六项，还有两家医院在SCI收录杂志上发表论文。

医联体绝不是大医院"跑马圈地"。将经济利益保留在各单位，对共享的科研成果，以各单位贡献大小作为成果分享的标准……建立各方受益的激励机制，同频共振，这是上海瑞金血液病医联体建立伊始就确立的实践理念。

三　科技助力，让好医疗穿山越水

上海瑞金血液病医联体的成功，使瑞金医院探到了分级诊疗能推进的可行模式、让不同医院能走到一起的"对话机制"等，为响应国务院办公厅印发的《关于推进分级诊疗制度建设的指导意见》（国办发〔2015〕70号），瑞金医院把目光投向了上海之外。

2017年，外地医院频频抛来"绣球"，它们中有"一带一路"沿线医院、有上海对口援建地区的医院，也有国家级贫困县的医院。

2017年9月，瑞金医院血液专科医联体首次举行跨省疑难病例讨论，中国工程院院士王振义在上海参与讨论，讨论内容被实时传送到医联体成员单位——西藏日喀则人民医院。利用互联网技术实现智慧病房部署、远程辅助查房等，已使"瑞金血液诊疗方案"穿山越水，抵达缺医少药地区。

"如何做好跨省医联体对我们来说也是一种挑战，这需要更好地利用远程医疗和教育等新技术，使医联体成员单位按照瑞金诊疗规范来运作，真正达到同质化医疗，使血液常见病和多发病患者经瑞金医院初诊后，回到当地还能按瑞金的统一规范开展治疗。"瞿介明说。如果能带动起整个国家血液疾病诊治水平的提升，这样的医联体探索、分级诊疗探路之意义将更为深远。

（本文根据《文汇报》2017年10月11日的报道整理而成）

B.27
北京协和医院：多措共举
大力提升医疗护理质量

由国家卫生计生委医政医管局发起的"进一步改善医疗服务行动计划"（以下简称"行动计划"）自 2015 年启动以来，在全国各级医院引起强烈反响，各地各级医院纷纷开展行动，坚持以问题为导向，以改善人民群众看病就医感受为出发点和落脚点，推出了一系列政策举措，特别是在优化服务流程、提升医疗质量方面，取得了阶段性成效。

北京协和医院是国内优质护理领域的排头兵。早在 2010 年初，北京协和医院便在全国率先开展了"优质护理服务示范工程"，第一批 10 个试点病房开始了护理改革初探；2011 年，北京协和医院将优质护理服务工作推广至所有病房；2012 年，又将优质护理服务工作延伸到了医院门急诊、手术室等非病房护理单元；2013 年至今，北京协和医院在原有工作的基础上，重点在深化优质护理服务、加强护理内涵建设上发力，全面推进护理改革的工作。

一 人财物多方支持 让护士回归护理岗位

为确保优质护理工作的顺利展开，北京协和医院举全院之力，从人、财、物多方面提供支持，帮助护士回归护理岗位。

"人"：增加临床一线护理人力配置。近 5 年来，医院共计招聘了 400 余名新护士，全部分配至临床一线参加护理工作，此外，医院还另外为各护理单元配置了 300 余名护理员进行辅助工作。这些护理员都是经过培训上岗的，辅助护士做一些生活照顾方面的辅助工作，比如更换床单等。护理员一个人管数个病人，随时巡视，费用由医院承担，患者不用花一分钱，这是协和医院的一大特色。

"财"：提高护士薪酬待遇。近年来，在绩效奖金分配方面不断向临床一线倾斜的同时，协和医院还提高了护士的夜班费，并专门设立了优质护理服务绩效、年终护士夜班绩效以及特殊岗位（主要指工作量大、工作风险高的护理单元）绩效奖金；建立多部门通力协作机制，包括人事处、财务处、医务处、教育处、科研处、门诊部、营养部、后勤保障处、信息处、器材处等，为高效解决临床实际存在的问题提供制度保障。

"物"：落实配套保障措施。具体包括设立专职保安实行病房封闭式管理、由专业外勤公司提供外勤服务、器材后勤工作人员主动巡检维修、病房物资网上申领及专人配送、安装使用气动传输系统运送物品、无菌物品和被服统一下收下送、病房药品集中配送、安装电子储药柜专人定期维护、护理信息系统全面上线、建立静脉输液配制中心等，减少了护士的非直接护理工作时间，切实把护士还给病人、还给护理工作。

二　制度先行　保障优质护理工作的落实

为确保优质护理工作的有效落实，让患者实实在在地体会到优质护理的优质性所在，医院从服务的广度上，为患者提供全流程、无缝、优质、专业的护理服务，覆盖门急诊就医、检查、住院、手术及出院前后的所有场景。

（1）场景一：门诊

医院在门诊实行首问负责制，为患者提供便民服务，开设护理门诊，提供形式多样、内容丰富的健康教育服务，并且通过优化患者就医流程，缩短患者等候时间，减少患者折返次数。

（2）场景二：急诊

医院不仅在全国率先建立了五级分诊标准和突发应急事件红卡流程，还建立了重症患者评估与分级转运标准，开通了危急重症患者救治等多个绿色通道，实行了抢救室封闭管理等，提高急诊急救效率，保障患者安全。

（3）场景三：病房

医院在病房全面落实责任制整体护理，具体指实行责任护士制，并落实在患者入院时、住院中、出院前、出院后四个阶段。患者入院时，责任护士对其实行一对一接待、入院宣教与身体评估等；患者住院期间，责任护士密切关注患者的身心与安全，落实基础与专科护理，实时解决患者及家属的各种问题；

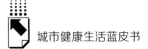
患者出院前，责任护士针对患者和家属开展居家康复指导、征求患者意见和需求等；患者出院后，责任护士以电话随访的形式，了解患者康复情况，解答患者疑问，并对其予以相应指导。

医院开展了丰富多样的健康指导活动，包括通过多样化的形式、个性化的内容和规范化的材料，为患者提供全面细致的健康指导。医院全部病房均开展了出院患者的电话随访工作，并逐步建立起了医护一体化慢病管理体系。

此外，医院还开展了形式多样的院外延伸护理服务，包括肿瘤患者联谊会、糖尿病患者运动会、孕妈妈讲堂、菜鸟奶爸训练营、乳腺癌患者粉红花园、腹透患者踏青活动等。

（4）场景四：手术室

医院在手术室设立了等候区责任护士岗，扩大了护理服务半径，不仅关注患者的术中感受和安全，而且建立起了术前和术后的访视制度，加强患者评估与医患沟通，缓解患者焦虑情绪、满足患者术前术后需求，进一步保障患者安全。

（5）场景五：其他非病房护理单元

医院在其他非病房护理单元也同样开展了优质护理服务工作。例如，在血液净化中心，护理人员会根据患者原发疾病，为患者提供个性化的饮食指导；在腹膜透析中心，医院不仅通过优化患者就诊流程，集中患者的门诊检查和治疗时间，减少患者往返医院次数，而且开展了居家透析指导服务，深受患者好评。

医院倡导"六个一"和"六个有"的服务理念。"六个一"是指一张真诚的笑脸、一句亲切的称呼、一遍耐心的宣教、一次全面的评估、一回认真的巡视和一项细致的操作。"六个有"是指病人初到有迎接、治疗护理有解释、病人合作有鼓励、巡视病人有交流、接听电话有礼貌和病人出院有道别。医院将人文关怀融化在了点滴的护理工作细节当中。

三 加强专科建设 提升专科服务能力

医院全力支持专科护理发展，共开设了腹膜透析、艾滋病、血友病、PICC、糖尿病和造口6个专科护理门诊，由专科护士为患者开展咨询、指导、治疗及协调等工作；同时，组建了7个专科护理小组，建立由医疗顾问、专科护士、骨干护士共同合作的医护一体化工作模式。

在腹膜透析专科护理方面，医院率先在国内开展了不住院腹膜透析置管手术管理和居家腹膜透析治疗，不仅为患者节约了住院费用，而且有效提高了患者的生活质量；另外，通过临床研究，首次提出腹膜透析患者食欲与患者生存时间相关的观点，通过有针对性地改善患者食欲，延长了患者预期寿命。

在艾滋病专科护理方面，针对艾滋病患者服药依从性差、随访率低、失访率高等疾病管理难点，医院艾滋病专科护士建立了协和艾滋病个案管理模式，使患者的服药依从性达到99.2%，高于国际报道的95%，随访率达99%，且无一例不明原因失访，帮助98%的患者完全回归社会。

在血友病专科护理方面，医院在国内率先开设了由护士协调管理的血友病专病门诊，通过线上线下对患者开展咨询、教育、随诊等护理工作，将长期随访患者的因关节致残不能行走率由70%下降到了9%，一些患者甚至摆脱了轮椅，开启了新的生活。

新生儿专科护理是北京协和医院的特色之一。对于早产儿的专科护理来说，抢救存活是成功的第一步，全面改善预后是最终目标，让早产儿尽快平稳地回归家庭生活是关键。为此，新生儿监护室的专科护士开展了一系列以早产儿家庭为中心的先进护理模式健康教育活动，包括护士主导的袋鼠式护理、菜鸟奶爸训练营、家长参与式护理等，为早产儿回归家庭保驾护航。

此外，"缓和医疗"在近年来颇受关注。北京协和医院组成了"缓和医疗"团队，将老年医学科和肿瘤内科的专科护士纳入其中，他们不仅为患者提供专业照顾，而且在团队中发挥组织协调作用。通过协调医生及营养科、康复科、麻醉科、心理医学科等专科资源，协同志愿者，帮助临终患者平静、安详、有尊严地走完人生的最后一程。

（本文根据《健康界》2017年3月15日的报道整理而成）

B.28
浙江省人民医院："三线"解法探路医改
树双下沉典范　拓医联体新模式

多谋民生之利，多解民生之忧。眼下具有浙江特色的医改，正在持续"加载"人们对健康浙江和美好生活的向往。在深化医药卫生体制改革的探索之路上，浙江省人民医院积极响应浙江省委、省政府"双下沉、两提升"政策，为浙江省深化医改之路添上了浓墨重彩的一笔。

早在2011年，浙江省人民医院就秉承"人民医院为人民"的理念，率先"试水"，先后与海宁市人民政府、淳安县人民政府签订了合作协议，采取全托管合作办医模式，托管了海宁市中心医院、淳安县第一人民医院。2015年后，又全面托管了天台县人民医院、桐乡市第一人民医院。

"让人欣喜的是，在'浙人医'的努力与坚持下，越来越多的基层群众，享受到了'家门口'看名医的服务；基层医院也在资源下沉中找到发展壮大的新路子，也为'健康中国2030'贡献了一个'浙人医'素材。"浙江省人民医院院长黄东胜说。

一　"多、强、实、长"进行人才下沉
勾勒万千百姓的"健康线"

2017年春天，淳安"轮椅女孩"汪凌莹一家终于不再辗转各地。就在家门口——淳安县第一人民医院（即浙江省人民医院淳安分院）接受了省人民医院"下沉"的骨科专家的诊治，这背后是省人民医院早在2013年7月就开始为淳安百姓勾勒的"健康线"。

医改，一直是《政府工作报告》中的热词。在浙江省人民医院院长黄东胜看来，促进优质医疗资源上下贯通，是实现基层百姓"足不出县"享受优质医疗资源的抓手。为此，每年浙江省人民医院至少有上百名专家"下沉"

至各个帮扶医院，每家分院每年至少有20名省人民医院"下沉"的专家常年坐诊。

丁亚辉是首批"下沉"至天台分院的专家，"下沉"周期是5年，眼下刚好过半。这些年，他帮助天台医院建立了独立的心内科，收了"徒弟"。如今他最大的愿望是，"徒弟"都能够在最短的时间内学会"自己走"。他培养"徒弟"有个渐进式的"四步走"法则，即带着走（"徒弟"当他的助手），扶着走（他给"徒弟"打下手），看着走（"徒弟"在他的指导下完成手术），自己走（"徒弟"独立完成手术）。经过1年多的时间，"徒弟"已经步入"看着走"的阶段，并尝试着"自己走"了。

丁亚辉清楚地记得天台分院心内科副主任裘晟独立完成第一台急诊心梗手术的高兴劲儿。"他给我一连发了十几条微信"，丁亚辉说，"在以前，他们接诊这种病人只能药物保守治疗，很多危重病人在转院的路上就殁了。如今急诊冠脉介入技术的开展，拯救了很多人的生命"。

随着"下沉"专家对基层医生的培育，基层百姓更多地享受到了高效、便捷、省心、省力、省钱的优质医疗服务。

（1）数量多

每周浙江省人民医院在海宁医院、淳安分院、天台分院和桐乡院区等医院"下沉"专家数量分别达26人、20人、20人和30人；同时，每月派出若干名职称晋升前或住院医师规范化培训医务人员到托管医院加强帮扶工作。

（2）实力强

浙江省人民医院派出的专家中，副主任医师以上职称的占90%以上，并采取"师带徒"模式。同时，根据托管医院需要，安排主任医师特聘专家柔性下沉，满足基层医院对名医专家的需求。

（3）工作实

四家分院中，浙江省人民医院派驻院长两名，常务副院长两名，副院长两名。此外，大部分专家都担任托管医院科主任、业务主任或首席专家等。

（4）时间长

下派专家中，派驻时间1年的22人，2年的6人，3年的8人，4年的4人，5年的3人，每周工作至少4天。

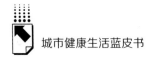

二 管理渗透，实现文化一体化
拓展医疗改革的延伸线

2017年2月，浙江省人民医院输血科主任陈秉宇作为第五批"下沉"专家来到淳安分院，并担任淳安分院院长一职。上任前，陈秉宇就"微服私访"了淳安分院三次。"微服私访"的结果让他深刻地意识到——管理下沉比技术下沉更重要。

如何让这家已有86年历史的医院开出"新花"？陈秉宇积极输出浙江省人民医院先进的精细化管理理念及方法，包括绩效管理体系和质量与安全管理体系，还重新修订了"医院职责与制度汇编丛书"，优化分院的行政管理流程，强化服务效能。

在陈秉宇的努力下，淳安分院变得生机勃勃。"仅今年（2017年）1~10月药费占比下降了0.4个百分点；三、四类手术增长了4.7%；拿下了7个省厅级课题，发表了三篇高质量的SCI论文，位居全县基层医院前列。"陈秉宇说。

"我们计划用5~10年的时间，将'浙人医'的文化和管理模式植入每家帮扶医院，这样才能守住'下沉'的胜利果实，拓宽医疗改革的延伸线。"浙江省人民医院院长黄东胜说。

海宁分院：顺利通过浙江省二级甲等综合性医院的评审；临床科室增至34个，还有11个医技科室，其中"普外科"荣获浙江省县级医学龙头学科，"微创外科学科群"和"手外科"获海宁市重点学科；床位从合作之初的120张增至目前的600张；开展新技术新项目100余项，近80%的腹部手术采用微创治疗方式。

淳安分院：新开设6个专科，并建成了"淳安县急危重病救治中心、微创治疗中心和康复医学中心"三大中心；2017年成功申报3个杭州市级重点学科；开展新技术新项目80余项，先后开展包括腹腔镜膀胱癌根治术等在内的一系列高水准技术。

天台分院：成功申报2个台州市级重点学科；DSA介入实现了"零突破"，目前已成功开展600多例；泌尿外科手术量增加45.1%，其中三、四类手术增加123.8%。

桐乡院区：成立嘉兴市内县级医院首个博士工作站；成功主办 2 个国家级继续教育项目、1 个省级继续教育项目，申报省部级项目 5 项、省卫计委项目 18 项。

三　"一沉到底"，多维度帮扶
描绘分级诊疗的起跑线

多年来，浙江省人民医院不仅是浙江省深化医疗体制改革的先行者，更是创新者——"1 + 1 + N"模式的三级医联体就是创新之一。

2014 年 5 月，由海宁市人民政府牵头，由浙江省人民医院提供技术支撑，海宁医院与海宁西片许村、许巷、长安、周王庙等多家卫生院合作建立"浙人医—海宁医院—卫生院"三级医联体，打造了海宁西片"五大中心"，即远程会诊中心、影像诊断中心、临床检验中心、心电会诊中心、消毒供应中心，形成了半小时医疗服务圈，真正实现了优质医疗资源"一沉到底"。

随后，淳安分院、天台分院、桐乡院区也分别与当地卫生院建立了医联体，全面形成"省－县－乡"一体化纵向联合。

然而，浙江省人民医院并没停下对医改探索的"步伐"。

2016 年 10 月，浙江省人民医院作为发起单位，与上海市第一人民医院、江苏省人民医院、安徽省立医院共同成立"长三角城市群医院发展联盟"。

2017 年 10 月，成功举办长三角城市群医院协同发展战略联盟，从成立之初的 26 家城市代表医院发展为由 4 家牵头单位、17 家发起单位、95 家成员单位组成的发展共同体。

"我们只有把优质医疗资源持续'下沉'，把诊疗秩序建起来，'起跑线'画出来，再通过机制引导百姓转变观念，'小病在社区、大病进医院、康复回社区'的就医新格局才能水到渠成。"浙江省人民医院院长黄东胜说。

目前，浙江省人民医院协作医院网络已覆盖省内外 11 个地市，共 20 家医院，初步建成医院周边 3 小时交通圈协作医院网络；2017 年以来接收各协作医院进修人员 230 余人。

"浙人医－海宁医院－卫生院"医联体成立以来，每年浙江省人民医院专家和海宁医院专家一起赴卫生院门诊、查房约 1500 次，接待病人 7000 余人

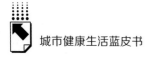
次，义诊 20 余次，健康宣教 30 余场。

约 1600 名病人经过双向转诊（绿色通道）及时接受检查、治疗，基本形成了"三级医院 – 二级医院 – 卫生院"的分级诊疗格局。

（本文根据《都市快报》2017 年 12 月 7 日的报道整理而成）

B.29
湘雅医院：打造患者服务新生态

不断提高医疗服务效率和水平，让群众在看病过程中既享受到便利，还能有高品质的就医体验，这是在"互联网＋"时代中大型公立医院需要履行的社会责任。近年来，中南大学湘雅医院借助互联网量身定制服务项目，打造了具有湘雅特色的医疗服务体系。

一 促进就医流程移动化

面对全年300万人次门诊患者、12万余人次出院患者和近7万名手术患者的服务量，湘雅医院依托互联网，着重促进就医移动化，构建远程医疗和医联体服务体系。

为了破除信息不对称问题，引导患者科学就医、明白就医，湘雅医院打造了涵盖全媒体的信息服务平台。该院利用微信、"掌上湘雅"App、微博、官网、24小时呼叫中心、QQ等形式，向患者提供医院资讯、分诊指导、挂号、预约、检查检验在线查询、健康教育、便民服务信息、价格公示等服务。截至2017年8月，该院官方微信关注量达439199人次，"掌上湘雅"App下载量达559486次，号称医院"号码百事通"的24小时呼叫中心年进线量达90万通，微信、QQ咨询共计回复76963人次。

为解决挂号难问题，提高门诊效率，该院为患者提供了7个预约平台、10种预约方式，并实行门诊号源全开放；分时段错峰就诊、双实名制预约、预约扣费和黑名单等精细化管控举措，使患者候诊时间缩短至半小时以内，有效避免了爽约导致的医疗资源浪费。医院的预约挂号率逐步提高至63.8%，爽约率则从40%降至5.3%。

如何缓解患者住院难问题？该院于2014年设立院前准备中心，开发床位预约系统，对全院普通病床实行院前集中预约。医生开具电子住院证后，患者信息被录入床位预约系统，由院前准备中心根据收治原则，按序按需统筹安

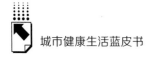
排。目前，64%的患者能在3天内住院，平均住院日逐年下降。此外，该院提供以信息化为支撑的临床支持服务，患者在移动端下单即可享受高效的陪检、外勤、护理及相关便民服务。

目前，湘雅医院基于远程医学平台、全病程分级诊疗管理平台、"智医在线"App、医院客服管理系统，组建了以人员互派、双向转诊、适宜技术培训和医疗信息共享为主要合作内容的医疗联合体，在学科建设、人才培养、技术提升与医院管理等方面，探索建立了一个多方共赢的分级诊疗模式。

该院还以医联体和"远程＋病区托管"的协作模式对下级医院进行帮扶，直接联网医院达140家，通过第三方合作间接联网医院达4897家。目前，开展远程医疗服务项目10余项，包括会诊、病理、心电、超声、放射、病例讨论、培训讲座、学术会议直播等。以术中冰冻远程快速病理会诊为例，患者在基层医院进行手术，技术员将冰冻切片扫描上传后，约10分钟即可获得湘雅医院病理科医生的远程诊断。截至2017年6月，该院累计完成各类疑难危重病例远程会诊13061例、远程教育培训1059学时，参加学习的医院达8644家次，听课总人数达35万人次。

二　接通全病程管理链条

如何借助互联网联结医联体成员单位，打造全程精准的闭环服务？湘雅医院建立了全病程服务管理平台，集成医院内网系统、转诊医院与居家随访机构、健康管理App、在线客服、远程平台等多途径的数据信息；配备医务社工和个案管理师，加强患者个案化管理和人文关怀工作，实现医护协作，更好地评估患者需求，精准地为患者服务。

在湘雅医院的医联体内，基层重症患者需要转上级医院门诊、住院时，只要下级医院通过全病程系统提交资料，审核通过后，系统即可为患者预约门诊号源，或者开具住院证、安排床位，患者直接来院就诊即可。

在湘雅医院治疗后，需要转诊的患者，经平台将住院资料传输至基层医院，连续执行治疗方案；需要居家随访的患者，由社区家庭医生或康复机构参考湘雅的出院计划，为患者提供上门照护与随访服务；需要进行远程健康管理的患者，利用平台垂直整合院内外医疗流程和服务记录，建立个性化健康档案，由院内外医护团队和个案管理师进行持续追踪管理。

比如，刘女士因发现"鞍区占位性病变"入院，行颅底肿瘤切除术等。出院前，湘雅医院个案管理师为其制订出院计划，患者若有远程健康管理需求，则转交给院外个案管理师。出院后第 10 天，个案管理师通过远程视频，查看患者伤口恢复情况，指导伤口护理并进行跌倒预防宣教。远程管理期间，患者随时可在"智医在线"App 进行咨询，获得适当的指导、回诊提醒和健康报告，建立完整的健康档案。系统定时将管理个案的健康报告和监测数据回传给湘雅医院 HCCM 系统，湘雅医院的医生如有需要只需在线上即可查询患者的康复情况，适时做出指导或与院外团队一起开展临床科研。

依托全病程服务管理平台，湘雅医院以跨区域、跨团队的管理模式，从院前准备、出院准备、双向转诊、院后追踪随访到远程健康管理等环节，构建了一个全程个案追踪和连续诊疗的闭环管理模式。2016 年，推行全病程管理的病房平均下转率达 6%，下转率最高的科室达 28%。

三 量身打造"互联网＋医疗"

面对繁杂的应用需求，湘雅医院建立起统一对外服务的数据外联平台，并统一接入标准。同时根据信息系统安全等级与保护定级情况进行相关建设，从物理、网络、主机、应用以及数据库安全等方面重构医院安全体系。

湘雅医院扎实的医疗信息化建设为院外患者服务提供了基础，就医移动信息化将医院服务与患者的智能终端连接起来。医院建立支付、商保、医保一体化平台，并实现统一对外上报工作，实现 CDC、HQMS 平台数据实时上报。全病程管理模式实现了分级照护、适时转诊，构建了"医院－医护－患者－合作机构"的连续服务体系，实现医联体各机构间的互联互通、信息共享和对患者全程、精准、连续的服务。

通过量身打造"互联网＋医疗"，湘雅医院创新了医院协同模式、健康管理模式、药品服务形式和保险支付模式，让患者安心就诊、医生专心治病，打造了具有湘雅特色的患者服务新生态。

（本文根据 http：//szb. jkb. com. cn/jkbpaper/html/2017 － 09/30/content_196267. htm 的报道整理而成）

B.30
深圳市人民医院：用"互联网＋"创新慢病管理模式

我国慢病患者数量庞大，高血压、糖尿病等慢病病因复杂、得病时间不明确、病程长、难以治愈，需要进行长期的跟踪管理。

深圳市人民医院用"互联网＋"的创新，将医院服务的半径，从院内延伸到院外，将"入院前＋在院中＋出院后"串联起来，形成闭环的优质服务，填补了过去体检后没人管、出院后无人理的医院服务的空白，实现了从"以治病为中心"向"以健康为中心"转变的医改新理念，形成了以"指导患者合理化就医＋提供全程医疗服务＋健康管理"为主要服务内容的医院、社区、居民的三级服务体系，促进了分级诊疗。

一 线上线下融合的全新医疗模式

深圳市人民医院虽然是深圳的一家"老"医院，但思维很"新潮"。

在"十二五"初期，这家医院便开始了"互联网＋医疗"的探索。在深圳市科技创新委的支持下，利用深圳得天独厚的拥有"国家超级计算机中心"的优势，2013年3月28日，该院率先建立了全国第一家基于云平台的"网络医院"。

"网络医院"是连接患者与医院之间、患者与医护人员之间的桥梁，是对传统实体医院服务向院外的延伸、完善及有益的补充。这是一种以疾病分类管理为目标，以全科医生为基础，以临床专家为核心，以"健康小屋"为延伸，以指导患者合理就医，提供全程医疗保健服务和管理为主要服务内容的创新式全程医疗服务模式。

深圳市人民医院"网络医院"系统包含：网络医院云平台、网络医院医生端、"健康小屋"健康顾问端、网络医院App、用户健康空间Web端。利用互联网技术实现线上线下相融合，全面提升医院的医疗服务水平。

在院内，网络医院的"网络保健中心"组建了由专科医生、全科医生、健康管理师组建的分级医疗团队。

在院外，通过在社康中心、大型企业建立的"健康小屋"，实现对医院的体检、门诊、住院人群进行全程医疗跟踪和健康管理。"健康小屋"具有多种无线传输功能的监护终端，可实时传回血压、血糖、心率、脉搏等身体状况资料。

在网络医院系统平台上，专科医生及全科医生通过其不同的端口，实现对患者的连续跟踪管理。网络医院会定期请到各专科主任、副主任医师进行异常数据会诊，对看病人数据进行综合分析后，通过短信的形式将诊断发送给患者，并与患者互动，实现物理空间与虚拟空间结合，保证患者治疗连续性。

网络医院由院内实体互联网医疗服务中心和院外的"健康小屋"组成，前者的专家团队全科医生、管理团队和技术支持团队，借助互联网手段，经由后者把传统医院的功能和服务延伸到社会的各个角落。网络医院给医院、患者和社会带来了很多益处。对于患者和健康人群来说，通过门诊和体检，能够及早发现病症。通过疾病分类管理，对症状严重的安排住院，不严重的纳入网络医院管理。"把慢性病患者的健康管理起来，这个工作非常有意义。"

网络医院运营以来，截至 2017 年 10 月 10 日，网络医院用户数量已超过 114 万人。已为居民提供数百万次的健康医疗服务，开展新技术、新业务九大项 29 项。仅 2016 年全年就累计为出院后、门诊后患者以及体检后有异常数据的人群超过 66 万人次提供服务，日均服务量 2640 人次。其中，对常见老年慢性病（糖尿病、高血压）连续跟踪管理 6 万人次，对 8 种常见多发癌（如肺癌、宫颈癌、肠癌、肝癌、甲状腺癌、乳腺癌、前列腺癌、胃癌）有早期癌症倾向人群进行连续跟踪管理，2016 年通过对体检后初筛数据异常者连续跟踪管理确诊早癌患者 152 人。

二 "三一"服务优化就医流程

在院内，网络医院也通过信息化手段优化服务流程，打通就医全程，提供预约挂号、全程支付、电子病历、健康检测等服务功能，打通诊前、诊中、诊

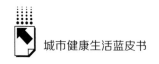

后全方位服务闭环，从深层次解决患者就医排队的问题。

深圳市人民医院于 2015 年就推出了网络医院 App，网络医院信息化系统与院内 HIS 系统和体检系统对接，提供在线医疗服务"三一"便民服务，即患者通过手机端的网络医院 App 即可实现"一步挂号""一键支付""一步取药"，缩减患者在院内就医过程中不必要的排队时间。

"一步挂号"：患者直接到医生诊位，不需分诊。患者在网络医院 App 上可以查阅深圳市人民医院各科室医生近期出诊情况、号源实时动态，App 上就可挂号。

"一键支付"：患者就医可不带现金，医生在线开具药单/检查单，电子处方同步至患者手机网络医院 App，挂号费、检查费、药费等就医全程费用均可手机支付，不用再到缴费窗口排队。通过网络医院 App，患者还可以在手机上读取检查报告、体检报告等信息，省去了等待的时间以及专程取报告的麻烦。甚至，网络医院还为患者建立电子健康档案，通过 App，患者可以在线咨询医生。

"一步取药"：网络医院特别设立了综合门诊，针对在医院就诊后的病情稳定需长期服用药物的慢性病患者提供预约、快速取药服务。患者只需按预约时间前往综合门诊，门诊医生通过系统平台调出患者既往就医医嘱即可遵医嘱开药，方便快捷，避免每次重复排长队带来的就医不便和烦恼。

不仅对于患者来说，这个 App 很方便，而且对于医生来说，通过 App 医生端，可以实现远程查房，在院内院外随时随地可以了解自己所管辖的患者的各种即时数据，能即时关注患者病情发生的变化，给出相应治疗措施，极大地提高了医生工作效率。

三　患者出院有人管　促急慢分治

"急慢分治"是分级诊疗的重要内容，但患者最不放心的，就是在度过急性期从三级医院转出后，因无人管理导致病情加重而重新入院。

深圳市人民医院将出院患者也纳入网络医院进行管理。网络医院目前已有 73 个专科网络慢病管理助理（1 名医生＋1 名护士），由各科主任指派，负责对本专科出院病人进行连续跟踪，对全院（目前已覆盖 37 个科室，59 个病区）出院患者进行 7 天内的出院连续跟踪服务。利用电话、短信、App、微信等方式对出院病人进行问候，了解其出院后症状，用药、服药情况，提供出院后营养指导，告知其康复训练及生活或工作中的注意事项，提醒患者遵医嘱至各专科复诊或主动帮助患者预约挂号。

网络医院还对实体医院功能进行延伸，将护理工作延续到患者家里，使以前只能待在医院接受护理服务的患者得以早早回到家里。目前，互联网＋延续服务部已为慢性伤口、造口、带管道出院、肢体功能丧失、严重营养缺乏、气管切开、早产儿等患者提供了优质、高效、全程的出院后、门诊后跟踪服务，共为 2614 名患者提供院外延续服务 4101 次，医护人员利用自己的休息时间累计出诊 8589 人次。

对出院患者进行连续服务，缩短了患者住院天数，降低了疾病、并发症的发生率和患者的再住院率，极大地减缓了患者及其家庭的经济压力与心理压力。医院的平均住院日由 9.3 天下降至 8.68 天。

深圳市人民医院网络医院经过不懈的努力创新，近年来取得了可喜的成绩：在 2015 年 12 月国家卫生计生委举办的"改善医疗服务行动计划"——全国医院擂台赛第一季"优化诊区设施布局"案例征集中，深圳市人民医院网络医院推出案例"第三把椅子的秘密"，荣登"优化诊区设施布局"主题十大价值案例榜单；荣获国家"2015 年度创新服务示范医院"称号；2016 年 3 月荣获全国"最佳创新互联网医院奖"；网络医院的"基于云平台的深圳网络保健中心的构建及应用示范"科研项目荣获 2015 年度深圳市科技进步二等奖。

2017 年 6 月，深圳市人民医院将全院的国际多学科远程会诊中心（MDT）落户在网络医院，先后与英国伦敦大学及英国爱丁堡大学等国际著名医学学府进行国际多学科疑难病远程会诊，网络医院的服务内容有了更大的扩展。

（本文根据《深圳特区报》2017 年 10 月 20 日的报道整理而成）

B.31
泰州市中医院：驱动大健康服务立体多元发展

泰州市中医院是江苏泰州地区一家集医疗、教学、科研、预防为一体的国家三级甲等中医医院。医院先后荣获江苏省"中医药文化首批示范医院"、江苏省"高校毕业生就业实习基地"先进集体、泰州市首批"无红包医院"示范单位等荣誉称号。该院紧跟泰州市委、市政府建设长江经济带大健康产业集聚试点城市、创建国家中医药综合改革试验区的战略决策的步伐和节奏，在泰州市卫计委的支持指导下，大力挖掘、继承、弘扬中医瑰宝，勇于探路、敢于创新，积极做好中医药与养老、旅游、保健、养生等方面的融合工作，驱动中医药健康服务立体多元发展，实施了多项医疗改革的创举，助推泰州市大健康产业的发展。

一 成立中医"医联体"，让百姓在家门口享受"三甲"诊疗服务

2015年10月27日，由泰州市中医院牵头，联合全市6家二级以上中医院（中西医结合医院）以及48家乡镇卫生院（社区卫生服务中心），本着自愿、平等、共商原则共同组建了一个非营利性社会组织——中医"医联体"，这是江苏省率先建立的中医医疗联合体，也是泰州首个以中医为特色的"医联体"。"医联体"制定了理事会章程，实行理事会制度，执行理事长由各中医机构院长轮流担任。目前，"医联体"已有57个成员单位，未来还将逐步吸纳周边地市医疗机构加入。

泰州市中医院作为"医联体"的牵头单位，成立了"医联体"办公室和14个部门工作小组，利用自身人才、技术优势，为基层医院提供管理培训、临床进修、技术指导、业务咨询、医疗扶贫、卫生下乡、学术交流、技术协

作、双向转诊以及新技术、新项目的开展等服务。帮助推动医疗卫生资源纵向整合，帮助提高基层医院的服务能力，让广大基层居民最大化地享受医疗改革的红利。成立至今，"医联体"已先后举办首届品管圈大赛，医院第一、二届医院管理论坛，护理病历书写培训，中药调剂操作比武大赛等活动，并多次走进各成员单位开展义诊、业务讲座和适宜技术的培训推广，目前已成立了十多家中医药适宜技术推广基地，为基层医疗单位培养了大批医疗技术骨干以及一批专科医生。

据统计，"医联体"成立一年来共组织专家团队前往"医联体"成员单位和社区义诊、坐诊164场次，参加义诊专家达658人次，受益人数达10860人次；组织科普健康讲座88场次，派出健康宣教医生248人次，受益人数达13800人次；组织医疗专家到基层医疗单位开展新知识、新技术讲座124场次，为基层医院培训医务人员3380人次。

"医联体"这种新型合作模式顺应了公立医院改革多元化发展方向，"医联体"成员单位通过建立分工协作、双向转诊、帮扶指导等合作机制，将优质医疗资源向基层下沉，为破解基层群众看病难、看病贵、看病远问题开出了一剂良方。自泰州市中医医疗联合体成立后，从基层医疗机构直通三甲医院的双向转诊"绿色通道"便正式开启了，泰州市的老百姓在家门口就能享受到三甲中医院的先进医疗服务。

二 "中医＋养老"无缝对接，探索 "医养融合"养老服务新模式

随着科技进步、社会发展和人们生活水平提高，以及长期以来计划生育政策的综合作用，泰州市也早已进入人口老龄化社会。根据统计，2016年末，泰州户籍人口508.05万人，60周岁及以上老年人口128.51万人，占户籍人口总数的25.29%，仅次于南通、无锡，位列江苏省第三；80周岁及以上老年人口20.2万人，占户籍人口总数的3.97%，列江苏省第二位。利用CPPS中国人口预测系统进行分析，在未来3年泰州人口总量和死亡模式保持不变的情况下，预计到2020年，泰州60岁及以上人口总数将达到150万人，占总人口的比重将达到30%。由此可以看出，泰州人口老龄化呈现出"一加快、二超前、

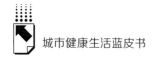

三增多"的特点。即人口老龄化速度加快，老龄化程度超前于经济发展水平，超前于江苏省平均水平以及农村老人增多、空巢老人增多和高龄老人增多，老年人口占比与经济发展水平不相适应。

为了让老年人老有所养、老有所医、老有所托，泰州市中医院专门成立了老年病科，下设老年心血管病科和老年神经内科两个二级专科，以满足全市广大老年人日益增长的医疗护理、养生服务需求。成立后的老年病科床位使用率基本大于100%，为此泰州市中医院还成功获批增挂"泰州市中医老年病医院"牌子。

与此同时，为了解决养老机构养护和医疗脱节的问题，提高住养老人的生活质量，泰州市中医院积极探索"医养融合"养老服务新模式。医院特别成立了医养一体办公室，先后与泰州市社会福利中心、医药高新区颐年养老院合作成立了医养融合康复中心。配备专业医护人员入驻福利中心，托管医务室，开设药房、康复治疗区、熏蒸药浴区、推拿按摩区、针灸理疗区及多专科联合诊室，医生值班室、120值班室和医养融合病区，为老人建立健康档案和电子病历；安排120急救车常驻福利中心，实现福利中心与医院的无缝连接，注入中医医疗技术和服务，把优质医疗护理资源和养老机构有机结合，为在养老年人提供中医健康管理、医疗护理和康复养生一体化服务。

除了与专业的养老机构合作，泰州市中医院还加强居家养老、社区和基层医疗资源的融合。不断拓宽服务领域，加强家庭病床科建设，推出适合老年人特点的家庭养老养生中医药健康服务。选择部分社区养老服务站及干休所为辖区内老人提供居家养老方式，与有意愿的老年人家庭建立医疗契约服务关系，为行动不便的老年人提供上门访视、健康咨询、体格检查服务，预约门诊服务和住院绿色通道，优先诊疗服务等等，家庭病床科已累计服务人群逾4000人，极大地方便了老年人的就医。

下一步，泰州市中医院还将护理院、康养社区（老年公寓）的筹建纳入医院的发展规划中，为那些半失能、失能、失智老人提供全方位的住养服务和医疗康复护理服务，也将实现公寓住养老人无缝衔接地享受养老和医疗保障。

泰州市中医院希望通过上述举措，将自身打造成可复制、可推广的医养融合发展的示范基地，实现养老、医疗充分融合，助推泰州大健康产业又好又快发展。

三 "旅游＋养生"高端订制，让中医药健康文化精髓远播海内外

泰州周氏（吴氏）故宅位于市区涵西街17号，民间俗称"九十九间半"，始建于清朝咸丰年间，是一座具有代表性的泰式古民居，曾入选全国十大文物维修工程。为更好地保护文化遗产、挖掘文化资源，重现周氏（吴氏）故宅的辉煌，2013年初，泰州市中医院在此开设了泰和堂国医馆，又称泰州中医药文化展示馆，2015年2月14日正式开馆。

泰和堂国医馆正式营业后，泰州市中医院与旅游部门通力合作，在泰和堂国医馆承办了首届泰州中医药养生旅游季活动，2016年和2017年又连续举办了第二、第三届泰州中医药养生旅游季活动。在第二届旅游季活动期间，除了发布泰和堂国医养生旅游线路，启动"名医带你游"活动和健康养生产品展示，还陆续开展了"享泰州养生境"主题活动、"药膳品鉴"活动和"养生到家"活动，举办泰州市中医院中医药健康服务"十三五"规划专家咨询会、泰州市中医药研究院成立大会暨泰州市首届医药养游高峰论坛等，并邀请来自全国各地的专家学者来泰州坐诊义诊讲学。开幕式当天，泰州市中医院还与中国中医科学院西苑医院正式建立合作关系，并被授予全国中医学术流派传承推广工作合作单位"浙江何氏妇科流派传承工作站"称号，"泰州市民间特色中医工作室"以及中国卒中学会联合中国卒中中心联盟授予的"卒中中心"同时揭牌。

第二届旅游季活动开启后不久，泰州市中医院精心打造的泰和堂国医馆、药膳馆、国医养生馆、国药精品馆、健康驿站"四馆一站"养生街也正式开业了，为延伸拓展泰州中医药健康服务，创建国家中医药改革试验区提供助力。

目前，泰和堂国医馆已建成融中医诊疗、保健调理、养生指导为一体的国医馆和泰州市中医药文化宣传教育基地，并成功创建江苏省中医药文化宣传教育基地和国家AA级旅游景区，成为泰州市"医、药、养、游"模式的亮丽名片。馆内设有中医药文化展示区、中医养生康复体验区、中医养生药膳区三大区域。常年都安排院名老中医坐诊，举办各类关于中国传统文化、中医药保健养生等方面的知识讲座和健康咨询活动，向广大市民传递健康的生活理念和方

式，并开展各种深受老百姓欢迎的中医药特色治疗服务，包括针灸、小针刀、拔罐、推拿、穴位贴敷、足疗、药浴、熏洗（蒸）、刮痧、砭石、音疗等传统养生调理术和膏方、香囊、药酒等养生产品的科普推荐，使广大市民在参观、体验的过程中增进对中医药文化的历史传承及基本知识的了解，感受祖国传统中医药文化的精粹，体验中医养生康复治未病服务。目前年服务量达 5 万多人次，中医处方用药千余万元。

四 "中医＋科技"双管齐下，助推传统中医药快速走向现代化

中医制剂是泰州市中医院的明星产品。有许多自制的"独门灵药"，像在泰和堂国药精品展示馆内展示的足浴包、香囊、药枕、养生茶、药酒等中医药保健用品，止咳祛痰灵、许氏膏药、三黄洗剂、顺气通腑合剂以及泰州印象面膜等中医药文化创意产品，都是由泰州市中医院的名老中医经过临床反复验证，与现代科技相结合而自主研制开发出来的，因疗效显著、价格低廉，深受患者喜爱，并且一直供不应求。为此，泰州市中医院先后投资 200 多万元，将原有制剂室搬迁改建，改建后的制剂室占地面积近 800 平方米，净化区面积 400 多平方米，配置检验仪器设备近 20 台，专门用于特色制剂及中医养生保健产品的研制及开发，产品剂型包括合剂、口服液、洗剂、硬膏剂、散剂等，目前注册品种有 24 个。

中医药的现代化首先是中药的现代化。泰州市中医院正是源于响应中药资源开发利用的国家战略，找准了自身的原创优势，以两大国家级重点专科为龙头，不断加强人才培养、团队建设、技术创新和名老中医学术经验传承工作，保持和发挥中医药特色优势，注重优势病种和临床路径诊疗方案的优化，从而形成了一批中医特色突出、治疗方法独特、专科优势明显、创新能力较强、适应医疗市场竞争、带动医院发展的重点专科群和一系列疗效显著的特色中医制剂，进一步提升了医院核心竞争力，在泰州市大健康产业布局中，探索并实践了"医、药、养、游"一体化健康服务模式，扮演着泰州医改"领头羊"的角色，为国家中医药改革提供了新途径、新经验。

（本文根据《新华日报》2016 年 11 月 21 日的报道整理而成）

B.32
哈尔滨第一人民医院创新"家庭医生签约包模式"实现分级诊疗惠及百姓

哈尔滨市第一医院是集医疗、教学、科研、预防、保健、康复为一体的大型综合性"三级甲等"医院,作为黑龙江省试点城市医联体建设工作核心试点单位,已经在全方位建设和发展医联体,全面推进医疗资源下沉。

哈尔滨市第一医院从2014年起就在黑龙江省率先启动医联体建设,是目前省内签约最多医联体成员单位的三级甲等医院,覆盖市区人口的1/8。三年来,医院以医联体成员单位的需求为导向,联合社区卫生服务机构等,形成资源共享、分工协作的管理模式。通过多种途径提高基层医疗机构服务能力,并且"联体、联心"地把大医院和基层医疗机构变成一个体系,形成服务、责任、利益、管理的共同体。

2016年,哈尔滨市第一医院牵头成立了黑龙江省第一医疗集团,医疗服务覆盖全省近1/3的人口。时任黑龙省卫生计生委主任赵忠厚在黑龙江省第一医疗集团成立大会上高度评价了哈尔滨市第一医院在分级诊疗、规范抗菌素药品使用、停止门诊静脉输液、"1+2+3"家庭医生签约、推动建设全科医生培训基地、推进检验结果互认等方面的省内"六个率先"。

2016年3月31日,哈尔滨市第一医院与上海联影医疗科技有限公司合作成立黑龙江省影像会诊中心,帮扶全省各地900多家一、二级医院和基层医院,全面提高CT、PET—CT、病理等影像检查诊断质量,从而解决基层医院医疗设备和影像人才短缺难题。这是全国第一个覆盖全省的独立医学影像诊断中心。

在哈尔滨市,双向转诊、家庭医生签约、化验检验结果互认、专家社区坐诊、远程会诊、"一站式"服务……老百姓明显感觉看病比以前方便了,不出社区就可以看常见病、多发病,行动不便的还可以得到上门服务。

哈尔滨市第一医院希望通过建设和发展医联体,在基层医院和大医院之间

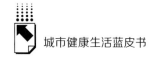

实现分级诊疗、双向转诊，减轻居民看病的经济负担，从而缓解患者的看病难、看病贵问题。真正构建大医院放得开、基层接得住、病人愿意去的就诊新模式。

"一子执先，满盘皆活。"2014年11月至今，哈尔滨市第一医院（以下简称"市一院"）医联体完善建设工作，在分级诊疗中不断探索和创新出独有的特色，让所属医联体社区居民在家门口就能享受优质、价廉和便利的三级医院医疗服务。医院签约医联体及家庭医生签约包模式等在黑龙江省起到了公立医院的引领作用和示范作用，得到了社会各界和社区百姓的认可和赞誉。

一 "三优先"政策助推优势资源"下沉"

医联体建设是一项系统工程，是深化医药卫生体制改革的一项重要举措。每一位在社区坐诊的专家就像一粒种子，医院希望他们能在社区生根，为社区医院带来活力，为居民带来实惠。在医院的高度重视下，医联体成立之初，医院成立了推进区域医疗联合体领导小组并设立了办公室，整体规划、合理安排了各临床科室承担社区出诊的专家。把医联体工作进行了细化"承包"，包片到科、到人。相关职能部门工作做实抓细，制定出社区出诊表。每5个临床科室负责一个社区，每天至少安排一名专家出诊。

新模式的诞生，总会遇到新问题、新瓶颈。在推行医联体过程中，医院遇到的最大挑战是驻派专家的积极性不高。为使高水平医生能积极"下沉"到基层，对到社区工作的医生，市一院给予"三优先"政策，即职称晋升优先、出国深造优先、提拔科室副主任优先，极大地提高了专家和医生们的积极性。

同时，市一院还提出，将依托医院全科医生培训基地，让医院的优秀医生到社区轮转，培养他们的"全科意识"。同时也将定期派医院多科系专家在社区医院轮流出诊，带动社区卫生服务中心技术的发展。派驻社区的中心业务主任是从42位报名者中精选出来的，并将医生到社区医院出诊情况及其表现作为医生职称评定评优的重要指标之一，以提高医生深入基层的积极性。

二 医院精准"把脉"带动社区医生"上浮"

目前，相当多的患者不信任基层医院，舍近求远到大医院就医，导致基层医疗机构"空转",而大医院人满为患。医联体的深入发展,在逐渐改变这一状况。

市一院每签约一个社区,医院的相关科室都要进行实地踏勘和调研,了解社区的需求。在工农社区,孟院长和专家们对工农中心门诊部、中医科进行全面考察,同家庭医生团队亲切交谈,征询社区医生对办好医联体的看法和意见。得知社区全科、中医馆都非常受居民欢迎,但就是抢救能力差了一些,急诊急救能力有些不足时,医院领导特地到急诊室看了一下急救设备和急救室环境并当即表示,一定帮助工农中心尽快建立起抢救室,免费为工农中心增设急诊急救设备,培训社区医生的临床急救能力。

作为哈尔滨市的区域医疗中心,市一院与社区素有扎实的合作基础。市一院签约医联体,在原有的基础上,与社区的合作更上一层楼,进入紧密型合作阶段,并已经开始接收社区医生来院进修。

根据市一院规定,社区卫生服务中心主任每周都将参加市一院周例会,进一步提高社区卫生服务中心管理水平。为鼓励医生积极走进社区、社区医生尽快独当一面,新上岗在编医生完成各科室轮岗之后,还要在社区卫生服务中心工作一年;社区卫生服务中心医生定期到医院培训,并参与相关科室医疗课题研究。

三 家庭医生让社区居民得实惠

2016年10月13日,市一院在黑龙江省内首次与其所属医联体——安和安静、通江尚志、工农、工程、靖宇、东莱、兆麟、太平、呼兰利民、双井卫生服务中心等成员单位及市老年医院等一、二级医院签订了"1+2+3"医疗机构分级诊疗协议,开启了黑龙江省深化医改的"破冰"之举。

"1"是指社区卫生服务中心这种能提供预防、治疗、保健、康复的一级医院;"2"是二级医院,如市一院分院——市老年医院这种可以向多个社区提供综合医疗卫生服务的二级医院;"3"是三级医院,指像市一院这种可以提供高水平专科性医疗卫生服务的三级医院。

根据协议,由三级医院牵头,与所属二级医院和一级社区卫生服务中心签约合作,然后由社区医生作为居民的"家庭医生",与社区居民签订协议,居民自愿选择一家区级医院和一家三甲医院作为签约定点医疗机构。拥有"家庭医生"的社区居民可以享受很多"福利"：一是"家庭医生"作为"健康守门人"，将为签约居民建立个人"健康档案"；二是"家庭医生"可提供基本医疗和公共卫生、社区康复与护理等服务，为提出预约的签约居民提供优先就诊服务；三是签约居民可通过绿色转诊通道优先转诊至上级医疗机构，优先预约到上级医疗机构专科资源；四是签约居民可利用健康咨询热线、网络资讯平台等多种途径获得健康咨询服务。在"1+2+3"组合签约后，根据协议在现有法律法规框架下，医生可为签约居民提供更便捷的配药政策，包括对符合条件的慢性病签约居民酌情开具慢性病"长处方"，对符合条件的转诊签约居民延续上级医疗机构医嘱用药等。药物配送由国药控股黑龙江公司负责，从药品质量、种类上方便了签约居民。

对于签约的居民，二、三级医疗机构优先提供专科门诊与住院资源。对60岁以上危重病转诊到市一院的签约居民，市一院实施先诊疗后付费的原则，免挂号费、无医保起付线。并且对因实际情况，确需到签约医疗机构之外就诊的居民，通过绿色通道提供优先转诊服务。

在患者急性期治疗阶段结束后，居民回到社区，进行康复治疗。为了保证患者的治疗效果，社区"家庭医生"随时可以通过信息化技术远程会诊，由患者所在科室主治医生及时给出下一步治疗意见。

四　牵头医疗集团推进分级诊疗

"让技术跑，而不是病人跑"，"小病不出社区、康复在社区"。市一院作为哈市首家启动专家下社区坐诊的大型三甲医院，为缓解老百姓"看病贵、看病难"进行了深入实践探索。同时，市一院打破地域限制，同北京协和医院、同仁医院、积水潭医院、301医院等北京22家"三甲"医院搭建起了医疗远程会诊平台，让龙江百姓足不出市就可以享受到高水平、高质量的医疗服务。

为更好地建设和发展医联体，2016年11月30日，由市一院牵头的"黑龙江省第一医疗集团"在哈成立。集团成员49家医院来自全省各地，覆盖1000万人口，实现大医疗集团及大健康的功能，优化卫生资源，推进分级诊疗落到实处。

医疗集团各医疗成员单位将秉承平等、尊重、诚信、合作的原则,以公益为导向、管理为手段、创新技术为纽带,优化学科结构,整合并利用各类资源技术,加快集团内专科共建、科研、教学研究、医院管理和建设,探索实践在医疗集团不同层次成员单位内统一规范的 JcI 质量管理标准和职责规范,以期形成集团成员单位资源共享、优势互补、协同共进的局面。

市一院开设绿色通道、分级诊疗、双向转诊、预约服务、远程协同、免费运送客户、免费向集团成员单位赠送互联网智能穿戴设施,免费为成员单位架设光纤设施、共享远程医疗平台。上海润达医疗科技将免费向成员单位赠送病理扫描辅助诊断设施,由国内顶级检验病理专家给予即时精准诊断。医疗集团成员也可免费使用哈尔滨互联网医院提供的 24 小时在线即时咨询服务。市一院免费帮助医疗集团成员单位外请京、津、沪等地的顶级专家进行疑难重症诊疗、免费帮助集团成员单位派驻直升飞机完成突发救治任务等。实现集团内诊疗资料共享、大数据共享、互联网宣传共享等优质服务,为医疗集团成员诊治辖区内的百姓提供优质、便捷、连续、高效的分级诊疗服务。

2017 年 3 月 31 日,以市一院牵头的黑龙江省第一医疗集团与上海联影医疗科技有限公司签约成立全省影像会诊中心,重点帮扶二级、一级医院和基层医院,全面提高 CT、PET—CT、MRI、放射线、病理、超声等影像检查诊断质量。中心设在市一院,通过互联网医院平台辐射全省 900 多家医院及社区。

同时,医院利用"互联网+医疗",将医疗资源利用程度达到最大化。市一院"互联网+医疗"的可穿戴医疗设备服务的开展,通过传输数据及时发现患者病情变化,方便了社区百姓,让百姓不出社区就能得到大医院的诊疗。

五　盘活社区资源病人竞相"回流"

"一花独放不是春,万紫千红春满园。"医联体通过共享优质医疗服务,盘活了社区医院的医疗资源。"尤其是市一院专家到社区坐诊后,实现了医疗资源的共享,为我们带来了很多'人气'。"安和安静社区医院李桂森院长说。

"优秀医生的下沉引发了病人的回流,群众在家门口就可以享受优质医疗服务,何必再去大医院折腾呢!"李桂森介绍,由于坐诊专家的"名医效应"带动,更多居民选择在家门口就诊。

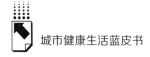

　　三级医院在医疗体系中居于顶端，但是目前来院看病的患者，相当一部分都是慢病患者，他们完全可以在三级医院拿治疗方案，在社区医疗机构完成维持治疗。对于患者来说，不用来回跑路、不用排大队；对于医疗机构来说，可以改善就医环境，让医务人员把注意力更多集中在疑难杂症方面，实现了患者、社区、医院三方共赢。

　　实现医联体后，市一院先后与多个社区通过建设双方远程会诊平台，加强了被托管医疗机构的信息化建设，实现了对疑难病患者远程会诊，提高了抢救治疗成功率和治愈率。市一院整合优势资源，带动了基层医务人员技能水平的提升。

　　通过规范"双向转诊"，市一院细化流程，指导、协助疑难重症患者及时转诊到适宜的科室，对转回社区的患者进行随访和康复照料，以身作则引导全社会逐步形成"大病进医院，小病进社区，康复回社区"的就医格局。

　　医疗改革是一盘棋，需要系统的战略思维。作为哈市医联体龙头单位，在帮扶他人的同时，市一院也收获了更大的市场。市一院在实施医联体战略过程中，服务流程不断优化，有效增加了群众"获得感"；医疗质量不断改进，持续增强群众"信任感"；服务模式不断创新，全面增进群众"幸福感"；努力构建和谐医患关系，不断提高群众"满意度"；家庭医生签约，着力提升患者家庭"安全感"。

　　医联体要给老百姓带来福利，使其就近便捷就医、获得全面服务、节省医药费用，切实把改革成果转化为人民群众的健康福祉和获得感。

　　（本文根据哈尔滨市卫生和计划生育委员会官方网站 2017 年 4 月 19 日的报道整理而成）

B.33
南通医院：全面接轨融入上海，
开启"健康南通"新征程

"十二五"期间，南通市卫计系统遵循"接轨、融合、带动、提升"策略，制定出台了《医疗卫生领域接轨上海意见》，充分利用比邻上海国际化大都市的医学科技优势，全力推进医疗卫生服务"换挡提速"，让通城百姓畅享来自上海的高端优质医疗卫生资源。

截至2016年，市直8家医院均与上海名院建立了长期稳定的多维度协作关系，在管理理念、学科建设、人才培养、科研创新、技术引进等方面实现了无缝对接。

连续三年选送机关中层及以上干部和市直医院院长参加上海卫计委院长职业化培训班，全方位增强管理人员职业能力和素质。连续两年邀请上海市卫生计生系统诸多知名学者、专家教授来通举办领导干部培训班，分别就深化医改、现代医院管理、分级诊疗、医疗资源配置、信息化管理、经济运行和财务管理、绩效考核等方面为南通市卫生计生管理人员进行深入培训，有效提升系统干部队伍对医改政策、方向、举措、方法的理解力和执行力，为南通市卫生计生事业的改革发展提供了坚实的理论基础和坚强的理念保障。

支持南通市重点学科、专科与上海合作医院相关学科和专科的深度对接，从人才、技术、科研等方面"育、学、赶"，尽快补短板、缩短差距、提升能级。与上海名校名院务实开展科研合作，联合科研攻关，实现交流合作由面上向深层推进。通过赴沪赴外地带任务进修引技术、上海等外地专家来通会诊及手术演示送技术、举办学术讲座学技术等方式，加快新技术项目引进和应用。2016年，两地联合申报课题国家级2项、省级5项、市级15项，局青年基金项目10项，举办上海名医大讲堂共8场次。

加大选派人员赴沪进修力度，拓宽人才共育渠道。各地、各单位根据学科建设和业务发展需要，精心制订实施人才培育行动计划，定期选派优秀中青年业务骨干到上海进修深造。同步探索异地导师制培养模式，聘请上海名医为南通市医疗机构学科学术带头人并作为导师，开展师徒结对青蓝工程的长期带教工作。2016 年，参加学术交流活动 3000 多人次，选派优秀业务骨干至上海进修培训 150 人次，上海专家来通坐诊 200 余人次，教学查房 80 余人次，引进新技术项目省级 3 项、市级 25 项、院级 80 项。

一 市一院：搭建多维度立交，为高端人才提供平台

近年来，市一院遵循"接轨、融合、带动、提升"的策略，分享仁济医院等上海优质医疗资源，在全面推动重点学科建设、培养优秀医学人才团队、增强医疗服务综合实力、提升医院核心竞争力等方面取得了显著成绩。业务指标呈现"三增一降"良好发展态势（门急诊工作量、出院病人数、手术台次年均增长 4.5%、12.0%、6.8%，平均住院日从 13.5 天降为 10.1 天），并高分通过等级医院复核评审。

从 2014 年 9 月起，中华医学会风湿病学分会副主任委员、上海交通大学附属仁济医院风湿免疫科主任鲍春德教授率领的专家团队定期来院举办风湿免疫科高级专家会诊，受到本地区风湿病患者的好评。2014 年 11 月，由解放军第二军医大学附属上海长征医院陈军政委亲自带队，29 位医疗专家与市一院相应科室专家一同为南通地区人民献上了一场高水平、高质量的义诊活动。目前，全院 27 个科室与上海近 20 家医院的相应科室开展合作交流。上海专家来院指导手术 763 例，选派 53 人次医护人员赴上海进修。

一系列频繁的交流互动让市一院获益匪浅。据统计，"十二五"期间市一院新增 3 个省级重点专科、5 个市级重点专科，骨科被评为省级创新团队，中医科被评为国家级示范中医病区。5 年来获省级新技术引进奖 15 项，其中一等奖 1 项，市级新技术引进奖 102 项。医院获评首批国家级住院医师规范化培训基地，在苏中地区是首家获得国家卫计委临床药师培训基地资格的医院，与上海张江转化医学研发中心达成战略合作，为科教研发展及人才储备搭建起更高的平台。2016 年，市一院副院长崔志明与解放军第二军医大学附属长征医院周许辉教授联合申报的"脊柱及脊髓损伤的早期救治及外科干预"项目喜获中华医学科技奖二等奖，这是江苏省骨科界时隔十年之后再次获得这一级别的奖项，更填补了南通地区在这一奖项上的空白。

二 市肿瘤医院：用工匠之心为患者
架起生命 VIP 之桥

2016 年 9 月，南通市肿瘤医院肝胆胰腺肿瘤科联合上海复旦大学附属肿瘤医院胰腺肝胆肿瘤科共同成立"复旦大学附属肿瘤医院——南通市肿瘤医院胰腺肿瘤多学科诊治中心"，设立多学科联合诊疗门诊，并邀请了虞先濬教授等知名专家定期在南通接诊。上海专家们指导并参与市肿瘤医院胰腺肿瘤患者的治疗方案的制定、手术等过程，解决在诊断和治疗中的难题，为每一位胰腺肿瘤患者量身打造个体化治疗方案，让南通及周边地区广大胰腺肿瘤患者在家门口就能与全国知名专家面对面咨询交流。

近年来，南通市肿瘤医院积极贯彻"接轨上海"发展战略，采取"请进来"与"送出去"相结合的方式，加快与上海相关医疗卫生单位及部门的合作，全方位地开展了学术交流、科学研究、人才培养、技术提升等活动，取得了良好的社会效益，推动了医院的发展。

早在 2014 年 7 月，医院就与复旦大学附属肿瘤医院正式建立合作，通过该院的优质医疗资源辐射，进一步实现资源互补、信息互通、共同进步。2014年 11 月，医院又与复旦大学附属中山医院建立合作，为接轨上海医疗资源再跨坚实一步。自南通市肿瘤医院与复旦大学附属中山医院在医疗技术、双向转诊、医院管理等方面开展临床医疗技术方面的深入协作以来，医院在人才培养、学科建设和临床技术水平等方面不断改进。

2010 年以来，南通市肿瘤医院先后派出 80 余名医护人员前往上海各医院、医疗机构进修培训，邀请了数十位专家来院开展业务学习讲座，同时与上海的医院、医疗机构合作完成了 7 项科研合作项目。

三 市中医院：用神仙手眼的中医情怀擦亮国粹品牌

近年来，南通市中医院注重中西结合品牌的打造，先后与上海多家医院签订对口合作协议，使得通城百姓在家门口即可享受上海专家一流的医疗服务。

市中医院与上海长征医院合作，成为在南通的首个"上海长征医院介入

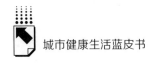

超声多临床中心"合作单位，已开展手术 400 多例。

上海龙华医院的各类专家经常来院指导临床及医技科室工作，特别是给予了急诊医学科、中医外科、肾内科中西医诊疗技术方面的支持，推动院中医临床重点专科建设，不断提高群众对中医院的信任度。

在保持传统优势的同时，市中医院不断拓展中西医结合的治疗方法。以全微创胸腔镜为特色，开展胸腔镜下肺叶切除、纵膈肿瘤切除等手术，由上海著名微创胸外科专家罗清泉教授、茅腾教授亲自来院为患者手术。肝胆胰腺外科的微创腹腔镜胆石病治疗中心，接轨上海华山医院肝脏中心，由著名肝脏外科专家张浩教授亲自来院为患者手术。普外科接轨上海市微创外科临床医学中心（上海瑞金医院），著名微创外科专家、瑞金医院副院长郑民华教授亲自来院开展腹腔镜下结、直肠癌根治术；王明亮教授亲自来院开展腔镜下甲状腺手术。

此外，肾内科与上海市长征医院，建立肾内科项目合作关系，充分发挥上海市长征医院的技术优势，实现技术交流、双向转诊。神经外科和瑞金医院神经外科合作，开展颅神经疾病诊治，对三叉神经痛、面肌痉挛患者进行微血管减压手术，配合中药、针灸治疗，在南通地区成为有特色的颅神经疾病诊治专科。

四 市二院：接轨中山，打造北城的上海医院

2016 年 6 月 15 日，"上海名老中医馆"正式落户市二院，当日，市二院携手上海中医院专家举办了"接轨上海、惠及通城"大型义诊活动，前来问诊治疗的患者络绎不绝，纷纷表示省心又省力。

为配合全市卫生系统"接轨上海"的发展战略，市二院积极寻求与上海名院名医的合作，近年来，分别与复旦大学附属中山医院、上海中医院等知名医院达成了合作，开展了多方面学习交流。

2015 年 2 月，市二院与复旦大学附属中山医院签约协作，充分利用中山医院优质医疗资源的"溢出"效应，在学科建设、人才队伍建设等方面展开合作。影像科、普外科、胸外科、内分泌科、消化内科作为首批试点合作科室，分别与中山医院对应专科建立紧密型合作关系，达成了建立影像中心、微创外科诊疗中心、上海中山医院肺癌诊疗中心南通分中心、非酒精性脂肪肝诊疗中心、糖尿病诊疗中心、内镜诊疗中心等多个合作诊疗中心的意向。搭建进

修学习绿色通道，先后安排了 10 名骨干医师，12 名护理骨干赴中山医院进修学习。中山医院高鑫副院长、放射诊断科周建军教授等专家多次来院举办"上海名医大讲堂"。同时，市二院充分利用中山医院丰富的网络教学资源，开通了远程教育平台，进一步提升了全院医务人员的技术水平。

除了与复旦大学附属中山医院全方位加快合作外，市二院还积极与上海各大医院发展合作，将名医名师引进门，进一步为通城患者谋福利。

2016 年，"上海名老中医馆"正式对外接诊后，原上海市中医医院常务副院长、内分泌科主任范征吟教授带动了上海市中医院大内科主任、心内科主任、上海东方卫视"中医讲堂"客座专家董耀荣等 4 名不同学科的中医教授，常年在市二院坐诊，一方面为患者解决了来回奔跑请上海专家解决中医疑难杂症的问题；另一方面，吸纳了优质医疗资源培养二院中医药人才。

五　市三院：外引内培、专科合作，构建 医疗公卫"健康南通"新模式

南通三院与上海市公共卫生临床中心于 2015 年 7 月 7 日正式签约合作，二者在医疗技术服务、会诊、新技术项目、人才培养、科研协作等方面进行合作，努力将南通三院打造成长三角北翼公共卫生临床中心。

20 世纪 90 年代中期，南通三院成功创建全国首家政府命名的"无红包医院"，并以"无红包"建设为抓手、以专科建设为重点，综合学科协调发展，成功走出了一条"综合反哺专科"的特色之路。围绕肝病，市三院形成了包括省级重点专科肝病科、省级中医临床重点专科中西医结合肝病科、市级重点专科肝胆外科、消化内科、肝病 ICU、放射科，市级重点实验室肝病实验室等在内的重点学科群。这些重点专科互相渗透、互为支撑，构建起完整而强势的肝病全程医疗体系，并因成功解决众多疑难危重病例而声名远播。

依托发展起来的综合医疗优势，南通市三院在公共卫生安全领域屡有建树，并逐步拥有和确立起在国内传染病专科领域第一方阵的实力与地位，市三院"综合反哺专科"的发展模式，也因此被业界奉为传染病专科医院自身完善公共卫生体系医疗救治功能的经典范式。

2003 年，南通市三院不假任何外援，成功救治江苏首例"非典"重症患

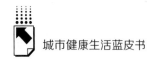

者；2009 年 6 月，江苏省首例"甲流"患者、日籍人士川上先生，从南通三院痊愈出院；同年 11 月，孕有双胎的危重症"甲流"患者吴女士从南通三院康复出院。该病例涉及呼吸、妇产、感染、ICU 等诸学科，检索表明，此前国内未曾有过类似病例的相关报道。

六　市妇幼保健院：上接天线，下接地气，
做实顶天立地的妇幼事业

2014 年市妇幼保健院与上海市红房子妇产科医院和复旦大学附属儿科医院两家国内顶级的妇产科和儿科专科医院结为技术协作医院，采取"请进来"及"送出去"的双向交流形式进行长期学习交流，邀请两家医院国内知名专家来院进行坐诊、查房、手术、培训，并将本院技术骨干及重点科室人员送到上海进修和轮训。

2015 年 3 月，市妇幼保健院成功与复旦大学附属儿科医院外科签订了合作协议，市妇幼保健院儿外科开诊后，上海小儿外科专家长驻该院，为南通地区儿童提供优质医疗服务。2016 年，市妇幼保健院又与复旦大学附属儿科医院签订小儿外科双聘主任协议，每月小儿外科郑珊院长、陈功主任等专家都会来院坐诊，为患者实施手术，开展教学讲座。

除儿外科有上海专家常驻以外，市妇幼保健院还多形式多层次打造特色专科，邀请上海专家定期坐诊。2015 年，已开设青春期保健科、宫颈专科、复发性免疫流产专科 3 个上海专家专科门诊，共邀请上海专家来院坐诊 28 人次，向南通及周边地区辐射优质医疗资源并借势提升科室整体水平。2016 年 5 月新开设儿童保健科和小儿骨科专家门诊，分别邀请上海复旦大学附属儿科医院的王素娟主任及原新华医院的陆美玲主任每月定期坐诊，截至 2016 年 9 月上海专家来院坐诊 42 人次。

七　市四院：苦练内功，筑巢引凤，
为了百姓的获得感

2016 年初，复旦大学附属华山医院与南通市四院合作成立的苏中首家

"癫痫病诊疗中心"正式落户南通四院。该中心的成立，让南通地区乃至苏中地区的癫痫病患者及其他神经系统疑难疾病患者，在家门口就能享受到大医院的优质医疗资源和国内知名专家的高水平诊疗服务。

近年来，市四院接轨上海工作全面铺开，以精神科、神经内科、神经外科为主的医疗资源得到有效整合，进一步提高了综合医疗服务能力，也更加丰富地体现了市四院作为脑科医院的医疗服务结构和服务项目正日臻完善和成熟。

作为引领南通地区精神医疗卫生事业发展的三级医院，市四院自从与上海精神卫生中心深度合作以来，上海精神卫生中心的易正辉教授每月一次来院进行坐诊、查房、讲座、科研指导，定期开设《名医大讲堂》，既让精神病患者接受了上海名院名医的诊疗服务，也使市四院精神科的诊疗、教学、科研等工作有了新突破。

针对我国帕金森病发病率的快速增长、治疗手段单一、服药效果欠佳等现状，2016年8月16日，市四院神经外科与上海交通大学医学院附属瑞金医院功能神经外科合作，成立了苏中、苏北首家帕金森诊疗中心。亚洲功能神经外科主席、上海瑞金医院功能神经外科主任孙伯民教授被聘为中心"首席专家""学术顾问"。2016年9月8日，两名帕金森病患者在市四院成功接受了孙伯民教授亲自进行的脑深部电刺激（DBS）手术，该技术是孙教授在国内率先开展的新技术。

市四院血液净化中心自2013年5月成立以来，吸引了全市肾脏病患者。目前拥有进口血透机43台，固定透析患者230多名，无论是透析机台数还是透析人数，都位于南通市的前列。中心成立不久，又与上海长征医院密切合作，由肾内科张翼翔教授每周五上午来院坐诊。

（本文根据《南通日报》2016年10月20日A4、A5版的报道整理而成）

B.34
淮安市第一人民医院立体构建慢病防治体系

淮安市第一人民医院，又名南京医科大学附属淮安第一医院，坐落于苏北平原腹地，是一所大型三级甲等综合性医院，曾获得"全国文明单位""全国五一劳动奖状""全国青年文明号""全国医院文化建设先进单位""全国模范职工之家""全国改善医疗服务示范医院""江苏省十佳医院"等多项荣誉。为切实落实深化医药卫生体制改革精神，进一步加强慢性病预防控制工作，从而有效遏制慢性病的流行态势，该院注重防治结合，积极构建"院前防、院中治、院后管"的疾病与健康管理体系，开展慢病防治工作，取得了显著的效果。

一 以脑卒中防治为重点，大力推进慢病防治科学化管理

作为卫生部脑卒中一级预防与实践项目协作医院之一，淮安市第一人民医院专门设置了脑血管病门诊，建立了脑卒中筛查与干预急诊绿色通道，将神经内科两个病区作为脑卒中病区，并设置脑卒中相关床位106张。组建脑卒中筛查与防治工作的多学科合作团队，并建立了多学科联合例会会诊、查房等制度，出台了急性缺血、出血性脑卒中的临床诊疗指南或常规、临床路径、操作规程。2012年，医院共完成脑卒中筛查7045例。之后，在卫生部脑卒中筛查项目结束后，每年仍完成不低于3000例的筛查、约500例的康复治疗。还建立了脑卒中筛查与防治服务协作网，并且每年两次为全市200余名医务人员开展脑卒中筛查与防治专业培训。2014年，该院顺利建成了"国家卫计委脑卒中筛查与防治基地"。

二　以"病区助理"为依托，有效
串联慢病防治全流程

淮安市第一人民医院专门组建了"病区助理"队伍，作为病人的"健康管家"，对患者的健康进行全程跟踪服务和管理，有效串联慢病防治"院前、院中、院后"的全流程。

一是开展"病前防"。该院主动探寻易发人群，开展健康宣教。在院内建立了以病种为纽带的病友组织，持续开展有针对性的健康指导和服务。在院外定期深入社区、乡村、患者家中进行救护技能社会化培训和常见病、多发病的健康讲座。近 3 年来，先后举办"病员学校"12 期，为 600 余名患者及家属普及防治慢病知识；走入社区举办"预防脑卒中、健康你我他"健康讲座 18 期，受众 2000 余人次。

二是协助"患病救"。该院积极配合医疗救治，提高救治效果。常规开展医患沟通、患者心理疏导，为特殊、重大诊疗患者提供全程服务，从多角度辅助诊疗。为使病区助理掌握本病区常见慢病的治疗护理要求及健康教育、康复指导的内容、方法与技巧，医院还建立了对病区助理的"充电制度"，要求其每周至少跟随主任查房两次，每年至少外出学习、参观一次。

三是强调"病后管"。该院做实、做优随访工作，当好患者的健康管家。对所有出院患者，特别是脑卒中及高危患者（包括各种心脑血管疾病患者）全部进行出院后随访，并实行随访"捆绑"工作模式，即病区助理为随访第一负责人，主管医生为第二负责人，进行组合随访。目前，医院随访率已占出院患者总数的 98.2%，出院患者满意率达 89.7%。

三　以全民健康管理为目标，着力
构建慢病防治新平台

2013 年，该院与中国医院协会疾病与健康管理专业委员会合作，共建"全民健康管理示范医院"，使医院从单纯"治病"转变为"治病与防病"并重。医院先后邀请到中华预防医学会会长，中国工程院院士，国家卫生部党组原副书记、副部长王陇德和中国医院协会疾病与健康管理专业委员会主任委员、北京安贞医院副院长周生来教授等专家学者来医院开展了两期"健康管理医师和疾病管理师"培训班；与淮安电视台联合举办健康教育大讲堂系列讲座；以"三下乡""学习雷锋日""爱国卫生月"为契机，针对高血压、脑卒中、冠心病、糖尿病、与烟草相关慢病及恶性肿瘤等各类高发病种开展多种形式的院外健康教育与健康促进活动。

四 以"96×××"平台为载体，努力实现 慢病管理一站式服务

为方便群众健康咨询和患者来院就诊，医院建立集院前寻医问药、预约挂号、院前急救，院中服务评价、满意度调查、健康指导，及院后随访和跟踪服务于一体的"96×××"信息平台，力推 24 小时不间断服务。该号码便于识别和记忆，操作简便。群众或患者如有医疗服务或健康咨询的需求，只需拨打电话，便直接与医院获取联系，实现了医院全天候、无间断、无缝隙、快速化、专业化、亲情化的服务。目前，该院建立的"96×××"信息平台，已经通过了市级审批，待省级审批完成后，医院还将进行院内服务资源的整合，即把院后服务办公室、健康管理中心、病区助理全部整合到同一个平台系统内，实现一站式服务，以更好地满足慢病防治的跟踪管理及广大群众日益增长的健康需求。

五 成立"互联网＋慢病管理"医院， 打造慢病管理云平台

2016 年 3 月 30 日，淮安市第一人民医院联手江苏盟联云卡信息科技有限公司、淮安市工贸资产管理有限公司，共同成立了苏北慢性病管理医院，这是江苏省首家利用"互联网＋"技术平台联合三甲医院的医疗技术和管理团队打造的慢病管理的云医院，填补了江苏省网络医疗模式的空白，标志着淮安市慢病管理进入"互联网＋"模式具有里程碑式的纪念意义。

苏北慢性病管理医院依托综合性三甲医院的医疗技术的专业优势、健康教

育的权威优势，积极引入物联网智能穿戴设备采集数据、贴身动态管理、全员互动参与，专注于慢性病全方位闭环健康管理。

该云医院专注于已确诊的慢病人群，采用"Team（医生）to Team（患者）"会员制的形式，对患者进行专业健康管理，将线上和线下紧密结合，资料信息互通共存，患者可以在两种不同状态的医院中"双向转诊"，云医院可直接网上问诊，将药品快递到家，解决小问题，减少不必要的到医院的次数，通过预约方式有限就诊，合理安排就诊次序；通过网络平台，医院就知道患者到医院来要做哪些检查，患者可以先检查，再转到专家门诊的诊室里，和专家进行充分的病情交流，把时间还给真正的医疗。该网络平台已和淮安市卫生与计划生育委员会区域卫生平台进行双向对接，可以查看居民健康档案和其他医院有效就诊记录等相关信息，实现资源共享。

苏北慢性病管理医院开启了慢性病治疗的新模式，为患者提供了更舒心的治疗体验。它实现了线上、线下医院医疗信息对接，区域卫生大数据的分析和利用，利用物联网智能穿戴设备及智能医疗远程检测设备，及时记录和收集患者病情指标变化，开创了医疗管理的大数据时代。

（本文根据淮安市卫生与计划生育委员会官方网站 2016 年 12 月 14 日的报道、《江苏经济报》2016 年 3 月 31 日的报道、和讯网 2016 年 4 月 1 日的报道整理而成）

B.35
无锡市传染病医院构建
艾滋病诊疗关爱新模式

无锡市传染病医院，是苏南地区最早成立的、无锡地区唯一治疗各类传染病的三级乙等专科医院。该院作为无锡市艾滋病定点收治医院，着力探索医疗服务的新模式，把诊疗救治与关爱扶持有机结合，将政府、医疗机构、社会慈善相融合，2013年5月成立的艾滋病患者公益机构"无锡市红丝带关爱中心"经过一年半的探索和实践，专业团队与社会慈善团体的合作不断深入和紧密，公益服务领域不断拓宽，无锡及周边地区艾滋病患者从生理到心理得到帮扶，为促进社会和谐做出贡献。

一 联合多方力量，创新诊疗帮扶复合模式

以该院开展多年的"红丝带之家"为基础，经无锡市卫生局批准，在无锡市医管中心的大力支持下，医院与无锡市红十字会合作成立"无锡市红丝带关爱中心"。由无锡市红十字会筹措工作资金，补充医院艾滋病诊疗专项资金；医院负责提供活动设施及场地，配备服务团队，包括专（兼）职人员、志愿者服务队伍。医院根据艾滋病患者的不同需求，有针对性地组织开展诊疗医治、健康教育、心理咨询、贫困艾滋病患者扶持救助等关爱活动。关爱中心的工作人员利用业余时间学习心理、法律、法规等知识，组织患者学习国家法律法规，教育患者懂法守法，掌握国家政策；呼吁公安、民政、社会保障、法律援助等机构，共同帮助艾滋病患者解决生活困难；为年轻患者提供工作、学习、恋爱、婚姻、生育等方面的指导，努力提高艾滋病患者的生活质量。

二 彰显公益惠民，落实诊疗帮扶多重举措

一是落实艾滋病诊疗关怀举措。红丝带关爱中心开设无假日门诊和心理咨

询工作室，开通 24 小时热线电话、QQ 群、微博、微信等，患者在遇到突发事件时可以在第一时间联络医务人员，医务人员也可以通过微信、QQ 视频对患者症状进行初步判断，使他们的问题尽快得到解决；不定期地组织健康教育、医患联谊，为贫困患者提供免费化验、人道救助和助贫帮扶等服务；组织开展大型主题活动，探望孤老患者，慰问住院患者，与患者零距离联谊、座谈、过生日、庆节日等多种活动，把温暖送到患者身边。

二是关注高危人群防艾知识普及。为普及高危人群的艾滋病预防知识，红丝带关爱中心采取多形式艾滋病防治知识宣传与教育。走进家庭、学校、社区、娱乐场所、"同志酒吧"，发放艾滋病预防手册、安全套，现场指导安全性生活方式、高危行为后预防性措施、消毒隔离方法、恐艾心理疏导等，有针对性地进行防艾知识教育，使高危人群掌握艾滋病预防知识。

三是发挥特殊志愿者宣传作用。红丝带关爱中心通过努力，招募并培训了40 多名患者志愿者。这些志愿者来自各个阶层，有着不同的生活经历和不同的心路历程，都在红丝带关爱中心的帮助下回归了家庭，过着正常生活。他们以亲身经历宣传艾滋病预防知识，劝阻恶意传播行为，分享自己的心路历程，说服抗拒医疗者配合医疗，提高治疗依从性及诊疗效果。

三　务实基础工作，取得诊疗帮扶初步成效

红丝带关爱中心成立以来，本着"播撒仁爱，关爱艾滋病特殊群体"的宗旨，切实推进各项工作有效开展，成为艾滋病防治工作不可或缺的中坚力量。截至目前，关爱中心进行职业暴露后心理干预 10 人，开展各种形式的健康讲座 90 次；组织病人联谊活动 43 次、志愿服务 91 次；解决患者各种困难93 人次、心理咨询疏导 477 人次；进行出院艾滋病人回访 800 人次，发放安全套 3000 只，艾滋病门诊咨询、心理疏导及诊疗方案制订 3860 人次，累计发放健康处方和宣传折页 4000 余份。关爱中心诊疗帮扶工作初见成效，艾滋病患者视中心为心灵家园，关爱中心成为他们更快更好地回归家庭、回归社会的助推器。

2016 年，"红丝带关爱中心"获得无锡市最佳志愿服务项目，在市文明办组织的无锡市崇德乐善"一月一主题"3 月"学习雷锋"榜样月活动暨第十

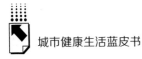

四届志愿者活动月活动启动仪式上受到表彰。

志愿者们本色出演的微电影《与艾同行》，入围第二届亚洲微电影艺术节，荣获首届全国卫生计生微电影节优秀奖、第二届无锡市微电影节十佳影片奖。

（本节根据无锡市传染病医院官方网站 2016 年 3 月 10 日和无锡市卫生与计划生育委员会官方网站 2016 年 10 月 20 日的报道整理而成）

B.36
扬州市妇幼保健院深化护理
内涵建设，激发护理人员活力

扬州市妇幼保健院是一所集医疗、保健、教学、科研、社区服务于一体的三级甲等妇幼保健专科医院，担负着周边地区妇女儿童的医疗保健任务。该院持续注重管理，深入推进优质护理服务，激发护理人员的活力，进一步提升护理服务质量，促进了医院护理工作全面、协调、可持续发展，先后获得"全国百家优秀爱婴医院""国家级儿童早期发展示范基地""中国出生缺陷干预救助示范基地"等称号。

一 护理质量管理融入新方法

1.加强优质护理内涵建设

结合优护质量标准以及三甲医院评审细则，完善相关制度、流程、护理常规及落实护理安全管理十大目标。根据各专科特点，在全面推行"优护"的所有病区细化优质护理的服务内容，在具有代表性的妇科、产科普通病房进行人力资源的合理调配，细化、优化护理流程，将乳腺科整合到妇科三区，并将三区打造成 A 类优护病房。

2.体现优质护理全员、全方位、全过程

组织实施本科常见病、多发病的优质护理临床路径。通过路径的实施，让责任护士对负责的患者的护理服务全面、细致、全方位。通过"让细节感动患者、让真情温暖职工"主题活动，落实本科优护工作流程，注重细节服务，体现对患者、职工的人文关怀，提升护理服务质量。

3.院护理质控小组成员定期下临床，参与临床护理工作

应用 PDCA 管理工具持续改进。适时针对工作中存在的难点问题进行分析、反馈、整改。指导护士长在日常管理中运用管理品管圈、图表、PDCA 等不断提升护理管理水平，注重护理质量的持续改进。

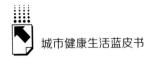

4.加强护理不良事件的管理报告制度

每月、每季在适当的场合实行护理缺陷匿名通报，实施缺陷分享，对其他护理人员起警示作用，增强防范意识。除明显违反原则者扣质量分外，不再处罚。如发现不报者，不管情节轻重，追加处罚。科内已妥善处理的，也应向护理部汇报、备案。

5.召开护士长每月例会

充实例会内容，将护理管理通报与交流学习相结合，集中点评与自我分析相结合。以品管圈活动为载体。每个护理单元实实在在地完整做完一个品管圈，护理部指导护士长实践管理技术性工作，提高沟通与团队协作能力。

二 以人为本，护理服务模式增添新要素

1.改变护理模式，不断提高技术水平和服务质量

护理部将"三好一满意"流程再造活动与第二十六届"白求恩杯"竞赛"让细节感动患者、让真情温暖职工"主题相结合，将细节服务的内容落到实处并适时督查。优化与完善绩效考核方案，制定《扬州市妇幼保健院各护理单元优质服务绩效考核方案》并组织实施考核，新的绩效方案在9月实施。

2.转变排班模式，深化优质护理内涵

各护理单元根据各科工作特点，结合护理人员需求，充分调研护士的意愿，推行形式多样的排班模式，既满足病人的需要又兼顾对护士的人性化管理。充分体现责任制优质护理的全程性和连续性，相对固定每位住院患者的责任护士，为优质护理提供人力配置上的保障。

3.转变服务模式

医院后勤系统一方面做到病区所需物品的下送服务，尽可能地减少了护理人员做非护理工作的时间，真正做到把时间还给护士，把护士还给患者，为护士转变服务模式提供强有力的保障。

三 创新理念，护理服务注入新思维

1.引进适宜新技术、新项目

加强优质护理服务的专科内涵建设，在全院拓展辩证施膳服务项目，

MICU 面向全院各科重症患者正常运营，保证了医疗安全。

2. 提升母婴床旁护理内涵

将对母亲和新生儿的护理操作与健康教育相结合，并直接在母亲床前实施，更直接、更有效。开展专科护理门诊，为孕产妇提供无痛分娩、母乳喂养咨询、助产咨询，体现了医院专科护理的内涵。

四 凝心聚力，护理绩效管理彰显新活力

1. 开展多层面的竞赛、评比活动

为调动护士的工作积极性，提升护士综合护理服务能力，提高就诊患者的满意度，在护理人员中继续开展"星级护士"评比及护理单元"优质护理优胜单元"评比活动。展示了医院护理队伍较高的业务素质，体现了护理人员爱岗敬业的精神风貌和团结协作的团队精神，激发了她们在工作中不断学习、进步的热情。

2. 开展"品管圈"专项竞赛活动

护理部在全院各护理单元开展以"推广护理品质管理、提升优质护理服务"为目标的"品管圈"专项竞赛。该活动在护理、管理等方面取得了有形成果，发掘出年轻护理人员团结、奉献、创新的精神，激发了护理人员的工作热情，使人人自觉参与质量管理，齐心协力提高质量管理水平，为年轻护士提供了一个展示才能的平台。

五 考核培训，不断提高护理人员的专业素质

1. 加强对三年资以下护理人员的规范化培训与考核

督查各科护士长及带教老师对低年制护士的培训实施情况及记录。

2. 加强对低年资护理人员的现场考核

通过考核评价带教老师的带教能力，并请专科护士对所有带教老师进行适时培训。

3. 加强对关键岗位、关键科室、关键人员的适时培训、针对性培训

如助产技术、新生儿科专科理论知识的培训、急救技术等。选拔人员去综

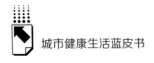

合性医院进修急诊科、MICU。

4. 加强对急诊科、MICU、NICU、手术室及院外急救小组护理人员急救技能的每季度培训

成立护理急救培训小组，不断提升该院急救护理人员的应急能力与技术水平。

5. 制订并组织实施护理人员分层次培训方案及计划

每月进行护理操作的训练及考试。各科室开展不同方式、形式的业务学习和科内护理查房，内容为基础理论知识和专科知识。一年来，市妇幼保健院护理部通过物质、情感、精神方面的激励，稳定了护理队伍，提高了整体素质，让护士受到了鼓舞，让患者得到了实惠，实现了真正意义上的"优质护理"。

（本节根据扬州市卫生与计划生育委员会官方网站上2016年12月12日的报道整理而成）

B.37
江大源：基于营养与保健
探索健康管理新模式

一 公司简介

江苏江大源生态生物科技股份有限公司（简称江大源）成立于 2001 年 11 月，是一家致力于应用珍稀天然生物资源开展中医慢病管理的国家级高新技术企业。公司是全国蜂产品行业龙头企业、江苏省创新型企业、江苏大学科技产业化示范基地。江大源股票 2015 年 8 月 28 日在中国新三板挂牌，股票代码 833428。

江大源拥有总面积 17000 多平方米的现代化天然产品制造工厂，工厂集珍稀天然生物资源科普教育、珍稀天然生物资源高新提取加工和天然生物制品的研发与生产于一体。拥有超临界 CO_2 提取、醇溶剂提取和生物酶复合水提取三大天然生物资源提取车间，以及软胶囊、硬胶囊、粉剂、喷剂类产品 GMP 标准化生产车间，江大源秉承"透明见证诚信"的理念，建成了"四个透明"的完全透明工厂。工厂是国家 AA 级旅游景区、镇江市全民科学素质教育基地。

江大源主要产品包括以江大蜂胶为核心的中高端蜂产品和以灰树花多糖胶囊为主的真菌多糖类产品。其中，江大蜂胶自 2005 年以来便赢得了中国蜂胶行业的领军地位，"江大"是中国蜂产品百强品牌，江苏省著名商标。公司拥有国家保健食品批文 6 个，包括针对心脑血管的心能元辅酶 Q10 软胶囊，针对骨骼、骨关节的诺力固胶囊。此外，针对不同慢性病人的营养补充，公司开发生产了多款营养健康食品。公司主营的三款保健食品，在历次中国保健协会公信力产品推选活动中均被评为公信力产品。

江大源拥有平均年龄不到 30 岁的经营管理团队——蜂之队。蜂之队始终秉承"低调、务实、沉稳、创新、包容、开放"的为人准则，"认同、同心、

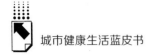

正见、敬业、执着、协作"的团队精神。公司始终倡导"利他共生，价值分享"的价值观，设有蜂之队投资管理合伙企业（有限合伙）员工持股平台。公司通过有竞争力的薪资待遇、良好的学习成长机会以及综合福利制度，真正使员工获得成就感和幸福感。

二 开展健康管理的主要做法

公司通过"3+1"四好工程，为慢病人群开展全方位服务。依托好工厂生产好产品，依托社区的懂你健康生活馆提供好服务，通过定制化的活动为慢病人群开展中医健康科普服务。

1. 从珍稀天然生物资源中发掘好产品

江大源从博大精深的中医养生文化中汲取营养，从药食同源的中药资源中筛选有益于人类健康的精微物质。公司以天然活性物质的筛选及分离提取为技术创新和产业化重点，以研发、生产珍稀中药资源类营业与保健产品为特色，已开发蜂胶、灰树花、灵芝、灵芝孢子粉、松花粉、枸杞等系列健康产品，涉及保健食品原料、保健食品、营养食品等，实现从原料、提取、生产到销售、服务的全产业链管控。

2. 建设完全透明工厂

中国的保健食品行业需求端正呈井喷增长的好态势，但供给端面临着消费者对品质的信任危机。供给与需求不匹配，折射的是企业与消费者双方的信息不对称。产品品质如何让消费者感知到？唯有把产品品质保证的核心环节展现给消费者，依托开放透明，引导生产企业与消费者之间的同频道。

从保健食品的生产链分析，决定保健食品品质的关键是四个环节：一是原料；二是原料的深加工（提取或浓缩环节）；三是产品的配方；四是最终产品的生产（制剂环节）。纵观近年来保健食品生产企业的发展，不少企业开放了第四个环节，即制剂透明。然而，制剂透明相当于餐饮企业开放了厨房，选材如何？配菜是否科学？消费者不得而知。基于消费者的视角，从现场感知中帮助消费者建立对品质的信心，是公司工厂建设一直秉承的理念。

从2007年开始，江大源逐步向消费者开放了产品的部分生产现场，超过十万消费者因为参观了江大源的生产基地，建立了对江大源产品品质的信任。

2015 年，江大源在考察国内外先进的保健食品工厂的基础上，提出了基于消费者感知的保健食品完全透明工厂建设方案，将保健食品生产的前台后台彻底开放，以透明赢得消费者信赖。

（1）：原料透明

江大源为了确保原料品质，在全国优质珍稀天然资源产区建立了安全与标准化生产示范基地，在工厂建立了低温冷库，保存着充足的生产所需的原料。坐落在原料产地的基地和厂区的仓储库都毫无保留地向消费者开放。

几乎每一位亲历"原料透明"的消费者都收获了不一样的惊喜。超过90% 的参观者是第一次见到了自己服用的产品源于天然的地道食材。收获的不再仅仅是科技，更感受到自然的神奇造化。

（2）：提取透明

科技与自然的完美嫁接，使人类可以利用科技的力量，浓缩、萃取天然生物的精华，以天然生物活性成分滋润人类，这就是天然生物深加工技术的力量。

在江大源的保健食品全透明工厂，拥有超临界 CO_2 萃取、醇溶剂多级提取和水复合生物酶提取三大提取车间，珍稀天然生物在这些车间被加工转化为营养和保健食品的原料。这里也是江大源科技实力的载体，工匠精神在这里完美体现。

"让技术看得见，摸得着，而不是专家的高谈阔论。"这是一位参观江大源提取透明车间的消费者发出的感慨。江大源的核心技术不只是纸上的专利，更是运转在提取生产线上的流程和参数。

（3）：配方透明

消费者服用的一粒粒健康产品，到底包含哪些组分？传统中药的君臣佐使配伍原理，具体到每款保健食品，到底是怎样的？

确定了保健食品的科学组方，如何在合适的工艺条件下，最大限度地保全每一组分的活性，生产出成分保全、协同增效、方便服用的最终产品？这些都是配方的奥秘。

如同烹饪大师，配菜和烹饪过程是他的绝活，配方其实是保健食品的秘密。

江大源的食品工程师在配方技术领域一直秉承着全天然、超浓缩的原则。

497

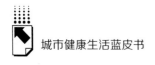

保健食品不是药品，无论主要原料还是辅料，选用天然原料一直是江大源不懈的追求。

来到江大源完全透明工厂的消费者，有机会在江大源食品工程师的指导下，自己动手DIY江大源系列健康产品，通过自己的双手与"全天然、成分全、超浓缩"来一次亲密的接触。

（4）：制剂透明

营养与保健食品的生产需要通过政府部门严格的认证，只有获得许可，才有生产营养与保健食品的资格。这个环节，政府监管部门一直在帮助消费者严格把关。

GMP、十万级净化环境、两次更衣，这些经常在图片上见到的画面，在江大源的完全透明工厂一直在呈现。

江大源拥有保健食品软胶囊、硬胶囊制剂GMP生产车间以及营养食品固体饮料车间，公司所有营养与保健食品的生产，消费者通过透明生产长廊，清晰可见。

制剂环节透明，在保健食品行业已有数年历史。其实，原料透明、提取透明、配方透明更为关键，制剂透明类似于餐饮企业的大厨房，控制的是产品品质的最后一关，而做好前三个透明才是做到了产品品质的全程控制。

中国现有2000多家保健食品生产企业。在这些企业之中，江大源显然不是规模最大的。然而，建设完全透明的保健食品工厂，江大源却是开创了行业先河。站在中国保健行业蓄势待发的大背景下，江大源以透明见证诚信，为创建国产保健食品品牌，为中国保健食品行业的转型升级进行了可贵的探索。

3. 贴近用户建设社区健康生活馆

为了给用户提供日常健康服务、产品展示的场所，江大源选择用户集中的社区，建设社区健康生活馆。每个馆配备3~5名健康管理师，定期开展丰富多彩的会员活动。目前，覆盖全国的生活馆近千家，积极为中老年用户提升健康生活品质做支撑。

4. 基于用户需求定制服务产品，健康管理立体化

（1）出版健康科普书籍

2008年，江大源就提出了以"源生态健康风险控制＋源生态疾病干预管理"为主要内容的"源生态健康管理"理论。邵兴军博士出版专著《健康来自源生态》，倡导"心境源生态 + 生活源生态 + 保健源生态"。卫生部首席健康教育专家、解放军 301 医院赵霖教授作序推荐。近十年来，公司免费向用户发放《健康来自源生态》书籍超 10 万册。

为了科学、全面地科普公司中药资源类健康产品，江大源组织编著了系列科普书籍。2011 年出版了《蜂胶的力量》一书，亚洲蜂联副主席、中国养蜂学会理事长张复兴教授作序推荐。邵兴军博士与中国保健协会科普教育分会合作出版的《神奇的大麦嫩苗》一书获亚马逊 2016 年图书销量榜前 100。

（2）整合权威专家，开启健康大讲堂

江大源在行业内率先发起"源生态健康大讲堂"，邀请张其成、吴大真、张国玺、齐伯力、杨力、李清朗等国内著名健康专家领衔主讲，超过 40000 名用户收获最权威的健康知识。

（3）开展丰富多彩的健康旅游

中老年群体忙碌了一辈子，也有"世界那么大，我想去看看"的强烈愿望。江大源从 2007 年就在全国开启了"源生态健康之旅"。"源生态健康之旅"倡导让消费者走进源生态自然环境，体验源生态生活方式，接受源生态心灵洗涤。11 年来，源生态健康之旅不断迭代式创新，"祈福之旅""穿越之旅""怀旧之旅""爱情文化之旅"等，通过不断对场景的精心打造，不断为消费者创造惊喜。累计超过 16 万人次通过"源生态健康之旅"获得了无限接近大自然的快乐体验。

（4）专为用户打造的健康盛典

从 2013 年开始，为了满足用户高品质的精神文化需求，公司专为中老年打造以"再青春"为主题的万人"蜂光盛典"。先后邀请了李光曦、卞小珍、耿莲凤、苏芮、费翔、刘和刚、屠洪刚、腾格尔、乌兰图雅等中老年人最喜爱的艺术家倾情演绎，带给消费者一场又一场精彩绝伦的饕餮盛宴。五年来，超过 6 万人参与"蜂光盛典"，他们在这里感受到了青春、快乐和幸福。

三 健康管理探索过程中的几点体会

1. 产学研相结合，迭代式技术创新

江大源从事高新技术研究开发的科技人员 16 人，其中博士 2 人、硕士 1

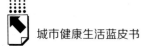

人，高级工程师 2 人、工程师 6 人，江苏省产业教授 1 人。公司一直秉承"科技与自然的完美嫁接"的产品开发理念，通过产学研结合，搭建创新平台。公司与中国农业科学院蜜蜂研究所、中国药物科学院上海药物研究所、江苏大学、扬州大学等科研院校建立了长期合作关系。公司现建有江苏省超临界萃取天然药物工程技术研究中心、江苏大学研究生工作站、镇江市级技术中心。

产品迭代式创新是江大源一直以来孜孜不倦的追求，主导产品江大蜂胶，16 年来历经三次重大技术创新。近年来，公司承担国家中小企业创新基金 1 项，省级科技项目 3 项，以及多项市级科技攻关项目。公司累计申报发明专利 24 件，获得授权发明专利 7 件、实用新型专利 20 件，所开发的产品获批为江苏省高新技术产品 4 个。

2. 有效健康管理服务从倾听开始

企业想要有效地开展健康管理服务，就要懂得消费者。因此，走近消费者才能了解他们的诉求，才能为消费者提供更加有效、专业、贴心的产品和服务。

作为蜂之队带头人的邵兴军博士，始终追求与消费者心灵的零距离，16 年举办邵博士见面会 932 场、邵博士论坛 120 场。每一年，邵博士以大会形式接待顾客超 3 万人次，深度交流客户超过 1000 人次。蜂之队伙伴 16 年来通过科普，服务顾客 2638819 人次，走进 392788 位用户家庭。

3. 打造专业化的健康服务团队

员工的专业化是专业服务大众健康的基础。在江大源的健康服务团队中，100% 具有公共营养师职业资格。60% 具有健康管理师职业资格。他们每年通过健康科普教育、个性化健康方案，结合先进的中医诊疗检测设备给消费者进行健康指导。16 年来，蜂之队人走遍全国 15 个省份 225 座城市，为超过 260 万人次提供了专业化的健康服务。

B.38

康美药业：加速"黔"进首站："智慧+"大健康落地贵阳

    康美药业成立于1997年，2001年在上交所上市，是国内第一家把互联网布局中医药全产业链，以中药饮片生产为核心，积极参与国家医药卫生改革事业，全面打造"大健康+大平台+大数据+大服务"体系的中医药全产业链精准服务型"智慧+大健康产业"大型上市企业，全方位开展网络医院、智慧医疗、智慧药房、健康智库、互联网健康管理、智慧养老、第三方支付和健康保险、健康社区等业务。康美药业正紧抓"健康中国"成为优先发展的国家战略的发展契机，以多年来在大健康产业集聚的优势资源，积极参与公立医院改革。目前，康美药业在全国各地已建立了20多个大型医药生产基地，与超过2500家医院、20万家药店建立了长期的合作关系，合作医疗机构年门诊总量2.5亿人次以上，投资管理康美医院、吉林梅河口中心医院、重庆市荣昌中医院、辽宁开原市中心医院等数十家公立医院，托管100多家公立医院药房，为社会资本参与公立医院改革打造了可供推广复制的"康美样本"。

    贵阳作为贵州省省会，是贵州省的政治中心、经济中心、文化中心、科教中心、交通中心和西南地区重要的交通、通信枢纽，工业基地及商贸旅游服务中心，西南地区中心城市之一、全国生态休闲度假旅游城市、全国综合性铁路枢纽。作为落实康美药业与贵州省50亿元战略合作的首个落地举措，2018年2月2日，康美药业股份有限公司与贵阳市人民政府正式签约，双方将在道地药材种植基地、智慧药房、现代医药物流延伸服务、中药材价格指数和数据中心、医院合作、国家级康养综合项目、医药资源整合等领域开展全方位合作。贵阳也成为继昆明之后，康美智慧药房上线全市所有医疗机构的第二个省会城市。

    康美药业将贵州首个项目落地贵阳，是"智慧+"大健康领域全方位、多层次、宽领域的一次深入探索，体现了康美药业推动项目合作的决心与魄

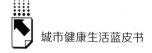

力，与十九大报告提出的"坚持中西医并重，传承发展中医药事业"和国家"数字中国""健康中国"战略、"精准扶贫"思想同频共振、高度契合。康美药业还与贵阳市卫生和计划生育委员会，贵阳市乌当区人民政府分别签订合作协议，将康美药业与贵州省、贵阳市战略合作协议精神细化落实到位。贵阳市委、市政府将把这个项目作为贵阳市大健康产业发展的重点推进项目，全力、高效做好政策支持等服务工作，希望康美药业能发挥自身优势，结合贵阳中医药资源优势，结合国家"精准扶贫"政策，利用贵阳作为国家级大数据产业发展集聚区的优势资源，带动区域产业转型升级，推动贵阳大健康产业发展，将贵阳打造成贵州乃至全国大健康产业发展的新样板。

康美药业此次携手贵阳，是康美药业与贵州战略合作项目落地的首站，康美将充分发挥"智慧＋"大健康产业平台优势，结合贵阳市中医药、大数据资源，践行"数字中国""健康中国"战略，结合国家"精准扶贫"政策，积极推动合作项目加快落地，把大健康产业打造成贵阳经济转型升级的新动能，为中医药和大健康产业的发展开辟新路径，为满足人民日益增长的美好生活需要，续写新时代贵州发展新篇章，开创百姓富、生态美的多彩贵州新未来做出更大贡献。

"智慧＋"大健康产业落户贵阳，康美药业将充分发挥中医药龙头企业效应，结合贵阳精准扶贫政策，引导贵阳大健康产业升级，辐射带动贵州大健康产业发展，此次合作有四大看点。

一 精准扶贫助力脱贫致富奔小康

康美药业将结合精准扶贫政策，以贵州道地药材和特色药材为重点，投资建设中药材规范化种植基地，开展道地药材良种繁育和种苗培育，推广绿色和生态种植，扶持贫困户发展、脱贫奔小康，通过产业扶贫切实落实精准扶贫政策，提升贵阳中药材种植的规范化、规模化、产业化水平，夯实贵阳大健康产业发展基础。

二 大数据助力中医药数字化新发展

大数据作为信息化发展的新阶段，国家十分重视推动实施国家大数据战略，加快完善数字基础设施，加快建设数字中国，构建以数据为关键要素的数字经济，用数据服务经济社会发展和改善人民生活。

康美药业积极响应国家政策号召，承担编制和运营国家发改委批准、授权发布的全国唯一的中药材价格指数——康美·中国中药材价格指数，推出"实体与虚拟市场相结合"的中药材大宗交易平台，开创中药材交易新模式。

此次依托贵阳良好的大数据行业资源，将康美·中国中药材价格指数分中心落地乌当区智慧云锦孵化基地，打造西部区域中药材价格指数及数据中心，运用大数据、云计算等信息挖掘技术，为政府制定政策、调控市场、指导药农和药企安排生产提供重要的数据支持与依据，提高贵州中药材价格话语权。还将依托贵州省丰富的中药材资源，在贵阳建设中药材线上线下大型专业市场及中药材生产制造基地，带动贵阳医药大健康产业的发展。

三 智慧药房全市推广，助力 "大数据＋大健康"融合

被国家主管部门肯定在全国示范推广，并被深圳市上升为行业标准的"康美智慧药房"依旧是合作的重点项目，康美药业将利用在广东、北京、四川、云南等省、市成功运营智慧药房的经验，在贵阳市投资建设集药品销售、中药代煮、配送于一体的依法规范经营的城市智慧药房，贵阳市政府支持智慧药房在市属、区属公立医院上线和应用，康美药业投资推动智慧无人药柜服务在城市大型生活社区落地，为广大市民提供符合规范的中药煎煮、成药配送上门等服务，让市民享受高品质的综合药事服务。贵阳也成为继昆明之后，康美智慧药房上线全市所有医疗机构的第二个省会城市。这对于刚刚成为我国首个中医药服务标准化研究基地的康美智慧药房，颇具示范性意义。

康美药业两年多来先后在广州、深圳、北京、成都、昆明、普宁等建立城市中央药房。截至 2017 年末，康美智慧药房已经与超过 260 多家医疗机构签约，并与超过 200 家机构达成实质性合作意向，日最高处方量达到 2.6 万张，累计服务门诊医生 2.5 万余人，累计处方量 380 万张，服务患者约 135 万人，为患者提供了更加全面便捷的健康服务和智慧医疗的最前沿体验。就在 2018年 1 月 28 日，康美智慧药房正式被国家中医药管理局授予"'互联网＋'中

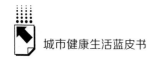

医药健康服务（智慧药房）标准化研究基地"，成为我国首个中医药服务标准化研究基地。

四 打造国家级康养综合项目

康美药业还将以整合中医药全产业链为基础，结合贵阳市旅游、生态、文化叠加优势，以整合后的医疗机构为依托，在乌当区情人谷区域投资打造集中医医疗、康养、旅游休闲于一体，具有全国性示范意义的国家级康养综合项目，推动中医药健康服务与文化旅游产业深度有机融合，促进大健康资源有效联动，形成健康医养新模式，助力贵阳市深入"旅游＋"战略和"加快打造世界一流旅游目的地"建设，为全国医养结合工作、特色小镇建设提供示范经验。

康美药业此次敲定"落子"贵州贵阳，是对十九大报告提出的"坚持中西医并重，传承发展中医药事业"精神的深入贯彻，是对"数字中国"、"健康中国"战略和"精准扶贫"思想的积极践行，此举也意味着已完成全国各大区域布局的康美"智慧＋"大健康产业医疗服务体系将进一步得到完善和加强。

康美药业作为大健康产业龙头，充分发挥自身的资源平台优势，打通中医药全产业链，传承发展中医药事业，先后将"智慧＋"大健康产业平台落户云南昆明、丽江、普洱、保山、腾冲，湖北咸宁、通城，安徽黄山，广东云浮，甘肃定西等地，掀起了一场中医药大健康领域的变革，切实地为当地百姓谋求了福利，对周边省市的发展也起到了良好的示范带动作用。

（根据贵阳卫计委网站资料整理）

B.39
参看文献

[1] 白雪：《论健康资本的合理化配置》，《中国当代医药》2010 年第 23 期。

[2] 北京城市发展研究院：《中国城市生活质量评价体系》，《城市》2007 年第 8 期。

[3] 北京大学 CCISSR 课题组：《论个人经济保障体系的建立》，《学习论坛》2004 年第 9 期。

[4] 曹彩虹、韩立岩：《雾霾带来的社会健康成本估算》，《统计研究》2015 年第 7 期。

[5] 常敬一：《中国医疗卫生服务水平评价研究》，《石家庄经济学院学报》2013 年第 3 期。

[6] 常忠哲、丁文广：《区域差异对民政基本公共服务均等化的影响研究——基于省际数据的实证分析》，《桂海论丛》2016 年第 2 期。

[7] 陈昌胜：《文化对人的影响与人的全面发展》，《试题与研究》2011 年第 34 期。

[8] 陈昌盛、蔡跃洲：《中国政府公共服务：基本价值取向与综合绩效评估》，《财政研究》2007 年第 6 期。

[9] 陈岱琪、孙思浓、王连民：《基于 YAAHP 软件构建量化社会保障评价指标体系》，《黑龙江科技信息》2016 年第 20 期。

[10] 陈健鹏、李佐军：《中国大气污染治理形势与存在问题及若干政策建议》，《发展研究》2013 年第 10 期。

[11] 陈柳钦：《健康城市：城市发展新追求》，《中国国情国力》2008 年第 4 期。

[12] 陈柳钦：《健康城市建设及其发展趋势》，《中国市场》2010 年第 33 期。

[13] 陈明星、叶超：《健康城市化：新的发展理念及其政策含义》，《人文地理》2011 年第 2 期。

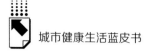
［14］陈群、赵海浪：《健康信念模式在健康促进中的应用进展》，《临床合理用药杂志》2014 年第 23 期。

［15］陈衍泰、陈国宏等：《应用合作博弈确定组合评价权重系数的方法研究》，《中国管理科学》2005 年第 6 期。

［16］陈云华、吴龙玉：《文化社会文化变迁与精神卫生》，《现代医药卫生》2014 年第 14 期。

［17］陈钏娇、许亮文：《健康城市评估与指标体系研究》，《健康研究》2013 年第 1 期。

［18］陈钏娇、许亮文：《健康城市评估与指标体系研究》，《健康研究》2013 年第 1 期。

［19］单卓然、张衔春、黄亚平：《健康城市系统双重属性：保障性与促进性》，《规划师》2012 年第 4 期。

［20］刁永柞：《论生活质量》，《经济学家》2003 年第 6 期。

［21］段俊杰、蒋美红、资文华等：《基于遗传算法优化的投影寻踪烤烟质量综合评价》，《湖北农业科学》2012 年第 10 期。

［22］范柏乃：《我国城市居民生活质量评价体系的构建与实际测度》，《浙江大学学报》（人文社会科学版）2006 年第 4 期。

［23］范柏乃：《我国城市居民生活质量评价体系的构建与实际测度》，《浙江大学学报》（人文社会科学版）2006 年第 4 期。

［24］龚幼龙：《社会医学（第三版）》，复旦大学出版社，2009。

［25］郭亚军、易平涛．一种基于整体差异的客观组合评价法》，《中国管理科学》2006 年第 3 期。

［26］郝喆：《"知、信、行"理论在我国居民营养教育中的应用及效果评价》，《中国民康医学》2014 年第 19 期。

［27］何伦、彭庆星：《审美与健康——医学美学的核心》，《中国美容医学》1996 年第 4 期。

［28］侯惠勤、辛向阳、易定宏：《中国城市基本公共服务力评价》，社会科学文献出版社，2012。

［29］胡彬、陈瑞、徐建勋、杨国胜、徐殿斗、陈春英、赵宇亮：《雾霾超细颗粒物的健康效应》，《科学通报》2015 年第 30 期。

[30] 胡名威：《雾霾的经济学分析》，《经济研究导刊》2013 年第 16 期。

[31] 胡武贤等：《中等城市人居环境评价研究——以常德市为例》，《现代城市研究》2004 年第 4 期。

[32] 胡月：《基本公共卫生服务均等化视角下乡镇卫生院公共卫生人力资源配置研究》，南京医科大学博士学位论文，2014。

[33] 黄光宇、陈勇：《生态城市概念及其规划设计方法研究》，《城市规划》1997 年第 6 期。

[34] 建设部：《关于修订人居环境奖申报和评选办法的通知（2006 年 5 月 8 日）》，http：//www. gov. cn/，2017 年 8 月 25 日。

[35] 蒋涤非、宋杰：《基于包容性增长的健康城市化支持系统研究》，《人文地理》2013 年第 2 期。

[36] 肯尼思、布莱克、哈罗德·斯基博：《人寿与健康保险》，经济科学出版社，2003。

[37] 李美娟、陈国宏、陈勃、徐林明：《基于方法集化的动态组合评价方法研究》，《中国管理科学》2013 年第 2 期。

[38] 李文健：《雾霾对中国经济和人口的影响》，《商》2014 年第 13 期。

[39] 李香者：《城乡公共服务一体化问题研究》，河北农业大学硕士学位论文，2012。

[40] 李雪铭等：《城市人居环境可持续发展评价研究——以大连市为例》，《中国人口·资源与环境》2002 年第 6 期。

[41] 李珍：《社会保障理论》，中国劳动社会保障出版社，2007。

[42] 李珠瑞、马溪骏、彭张林：《基于离差最大化的组合评价方法研究》，《中国管理科学》2004 年第 9 期。

[43] 梁志：《"经济增长阶段论"与美国对外开发援助政策》，《美国研究》2009 年第 1 期。

[44] 刘承水、王强、周秀玲：《基于二维向量结构指标体系的北京城市环境评价》，《城市发展研究》2016 年第 3 期。

[45] 刘丽、张礼兵：《基于遗传算法的组合评价模型》，《合肥工业大学学报自然科学版》2004 年第 9 期。

[46] 刘林：《中国卫生事业八大"关键词"》，《中国医药导报》2008 年第 3

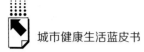
期。

[47] 刘颂等：《城市人居环境可持续发展评价指标体系研究》，《城市规划汇刊》1999 年第 5 期。

[48] 刘艺：《新疆健康城市评价指标体系的研究》，新疆大学硕士学位论文，2012。

[49] 柳丹、叶正钱等：《环境健康学概论》，北京大学出版社，2012。

[50] 罗德启：《健康人居环境的营造》，《建筑学报》2004 年第 4 期。

[51] 马丽梅、张晓：《中国雾霾污染的空间效应及经济、能源结构影响》，《中国工业经济》2014 年第 4 期。

[52] 马溪骏、李敏等：《基于兼容一致性方法集成组合评价研究》，《中国管理科学》2006 年第 10 期。

[53] 毛定祥：《一种最小二乘意义下主客观评价一致的组合评价方法》，《中国管理科学》2002 年第 5 期。

[54] 宁越敏等：《大都市人民环境评价和优化研究——以上海市为例》，《城市规划》1999 年第 6 期。

[55] 潘家华、魏后凯：《中国城市发展报告（2014）》，科学出版社，2015。

[56] 庞旭哲、吕会新、刘素波、康丽娟、刘富德、胡亚萍：《阶段改变模式在 2 型糖尿病患者自我血糖监测中的应用》，《河北医药》2014 年第 12 期。

[57] 彭猛业、楼超华等：《加权平均组合评价法及其应用》，《中国卫生统计》2004 年第 3 期。

[58] 彭向东、褚勇强、萨支红、胡晓江：《健康行为理论：从健康信念模式到风险认知和健康行为决策》，《中国健康教育》2014 年第 6 期。

[59] 邱新香、郑倩玲、夏丽华、巫带花、肖素娟、汤春宜、貌远宁、曾向嫩、陈英姿、卢秀凤：《知信行模式对尘肺病患者健康教育干预应用研究》，《中国职业医学》2014 年第 3 期。

[60] 任苒：《健康城市建设的新理念及其导向》，《医学与哲学（A）》2012 年第 4 期。

[61] 任晓辉、朱为群：《新型城镇化基本公共服务支出责任的界定》，《财政研究》2015 年第 10 期。

［62］阮师漫：《国家卫生城市创建综合评价研究》，山东大学博士学位论文，2015。

［63］上海市城市社会经济调查队课题组：《城市居民生活质量评价指标体系的构建》，《上海统计》2002 年第 12 期。

［64］石光、张春生、陈宁姗、郭海明、牛宏俐、韦潇：《关于界定和实施基本医疗卫生服务的思考与建议》，《卫生经济研究》2014 年第 10 期。

［65］史舸、吴志强、孙雅楠：《城市规划理论类型划分的研究综述》，《国际城市规划》2009 年第 1 期。

［66］孙斌栋、阎宏、张婷麟：《社区建成环境对健康的影响——基于居民个体超重的实证研究》，《地理学报》2016 年第 10 期。

［67］孙德超：《地区医疗卫生服务均等化评价指标体系的构建》，《中国行政管理》2013 年第 9 期。

［68］唐燕、梁思思、郭磊贤：《通向"健康城市"的邻里规划——〈塑造邻里：为了地方健康和全球可持续性〉引介》，《国际城市规划》2014 年第 6 期。

［69］田蜜：《当前农村医疗卫生保障现状及运行评价分析》，山东大学博士学位论文，2012。

［70］王德陇：《创建健康和谐生活：遏制中国慢性病流行》，《中国卫生政策研究》2012 年第 2 期。

［71］王海涛：《新医改背景下医药生产企业发展战略研究》，华北电力大学（北京）硕士学位论文，2011。

［72］王洪兴、张韬、龚幼龙：《基本医疗服务与基本公共卫生服务在"保基本"中的同质性分析》，《中国全科医学》2014 年第 19 期。

［73］王慧英：《新时期我国健康城市化的经济学解释及发展重点分析》，《城市发展研究》2009 年第 2 期。

［74］王阶、汤艳莉：《试论中医学健康观》，《中医杂志》2011 年第 12 期。

［75］王林：《中共中央国务院关于深化医药卫生体制改革的意见》，《中国劳动保障》2009 年第 5 期。

［76］王楠、刘毅海：《中国健康城市评价框架及 2015 年度测评结果》，科学出版社，2015。

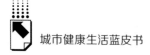
［77］ 王琦：《9 种基本中医体质类型的分类及其诊断表述依据》，《北京中医药大学学报》2005 年第 4 期。

［78］ 王庆芳：《基于知—信—行模式的心理护理对脑卒中后抑郁病人康复效果的影响》，《全科护理》2015 年第 7 期。

［79］ 王赛平、祝胜美：《行为转变阶段护理模式应用于外科手术患者的效果观察》，《中国现代医生》2015 年第 21 期。

［80］ 吴忠民：《社会稳定：中国改革和发展的必要前提》，《科学社会主义》2003 年第 1 期。

［81］ 武川正吾、佐藤博树编著《企业保障与社会保障》，中国劳动社会保障出版社，2003。

［82］ 武占云、单菁菁、耿亚男：《中国城市健康发展评价》，《区域经济评论》2015 年第 1 期。

［83］ 谢剑峰：《苏州市健康城市指标体系研究》，苏州大学硕士学位论文，2005。

［84］ 徐俊兵、宋瑛、罗昌财：《福建县域基本公共服务均等化研究——基于泰尔指数法》，《泉州师范学院学报》2016 年第 6 期。

［85］ 徐泽水、达庆利：《多属性决策的组合赋权方法研究》，《中国管理科学》2002 年第 2 期。

［86］ 许艳：《健全我国"健康城市"体育评价指标体系学理性研究》，集美大学硕士学位论文，2014。

［87］ 许燕、郭俊香、夏时畅、胡伟、陈士华、叶真：《国家卫生城市综合评价指标体系研究》，《浙江预防医学》2016 年第 3 期。

［88］ 许燕、郭俊香、夏时畅、胡伟、陈士华、叶真：《国家卫生城市综合评价指标体系研究》，《浙江预防医学》2016 年第 3 期。

［89］ 严妮、沈晓：《公共产品：我国卫生服务分类与服务生产和提供方式的理论分析》，《理论月刊》2014 年第 5 期。

［90］ 严雅娜、张山：《社会保障地区差距测度和影响因素的实证分析——基于 2004～2013 年省级面板数据》，《经济问题》2016 年第 10 期。

［91］ 阎耀军：《中国大城市社会发展综合评价指标体系的建构》，《天津行政学院学报》2003 年第 1 期。

［92］燕丽等:《"国家酸雨和二氧化硫污染防治'十一五'规划"实施中期评估与分析报告》,中国环境科学出版社,2011。

［93］燕丽等:《国家"十二五"大气颗粒物污染防治思路分析》,《中国环境政策（第9卷)》,中国环境科学出版社,2012。

［94］杨敏:《城市宜居性研究与评价》,重庆师范大学硕士学位论文,2012。

［95］叶长盛等:《广州市人居环境可持续发展水平综合评价》,《热带地理》2003年第1期。

［96］于海宁、成刚、徐进、王海鹏、常捷、孟庆跃:《我国健康城市建设指标体系比较分析》,《中国卫生政策研究》2012年第12期。

［97］于海宁、成刚、徐进、王海鹏、常捷、孟庆跃:《我国健康城市建设指标体系比较分析》,《中国卫生政策研究》2012年第12期。

［98］于迎、杜渐、薛崇成、杨秋莉:《基于〈内经〉的中医健康观》,《中国中医基础医学杂志》2011年第2期。

［99］余澄:《我国各地区医疗卫生服务水平评价研究——基于因子分析和聚类分析方法》,《经济（下)》2011年第12期。

［100］余宏:《上海城市居民生活质量研究》,上海大学博士学位论文,2008。

［101］俞立平、姜春林:《科技评价指标与评价方法辨识度的测度研究》,《图书情报工作》2013年第3期。

［102］俞立平、武夷山、潘云涛:《学术期刊综合评价数据标准化方法研究》,《图书情报工作》2009年第12期。

［103］曾承志:《健康概念的历史演进及其解读》,《北京体育大学学报》2007年第5期。

［104］张发明:《一种基于偏差熵的组合评价方法及其应用》,《技术经济》2011年第3期。

［105］张颢:《经济发展与健康的关系初探》,《经济视角（中旬)》2012年第4期。

［106］张立军、陈跃、袁能文:《基于信度分析的加权组合评价模型研究》,《管理评论》2012年第5期。

［107］张亮、赵雪雁、张胜武、李定、侯彩霞:《安徽城市居民生活质量评价及其空间格局分析》,《经济地理》2014年第4期。

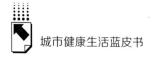

［108］ 张秋蕾：《国务院印发〈国家环境保护"十二五"规划〉》，《造纸信息》2012 年第 1 期。

［109］ 张向葵、丛晓波：《社会文化因素对心理健康问题的影响》，《心理与行为研究》2005 年第 3 期。

［110］ 赵瑾：《老年护理需求状况分析及老年护理人员的培养》，《中国医药指南》2018 年第 2 期。

［111］ 赵静波：《宏观调控视野下医疗卫生事业法律问题研究》，山西大学博士学位论文，2009。

［112］ 赵克勤：《集对分析及其初步应用》，浙江科学技术出版社，2000。

［113］ 赵延良：《"知信行"模式在大学生健康教育中的应用》，《品牌》2014年第 9 期。

［114］ 郑胜华、刘嘉龙：《城市休闲发展评估指标体系研究》，《自然辩证法研究》2006 年第 3 期。

［115］《中国大城市社会发展综合评价指标体系研究》课题组：《构建中国大城市社会发展综合评价指标体系的背景和依据——中国大城市社会发展综合评价指标体系研究报告之一》，《城市》2001 年第 4 期。

［116］ 钟晓妮、周燕荣：《健康与社会经济发展关系研究》，《研究与探索》2007 年第 4 期。

［117］ 周向红：《加拿大健康城市实践及其启示》，《公共管理学报》2006 年第 3 期。

［118］ 周志田、王海燕、杨多贵：《中国适宜人居城市研究与评价》，《中国人口·资源与环境》2004 年第 1 期。

［119］ 朱贤晶：《健康资本理论模型及其研究》，《中国外资》2013 年第 8 期。

［120］ 邹文杰、蔡鹏鸿：《公共卫生支出、人口聚集与医疗卫生服务均等化》，《上海财经大学学报》2015 年第 3 期。

［121］ D. Paul Schafer：《经济革命还是文化复兴》，社会科学文献出版社，2006。

［122］ WHO Regional Office for Western Pacific Region, "Regional Guide - lines for Developing a Healthy Cities Project," *Manila WPRO*, 2001 (02).

［123］ Allen Zimmerman, "The Greenest Green Possible", *Resource*, 2006, 13

(10): 9 - 10.

[124] Andrews, F. M. , Withey, S. B. , *Social Indicators of Well – Being*: Springer US; 1976.

[125] Braveman, P. , Egerter, S. , Williams, D. R. , "The Social Determinants of Health: Coming of Age", *Annual Review of Public Health*, 2011, 32.

[126] Chakraborty, R. , Chakraborti, C. , "India, Health Inequities, and a Fair Healthcare Provision: A Perspective from Health Capability", *Journal of Human Development & Capabilities*, 2015, 16 (Special).

[127] Chakraborty, R. , "Consideration of Health Capability Paradigm to Ensure Equitable Protection through Indian National Tuberculosis (TB) Prevention Program," *Eubios Journal of Asian and International Bioethics*, 2016, 26 (1).

[128] Chen, Y. , Ebenstein, A. , Greenstone, M. , et al. , "Evidence on the Impact of Sustained Exposure to Air Pollution on Life Expectancy from China's Huai River Policy", *Proceedings of the National Academy of Sciences of the United States of America*, 2013, 110 (32): 12936 – 12941.

[129] Cutle D. , Lleras Muney, "Understanding Differences in Health Behaviors by Education", *Journal of Heath Economics*, 2010 (1): 28 – 29.

[130] Diakoulaki, D. , Mavrotas, G. , Papayannakis, L. , "Determining Objective Weights in Multiple Criteria Problems: The CRITIC Method", *Computers Ops Res*, 1995, 22 (7): 763 – 770.

[131] Duhl, L. J. , The Healthy City: Its Function and its Future. ealth *Promotion International*, 1986, 1 (1).

[132] Edward Burnett Tylor, *The Origins of Culture*, New York: Harper and Row, 1958.

[133] Eysenck, S. B. G. , Eysenck, H. J. , Barrett, P. , "A Revised Version of the Psychoticism Scale", *Personality & Individual Differences*, 1985, 6 (1).

[134] Grossman, M. , "The Demand for Health After a Decade", *Journal of Health Economics*, 1982, 1 (1).

[135] Grossman, M. , "On the Concept of Health Capital and The Demand for Health", *Journal of Political Economy*, 1972, 80 (2).

［136］ Grossman, M. , "The Demand for Health, 30 Years Later: a Very Personal Retrospective and Prospective Reflection", *Journal of Health Economics*, 2004, 23 (4).

［137］ Hammerly Hector, *Synthesis in Second Language Teaching*, Simon Fraser University, 1982.

［138］ Hochbaum, G. , *Health Belief Model.* Predicting Health Behaviour, 1952.

［139］ Le Grand J. , Rabin M. , "Trends in British Health Inequality: 1931 – 1983", *Public and Private Health Service*, 1986 (03).

［140］ Luoma K, Jarvio ML' et al. , "Finacial Incentives and Productive Efficiency in Finnish Health Centers", *Health Economics*, 1996 (5).

［141］ Marmot, M. , Allen, J. , Bell, R. , Bloomer, E. , Goldblatt, P. , "WHO European Review of Social Determinants of Health and the Health Divide", *Lancet*, 2012, 380 (9846).

［142］ Max J. Pfeffer, John W. Schelhas, Catherine Meola, "Environmental Globalization, Organiza – tional Form, and Expected Benefits from Protected Areas in Central America", *Rural Sociology*, 2006, 71 (3).

［143］ Pawlak Z. , "Rough Sets", *International Journal of Information and Computer Science*, 1982, 11 (5).

［144］ Pierre – Yves Cremieux, Pierre Ouellette, Caroline Pilon: Health Care Spending as Determination of Health Outcomes Health Economics, 1999 (3).

［145］ Pole, J. D. , Grossman, M. , "The Demand for Health: A Theoretical and Empirical Investigation", *Nber Books*, 1974, 137 (2).

［146］ Prochaska, J. O. , Diclemente, C. C. , Norcross, J. C. , "In Search of How People Change: Applications to Addictive Behaviors," *American Psychologist*, 1992, 47 (9).

［147］ Prochaska, J. O. , Velicer, W. F. , "The Transtheoretical Model of Health Behavior Change", *American Journal of Health Promotion Ajhp*, 1997, 12 (1).

［148］ Rd, P. C. , Thun, M. J. , Namboodiri, M. M. , et al. , "Particulate Air Pollution as a Predictor of Mortality in a Prospective Study of U. S. Adults", *American Journal of Respiratory & Critical Care Medicine*, 1995, 151 (3).

［149］Richard H. McCuen, "Groundwater Age", *Journal of the American Water Resources Associa tion*, 2006, 42 (4).

［150］Roett M. A. , Wessel L. , "Help Your Patient "Get" What You Just Said: a Health Literacy Guide", *Journal of Family Practice*, 2012, 61 (4).

［151］Rosenstock, I. M. , "The Health Belief Model and Preventive Health Behavior", *Health Education & Behavior*, 1974, 2.

［152］Ruger, J. P. , "Health Economics and Ethics and the Health Capability Paradigm", *Journal of Human Development & Capabilities*, 2015, 16 (4).

［153］T. L. Saaty, *The Analytic Hierarchy Process*, Mc Graw: Hill International Book Company, 1980.

［154］Vapnik VN, *The Nature of Statistical Theory*. NewYork Springe – Verlag, 1995.

［155］Viner, R. M. , Ozer, E. M. , Denny, S. , Marmot, M. , Resnick, M. , Fatusi, A. , Currie, C. , "Adolescence and the Social Determinants of Health", *Lancet*, 2012, 379 (9826).

［156］Zadeh, L. A. ,3 "Fuzzy Sets", *Information and Control*, 1965 (8).

❖ 皮书起源 ❖

"皮书"起源于十七、十八世纪的英国，主要指官方或社会组织正式发表的重要文件或报告，多以"白皮书"命名。在中国，"皮书"这一概念被社会广泛接受，并被成功运作、发展成为一种全新的出版形态，则源于中国社会科学院社会科学文献出版社。

❖ 皮书定义 ❖

皮书是对中国与世界发展状况和热点问题进行年度监测，以专业的角度、专家的视野和实证研究方法，针对某一领域或区域现状与发展态势展开分析和预测，具备原创性、实证性、专业性、连续性、前沿性、时效性等特点的公开出版物，由一系列权威研究报告组成。

❖ 皮书作者 ❖

皮书系列的作者以中国社会科学院、著名高校、地方社会科学院的研究人员为主，多为国内一流研究机构的权威专家学者，他们的看法和观点代表了学界对中国与世界的现实和未来最高水平的解读与分析。

❖ 皮书荣誉 ❖

皮书系列已成为社会科学文献出版社的著名图书品牌和中国社会科学院的知名学术品牌。2016年，皮书系列正式列入"十三五"国家重点出版规划项目；2013~2018年，重点皮书列入中国社会科学院承担的国家哲学社会科学创新工程项目；2018年,59种院外皮书使用"中国社会科学院创新工程学术出版项目"标识。

中国皮书网

（网址：www.pishu.cn）

发布皮书研创资讯，传播皮书精彩内容
引领皮书出版潮流，打造皮书服务平台

栏目设置

关于皮书：何谓皮书、皮书分类、皮书大事记、皮书荣誉、
皮书出版第一人、皮书编辑部

最新资讯：通知公告、新闻动态、媒体聚焦、网站专题、视频直播、下载专区

皮书研创：皮书规范、皮书选题、皮书出版、皮书研究、研创团队

皮书评奖评价：指标体系、皮书评价、皮书评奖

互动专区：皮书说、社科数托邦、皮书微博、留言板

所获荣誉

2008 年、2011 年，中国皮书网均在全
国新闻出版业网站荣誉评选中获得"最具
商业价值网站"称号；

2012 年，获得"出版业网站百强"称号。

网库合一

2014 年，中国皮书网与皮书数据库端
口合一，实现资源共享。

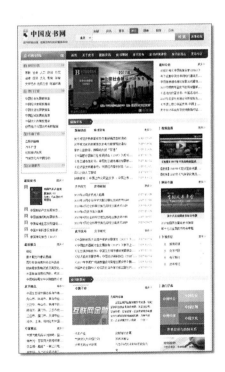

权威报告·一手数据·特色资源

皮书数据库
ANNUAL REPORT(YEARBOOK)
DATABASE

当代中国经济与社会发展高端智库平台

所获荣誉

- 2016年，入选"'十三五'国家重点电子出版物出版规划骨干工程"
- 2015年，荣获"搜索中国正能量 点赞2015""创新中国科技创新奖"
- 2013年，荣获"中国出版政府奖·网络出版物奖"提名奖
- 连续多年荣获中国数字出版博览会"数字出版·优秀品牌"奖

成为会员

通过网址www.pishu.com.cn访问皮书数据库网站或下载皮书数据库APP，进行手机号码验证或邮箱验证即可成为皮书数据库会员。

会员福利

- 使用手机号码首次注册的会员，账号自动充值100元体验金，可直接购买和查看数据库内容（仅限PC端）。
- 已注册用户购书后可免费获赠100元皮书数据库充值卡。刮开充值卡涂层获取充值密码，登录并进入"会员中心"—"在线充值"—"充值卡充值"，充值成功后即可购买和查看数据库内容（仅限PC端）。
- 会员福利最终解释权归社会科学文献出版社所有。

社会科学文献出版社 皮书系列
SOCIAL SCIENCES ACADEMIC PRESS (CHINA)
卡号：269866313174
密码：

数据库服务热线：400-008-6695
数据库服务QQ：2475522410
数据库服务邮箱：database@ssap.cn
图书销售热线：010-59367070/7028
图书服务QQ：1265056568
图书服务邮箱：duzhe@ssap.cn

基本子库 SUB DATABASE

中国社会发展数据库（下设 12 个子库）

全面整合国内外中国社会发展研究成果，汇聚独家统计数据、深度分析报告，涉及社会、人口、政治、教育、法律等 12 个领域，为了解中国社会发展动态、跟踪社会核心热点、分析社会发展趋势提供一站式资源搜索和数据分析与挖掘服务。

中国经济发展数据库（下设 12 个子库）

基于"皮书系列"中涉及中国经济发展的研究资料构建，内容涵盖宏观经济、农业经济、工业经济、产业经济等 12 个重点经济领域，为实时掌控经济运行态势、把握经济发展规律、洞察经济形势、进行经济决策提供参考和依据。

中国行业发展数据库（下设 17 个子库）

以中国国民经济行业分类为依据，覆盖金融业、旅游、医疗卫生、交通运输、能源矿产等 100 多个行业，跟踪分析国民经济相关行业市场运行状况和政策导向，汇集行业发展前沿资讯，为投资、从业及各种经济决策提供理论基础和实践指导。

中国区域发展数据库（下设 6 个子库）

对中国特定区域内的经济、社会、文化等领域现状与发展情况进行深度分析和预测，研究层级至县及县以下行政区，涉及地区、区域经济体、城市、农村等不同维度。为地方经济社会宏观态势研究、发展经验研究、案例分析提供数据服务。

中国文化传媒数据库（下设 18 个子库）

汇聚文化传媒领域专家观点、热点资讯，梳理国内外中国文化发展相关学术研究成果、一手统计数据，涵盖文化产业、新闻传播、电影娱乐、文学艺术、群众文化等 18 个重点研究领域。为文化传媒研究提供相关数据、研究报告和综合分析服务。

世界经济与国际关系数据库（下设 6 个子库）

立足"皮书系列"世界经济、国际关系相关学术资源，整合世界经济、国际政治、世界文化与科技、全球性问题、国际组织与国际法、区域研究 6 大领域研究成果，为世界经济与国际关系研究提供全方位数据分析，为决策和形势研判提供参考。

法律声明

"皮书系列"（含蓝皮书、绿皮书、黄皮书）之品牌由社会科学文献出版社最早使用并持续至今，现已被中国图书市场所熟知。"皮书系列"的相关商标已在中华人民共和国国家工商行政管理总局商标局注册，如 LOGO（🖏）、皮书、Pishu、经济蓝皮书、社会蓝皮书等。"皮书系列"图书的注册商标专用权及封面设计、版式设计的著作权均为社会科学文献出版社所有。未经社会科学文献出版社书面授权许可，任何使用与"皮书系列"图书注册商标、封面设计、版式设计相同或者近似的文字、图形或其组合的行为均系侵权行为。

经作者授权，本书的专有出版权及信息网络传播权等为社会科学文献出版社享有。未经社会科学文献出版社书面授权许可，任何就本书内容的复制、发行或以数字形式进行网络传播的行为均系侵权行为。

社会科学文献出版社将通过法律途径追究上述侵权行为的法律责任，维护自身合法权益。

欢迎社会各界人士对侵犯社会科学文献出版社上述权利的侵权行为进行举报。电话：010-59367121，电子邮箱：fawubu@ssap.cn。

社会科学文献出版社

城市健康生活蓝皮书
BLUE BOOK OF
URBAN HEALTH LIFE

• 本书在对"城市健康生活"界定和健康理论研究的基础上，借鉴国外发达国家健康城市建设的经验，以我国所有地级及以上城市为研究对象，从经济保障、公共服务、环境、文化、医疗卫生5个维度选取40多个指标对全国城市健康生活情况进行评价，并对所有城市进行排名，同时对大陆31个省份的健康生活进行评价和排序。

• 本书还特别关注国内外有关促进城市健康生活建设的政府经验与行业案例，这方面的分析与总结，不仅丰富了相关领域的研究与探索，而且对提高城市的健康公共服务水平发挥积极的推动作用。

智库成果出版与传播平台

PSN B-2018-747-1/1

ISBN 978-7-5201-3416-3

"皮书说"微信

出版社官方微信

中国皮书网

内赠数据库充值卡

定价: 120.00 元